Emil Kraepelin

Psychiatrie - ein Lehrbuch für Studierende und Ärzte

Erster Band

Verlag
der
Wissenschaften

Emil Kraepelin

Psychiatrie - ein Lehrbuch für Studierende und Ärzte

Erster Band

ISBN/EAN: 9783957002235

Auflage: 1

Erscheinungsjahr: 2014

Erscheinungsort: Norderstedt, Deutschland

Hergestellt in Europa, USA, Kanada, Australien, Japan
Verlag der Wissenschaften in Hansebooks GmbH, Norderstedt

Erster Band:

Allgemeine Psychiatrie.

PSYCHIATRIE.

EIN LEHRBUCH

FÜR

STUDIRENDE UND AERZTE

VON

Dr. EMIL KRAEPELIN,

PROFESSOR AN DER UNIVERSITÄT HEIDELBERG.

SECHSTE, VOLLSTÄNDIG UMGEARBEITETE AUFLAGE.

I. BAND.
ALLGEMEINE PSYCHIATRIE.

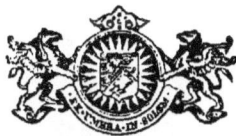

LEIPZIG,
VERLAG VON JOHANN AMBROSIUS BARTH.
1899.

Dem Andenken

Bernhard von Gudden's

gewidmet.

Vorwort zur sechsten Auflage.

Der Fortschritt unserer in raschem Flusse befindlichen klinischen Anschauungen hat auch in der vorliegenden Auflage dieses Buches eine ganze Reihe von Umwälzungen und Neubearbeitungen nothwendig gemacht. Im allgemeinen Theile ist namentlich die Lehre von den Erscheinungen des Irreseins vielfach erweitert worden; freilich tritt dadurch nur immer klarer hervor, wie viel hier noch zu thun ist. Von den klinischen Gruppen sind die Dementia praecox, das manisch-depressive Irresein, das infectiöse Irresein zum grössten Theile neu geschrieben, aber auch an zahlreichen anderen Punkten wird man mehr oder weniger einschneidende Aenderungen und Zusätze finden. Möglichst eingehend wurde überall die Differentialdiagnose behandelt.

Trotz dieser Umgestaltungen freue ich mich, aussprechen zu können, dass die wesentlichen Grundlagen des klinischen Lehrgebäudes unverändert geblieben sind, da sie sich mir, je länger, je mehr, wissenschaftlich wie praktisch als durchaus brauchbar und zuverlässig erwiesen haben. So lange nichts Besseres an die Stelle zu setzen ist, werden Forscher wie Lernende immerhin mit dieser Betrachtungsweise arbeiten können. Der Umfang des Buches hat mich veranlasst, dasselbe in zwei Theile zu zerlegen. Die Tafeln sind zum Theile durch neue ersetzt worden, deren Urbilder ich, wie schon früher, zumeist Nissl verdanke. Durch das Entgegenkommen des Herrn Verlegers ist es möglich gewesen, alle mikroskopischen Bilder auf dem kostspieligen Wege des photographischen Verfahrens wiederzugeben.

Heidelberg, den 4. Oktober 1898.

E. Kraepelin.

Inhaltsverzeichniss.

Einleitung.

Psychiatrie ist die Lehre von den psychischen Krankheiten und deren Behandlung. Ihren Ausgangspunkt und ihre Grundlage bildet die wissenschaftliche Erkenntniss des Wesens der Geistesstörungen. In der Lösung dieser Aufgabe waren schon die Aerzte des Alterthums so weit vorgeschritten, dass sie das Irresein mit gewissen körperlichen Störungen in Verbindung brachten, namentlich mit dem Fieber und mit Veränderungen der Körpersäfte. Leider gingen diese bereits zu Lehrgebäuden entwickelten Anschauungen mit dem Zusammenbruche der alten Cultur fast völlig wieder verloren. Dafür drangen im Mittelalter einerseits scholastisch-philosophische, andererseits religiös-abergläubische Vorstellungen in die Auffassung des Irreseins ein und verdrängten rasch die vorhandenen Ansätze eines naturwissenschaftlichen Verständnisses. Die Geistesstörung war nicht mehr Krankheit, sondern Werk des Teufels, Strafe des Himmels, bisweilen auch göttliche Verzückung. Nicht der Arzt beschäftigte sich mehr mit der Erforschung und Behandlung des Seelengestörten, sondern der Priester suchte ihm die bösen Geister zu vertreiben; das Volk betete ihn als Heiligen an, und die Hexenrichter liessen ihn in der Folterkammer wie auf dem Scheiterhaufen für seine vermeintlichen, wahnhaften Sünden büssen.

Mit der Wiedererneuerung der Wissenschaften und insbesondere mit dem Aufschwunge der Medicin begann allmählich auch das Interesse der Aerzte sich wieder den Geisteskranken zuzuwenden. Allein es dauerte Jahrhunderte, bevor die klare Erkenntniss sich überall Geltung zu erringen vermochte, dass die Seelenstörungen nur vom ärztlichen Standpunkte aus richtig erforscht und erkannt werden können. Noch Kant vertrat die Anschauung, dass zur Be-

urtheilung krankhafter Geisteszustände mehr der Philosoph als der
Arzt berufen sei. Erst die Errichtung besonderer Anstalten für
Geisteskranke unter ärztlicher Aufsicht begann allmählich die Entwicklung einer wirklich wissenschaftlichen Betrachtungsweise des
Irreseins anzubahnen. Wenn wir von vereinzelten Vorläufern absehen, so giebt es erst seit dem Ende des 18. Jahrhunderts wirkliche Irrenärzte. Seit jener Zeit hat sich die Psychiatrie trotz gewaltiger innerer und äusserer Schwierigkeiten überraschend schnell
zu einem kräftigen Zweige der medicinischen Wissenschaft fort-
entwickelt.

Allerdings waren, namentlich bei uns in Deutschland, zunächst
noch schwere Kämpfe zu überstehen.*) Zwar hatte der auf die
Autorität der Bibel sich stützende Besessenheitsglaube bereits seine
Macht verloren, wenn er auch heute noch hier und da im Ver-
borgenen zu blühen scheint. Dagegen erstand der jungen psychiatrischen Wissenschaft, wie sie damals gerade von Esquirol an der
Hand einer reichen klinischen Erfahrung begründet wurde, ein gefährlicher Feind in den moraltheologischen Auffassungen des Irreseins,
die in den ersten Jahrzehnten unseres Jahrhunderts von Heinroth,
Beneke u. A. in die Lehre vom Irresein hineingetragen wurden.
Nach diesen Anschauungen sollte die Geistesstörung wesentlich eine
Folge der Sünde sein, welche durch eigene Verschuldung Gewalt
über den Menschen gewinne und am Ende Leib und Seele ver-
derbe. Gegen diese und ähnliche, mit grossem Scharfsinn aus-
geklügelten Anschauungen kämpften mit den Waffen der naturwissenschaftlichen Forschung die „Somatiker", an ihrer Spitze Nasse
und Jacobi**), welche das Irresein für den Ausdruck körperlicher
Störungen erklärten.

Ihnen ist es gelungen, Sieger zu bleiben. Was noch vor sechzig
bis siebzig Jahren mühsam erstritten werden musste, ist heute die
selbstverständliche Grundlage unserer Wissenschaft geworden. Niemand wagt es mehr, zu bezweifeln, dass Geistesstörungen Krankheiten sind, die der Arzt zu behandeln hat. Wir wissen jetzt, dass
wir in ihnen nur die psychischen Erscheinungsformen mehr oder

---

*) Friedreich, Historisch-kritische Darstellung der Theorien über das Wesen
und den Sitz der psychischen Krankheiten. 1836.
**) Jacobi, Beobachtungen über die Pathologie und Therapie der mit Irresein
verbundenen Krankheiten. 1830.

weniger feiner Veränderungen im Gehirne, insbesondere in der Rinde des Grosshirns, vor uns haben. Mit dieser Erkenntniss hat die Psychiatrie bestimmte, klare Ziele gewonnen, denen sie mit den Hülfsmitteln und nach den Grundsätzen naturwissenschaftlicher Forschung entgegenstrebt.

Vor allem wird uns die Beobachtung am Krankenbette eine möglichst umfassende und eingehende Kenntniss der klinischen Krankheitsformen zu liefern haben. Wir müssen lernen, aus der fast unübersehbaren Mannigfaltigkeit der Einzelerfahrungen nach und nach das Regelmässige und Wesentliche herauszuschälen und auf diese Weise zu einer Abgrenzung und Gliederung der zusammengehörigen Beobachtungsreihen gelangen. Gerade diese Aufgabe hat sich auf unserem Gebiete bisher als ganz besonders schwierig erwiesen. Krankheitsbilder, die ihrem Wesen nach von einander völlig verschieden sind, können zeitweilig die grösste äusserliche Uebereinstimmung darbieten, und umgekehrt fassen wir heute mit gutem Rechte Zustände als Aeusserungen eines und desselben Krankheitsvorganges auf, die zunächst durchaus unvereinbar, ja als schärfste Gegensätze erscheinen.

Was man mit Recht vom Arzte verlangt, ist die Vorhersage des Kommenden. Sobald wir im Stande sind, aus dem gegenwärtigen Zustande eines Kranken die weitere Entwicklung seines Leidens mit Wahrscheinlichkeit vorauszubestimmen, ist der erste wichtige Schritt zu einer wissenschaftlichen und praktischen Beherrschung des Krankheitsbildes geschehen. Wir werden daher gut thun, dieser Aufgabe zunächst unsere volle Aufmerksamkeit zu widmen. Die meisten übrigen Zweige der Heilkunde haben mit derselben im wesentlichen bereits abgeschlossen. Wir wissen recht genau, wie ein Typhus oder ein Beinbruch verlaufen wird, und können alle die Zwischenfälle, die den Heilvorgang durchkreuzen können. In der Psychiatrie besitzen wir höchstens die ersten Ansätze zu einer derartigen Kenntniss. Wohl erwirbt sich der einzelne Irrenarzt im Laufe seiner persönlichen Erfahrung die Fähigkeit, aus gewissen Zeichen Schlüsse auf die Heilbarkeit oder Unheilbarkeit seiner Kranken zu ziehen. Dagegen fehlt es, abgesehen etwa von der Gruppe der Paralyse, noch fast vollständig an zuverlässigen und lehrbaren Sätzen über die voraussichtliche klinische Weiterentwicklung des einzelnen Krankheitsfalles.

1 *

Der Hauptgrund für diese Unvollkommenheit unserer Wissenschaft liegt in der ungemein langen Dauer der Geisteskrankheiten.
Einerseits giebt es viele unheilbare Formen, die in allmählichem
Wechsel der Zustände das ganze Leben ausfüllen; andererseits aber
sehen wir bei einigen Hauptgruppen des Irreseins das Leiden in
abgegrenzten, weit auseinander liegenden Anfällen verlaufen oder
doch Jahre lang Stillstand machen, so dass die innere Zusammen-
gehörigkeit der einzelnen Anfälle oder Nachschübe nur bei genauer
Kenntniss der ganzen Vergangenheit überblickt werden kann. Jeder
Irrenarzt erlebt zahlreiche Ueberraschungen, sobald er in die Lage
kommt, die späteren Lebensschicksale seiner einstigen Kranken verfolgen zu können. Namentlich wird er stets erkennen, dass die
überwiegende Mehrzahl der rasch und günstig verlaufenden Geistesstörungen nichts Anderes sind, als die Aeusserungen eines dauernden, aber oft lange Zeit schlummernden krankhaften Zustandes.
Gerade diese trügerischen Augenblicksbilder sind es, welche uns
die Klärung der klinischen Erfahrung so sehr erschweren. Die
Feststellung dessen, was wirklich vorkommt, muss daher noch auf
längere Zeit hinaus unsere erste Aufgabe bleiben. Vor allem ist
es wichtig, den gesammten Lebenslauf unserer Kranken durch
Jahrzehnte hindurch im Auge zu behalten; öfters wird es erst dann
möglich sein, den richtigen Standpunkt für die klinische Beurtheilung
zu gewinnen.

Ganz besondere Vorsicht ist ferner bei der Feststellung der
Krankheitsursachen geboten. Der Laie ist geneigt, ohne weiteres
irgend ein zufälliges Ereigniss, eine gemüthliche Erregung, einen
Misserfolg, ein körperliches Leiden, eine Ueberanstrengung für den
Ausbruch des Irreseins verantwortlich zu machen. Die weiter-
blickende klinische Erfahrung lehrt indessen, dass die ursächliche
Bedeutung derartiger äusserer Einflüsse eine verhältnissmässig recht
geringe ist. Sehr häufig werden sogar die ersten Erscheinungen
des beginnenden Irreseins fälschlicher Weise für dessen Ursachen
gehalten. Wenn wir sehen, dass die gleichen Krankheitsfälle, die
heute durch einen bestimmten Anstoss erzeugt zu werden scheinen,
bei demselben Kranken ein anderes Mal, und ebenso in zahllosen
anderen Fällen regelmässig, ganz ohne jeden Anlass sich einstellen,
so werden wir auch gegen die erste, anscheinend so beweisende
Beobachtung misstrauisch werden. Auch auf diesem Gebiete ist

noch ausserordentlich viel zu thun. Die gleichen Ursachen müssen
auch bei dem Vorgange der psychischen Erkrankung überall die
gleichen Wirkungen haben. Begegnen uns, wie so häufig, vermeint-
liche Abweichungen von jenem Gesetze, so sind zweifellos entweder
die Ursachen oder die Wirkungen nicht wirklich gleich gewesen. Nach
beiden Richtungen hin wird eine geduldige Häufung zuverlässiger und
namentlich vollständiger Beobachtungen allmählich Klarheit bringen.

Ist es uns gelungen, die klinischen Erfahrungen soweit zu verarbeiten, dass wir Krankheitsgruppen mit bestimmten Ursachen, bestimmten Erscheinungen und bestimmtem Verlaufe aufstellen können,
so wird es unsere Aufgabe sein, in das Wesen des einzelnen
Krankheitsvorganges einzudringen. Ein wichtiger und auch
bereits vielfach betretener Weg zu diesem Ziele ist derjenige der
pathologischen Anatomie. Leider hat uns diese Wissenschaft,
der die übrige Medicin so viel verdankt, erst verhältnissmässig
wenige Aufschlüsse zu liefern vermocht, weil unsere Kenntnisse von
dem Bau der gesunden und den Veränderungen der kranken Hirnrinde noch immer viel zu lückenhaft sind. Das Gehirn ist ein so
verwickeltes Organ, dass selbst der Nachweis ausgebreiteter Zerstörungen, wie er für die Paralyse bereits gelungen ist, unser Verständniss für den Krankheitsvorgang nicht in dem erhofften Maasse
gefördert hat. Die Schwierigkeiten, welche der Deutung und Verwerthung pathologisch-anatomischer Befunde in der Psychiatrie ent-
gegenstehen, können, wie ich glaube, nur auf dem Wege der Thierversuche überwunden werden. Vor allem sind es die Vergiftungen,
deren Studium uns fördern muss. Wir kennen eine ganze Reihe
von Stoffen, welche leichtere oder schwerere Geistesstörungen zu erzeugen im Stande sind. Die Wirkung dieser Stoffe auf das Nervengewebe vermag der Thierversuch uns aufzudecken. Hier sind wir
in der Lage, durch Häufung der Erfahrungen unter eindeutigen Bedingungen mit Sicherheit den Zusammenhang zwischen Ursache und
Wirkung festzulegen. Dadurch endlich wird sich uns die Möglichkeit eröffnen, auch im Krankheitsfalle die wesentlichen Züge des
Leichenbefundes von den zufälligen zu scheiden und die gesetzmässigen
Beziehungen der klinischen Erscheinungen zu den körperlichen Veränderungen sicherzustellen.

Weit weniger, als die pathologische Anatomie, vermag einstweilen die Physiologie der Hirnrinde zur Vertiefung unserer

Kenntnisse von den Geistesstörungen beizutragen, so werthvoll ihre
Lehren auch für die Erforschung und Behandlung der gröberen
Hirnerkrankungen geworden sind. Das Irresein beruht höchst wahrscheinlich auf ausgebreiteten Störungen in der Hirnrinde und dürfte
schwerlich an eng umschriebene Gebiete derselben geknüpft sein.
Zudem sind die Eingriffe, die uns Aufschlüsse über die örtliche
Vertheilung der Hirnverrichtungen geliefert haben, unter allen Umständen weder ihrer Art noch ihrer Ausbreitung nach den feinen
und weitschichtigen Abweichungen irgendwie vergleichbar, die wir
als die Grundlage der Geisteskrankheiten vermuthen müssen. Andererseits ist die Psychiatrie leider der Gefahr nicht immer entgangen,
die aus den Localisationsversuchen gewonnenen Vorstellungen ohne
weiteres auf das unendlich verwickeltere Gebiet der psychischen
Störungen zu übertragen und damit einer rohen und zugleich un-
fruchtbaren Schematisirung der klinischen Erfahrungen Vorschub
zu leisten.

Das konnte um so leichter geschehen, je weniger wir thatsächlich von dem Getriebe und den Gesetzen unserer psychischen Vorgänge wissen. Gerade die speculative Psychologie mit ihren dürren
Gedankenspielereien hat die Entwicklung der Seelenheilkunde zu
einer klinischen Wissenschaft am stärksten gehindert. Diese Erkenntniss musste zu einer kräftigen Gegenströmung führen, welche
das Schwergewicht der psychiatrischen Forschung auf die körperlichen und, wegen der Erfolge in anderen medicinischen Gebieten,
auf die anatomisch nachweisbaren Veränderungen legte. Es ist indessen klar, dass uns auch die vollkommenste Kenntniss der Hirn-
rindenstörungen beim Irresein, der Nachweis aller sich dort voll-
ziehenden Abweichungen in Form und Verrichtung, durchaus im
Unklaren darüber lassen würde, ob und welche Beziehungen zwischen
jenen Störungen und den psychischen Krankheitserscheinungen bestehen. Ja, wir könnten das eindringendste Verständniss für alle in
der Hirnrinde sich abspielenden körperlichen Vorgänge besitzen,
ohne an sich auch nur einen Augenblick zu der Vermuthung gezwungen zu werden, dass wir in jenem Gewebe den Träger des
Seelenlebens vor uns haben. Aus diesen Erwägungen ergiebt sich
die Nothwendigkeit, ausser den körperlichen Zuständen der Hirnrinde auch die psychischen Erscheinungsformen jener letzteren
gesondert zu erforschen. Wir erhalten auf diese Weise zwei Reihen

innig mit einander verbundener, aber ihrem Wesen nach unvergleichbarer Thatsachen, das körperliche und das psychische Geschehen. Aus den gesetzmässigen Beziehungen beider zu einander geht das klinische Krankheitsbild hervor.

Wir müssen es daher als unsere Aufgabe betrachten, auch jene Gesetze kennen zu lernen, welche den Ablauf der psychischen Vorgänge beherrschen, namentlich aber auf das sorgfältigste den Abhängigkeitsverhältnissen nachzugehen, die zwischen körperlichen und seelischen Zuständen bestehen. Glücklicher Weise hat sich aus dem Schoosse der Physiologie heraus, namentlich in den letzten Jahrzehnten, auch die Psychologie zu einer Erfahrungswissenschaft entwickelt, die auf dem Wege der Naturforschung ihren Gegenstand erfolgreich zu bearbeiten begonnen hat. Es ist, wie schon die bisherige Arbeit gezeigt hat, nicht unmöglich, mit Hülfe jener jungen Wissenschaft zu einer Physiologie der Seele zu gelangen, die auch der Psychiatrie eine brauchbare Grundlage zu liefern vermag. Sie wird uns einerseits dazu dienen können, verwickelte Erscheinungen in ihre einfacheren Bestandtheile zu zerlegen. Wir werden aus der Zergliederung des gesunden Seelenlebens die Anhaltspunkte für die Beurtheilung und Erklärung krankhafter Störungen gewinnen, und wir werden auch in der Lage sein, in geeigneten Fällen das Hülfsmittel des psychologischen Versuches unmittelbar zur genaueren Erforschung von Krankheitszuständen heranzuziehen.

Andererseits aber dürfen wir von einer wissenschaftlichen Psychologie werthvolle Ergänzungen unserer Vorstellungen über die Entstehung des Irreseins erwarten. Vor allem sind es wieder die Gifte, deren Einwirkung auf den Ablauf unserer psychischen Vorgänge wir schon heute mit ziemlicher Genauigkeit in ihre Einzelzüge zu zerlegen im Stande sind. Die hier noch im Bereiche des Gesunden gewonnenen Erfahrungen können uns dann das Verständniss auch für die klinischen Krankheitserscheinungen eröffnen, wie sich das bereits für einzelne Gifte gezeigt hat. Auch eine Reihe anderer Einflüsse, denen wir gewöhnt sind, Wirkungen auf unser Seelenleben zuzuschreiben, lassen sich in ganz ähnlicher Weise untersuchen. Wir können die Veränderungen, die durch den Hunger, mangelhaften Schlaf, geistige und körperliche Ueberanstrengung im Verhalten unserer psychischen Vorgänge hervorgerufen werden, von ihren leisesten Anfängen an genau verfolgen und aus den geringeren

Gleichgewichtsschwankungen beim sonst gesunden Menschen Schlüsse
auf die Deutung der ausgeprägteren Störungen im Krankheitszustande ableiten. Namentlich wird gerade die psychologische Zergliederung vielleicht noch am besten geeignet sein, uns über die
Eigenthümlichkeiten jener vielgestaltigen Formen krankhafter Veranlagung Aufklärung zu verschaffen, die man unter dem gemeinsamen Namen der Entartungszustände zusammenzufassen pflegt.

Die wissenschaftliche Erkenntniss der Geistesstörungen bildet
die unentbehrliche Grundlage für die Lösung der ausserordentlich
wichtigen praktischen Aufgaben, welche die Psychiatrie zu lösen
hat. Zunächst wird es sich dabei um die Verhütung des Irreseins
handeln. Die Gesichtspunkte für diesen Zweig der Gesundheitspflege
können naturgemäss nur aus der Lehre von den Ursachen geistiger
Erkrankungen gewonnen werden. Bedeutsame Fortschritte jener
letzteren werden daher vielfach auch Ausblicke auf vorbeugende
Massregeln zu eröffnen im Stande sein. So wird unsere Kenntniss
von der Rolle. die Erblichkeit, Alkohol, Syphilis bei der Entstehung
des Irreseins spielen, dem Arzte eine gewisse Richtschnur für sein
Handeln geben. mag der thatsächliche Erfolg seiner Bemühungen
auch heute noch ein bedauernswerth geringer sein.

Leider ist auch der Nutzen, den die Behandlung der Geistesstörungen aus der Erkenntniss ihrer Ursachen zieht, bisher noch
nicht sehr gross. Wo uns die Ursachen bekannt sind, vermögen
wir sie meistens nicht zu beseitigen, wie z. B. bei der erblichen
Entartung. Darum muss hier die Erfahrung am Krankenbette
selbst unsere Lehrmeisterin werden. Sie hat uns in verhältnissmässig kurzer Zeit einen weiten, weiten Weg geführt. Von dem
Zeitpunkte an, in welchem Aerzte die Fürsorge für die Geisteskranken übernahmen, seitdem sie in der Lage waren, klinische Beobachtungen zu sammeln, hat sich das Loos unserer Kranken stetig
gebessert. Die Entwicklung unseres ganzen Anstaltswesens, einer
der grossartigsten Schöpfungen menschlichen Mitleids, ist auf das
engste verknüpft gewesen mit den Fortschritten in unserem Verständnisse des Irreseins. Je klarer sich die Ueberzeugung Bahn
brach, dass die Irren Kranke sind, dass ihren Störungen bestimmte
körperliche Veränderungen zu Grunde liegen, um so mehr haben
sich die Irrenanstalten in ihren ganzen Einrichtungen denjenigen
anderer Krankenhäuser genähert, so dass heute ein Asyl für frisch

Erkrankte fast vollständig einer Abtheilung für körperlich Kranke
zu gleichen pflegt.

Ein Punkt ist es allerdings, welcher den Geisteskrankheiten eine
besondere Stellung gegenüber allen übrigen Leiden anweist, das ist
ihre ausserordentliche sociale Bedeutung. Das Irresein gehört unter
allen Umständen zu den schwersten Erkrankungen, die es überhaupt giebt. Dazu kommt aber, dass der Geisteskranke in der Regel
nicht im Stande sein wird, selbständig für sich zu sorgen. Man
kann ihn in seinem Handeln nicht nach seinem Belieben gewähren lassen, sondern er bedarf fremder Aufsicht und Fürsorge.
Aus dieser Thatsache erklärt es sich, dass dem Irrenarzte noch eine
Reihe von Aufgaben zufallen, welche anderen Gebieten der Heilkunde fremd sind. Die Verbringung des Geisteskranken in die Anstalt geschieht nicht auf seinen eigenen Wunsch, sondern auf Veranlassung seiner Angehörigen oder der Behörden. Er wird behandelt
und festgehalten ohne und nach Umständen selbst gegen seinen
Willen. Die gesetzliche Regelung der hier erwachsenden, sehr
schwierigen Fragen hat von jeher die Aufmerksamkeit der Irrenärzte auf das ernsthafteste beschäftigt. Wie die Erfahrung lehrt,
sind die Fälle, in denen Geisteskranke schwerstes Unheil über sich
und ihre Angehörigen bringen, so häufig, dass unsere Tageszeitungen
geradezu von ihnen wimmeln. Darum ist rasches Einschreiten beim
Ausbruche geistiger Erkrankung mit Rücksicht auf den Kranken
selbst wie auf seine Umgebung dringend geboten, um so mehr, als
die Heilungsaussichten unter solchen Umständen am günstigsten
sind. Andererseits giebt es nicht wenige Kranke, die nur mit
grösstem Widerstreben in der Anstalt bleiben, ja zweifellos unter
der Freiheitsentziehung leiden. Es leuchtet ein, dass es schwer
genug ist, zwischen den widerstrebenden Wünschen des Kranken
und den Forderungen der öffentlichen Sicherheit jederzeit entscheiden
zu müssen.

Für die richtige Würdigung der Rolle, die das Irresein im
Gemeinwesen spielt, ist es wichtig, sich zu vergegenwärtigen, dass
sich im Jahre 1890*) in den Irrenanstalten des Deutschen Reiches
nicht weniger als etwa 56000 Kranke befanden. Es kam somit

---

*) Lähr, Die Heil- und Pflegeanstalten für Psychisch-Kranke des deutschen
Sprachgebietes. 1891.

1 Anstaltskranker auf 813 Einwohner. Nach allgemeiner Erfahrung
beträgt die Anzahl der überhaupt vorhandenen Geisteskranken mindestens das Dreifache, so dass wir mit einer Zahl von nahezu
170000 derartiger Kranker im Deutschen Reiche zu rechnen haben.
Ob damit die Wahrheit bereits erreicht ist, müssen wir freilich dahin
gestellt sein lassen. In einzelnen Gegenden Deutschlands bieten
heute die Anstalten schon Raum für einen Kranken auf 5—600
Gesunde, ja man hat in der Schweiz sogar auf je 200 Einwohner
einen Platz in der Irrenanstalt gefordert! Jedenfalls bedeutet die
gewaltige Zahl der Geisteskranken, welche ausser Stande sind, ihr
Leben selbständig zu führen, vielfach sogar einer sehr sorgfältigen und kostspieligen Pflege bedürfen, eine schwere Belastung
unseres Volkes, namentlich der Gemeinden, die meistens für die
unbemittelten Kranken einzutreten haben. Die zweckmässige Gestaltung dieser umfassenden Fürsorge ist eine ebenso wichtige wie
umfangreiche praktische Aufgabe unserer Wissenschaft.

Noch verwickelter fast und schwieriger sind die Beziehungen
unserer Kranken zu den verschiedenen Zweigen der Rechtspflege.
Das Strafgesetz aller Culturvölker betrachtet höhere Grade geistiger
Erkrankung als Strafausschliessungsgrund; das bürgerliche Gesetz-
buch spricht den Handlungen des Irren die rechtliche Verbindlich-
keit ab. Nach beiden Richtungen hin hat das Gutachten des Irrenarztes sehr gewichtige Folgen für das Lebensglück der Betroffenen.
Wenn irgendwo, so gilt hier der Satz, dass die Entscheidung solcher
Fragen nur auf der Grundlage einer tiefgehenden Sachkenntniss
geschehen kann. Auf Schritt und Tritt tauchen Schwierigkeiten auf,
die ausschliesslich durch vollkommenste Beherrschung aller Einzelheiten der klinischen Erfahrung überwunden werden können. Ja,
nicht selten entdeckt erst der Wissende dort Schwierigkeiten, wo sie
dem Unerfahrenen verborgen bleiben. Unter allen Umständen wird
derjenige der beste Gutachter sein, welcher der beste Kliniker ist.
Mit vollster Entschiedenheit muss ich daher auch die verbreitete
Ansicht bekämpfen, dass für die Bedürfnisse der Rechtspflege im
einzelnen Falle der Nachweis der Geistesstörung im allgemeinen
ohne bestimmte Krankheitsdiagnose genüge. Das ist ein zweifel-
hafter Nothbehelf, der allenfalls durch den Hinblick auf die augenblicklichen Entwicklungskämpfe entschuldigt, aber niemals zum
Grundsatze erhoben werden darf.

In der That ist die Psychiatrie von der endgültigen Lösung der
im Vorstehenden gekennzeichneten Aufgaben nur allzu weit noch
entfernt. Sie ist eine junge, im Werden begriffene Wissenschaft,
die sich in harten Kämpfen langsam die Stellung erobern muss,
welche ihr nach Massgabe ihrer wissenschaftlichen und praktischen
Bedeutung gebührt. Kein Zweifel, dass sie sich dieselbe erringen
wird — stehen ihr doch dieselben Waffen zu Gebote, die sich auf
den übrigen Gebieten der Medicin so glänzend bewährt haben: die
klinische Beobachtung, das Mikroskop und das Experiment.

H. Emminghaus, Allgemeine Psychopathologie zur Einführung in das Studium
 der Geistesstörungen. 1878.
Maudsley, The pathology of mind. 1895.
 Ausführliche Darstellungen der allgemeinen Psychiatrie enthalten auch die
meisten der im zweiten Theile dieses Buches aufgeführten Lehrbücher.

——

I. Die Ursachen des Irreseins.*)

Die Entstehungsgeschichte einer geistigen Erkrankung ist fast immer eine sehr verwickelte. Nur recht selten finden wir hier einfache und durchsichtige Beziehungen zwischen greifbaren Ursachen und entsprechenden Wirkungen vor; fast immer sind wir in der Lage, mit einer ganzen Reihe von verschiedenen Möglichkeiten rechnen zu müssen, deren besondere Bedeutung im einzelnen Falle wir oft kaum annähernd abzuschätzen vermögen.

Die Lehre von der Entwicklung des Irreseins kennt daher nur ausnahmsweise einen unverbrüchlichen Zusammenhang zwischen bestimmter Krankheitsursache und Krankheitsform; vielmehr pflegen wir allgemein den gleichen äusseren Einwirkungen die Erzeugung mannigfaltiger Formen des Irreseins zuzuschreiben und andererseits die gleichen psychischen Erkrankungen aus einer Anzahl der verschiedenartigsten Ursachen herzuleiten. Dieser Widerspruch mit dem naturwissenschaftlichen Grundgesetze, der sich übrigens bei allen unentwickelten Erfahrungswissenschaften wiederfindet, beruht zunächst darauf, dass wir auf unserem Gebiete vielleicht noch mehr als irgendwo sonst die beiden grossen Gruppen der äusseren und inneren Ursachen auseinander zu halten haben.

Unser Gehirn ist ein überaus reich und vielseitig entwickeltes Werkzeug und zeigt daher eine ausserordentlich mannigfaltige Ausbildung bei verschiedenen Personen. Aus diesem Grunde werden wir bei der Entstehung des Irreseins der Eigenart des einzelnen Menschen eine besonders hohe Bedeutung einräumen müssen. Die gleiche Schädlichkeit wird bei der Einwirkung auf verschiedenartige Naturen nothwendiger Weise auch verschiedenartige Krankheitserscheinungen nach sich ziehen müssen. Während sie in einem

*) Toulouse, les causes de la folie, prophylaxie et assistance. 1896.

Falle an der inneren Widerstandsfähigkeit des Betroffenen ohne weiteres abprallt, kann sie ein anderes Mal vielleicht eine heftige, aber kurze Erschütterung des psychischen Gleichgewichtes erzeugen, bei einem Dritten etwa eine schlummernde Krankheitsanlage wecken, die nun ihrerseits zu langdauerndem geistigem Siechthume führt. Ueberall wird dabei der Satz Geltung haben, dass äussere und innere Ursachen in einem gewissen Ergänzungsverhältnisse zu einander stehen. Je weniger ein Mensch zum Irresein veranlagt ist, um so stärker muss der äussere Reiz sein, der ihn krank macht, und umgekehrt giebt es Personen, die schon unter dem Einflusse der kleinen Reize des täglichen Lebens geisteskrank werden, weil ihre Widerstandsfähigkeit zu gering ist, um selbst diese ohne tiefere Störung ertragen zu können.

Dazu kommt, dass wir heute überall wesentlich nur die rohen, nicht aber die wahren Ursachen und Wirkungen zu berücksichtigen vermögen. Wäre z. B. eine bestimmte chemische Veränderung in der Zusammensetzung des Blutes die wahre Ursache einer bestimmten Geistesstörung, so könnten sehr verschiedene rohe Ursachen, etwa eine Krebskachexie, häufige Blutungen, chronische Malariavergiftung, Erkrankungen der blutbildenden Organe u. s. f. neben anderen Wirkungen gerade den gemeinsamen Erfolg haben, dass die Ernährungsflüssigkeit nach der hier in Betracht kommenden Richtung hin untauglich wird. Noch wichtiger vielleicht ist es, dass umgekehrt psychische Störungen, die der äusserlichen Betrachtung völlig verschieden erscheinen, in Wahrheit doch nahe verwandt, etwa nur verschiedene Entwicklungsstufen oder Stärkegrade eines und desselben Krankheitsvorganges sind. So wird man vielleicht den Grössen- und den Kleinheitswahn des Paralytikers zunächst als Anzeichen völlig entgegengesetzter Störungen anzusehen geneigt sein, bis man entdeckt, dass sie beide in der psychischen Schwäche sowie in der Benommenheit der Kranken eine gemeinsame Grundlage haben. Aus diesen Ueberlegungen ergiebt sich, dass eine brauchbare Ursachenlehre die genaue Kenntniss der klinischen Krankheitsformen voraussetzt. So lange wir nicht am Krankenbette Wesensgleiches zusammenzufassen und Verschiedenes zu trennen vermögen, werden auch unsere ätiologischen Anschauungen nothwendig unklar und widerspruchsvoll bleiben. Dennoch beginnt sich schon jetzt allmählich die Auffassung Bahn zu brechen, dass dem Ueberwiegen

der äusseren oder der inneren Ursachen im allgemeinen zwei grosse
Gruppen von Geistesstörungen entsprechen, die von Möbius als
exogene und endogene Erkrankungen auseinandergehalten worden
sind. Jene erstere Gruppe zeigt wesentlich abgerundete Verlaufs-
arten von bestimmtem Gepräge mit einer gewissen Gleichförmigkeit
der gesammten Entwicklung; dieser letzteren dagegen ist vielfacher
Wechsel der Krankheitserscheinungen nach Stärke und Art,
schwankender, unregelmässiger Verlauf oder Fortbestehen der
Störungen durch das ganze Leben hindurch eigenthümlich. Es liegt
indessen auf der Hand, dass eine strenge Scheidung auf diesem
Gebiete nicht überall durchgeführt werden kann. Vielmehr muss
es naturgemäss alle möglichen Mischungen in dem Verhältnisse der
äusseren zu den inneren Ursachen geben können. Das Gewicht
des gleichen äusseren Anstosses kann je nach dem uns wesentlich
unbekannten inneren Zustande ein sehr verschiedenes sein. Auf
diese Weise entstehen praktisch die mannigfaltigsten Beziehungen
zwischen rohen äusseren Ursachen und klinischen Formen des
Irreseins, so dass die zu Grunde liegenden Gesetzmässigkeiten
thatsächlich überaus schwer zu entwirren sind. Immerhin
sind uns auch heute schon gewisse Anhaltspunkte in den
Krankheitsbildern selbst gegeben. Wir wissen von einer ganzen
Reihe klinischer Formen aus vielfältiger Erfahrung, dass sie über-
wiegend äusseren oder inneren Ursachen ihre Entstehung verdanken,
und wir können daher aus der Art der Krankheitszeichen nicht selten
auch dann die exogene oder endogene Natur des einzelnen Falles
mit grösster Wahrscheinlichkeit feststellen, wenn uns der grobe
Augenschein zunächst zu einer falschen Auffassung zu verführen
drohte.

A. Aeussere Ursachen.

Die grosse Klasse der äusseren Ursachen des Irreseins pflegt
man zur besseren Uebersicht weiter in die beiden Gruppen der
körperlichen und der psychischen Ursachen auseinander zu
trennen. Die ersteren greifen unmittelbar in den körperlichen Bestand unseres Seelenorganes ein, die anderen erst durch Vermittlung
psychischer Vorgänge, durch Erzeugung von Vorstellungen oder
Gemüthsbewegungen. Eine grundsätzliche Verschiedenheit zwischen

beiden Gruppen besteht selbstverständlich nicht, da nach den überall festzuhaltenden Grundanschauungen jeder Veränderung auf psychischem Gebiete durchaus eine Störung im Ablaufe der körperlichen Vorgänge entspricht.

1. Körperliche Ursachen.

Hirnkrankheiten. Unter den körperlichen Ursachen sind die nächstliegenden jene Störungen, welche das Centralorgan unseres Bewusstseins, die Hirnrinde, betreffen.*) In gewissem Sinne sind hierhin alle wahren Ursachen des Irreseins überhaupt zu rechnen, da höchst wahrscheinlich die letzte Grundlage aller Formen des Irreseins ohne Ausnahme in krankhaften Vorgängen oder Zuständen der Rinde des Grosshirns gesucht werden muss. In der That haben sich schon bei einer grossen Reihe von psychischen Störungen mehr oder weniger schwere Erkrankungen der Rindenzellen nachweisen lassen, wenn auch ihre Deutung und ihre gesetzmässige Beziehung zu den klinischen Erscheinungen meist noch recht unklar ist. Wie Untersuchungen von Hoch gezeigt haben, scheinen sogar jene kurz dauernden Trübungen des Bewusstseins, die den Todeskampf begleiten, regelmässig auf deutlich erkennbaren Veränderungen der Rindenzellen zu beruhen; wenigstens wurden in der Rinde einer ganzen Anzahl nicht geisteskranker Menschen die Anzeichen einer zweifellos kurz vor dem Tode einsetzenden acuten Störung aufgefunden. Wir wissen aber ferner, dass unter den uns bisher bekannten Gehirnerkrankungen zumeist diejenigen mit ausgeprägteren psychischen Erscheinungen verlaufen, welche entweder gerade in der Rinde ihren Sitz haben, oder welche doch durch Erhöhung des Hirndruckes, Störungen der Blutvertheilung u. dergl. die Rinde in Mitleidenschaft ziehen. Es kommt indessen vor, dass selbst greifbare Rindenerkrankungen, wenn sie umschrieben sind und sich langsam entwickeln, die psychischen Leistungen, wenigstens anscheinend, völlig unbeeinflusst lassen. Zur Erklärung derartiger

---

*) **Nothnagel**, Topische Diagnostik der Gehirnkrankheiten. 1879; **Wernicke**, Lehrbuch der Gehirnkrankheiten. 1881; **Gowers**, Vorlesungen über die Diagnostik der Gehirnkrankheiten, deutsch v. **Mommsen**. 1886; **Henschen**, Klinische und anatomische Beiträge zur Pathologie des Gehirns. 1892; v. **Monakow**, Gehirnpathologie. 1897.

Thatsachen ist vielleicht die Möglichkeit einer theilweisen Stellvertretung gesunder Rindenpartien für erkrankte, namentlich
aber der Umstand in Erwägung zu ziehen, dass eine ganz allmählich eintretende leichte Verminderung der psychischen Leistungsfähigkeit mit unseren heutigen unvollkommenen Hülfsmitteln sehr
schwer aufzufinden und genau zu bestimmen ist.

Ihren psychischen Ausdruck finden die krankhaften Störungen
unserer Hirnthätigkeit einerseits in dem Auftreten von Reizungs-
oder Lähmungserscheinungen, andererseits aber in dauernder Herabsetzung der psychischen Leistungsfähigkeit oder Widerstandsfähigkeit.
Als eine der einfachsten Ursachen der Hirnreizung pflegt man den
Blutandrang zu betrachten, wie er bei den verschiedensten Anlässen sich zu entwickeln pflegt, unter denen das Fieber, die Wärmebestrahlung des Kopfes, gewisse Gemüthsbewegungen, manche Herzfehler und Störungen der Gefässinnervation vielleicht die wichtigsten
sind. In der That ist es nicht unwahrscheinlich, dass die unter
solchen Verhältnissen beobachteten psychischen Reizerscheinungen
zum Theil auf die Blutüberfüllung des Schädelinhaltes zu beziehen
sind, ebenso die ersten Anzeichen einiger schwereren Erkrankungen
des Hirns und seiner Häute, die erfahrungsgemäss mit vermehrtem
Blutreichthum in der Rinde einhergehen, namentlich die verschiedenen Formen der Meningitis an der Hirnoberfläche. Andererseits
ist indessen nicht ausser Acht zu lassen, dass hier vielfach auch
chemische Wirkungen eine sehr wesentliche Rolle spielen. Aus-
giebigere Reizerscheinungen können ferner ausgelöst werden durch
den örtlichen Druck rasch entstehender Ausschwitzungen, frischer
Blutungen (eitrige Meningitis, Pachymeningitis interna hämorrhagica,
Rindenapoplexien), schnell wachsender Geschwülste, sowie namentlich durch manche Gifte, die das Hirngewebe unmittelbar beeinflussen (Narkotica, Infectionsstoffe).

Die psychischen Krankheitszeichen, welche derartigen Reizein-
wirkungen entsprechen, sind im allgemeinen Unruhe, Schlaflosigkeit,
in den höheren Graden Delirien, Ideenflucht, Sinnestäuschungen,
ängstliche oder heitere Verstimmung, Unruhe, heftige motorische
Erregung. Mit diesen psychischen Erscheinungen verbinden sich
dann die nervösen Störungen auf motorischem oder sensorischem
Gebiete, welche von dem besonderen Sitze und der Art der Reizursache abhängig sind.

Lähmende Wirkungen auf das Gehirn werden durch alle jene Ursachen erzeugt, die eine erheblichere Beeinträchtigung der Hirnernährung herbeizuführen im Stande sind. Der einfachste Fall ist durch das plötzliche Abschneiden der Blutzufuhr, durch die acute Hirnanämie gegeben. Künstlich können wir die höchsten Grade derselben mit rasch eintretender Bewusstlosigkeit durch den Versuch beiderseitiger Carotidencompression hervorrufen. Aehnlich wirkt das Erhängen, doch scheint dabei öfters auch eine starke psychische Wirkung mitzuspielen, die sich in dem Auftreten hysterischer Krämpfe und Dämmerzustände bei wiederbelebten Erhängten kundgeben kann.[*) Weiterhin kommt Blutleere des Gehirns namentlich durch Herzschwäche, grosse Blutverluste und diejenigen Gemüthsbewegungen (Schreck) zu Stande, welche mit einem Krampfe der Arterien des Kopfes einhergehen. Möglicherweise sind hierher auch die unmittelbaren Wirkungen der sog. Hirnerschütterung zu rechnen. Im Erfolge der Blutleere gleichwerthig sind Stauungen, z. B. nach dauernden Hyperämien (Feuerarbeiter), bei Gefässerkrankungen oder bei Herzfehlern, da auch sie die mangelhafte Zufuhr leistungsfähigen Blutes bedeuten. Ebenso wirken selbstverständlich alle chemischen Veränderungen der Ernährungsflüssigkeit, welche dieselbe zur Erfüllung ihrer Aufgabe mehr oder weniger untauglich machen. Freilich gesellen sich hier überall noch die Wirkungen schädlicher Zerfallstoffe oder anderer im Blute kreisender Gifte hinzu.

Häufige Ursachen schwerer Ernährungsstörungen des Gehirns sind ferner alle erheblicheren allgemeinen Drucksteigerungen in der Schädelkapsel, wie sie namentlich durch Geschwülste oder durch entzündliche Vorgänge hervorgerufen werden. Wie wir durch Grashey's Untersuchungen[**) wissen, führt jede Erhöhung des Druckes im Schädel über ein bestimmtes persönliches Maass hinaus sehr rasch zur Compression der Hirnvenen in ihren peripheren Theilen, weiterhin aber zur Entstehung von Gefässschwingungen mit erheblicher Verlangsamung der Kreislaufsgeschwindigkeit und deren Folgezuständen (Stauungen, Oedeme). Die grössere oder geringere Leichtigkeit, mit welcher eine derartige Drucksteigerung im einzelnen Falle

---

*) Wagner, Jahrbücher f. Psychiatrie, VIII. 313; Möbius, Neurologische Beiträge I. 55; Lührmann, Allgem. Zeitschr. f. Psychiatrie LII, 185.
**) Experimentelle Beiträge zur Lehre von der Blutcirculation in der Schädel-Rückgratshöhle. 1892.

zu Stande kommt, hängt wesentlich ab von der Ausbildung, welche
die Abflussbahnen der Cerebrospinalflüssigkeit besitzen. Vermag
diese letztere bei einer Vermehrung des Schädelinhaltes rasch nach
allen Richtungen hin auszuweichen, so bleibt der Druck im Schädel
unverändert und die Blutversorgung erleidet keine Störung. Sind
aber die Ausgleichsvorrichtungen mangelhaft, so genügt schon
eine mässige Zunahme des Schädelinhaltes, um das Auftreten der
Gefässschwingungen zu veranlassen und damit das erste Stadium
einer schweren Ernährungsstörung einzuleiten. Vielleicht verdient
gerade nach dieser Richtung die von Thoma festgestellte Thatsache
besondere Beachtung, dass von sämmtlichen Gefässen des Körpers
das Gebiet der Carotis interna bei weitem am meisten der Erkrankung
an Arteriosklerose in Folge von Ueberdehnung der Gefässwand ausgesetzt ist. Weit günstiger liegen bei einer Zunahme des Schädelinhaltes
die Verhältnisse dann, wenn sie sich langsam, allmählich einstellt,
so dass die Abflussbahnen sich bis zu einem gewissen Grade den
wachsenden Anforderungen anzupassen vermögen. Hier kann die
lähmende Wirkung auf die Hirnrinde ziemlich lange hintangehalten
werden: jede rasche Vermehrung des Schädelinhaltes dagegen hat unaus-
bleiblich die Erstickung der Hirnrinde zur Folge. Umgrenzte derartige Ernährungsstörungen werden durch die Vorgänge der Embolie
und Thrombose bedingt; ob hier eine Lähmung der psychischen
Verrichtungen eintritt, hängt ebenso wie bei den örtlichen Druck-
wirkungen kleinerer Geschwülste (z. B. Cysticerken) von der Ausdehnung und auch von dem Sitze der Störung ab.

Alle diese Erkrankungen haben indessen, soweit sich das heute
übersehen lässt, für die Psychiatrie verhältnissmässig wenig Bedeutung, zum Theil wegen ihrer Seltenheit, zum Theil wegen der
Einförmigkeit oder der geringen Ausbildung der psychischen Begleiterscheinungen. Weit wichtiger sind diejenigen Krankheitsvorgänge, welche mehr oder weniger ausgebreitete Zerstörungen des
Hirnrindengewebes selbst herbeiführen. Schon jetzt kennen wir
eine ganze Reihe derartiger Erkrankungen, von denen als Beispiele
nur die progressive Paralyse, der Altersblödsinn, die multiple Skle-
rose, endlich die verschiedenen Formen der Encephalitis genannt
werden sollen, wie sie die häufigste Ursache der Idiotie bilden. Ohne
jeden Zweifel wird sich aber gerade dieses Gebiet mit der Ver-
besserung unserer anatomischen Untersuchungsmethoden erheblich

ausdehnen. Ich muss es nach den vorliegenden Ergebnissen für
sicher halten, dass sich zum mindesten bei denjenigen Formen des
Irreseins, die zu einer dauernden psychischen Schwäche führen,
schon in absehbarer Zeit bestimmte anatomische Veränderungen in
der Hirnrinde werden auffinden lassen. Die Untersuchung des
chronischen Alkoholismus einerseits, des Myxödems, des Cretinismus.
der Dementia praecox andererseits erscheint in erster Linie geeignet, den Kreis der greifbaren Grundlagen psychischer Störungen
zu erweitern.

Der psychische Ausdruck einer plötzlichen allgemeinen Lähmung
der Hirnrinde ist eine rasch eintretende tiefe Bewusstlosigkeit,
die entweder unmittelbar in den Tod übergeht oder nach einiger
Zeit wieder schwindet, wenn die Wirkung der anämisirenden Ursache abnimmt. Ganz anders gestalten sich die psychischen Erscheinungen bei langsamer Entwicklung der Rindenlähmung oder
dann, wenn im Anschlusse an eine rasch eintretende Hirnlähmung, eine Kopfverletzung, einen Schlaganfall u. dergl. nach dem
Ausgleiche der augenblicklichen Störung eine dauernd wirkende
Krankheitsursache zurückgeblieben ist. Hier kommt es gewöhnlich
zu einer Mischung von psychischen Reizungs- und Lähmungserscheinungen. Wir dürfen uns wol vorstellen, dass fast überall die
Reizung des Nervengewebes seiner Zerstörung durch den krankhaften
Vorgang vorausgeht, und dass bis zum völligen Abschlusse dieser
letzteren jederzeit in den verschiedenen Theilen der Rinde sehr verschiedene Entwicklungsstufen des Leidens nebeneinander bestehen.
Regelmässig aber tritt allmählich mehr und mehr die Abnahme
der psychischen Leistungen in den Vordergrund, Erschwerung
der Auffassung und Verarbeitung äusserer Eindrücke, Unbesinnlich-
keit, Gedächtnissschwäche, Gedankenarmuth und Verlangsamung des
Vorstellungsverlaufes, Urtheilslosigkeit, bei höherer Ausbildung gerade-
zu Schlafsucht, traumartige Benommenheit, Blödsinn, ferner gemüthliche
Stumpfheit, verdriesslich weinerliche oder kindisch heitere Stimmung,
Bestimmbarkeit oder Eigensinn, endlich völliges Erlöschen der
Willensregungen. Die Reihenfolge, in der die einzelnen Störungen
sich ausbilden, und der Grad, den sie erreichen, wechselt nach der
Art des Krankheitsvorganges, ein Umstand, der auf eine verschiedene
Wirkung der Krankheitsursachen, vielleicht auch auf verschiedene
Angriffspunkte der Schädlichkeiten im Rindengewebe hindeuten

könnte. Leider wissen wir über diese Dinge noch sehr wenig
doch sei hier beispielsweise daran erinnert, wie in der Paralyse
besonders die schwere Störung des Gedächtnisses, bei der Dementia
praecox die gemüthliche Theilnahmlosigkeit und die Verkehrtheiten
des Handelns, im alkoholischen Schwachsinn die sittliche Stumpfheit
und Haltlosigkeit das Krankheitsbild zu beherrschen pflegen. Dazu
kommen dann oft noch mannigfache nervöse Störungen, die ebenfalls der Reizung oder Lähmung dieser oder jener Hirntheile ihre
Entstehung verdanken und in ihrer besonderen Zusammensetzung
als Anhaltspunkte für eine örtliche Umgrenzung der Erkrankung
zu dienen vermögen. Die genauere Schilderung jener letzteren
Krankheitszeichen gehört dem Gebiete der Hirnpathologie im engeren
Sinne an.

Als eine letzte Art von psychischen Veränderungen, die durch
Hirnerkrankungen bedingt werden kann, hatten wir die Erzeugung
eines dauernden Zustandes verminderter psychischer Widerstandsfähigkeit bezeichnet. Diese Störung scheint sich vor allem
im Anschlusse an schwere Kopfverletzungen*) zu entwickeln, bisweilen erst nach längerer Zwischenzeit. Sie ist gekennzeichnet
durch eine raschere geistige Erschöpfbarkeit, erhöhte Ablenkbarkeit
und Zerstreutheit, grosse gemüthliche Reizbarkeit und Empfindlichkeit gegen die verschiedenartigsten, das Hirn treffenden Schädlichkeiten, insbesondere gegen den Alkohol. Sehr gewöhnlich gesellen
sich dazu noch die Erscheinungen verminderter Leistungsfähigkeit,
Erschwerung der Auffassung und des Verständnisses, Urtheilsschwäche, Interesselosigkeit, Stumpfheit, Abnahme der Arbeitskraft.
Bisweilen ist dieser Zustand nur das erste Anzeichen tiefer greifen-
der organischer Hirnerkrankungen, die dann in ihrem weiteren Verlaufe allmählich andersartige psychische Krankheitsbilder erzeugen,
namentlich eigenthümliche, noch ungenügend bekannte Formen des
fortschreitenden Blödsinns mit Lähmung und epileptische Erkrankungen. Die Grundlage dieser Störungen bilden zweifellos schwere
Veränderungen an den Nervenzellen der Hirnrinde, wie sie Nissl
bei Kaninchen durch häufiges Beklopfen des Schädels künstlich erzeugen konnte.

Die regelmässige Verbindung gröberer und ausgedehnterer Er-

---

*) Guder, Die Geistesstörungen nach Kopfverletzungen. 1886.

krankungen der Hirnrinde mit greifbaren psychischen Störungen
legt im Hinblicke auf die neuerdings so sehr in den Vordergrund
des Interesses gerückten Localisationsuntersuchungen*) die Frage nahe,
wie weit wir etwa jetzt schon im Stande sind, aus bestimmten psychischen Erscheinungen allein Rückschlüsse auf den Sitz der ihnen
zu Grunde liegenden Ernährungsstörung in der Hirnrinde zu ziehen.
Die allgemeine Möglichkeit einer derartigen örtlichen Umgrenzung
kann bei dem heutigen Stande der Localisationsfrage nicht wol
mehr in Zweifel gezogen werden, ja es liegen klinische wie experimentelle, wenn auch nur sehr vereinzelte Thatsachen vor, welche
Ausblicke nach der angedeuteten Richtung hin zu eröffnen scheinen,
auch wenn wir hier vollständig absehen von den Störungen der
rein sinnlichen Wahrnehmung und der Bewegungen. So dürfen wir
vielleicht daran denken, unsere Erfahrungen über Worttaubheit und
Asymbolie, über Paraphasie und Parapraxie auf ähnliche Störungen bei Geisteskranken zu übertragen, auf die Verständnisslosigkeit in Zuständen von schwerer Verworrenheit, auf die Sprachverwirrtheit der Katatonischen, gewisse Störungen des Handelns bei
Paralytikern. Da wir ein Recht haben, den Sitz der Veränderung
bei jenen Krankheitszeichen mit ziemlicher Wahrscheinlichkeit in
bestimmte Gegenden der Hirnrinde zu verlegen, so lässt sich vermuthen, dass auch den ähnlichen Störungen bei eigentlichen Geisteskrankheiten eine entsprechende Beziehung zu örtlichen Krankheitsvorgängen zukommt. Ganz besondere Wahrscheinlichkeit hat dieser
Schluss für die Paralyse, welche ja klinisch und anatomisch das
Bindeglied zwischen den gröberen Hirnerkrankungen und jenen
feineren, auf die Rinde beschränkten Veränderungen bildet, die wir
als Grundlage des Irreseins betrachten. Leider fehlt uns im Augenblicke noch viel zu sehr die Kenntniss der Krankheitsvorgänge in
der Rinde einerseits, das tiefere Verständniss der klinischen Zeichen
andererseits, als dass wir über die allgemeine Vermuthung einer
näheren Verwandtschaft gewisser Erscheinungen des Irreseins mit
Störungen von bekanntem Sitze in der Hirnrinde hinauszukommen
vermöchten. Aehnliches gilt für die von Charcot und Wilbrand
mitgetheilten Fälle mit Verlust der optischen Phantasiebilder. Die-

---

*) Luciani u. Seppilli, die Functionslocalisation auf der Grosshirnrinde,
deutsch v. Fränkel. 1886.

selben legen im Zusammenhalte mit vielfachen Erfahrungen an operirten Thieren nahe, die Ursache ähnlicher Störungen bei Geisteskranken in der Hinterhauptsrinde zu suchen. Endlich hat bekanntlich Goltz die interessante Beobachtung gemacht, dass Verlust der vorderen Rindengebiete bei Hunden neben anderen Veränderungen grosse Reizbarkeit und planlose Unruhe erzeugt, während Entfernung der Hinterhauptslappen im Gegentheil Trägheit und Stumpfheit selbst bei vorher bösartigen Thieren zur Folge hat. Auch diese Ergebnisse würden sich etwa mit den bekannten klinischen Erscheinungen erregter und apathischer Schwachsinnsformen einigermassen in Verbindung bringen lassen.

Wenn demnach die Anhaltspunkte für die Anknüpfung psychischer Vorrichtungen und Störungen an bestimmte Gebiete unserer Hirnrinde zur Zeit noch ungemein dürftige sind, so liegen doch eine ganze Reihe von Thatsachen vor, die eine Verlegung seelischer Vorgänge in umgrenzte Rindenabschnitte wahrscheinlich machen. Dahin gehört vor allem die ausserordentliche Verschiedenheit der Nervenzellen, die wir als Träger unseres Seelenlebens betrachten müssen. Durch Nissl's Untersuchungen wissen wir nicht nur, dass der Bauplan jener Zellen kein einheitlicher ist, sondern auch, dass dort, wo wir ihre Verrichtungen kennen, ähnliche Formen wiederkehren. Mit anderen Worten, der Verschiedenheit im Bau entspricht eine Verschiedenheit in der Function, ein Satz, der für alle anderen Körperzellen ganz selbstverständlich erscheint und nur auf dem Gebiete des Nervengewebes sich auffallend schwer Geltung verschafft. In der That, wenn man die zahlreichen, gesetzmässigen Verschiedenheiten in Grösse, Umriss und innerem Aufbau der Nervenzellen betrachtet, so wird es völlig unmöglich, darin etwas anderes zu sehen, als den Ausdruck einer verschiedenen Bestimmung. Dafür spricht auch die Anordnung der Zellen in der Rinde. Fast überall finden wir kleinere oder grössere Mengen gleichartiger Rindenbestandtheile zu einheitlichen Gruppen und Schichten verbunden; seltener mischen sich Zellen verschiedener Bauart untereinander. In der Thierreihe bietet der Bau der Rindenzellen wie ihre Anordnung die grössten Verschiedenheiten dar. Während gewisse Formen der Nervenzellen, wie die grossen Gebilde der motorischen Centren, schon bei niederen Wirbelthieren, wenn auch nicht in der Rinde, auftreten, erscheinen die kleinen Zellen der zweiten Schicht erst

beim Affen und vor allem beim Menschen. Hier bilden sie eine riesige
Schicht, von der beim Kaninchen auch nicht eine Spur vorhanden
ist. Aber auch die grossen Pyramidenzellen zeigen beim Menschen
einen durchaus eigenartigen Bau; sie sind zudem durchschnittlich
kleiner, als z. B. die entsprechenden Zellen des Kaninchens. Wir
werden kaum zweifeln können, dass diese freilich noch fast ganz
unbekannten Unterschiede in irgend einer Beziehung zu der verschiedenen Ausbildung des Seelenlebens stehen müssen. Endlich
hat Nissl*) gezeigt, dass verschiedene Zellarten durch Gifte in verschiedener Weise beeinflusst werden können. Während z. B.
der Alkohol die meisten Bestandtheile der Hirnrinde auf das schwerste
schädigt, lässt er die grossen Zellen des Ammonshorns fast gänzlich
unberührt; das Blei vernichtet ebenfalls den grössten Theil der
Rindenzellen, verändert aber nur in sehr geringem Maasse die
Spinalganglien. Auch beim Menschen lässt sich zeigen, dass allgemeine Krankheitsursachen (Infectionen, Fieber) die verschiedenen
Bestandtheile der Rinde in sehr verschiedenem Grade schädigen.
Alle diese Erfahrungen deuten in gleicher Weise darauf hin, dass
den Verschiedenheiten im Bau der Nervenzellen eine tiefere Bedeutung zukommt, und diese Bedeutung kann nur in ihrer verschiedenen Verrichtung liegen. Die Lehre von der Localisation der
psychischen Vorgänge wird demnach vor allem die örtlichen Verschiedenheiten der Rindenzellen zu berücksichtigen haben.**)

Wie eine Durchmusterung der Hirnrinde unter diesem Gesichtspunkte lehrt, setzt sich dieselbe aus unabsehbar vielen einzelnen
Theilen zusammen, die sich durch die Art ihrer Nervenzellen von
einander abgrenzen. Der Bau der Hirnrinde ist demnach nichts
weniger als einförmig, wie etwa derjenige der Leber, sondern sie
enthält eine Menge neben und über einander gelagerter Organe von
sehr verschiedener Ausdehnung und nicht minder verschiedenartigem
Aufbau. Bis jetzt wissen wir allerdings über die Zahl, Beschaffenheit und gegenseitige Lage dieser Organe, deren Gesammtheit wir
als Hirnrinde bezeichnen, verzweifelt wenig. Nur die ganz grobe
Sonderung der Rinde in eine Reihe von über einander gelegenen
Schichten und die allergreifbarsten örtlichen Unterschiede in dieser

---

*) Allg. Zeitschr. f. Psychiatrie, LIV, 1.
**) Nissl, Archiv f. Psychiatrie, XXIX, 1025.

Schichtung sind seit längerer Zeit bekannt. Schon aus diesen Thatsachen aber lässt sich mit aller Bestimmtheit der Schluss ableiten, dass der Querschnitt der Hirnrinde keine Einheit darstellt, sondern überall eine Reihe von Organen mit vielleicht völlig verschiedener Leistung enthält. Jedenfalls ist die schichtweise Gliederung der Hirnrinde die bei weitem auffallendste; sie zeigt uns unmittelbar über einander Bestandtheile von denkbar grösster Verschiedenheit des gesammten Bauplanes.

Die Geschichte der Localisationsbestrebungen lehrt, dass dieser nächstliegende Unterschied kaum jemals für die örtliche Abgrenzung der Hirnverrichtungen verwerthet worden ist. Der Fehler, der zu den Zeiten Galls begreiflich war, ist bis auf den heutigen Tag immer wiederholt worden. Nahezu alle Versuche einer strengeren Localisation haben den Rindenquerschnitt als Einheit behandelt und ausschliesslich die Oberfläche „landkartenartig" in verschiedene Gebiete eingetheilt. So konnte es geschehen, dass ausgedehnten Abschnitten der Stirnrinde keine andere Bestimmung zugeschrieben wurde, als die willkürliche Beherrschung der Rumpfmuskeln. Auch heute noch pflegt als „motorische Region" die ganze Gegend der vorderen Centralwindung betrachtet zu werden, obgleich die nachweisbaren motorischen Leistungen höchst wahrscheinlich nur den kleinen, in der 4. und 5. Schicht eingestreuten Nestern von motorischen Zellen zukommen, während alle übrigen, weit zahlreicheren Bestandtheile der Rinde gar nichts damit zu thun haben brauchen.

Auch die neueste Eintheilung der Hirnrinde von Flechsig*), mit ihrer Abgrenzung von Sinnescentren und Associationscentren, baut sich nicht auf der grundlegenden Schichtung im Rindenquerschnitte, sondern nur auf den noch recht unvollkommen bekannten örtlichen Verschiedenheiten dieses letzteren auf. Die anatomischen Thatsachen, auf die sie sich stützt, beweisen jedoch in Wirklichkeit nichts anderes, als dass die Sinnesorgane mit ganz bestimmten Stellen der Hirnrinde zunächst in Verbindung treten. Für die weitere Behauptung, dass gerade jene Rindengegenden nichts als Sinnescentren, die übrigen Gebiete dagegen „Associationscentren" darstellen, liegt offenbar auch nicht die leiseste Berechtigung vor.

---

*) Gehirn und Seele, 2. Auflage. 1896.

Im Gegentheil spricht der überall anscheinend gleichmässige Bau der kleinzelligen Schicht weit mehr dafür, dass wir es in ihr mit einem einheitlichen, fast über die ganze Rindenoberfläche sich erstreckenden Organ zu thun haben, in dem vom anatomischen Standpunkte heute keinerlei landkartenartige Abgrenzung möglich ist. Erst in den tieferen Schichten prägen sich die örtlichen Verschiedenheiten stärker aus. Gerade die kleinzellige Schicht aber ist für das höhere Seelenleben wahrscheinlich die wichtigste, weil sie erst beim Menschen ihre hohe und eigenartige Entwicklung erlangt.

Die einzige Localisationslehre, welche dem geschichteten Bau der Hirnrinde gerecht zu werden versucht, ist diejenige von Wernicke, der sich vorstellt, dass „eine Art schichtenweiser Ablagerung der Vorstellungen, ähnlich den Sedimentbildungen der jüngsten Erdschichten" im Gehirn stattfinde. Er vermuthet weiter, dass der Reihe nach von innen nach aussen in den Zellenschichten „das Bewusstsein der Körperlichkeit", dasjenige „der Aussenwelt" und endlich jenes „der Persönlichkeit" seinen Sitz habe. Wollten wir hier auch von der Schwierigkeit absehen, wie diese schichtweise Ablagerung zu denken sei, so wäre nicht recht zu verstehen, wie gerade die genannten drei Vorstellungsgruppen sich an so grundverschiedene Nervenzellen knüpfen sollen, während doch jede einzelne dieser „Bewusstseinsarten" viel weiter auseinanderweichende Bestandtheile enthält. Sodann aber ist die angenommene Dreitheilung psychologisch völlig unhaltbar. An diesem Punkte liegt aber die Schwäche der bisherigen Localisationsversuche überhaupt. Alle derartigen Bestrebungen, die über die einfachsten Sinnesempfindungen und Bewegungen hinausgreifen, müssen nothwendig an der Unvollkommenheit unserer psychologischen Kenntnisse Schiffbruch leiden. Auch die gewöhnlichsten psychischen Vorgänge erweisen sich bei genauerer Betrachtung als so ungemein verwickelt, dass wir gut begreifen, warum das Werkzeug unseres Seelenlebens einen so hoffnungslos unentwirrbaren Aufbau besitzt. Kennten wir wirklich alle die vielen Organe, aus denen sich die Hirnrinde zusammensetzt, so wüssten wir immer noch nicht, was eine psychische „Function" ist, wie wir sie dem einzelnen Zellenverbande zuschreiben dürften. Erst dann, wenn wir nicht nur die körperliche Grundlage des Seelenlebens, sondern auch die psychischen Vorgänge selbst in ihre einfachsten Bestandtheile zerlegt haben, können wir hoffen, Beziehungen zwischen beiden aufzufinden; bis dahin hat jeder Versuch einer Localisation der verschiedenen psychischen Leistungen in der Hirnrinde keinen anderen Werth, als den eines unbeweisbaren und unwiderlegbaren Einfalles.

Einen sehr klaren Beweis für die Nothwendigkeit der Vereinigung psychologischer Zergliederung mit der anatomischen Betrachtung haben uns die neueren Versuche von Ewald über den Muskelsinn geliefert. Man wusste längst, dass die Beeinträchtigung der Bewegung, die nach Ausschneidung der motorischen Centren eintritt, sich ziemlich rasch wieder verliert, in Folge vicariirenden Eintretens anderer Zellengruppen, wie man annahm. Ewald hat aber gezeigt, dass hier keineswegs die Verrichtung der zerstörten Theile als solche von anderen übernommen wird, sondern dass die Herrschaft über die Bewegungen drei von einander unabhängige Hülfsmittel besitzt, den Labyrinthsinn, die Gelenkempfindungen und das Auge. Die Lösung derselben Aufgabe erfolgt also auf drei ganz verschiedenen Wegen und mit ganz verschiedenen Werkzeugen. Jedes derselben kann für die anderen nur insofern eintreten, als der gleiche Zweck erreicht wird; dagegen ist die einmal vernichtete Leistung selbst unwiederbringlich verloren. Gerade diese Erfahrungen dürften sehr für eine schärfere örtliche Umgrenzung der Hirnleistungen sprechen, während früher der rasche Ausgleich der Bewegungsstörungen als ein wichtiger Beweis für die „functionelle Indifferenz" der Hirnrindentheile betrachtet wurde.

Die schichtweise Anordnung und flächenhafte Ausbreitung der Rindenorgane trägt die Schuld, warum uns in diesen Fragen weder krankhafte noch künstliche Zerstörung sicheren Aufschluss über den Zusammenhang von anatomischem Gebilde und psychischer Verrichtung zu geben vermag. Es erscheint so gut wie ausgeschlossen, dass einmal ein Krankheitsvorgang oder ein Eingriff nur ein einziges Organ und zugleich dieses wirklich vollständig zerstören könne. Damit fehlen uns aber gerade diejenigen Hülfsmittel, die uns bei der Localisation auf subcorticalen Gebieten so sicher geführt haben. Soviel ich sehe, bleibt uns zur Zeit, ausser den Schlussfolgerungen der vergleichenden Anatomie und Physiologie, nur eine einzige Möglichkeit, diese Fragen mit Aussicht auf Erfolg in Angriff zu nehmen, die Vergiftung. Durch psychologische Versuche haben wir gelernt, dass gewisse Gifte nur einzelne, ganz bestimmte

Seiten unseres Seelenlebens beeinflussen, andere unberührt lassen; andererseits scheint die Untersuchung der Nervenzellen vergifteter Thiere darzuthun, dass auch die verschiedenen Arten der Rindenbestandtheile nicht in gleichem Maasse dem Gifte zugänglich sind. Vielmehr dürfte eine Auswahl stattfinden, entsprechend etwa der verschiedenen chemischen Zusammensetzung und damit vielleicht auch der Function der Zellen. Hier wäre also eine ferne Aussicht, nebeneinander die Veränderung im Ablaufe der psychischen Vorgänge und im Verhalten ihrer körperlichen Grundlage festzustellen. Unterstützt werden könnten wir dabei durch die Untersuchung solcher Geistesstörungen, die ebenfalls auf Vergiftungen beruhen. Je weniger ausgebreitet dabei die Veränderungen auf psychischem wie körperlichem Gebiete sind, desto sicherer wird der Schluss auf den Zusammenhang beider. Gerade darum erscheint die Paralyse am wenigsten geeignet, uns in der Erkenntniss der Localisation psychischer Vorgänge zu fördern.

Nervenkrankheiten. Weniger unmittelbar, als bei den Erkrankungen des Schädelinhaltes selbst, gestaltet sich der ursächliche Zusammenhang mit psychischen Krankheiten bei denjenigen Leiden, denen als nächster Angriffspunkt andere Theile des Nervensystems dienen. Von hier ab erst haben wir es mit Krankheitsursachen im landläufigen Sinne zu thun, während die Erkrankungen der Hirnrinde vielmehr einfach als die körperlichen Grundlagen des Irreseins selbst anzusehen waren. Sehr vielfach handelt es sich übrigens auch bei den Nervenkrankheiten nicht um wirklich ursächliche Beziehungen, sondern um eine Verbindung des auffallenderen nervösen Leidens mit mehr oder weniger selbständigen Veränderungen in der Hirnrinde. Vor allem unterliegt es für die bei Tabes beobachteten Seelenstörungen wol kaum einem Zweifel, dass sie nur die Anzeichen jener fortschreitenden Hirnerkrankung sind, welche nicht so selten zu dem Rückenmarksleiden sich hinzugesellt und mit der Paralyse, wenn nicht identisch, so doch ausserordentlich nahe verwandt ist.

Durch die Annahme reflectorischer Circulationsstörungen in Folge von heftigen Reizungen peripherer Nervengebiete hat man zum Theil jene Fälle psychischer Erkrankung zu erklären versucht, welche sich bisweilen an schwere Operationen oder Nervenverletzungen anschliessen und unter dem Namen des Delirium traumaticum zusammengefasst worden sind. Allein es handelt sich hier zumeist wol um alkoholische, in anderen Fällen um septicämische

oder auch Erschöpfungsdelirien, deren Eintreten gelegentlich noch
durch hohes Alter oder krankhafte Veranlagung begünstigt wird.
Dagegen sind vereinzelte Beobachtungen bekannt, in denen durch
sehr heftige Schmerzen eigenthümliche, rasch vorübergehende Zustände deliriöser Verworrenheit hervorgerufen wurden, welche man
durch Fortleitung der starken Nervenerregung auf entferntere Gebiete der Hirnrinde zu erklären gesucht hat (Schmerzdelirien*)).
Ferner sollen hie und da durch die dauernde Zerrung von Nerven,
welche in Narben eingeheilt waren (meist Quintusäste), chronisch
verlaufende psychische Störungen hervorgerufen worden sein (Reflex-
psychosen). Dieselben bestanden in einer gewissen Benommenheit
mit zeitweiligen Anfällen gewaltthätiger Aufregung, auch Sinnestäuschungen, welche durch Druck auf die schmerzhafte Narbe ausgelöst werden konnten. Nur dort, wo das Ausschneiden dieser
letzteren zur Heilung führt, ist natürlich die Annahme eines wirklich
ursächlichen Zusammenhanges zwischen ihr und dem Irresein statt-
haft. Derartige Beobachtungen erinnern auch klinisch sehr an die
bekannten Beziehungen der Epilepsie zu peripheren Nervenreizungen
und sind wahrscheinlich geradezu unter diesem Gesichtspunkte zu
erklären. Möglicherweise handelt es sich überall um eine Reizwirkung
lebhafter Schmerzen auf ein zu epileptoiden Störungen besonders
geneigtes Gehirn, bisweilen wol auch um hysterische Zufälle.

Eine eigenartige Form des Irreseins ist von Korsakow, Tiling
und Anderen bei multipler Neuritis beschrieben worden. Sie soll
gekennzeichnet sein durch grosse Ermüdbarkeit, Unfähigkeit zur
Auffassung und Verarbeitung äusserer Eindrücke, schwere Gedächtnissstörungen, Erinnerungsfälschungen, deliriöse oder ängstliche Erregungszustände, Sinnestäuschungen. Bisweilen kommt es zu tiefer
Bewusstseinstrübung mit völliger Verwirrtheit. Dazu gesellen sich
die körperlichen Zeichen der neuritischen Erkrankung. Dieses Bild
soll sich am häufigsten bei der alkoholischen, aber auch bei anderen
Formen der Neuritis entwickeln können. Offenbar wäre hier überall
die Geistesstörung nicht die Folge der neuritischen Erkrankung,
sondern nur die Wirkung der gleichen Schädlichkeit auf das Gehirn,
welche die peripheren Nerven ergriffen hat. Leider habe ich selbst

---

*) Laquer, Archiv f. Psychiatrie XXVI, 3; v. Krafft-Ebing, Arbeiten aus
d. Gesammtgebiete d. Psychiatrie u. Neurologie I, S. 81.

bisher keine Gelegenheit gehabt, hierher gehörige Fälle genauer zu beobachten. Eine sehr grosse ursächliche Bedeutung wird zumeist jenen allgemeineren Erkrankungen des Nervensystems zugeschrieben, die man als Neurosen bezeichnet. In der That pflegen dieselben ganz gewöhnlich mit leichteren psychischen Störungen, häufig genug aber auch mit schweren und schwersten Formen des Irreseins einherzugehen. Allein es ist gewiss zutreffender, die verschiedenartigen bei ihnen beobachteten Geistesstörungen nicht sowol als die Folge der Neurosen, sondern vielmehr als die Wirkungen einer und derselben Ursache aufzufassen, welche die Hirnrinde in Mitleidenschaft zieht. So werden bei der Migräne, besonders bei den schwereren, mit Augenerscheinungen einhergehenden Formen, bisweilen rasch verlaufende Dämmerzustände mit deliriösen Sinnestäuschungen und Wahnbildungen beobachtet, die durchaus den epileptischen Erkrankungen gleichen. Wir dürfen daher wol annehmen, dass in solchen Fällen Migräne und psychische Störung nur die Zeichen eines epileptischen, bisweilen vielleicht auch hysterischen Grundleidens darstellen*). Bei der Chorea**) sieht man erhöhte psychische Reizbarkeit, kindisches, launenhaftes Wesen, raschen Stimmungswechsel, Schlaflosigkeit, in schweren Fällen verwirrte Aufregungszustände etwa ähnlich dem Collapsdelirium oder der Amentia; in den Entwicklungsjahren sind choreaähnliche Krämpfe bisweilen Begleiterscheinungen der Dementia praecox. Bei der Tetanie habe ich ebenso wie Frankl-Hochwart vorübergehende deliriöse Zustände mit Sinnestäuschungen sowie ängstliche Verstimmungen beobachtet, die wol als Vergiftungszeichen aufgefasst werden dürfen. Die Epilepsie endlich und die Hysterie verbinden sich nicht nur regelmässig mit einer mehr oder weniger ausgeprägten Charakterentartung, sondern sie bilden auch die Grundlage für eine ganze Reihe verschiedenartiger, mehr vorübergehender psychischer Störungen, welche im klinischen Theile eingehendere Besprechung finden werden.

Vergiftung und Erschöpfung. Die schädigende Wirkung aller nicht im Nervensystem selbst gelegenen körperlichen Ursachen des

---

*) Möbius, Die Migräne, S. 76; v. Krafft-Ebing, Arbeiten, S. 110, 135.
**) Köppen, Archiv für Psychiatrie, XX, 3; Zinn, ebenda, XXVIII, 411; Bernstein, Allgem. Zeitschr. f. Psychiatrie, LIII, 538.

Irreseins lässt sich, wie ich glaube, unter zwei allgemeine Gesichtspunkte unterordnen, diejenigen der Vergiftung und der Erschöpfung.
In die erste Gruppe von Krankheitserzeugern gehören alle jene Umwälzungen der Lebensvorgänge, bei denen irgend welche Stoffe in
das Blut und damit auch in das Nervengewebe eindringen, die unmittelbar zerstörend auf dieses letztere einwirken. Mit solchen Vergiftungen haben wir es zu thun bei allen Infectionskrankheiten, bei
den Blutentmischungen, bei der Einfuhr nicht organisirter Gifte.
Grundsätzliche Unterschiede zwischen diesen einzelnen Vorgängen
dürften kaum bestehen, nachdem es wahrscheinlich geworden ist,
dass wir die Wirkung der Infection in letzter Linie auf die giftigen
Erzeugnisse der Krankheitserreger zurückzuführen haben.

Die psychischen Erscheinungen der Vergiftung hängen einmal
von der Art des Giftes, dann aber auch von der Schnelligkeit ab,
mit der es seine Wirkung entfaltet. Alle rasch eintretenden Vergiftungen des Gehirns pflegen sich in Zuständen deliriöser Verwirrtheit mit mehr oder weniger lebhaften Sinnestäuschungen und vielfach auch mit Aufregung zu äussern, während bei langsamer Zerstörung durch das Gift mehr die Zeichen der psychischen Lähmung
in den Vordergrund treten. Natürlich wird das klinische Bild im
einzelnen sehr wesentlich durch die besonderen Eigenschaften des
Giftes bestimmt. Nach den bisher, namentlich von Nissl, angestellten
Versuchen ist es durchaus wahrscheinlich, dass jedem Gifte ein
eigenthümlicher Erkrankungsvorgang im Nervengewebe entspricht,
dessen besondere Kennzeichen wir in den ersten Stadien wol auch
anatomisch werden auseinanderhalten lernen. Auch die Untersuchung der psychischen Giftwirkungen, soweit sie bis jetzt genauer
durchgeführt wurde, hat uns für jedes Gift eine besondere Vertheilung der Wirkung auf die verschiedenen Gebiete des Seelenlebens
kennen gelehrt. Ebenso sind wir endlich klinisch im Stande, in
zahlreichen Fällen die Natur der Vergiftung aus ihren Zeichen zu erkennen. Nur bei den selteneren Formen, bei den meisten Selbstvergiftungen und bei manchen sehr schleichend verlaufenden Giftwirkungen ist ein bündiger Rückschluss aus den psychischen Erscheinungen auf die Krankheitsursache heute noch nicht möglich.

Als Erschöpfung bezeichnen wir die Zerstörung der körperlichen
Träger unseres Seelenlebens in Folge zu starken Verbrauches oder
ungenügenden Ersatzes. Während wir uns die Ermüdung lediglich

durch die Anhäufung lähmend wirkender Zerfallsproducte im Blute zu erklären pflegen, würde die Erschöpfung dann beginnen, wenn der Verbrauch im Nervengewebe den Ersatz bis zur dauernden Gefährdung des Bestandes überschreitet. Die Ermüdung wäre eine Narkose, die wir zu Zwecken der Behandlung auch wol durch andere ähnliche Narkosen ersetzen können; die Erschöpfung dagegen ist der erste Schritt zu einer Selbstvernichtung des Nervensystems durch die eigene Thätigkeit. Die Ermüdung führt zum Schlafe; sie ist eine Art Selbstschutz gegen den Eintritt der Erschöpfung.

Im Schlafe werden die Ermüdungsstoffe aus den Geweben herausgeschafft und unschädlich gemacht; ausserdem wird der Verbrauch herabgesetzt. Der Ersatz des Verbrauchten dagegen kann nur durch die Nahrungsaufnahme geschehen. So wenig wir durch Sparsamkeit allein ohne Einnahmen ein Vermögen in seinem Bestande erhalten können, so wenig vermag der Schlaf uns die verbrauchten Kräfte zu ersetzen. Als die eigentliche Ursache der Erschöpfung haben wir daher die mangelhafte Ernährung zu betrachten Freilich tritt das Missverhältniss zwischen Verbrauch und Ersatz natürlich um so rascher hervor, je flotter verbraucht, je weniger gespart wird. So kommt es, dass die drohende Erschöpfung durch äusserste Ruhe lange Zeit hindurch verhütet werden kann, und dass die Gefahr ihres Eintretens bei gleichzeitiger Schlaflosigkeit ganz ausserordentlich gross wird. Im einzelnen Falle kann somit die Erschöpfung auf sehr verschiedene Weise zu Stande kommen. Rascher Verbrauch durch angestrengte Arbeit, Fieber, Blutverluste. ungenügendes Sparen in Folge von Schlafstörungen, endlich Fehlen des Ersatzes durch die Nahrung sind die drei Hauptursachen, welche auf die Entstehung der Erschöpfung hinarbeiten. Beim Hungern und namentlich bei der weit wirksameren Entziehung des Schlafes sind auch bereits eingreifende Veränderungen im Nervengewebe nachgewiesen worden.

Es muss vor der Hand noch dahingestellt bleiben, ob die psychischen Wirkungen aller dieser Ursachen die gleichen sind. Den Einfluss des Hungerns mit und ohne gleichzeitiges Dursten hat Weygandt näher untersucht. Er kam zu dem Ergebnisse, dass die Entziehung der Nahrung, namentlich ohne Flüssigkeitsaufnahme, die geistige Arbeit des Rechnens und Lernens deutlich erschwert, die Ablenkbarkeit steigert und den Gedankengang durch Begünstigung von äusseren und

Klangassociationen verflacht, ohne anscheinend die Wahrnehmung erheblicher zu beeinflussen. Andererseits stellte Aschaffenburg an mehreren Personen fest, welche Veränderungen die Art und Dauer gewisser psychischer Leistungen im Verlaufe einer ohne Nahrungsaufnahme durcharbeiteten Nacht erfuhren. Dabei ergab sich eine allgemeine Abnahme der geistigen Leistungsfähigkeit, Erschwerung der Wahrnehmungen mit gleichzeitigem Auftreten selbständiger Sinneserregungen, Verlangsamung des Gedankenganges, Entstehen ideenflüchtiger Vorstellungsverbindungen*), endlich erleichterte Auslösung von Bewegungsantrieben. Ganz dieselben Grundstörungen finden wir nun interessanter Weise bei denjenigen Formen des Irreseins wieder, welche wir nach ihren Entstehungsbedingungen als Erschöpfungspsychosen aufzufassen berechtigt sind. Solche Formen sind das Collapsdelirium und die Amentia. Je nach der Schnelligkeit, mit welcher die Erschöpfung sich entwickelt, und nach dem Grade, den sie erreicht, dürfen wir vielleicht das stürmisch hereinbrechende Collapsdelirium oder die weit tiefer greifende Amentia erwarten. Patrick und Gilbert**), die drei Personen 90 Stunden lang wachen liessen, fanden Abnahme der Muskelkraft, Verlangsamung der psychischen Zeit, eine sehr starke Störung der Aufmerksamkeit und der Merkfähigkeit, dagegen Zunahme der Sehschärfe und Auftreten massenhafter einfacher Gesichtstäuschungen.

Weniger klare Vorstellungen vermögen wir uns von den Wirkungen der chronischen Erschöpfung zu machen, wie sie durch dauernd ungenügende Ernährung bei schwerer Arbeit erzeugt und durch Schlafmangel, schlechte hygienische Verhältnisse, durch Kummer und Sorge begünstigt wird. Wir können kaum zweifeln, dass alle diese Ursachen in der Entstehungsgeschichte des Irreseins eine gewichtige Rolle spielen, allein wir sind zur Zeit ausser Stande, ihren Einfluss im einzelnen abzuwägen oder in bestimmten Krankheitszeichen wiederzuerkennen. Nur darauf dürfen wir vielleicht hinweisen, dass sich nach Ausweis von Versuchen die durch Hungern und Schlaflosigkeit erzeugten psychischen Störungen erst allmählich wieder ausgleichen. So liess sich die Wirkung einer durcharbeiteten Nacht noch bis zum 4. folgenden Tage in einer abnehmenden Herab-

---

*) Psychologische Arbeiten, II, 1.
**) Psychological Review, Sept. 1896.

setzung der Arbeitsfähigkeit erkennen. Vom klinischen Standpunkte müssen wir daher annehmen, dass die chronische Erschöpfung einen rascheren Verbrauch des Nervengewebes bedingt und damit vielleicht die wichtigste Ursache für das vorzeitige Eintreten der Rückbildungserscheinungen und weiterhin der Greisenveränderungen darstellt. Ausserdem aber bewirkt sie wol sicher eine Herabsetzung der allgemeinen Widerstandsfähigkeit des Körpers und begünstigt auf diese Weise die Entwicklung von Störungen, welche ohne ihre Mitwirkung vielleicht nicht zu Stande gekommen wären.

Infectionskrankheiten*). Die soeben gewonnenen Gesichtspunkte werden uns das Verständniss für die ganze Reihe von Schädlichkeiten eröffnen, denen man im einzelnen ursächliche Bedeutung für die Entstehung des Irreseins zugeschrieben hat. So haben wir bei den Infectionskrankheiten ohne Zweifel zunächst mit Giftwirkungen zu rechnen, welche theils unmittelbar die Hirnrinde angreifen, theils durch Erzeugung allgemeinerer Krankheitserscheinungen (Fieber) oder durch Vermittelung von Organerkrankungen das Seelenleben beeinflussen. Im einzelnen gestaltet sich natürlich dieser Zusammenhang ausserordentlich verschieden, je nach der besonderen Beschaffenheit des Krankheitsgiftes und der Art seiner Vertheilung im Körper. Am wichtigsten sind von diesen Krankheiten für die Entstehung psychischer Störungen Typhus, acuter Gelenkrheumatismus, Pneumonie, acute Exantheme, Kopfrose, Influenza**), Wechselfieber und Cholera.

Eine unmittelbare Einwirkung der betreffenden Krankheitsgifte auf das Gehirn ist einigermassen sicher bisher nur für den Typhus, die Pocken und das Wechselfieber, vielleicht auch die Influenza, weil nur bei ihnen unzweifelhafte Beobachtungen psychischer Störung während des fieberlosen oder doch sehr gering fieberhaften Verlaufes (im Vorläuferstadium) vorliegen, bevor andere Ursachen haben zur Entwicklung gelangen können. Beim Gelenkrheumatismus kommt aber, wenn auch selten, eine Localisation des Giftes in den Hirnhäuten vor, die dann natürlich ebenfalls psychische Reizungs- und

---

*) Kraepelin, Archiv für Psychiatrie, Bd. XI und XII; Adler, Allgem. Zeitschr. f. Psychiatrie, LIII, 740.

**) Jutrosinski, Influenzapsychosen, Dissertation, 1890; Kirn, Volkmann's klin. Vorträge, Neue Folge, XIII, 1890.

Lähmungserscheinungen hervorruft. Für den Typhus sind schwere
Veränderungen in der Hirnrinde wiederholt nachgewiesen worden.
Eine weitere wirksame Ursache bei dem Zustandekommen des Irreseins in acuten Infectionskrankheiten ist vielleicht auch das Fieber,
einmal durch die Steigerung der Körperwärme, dann aber möglicherweise durch die Kreislaufsbeschleunigung in der Schädelhöhle. Sehr
häufig sieht man wenigstens die „Delirien" dem Gange des Fiebers
parallel gehen, ein Verhalten, welches sich namentlich deutlich bei
dem regelmässigen Verlaufe der Typhuscurve herauszustellen pflegt.
Freilich ist dabei zu berücksichtigen, dass die Steigerung der Eigenwärme hier wol als Zeichen einer stärkeren Giftzufuhr in die
Blutbahn angesehen werden muss. Diese letztere Annahme gewinnt durch die Erfahrung an Wahrscheinlichkeit, dass bei manchen
anderen Leiden, z. B. bei der Tuberculose, lange dauernde beträchtliche Temperatursteigerungen verhältnissmässig selten mit
psychischen Störungen einhergehen. Eine sehr wichtige Rolle
für die Entstehung der Delirien bei Infectionskrankheiten spielt
endlich zweifellos der Zustand der Kreislauforgane, vielleicht auch
der Lungen, da wir jene Störungen nicht nur verhältnissmässig
häufig bei begleitenden Herzerkrankungen (Gelenkrheumatismus),
sondern bei den verschiedensten Formen der Herzschwäche, sogar
neben kaum fieberhaften Temperaturen auftreten sehen (Septicämie).
Wie viel gerade bei den so leicht delirirenden Säufern auf die
Herzschwäche und die Gefässerkrankungen, wieviel auf die dauernden Veränderungen in der Hirnrinde zurückzuführen ist, lässt sich
schwer sagen; wahrscheinlich ist das Verhältniss in den einzelnen
Fällen ein sehr verschiedenes, wie sich auch klinisch alle Uebergangsformen vom ausgeprägten Delirium tremens bis zum gewöhnlichen Fieberdelirium hier beobachten lassen.

Das später genauer zu zeichnende Bild der Fieberdelirien setzt
sich im allgemeinen aus den Erscheinungen der Hirnreizung und
der Lähmung zusammen, die sich in der verschiedenartigsten Weise
mit einander verbinden können und in den schwersten Graden, bei
denen wol immer tiefgreifende Kreislaufsstörungen, Stauungen,
Oedeme sich entwickeln, endlich in völlige Lähmung der Hirnrinde,
in Zustände von Schlafsucht und Ohnmacht übergehen.

Der Wirkungsweise einiger der genannten Infectionskrankheiten
in mancher Beziehung verwandt ist diejenige der Lyssa, insofern

es sich auch hier wol um eine unmittelbare Vergiftung der Hirnrinde handelt. Emminghaus*) führt als einleitende Symptome traurige Verstimmung und Aengstlichkeit an; auf der Höhe der Erkrankung wechseln die Erscheinungen höchster psychischer Erregung, heftige Delirien, Sinnestäuschungen, Gewaltthaten mit vorübergehender völliger Klarheit des Bewusstseins ab, bis endlich mit dem Eintritte psychischer Lähmung das Leiden abschliesst.

Wesentlich anders dagegen, als bei den Fieberdelirien, gestaltet sich wahrscheinlich der Zusammenhang zwischen Ursache und Wirkung bei jenen eigenartigen Geistesstörungen, die sich nicht auf der Höhe, sondern nach dem Ablaufe acuter Infectionskrankheiten entwickeln. Allerdings muss man auch hier wol in manchen Fällen an die giftigen Nachwirkungen der infectiösen Krankheitsursache denken, entsprechend etwa den neuritischen Erkrankungen, welche sich an Pocken, Typhus, Influenza und namentlich an Diphtherie so häufig anschliessen. Dagegen zeigt eine weitere Gruppe von Geistesstörungen nach Infectionskrankheiten in ihrem klinischen Verlaufe eine so grosse Aehnlichkeit mit den durch nicht infectiöse, erschöpfende Einflüsse verursachten Formen des Irreseins, dass wir genöthigt werden, in der Regel der durch schwere und andauernde Fieberzustände, durch die allgemeinen Ernährungsstörungen und verschiedenartige Begleiterkrankungen bedingten Erschöpfung des gesammten Körpers die ursächliche Hauptrolle zuzuschreiben. Dies gilt besonders für Typhus und Gelenkrheumatismus. Auf der anderen Seite sehen wir, namentlich bei der Lungenentzündung, aber auch nach acuten Exanthemen, Erysipel, Influenza (Influenzapneumonie!), schweren Anginen, die psychische Störung sich unmittelbar an einen plötzlichen Abfall der Körperwärme und der Pulsgeschwindigkeit anschliessen. Endlich giebt es dann noch eine Anzahl von Fällen im Gefolge des Typhus, der Variola, der Intermittens, bei denen wir es offenbar mit den Folgezuständen schwerer, durch das Krankheitsgift bewirkter, sich langsam oder gar nicht mehr ausgleichender Zellveränderungen zu thun haben. Abgesehen von diesen eigenartigen Formen, kommt übrigens der krankhaften Veranlagung bei der Entstehung der Erschöpfungspsychosen eine weit grössere Bedeutung zu, als bei den Fieber-

---

*) Archiv der Heilkunde XV, 289; Allg. Zeitschr. für Psychiatrie XXXI, 5.

delirien. Offenbar sind die Erkrankungsursachen im letzteren Falle
viel mächtigere; sie überwältigen ohne viel Unterschied auch ein
kräftiges Nervensystem, während dort vorzugsweise die weniger
widerstandsfähigen Persönlichkeiten den schwächenden Einflüssen
unterliegen.

Bis zu einem gewissen Grade spiegelt sich dieser Unterschied
der ursächlichen Bedingungen auch in dem klinischen Bilde der
Erschöpfungspsychosen wider. Während die Fieberdelirien in der
Hauptsache überall die gleichen Gruppen von Erscheinungen erkennen lassen, sehen wir hier, wo die persönliche Anlage stärker
hervortritt, die einzelnen Krankheitsbilder sich weit verschiedenartiger und selbständiger entwickeln. Dies gilt natürlich nicht für
die mit schwereren Rindenerkrankungen (Schwellung und Zerfall der
Ganglienzellen, Pigmentembolien, entzündliche Infiltration) einhergehenden Psychosen, welche einfach eine mehr oder weniger ausgesprochene allgemeine Abnahme der psychischen Leistungen, das
Bild des Schwachsinns bis zum tiefsten Blödsinn darbieten. Die
vielfach sehr trübe Prognose ist hier an die Möglichkeit oder Unmöglichkeit einer Rückbildung der bestehenden Gewebsveränderungen
geknüpft.

Wo die krankmachende Ursache in Form von plötzlichem Sinken
der Eigenwärme und der Pulszahl hereinbricht, entstehen unvermittelt rasch verlaufende Collapsdelirien mit Sinnestäuschungen,
völliger Verwirrtheit, Ideenflucht und Aufregungszuständen. In
anderen Fällen verschwinden die Fieberdelirien mit dem Eintritte
der körperlichen Besserung nicht, sondern spinnen sich, wenn auch
in veränderter Form, noch einige Zeit hindurch fort. Es hat dabei
den Anschein, als ob das geschwächte Gehirn nicht so rasch die auf
der Höhe der Krankheit entstandenen Störungen ausgleichen könne.
Auch hier liegt natürlich der Verdacht acuter, sich wieder zurückbilden-
der Zellveränderungen sehr nahe. Der gewöhnliche Zustand in der
Genesungszeit nach einer schweren fieberhaften Erkankung ist derjenige einer nervösen Erschöpfung. Er bildet den günstigen Boden,
auf dem sich, meist in den ersten Tagen oder Wochen nach dem
Ablaufe der Erkrankung, oft unter dem Einflusse mehr zufälliger
Reize (Gemüthsbewegungen) schwerere geistige Störungen von der
Form der Amentia entwickeln können. Auch eine ganze Reihe
andersartiger Formen des Irreseins, Melancholien, manische Er-

regungen, ja selbst Paralysen können sich an die acute Erkrankung anschliessen. In solchen Fällen ist jedoch diese Schädlichkeit nicht als die wahre Ursache der Psychose zu betrachten, sondern sie giebt nur den letzten Anstoss zum Ausbruche der aus inneren Ursachen bereits mehr oder weniger weit vorbereiteten Geistesstörung. Daher ist hier auch der zeitliche Zusammenhang zwischen acuter Krankheit und Irresein häufig ein ziemlich lockerer. In einzelnen Fällen beginnt die Psychose bei dem wenig widerstandsfähigen Reconvalescenten erst Wochen oder gar Monate nach dem Ablaufe der hier eigentlich nur noch vorbereitenden Erkrankung, ja es scheint, dass namentlich nach Typhus unter Umständen selbst Jahre lang eine reizbare Schwäche zurückbleiben kann, welche der Entwicklung späterer Geistesstörungen Vorschub leistet.

Nach ähnlichen Gesichtspunkten darf vielleicht zum Theil die ursächliche Bedeutung mancher chronischer Infectionskrankheiten beurtheilt werden. Namentlich sind hier vielfach die Bedingungen zur Entstehung von Erschöpfungszuständen verwirklicht. Herabsetzung der Arbeitsfähigkeit, grosse Ermüdbarkeit, andererseits Reizbarkeit, Stimmungswechsel, endlich ein Gemisch von Wankelmüthigkeit und Eigensinn sind so häufige Begleiterscheinungen solcher Leiden, dass sie gar nicht als eigentliche psychische Störungen aufgefasst zu werden pflegen. Andererseits spielen unter Umständen wol auch die Krankheitsgifte selbst eine gewisse Rolle.

Bei der Tuberculose*) kommt es hie und da zu acuten Geistesstörungen von der Art der Collapsdelirien mit vorwiegend heiterer Verstimmung, entsprechend der so häufig beobachteten Euphorie der Phthisiker. In anderen Fällen sehen wir hier den Alkoholismus dem Krankheitsbilde seine bestimmte Färbung geben, und endlich können natürlich gelegentlich auch meningitische Prozesse den psychischen (und nervösen) Reizerscheinungen zu Grunde liegen.

Bei der Syphilis**) tritt dagegen, anders als bei der Tuberculose, wol die Wirkung des eigenartigen Krankheitsgiftes ganz in den Vordergrund. Zunächst werden von manchen Beobachtern

---

*) Heinzelmann, Münchner Medicin. Wochenschr. 1894, 5.
**) Heubner, v. Ziemssen's Handbuch, Bd. XI, 1; Rump Die syphilitischen Erkrankungen des Nervensystems. 1887.

Fälle berichtet, in denen hysterische oder neurasthenische Erscheinungen geradezu durch die syphilitische Vergiftung erzeugt wurden. Mir fehlt es an eigenen derartigen Erfahrungen, doch bin ich einstweilen geneigt, für solche Fälle der Syphilis höchstens einen auslösenden Einfluss bei schon bestehender krankhafter Veranlagung zuzuschreiben, soweit es sich nicht etwa gar um die ersten leisen Anzeichen der progressiven Paralyse handelt. Jedenfalls liegt die bei weitem grösste Bedeutung der Syphilis für die Psychiatrie in dem Umstande, dass sie nur allzuhäufig greifbare Veränderungen im Centralnervensysteme erzeugt. In Folge dessen sind auch die eigentlichen syphilitischen Geistesstörungen regelmässig von mannigfaltigen nervösen Erscheinungen begleitet, deren besondere Art häufig überhaupt erst die Erkennung des Leidens ermöglicht, wo die psychischen Anzeichen zu unbestimmt sind, um eine Abgrenzung von anderen, nicht luetischen Erkrankungen zu gestatten. Dass nach dieser Richtung besonders die Störungen der Augenmuskelnerven Beachtung verdienen, ist hinlänglich bekannt.

Von psychischen Krankheitsbildern soll man nach Heubner's eingehender Schilderung hauptsächlich drei unterscheiden können, die sogar an verschiedenartige krankhafte Veränderungen sich zu knüpfen scheinen. Die erste Form, häufig auf der Reizwirkung gummöser Neubildungen an der Oberfläche der Hirnrinde beruhend, zeigt anfangs mässige Verstimmung und Gereiztheit bis zu depressiven oder expansiven Aufregungszuständen, im weiteren Verlaufe Abnahme des Verstandes, Gedächtnissschwäche, Langsamkeit des Denkens, Oberflächlichkeit und Veränderlichkeit der Gemüthsbewegungen, daneben aphasische Störungen und epileptische Anfälle, die gewöhnlich auch das ganze Krankheitsbild einleiten. In der zweiten Gruppe von Fällen handelt es sich um eine Erkrankung namentlich der basalen Hirnarterien, die zur Verengerung und weiterhin zum Verschlusse derselben führt. Hier wird das Krankheitsbild durch schlagartige Zufälle mit einfachem Schwachsinn und länger dauernden Lähmungen beherrscht, ein Zeichen häufiger Verstopfung von Endarterien in den Stammganglien. Der gleiche Vorgang in der Rinde dagegen erzeugt wegen der hier gebotenen Möglichkeit collateralen Ausgleiches derartiger Störungen nur eigenthümliche rauschartige Zustände halber Bewusstlosigkeit mit Neigung zu triebartiger Geschäftigkeit und halbverkehrten Handlungen.

Wenn schon diese klinischen Bilder sich nur sehr unsicher von der grossen Gruppe der paralytischen Geistesstörungen abscheiden lassen, so ist es weiterhin zweifellos, dass zum mindesten die Hauptmasse dieser letzteren ebenfalls in nahen ursächlichen Beziehungen zur Syphilis steht. Wir vermögen uns freilich heute über die Art dieses Zusammenhanges noch keine genauere Vorstellung zu machen. Nur soviel steht fest, dass die Paralyse der syphilitischen Ansteckung gewöhnlich erst nach einer längeren Reihe von Jahren folgt, dass sie durch die antiluetischen Curen nicht günstig beeinflusst, geschweige denn geheilt wird, und dass sie daher nicht geradezu als syphilitische Hirnerkrankung im engeren Sinne aufgefasst werden darf. Möbius hat daher hier und bei der offenbar sehr nahe verwandten Tabes von einer „Metasyphilis" gesprochen. Manche Erfahrungen scheinen mir darauf hinzudeuten, dass es sich bei der Paralyse nicht um eine örtliche Erkrankung handelt, wie bei der eigentlichen Hirnsyphilis, sondern dass wir es mit sehr tiefgreifenden und allgemeinen Störungen im gesammten Körper zu hun haben. Die häufigen Nieren- und Herzerkrankungen wie das Aortenatherom der Paralytiker zeugen für eine ausgebreitete Betheiligung der Blutgefässe. Ob diese letztere allein dann weiter die Brüchigkeit der Knochen und die grosse Neigung zum Druckbrand bewirkt, muss zweifelhaft bleiben. Ich möchte indessen vielmehr an Veränderungen im Stoffwechsel und in der Blutzusammensetzung glauben. Dafür würden auch die ganz ausserordentlichen Schwankungen in dem Ernährungszustande der Kranken wie die nicht selten beobachteten andauernden Temperatursenkungen sprechen, die wol zuverlässiger auf schwere Störungen des Allgemeinzustandes, als auf örtliche Beeinflussung der Temperaturregulirungscentren zurückgeführt werden.

Stoffwechselkrankheiten. Gerade diese letzteren Gesichtspunkte sind geeignet, uns von den eigentlichen Infectionskrankheiten zu den Stoffwechselkrankheiten im engeren Sinne hinüberzuleiten, bei denen nicht äussere Krankheitserreger, sondern innere Störungen im Haushalte des Körpers die Schädlichkeit erzeugen, die den Bestand der Hirnrinde oder doch den Ablauf der psychischen Vorgänge beeinträchtigt. Wir dürfen erwarten, dass jede krankhafte Aenderung im Stoffwechsel auch die Ernährung des Nervensystems mehr oder weniger stark in Mitleidenschaft ziehen und unter Umständen Stoffe

in die Blutbahn gelangen lassen muss, die geradezu giftig auf dasselbe einwirken können.

Leider wissen wir über die Beeinflussung der Hirnernährung
durch derartige Leiden (Diabetes, Karcinome, Leukaemie, Chlorose),
durch dauernd ungenügende oder unzweckmässige Nahrungszufuhr,
durch wiederholte Blutverluste u. dergl. nur ausserordentlich wenig.
Vielfach dürfte es sich in solchen Krankheitszuständen um tiefgreifende chemische Veränderungen des Blutes handeln, welche zwar
zumeist nicht rasch erkennbare Störungen des psychischen Gleichgewichtes herbeiführen, aber sicherlich die Widerstandsfähigkeit des
Gehirns beträchtlich und nachhaltig herabsetzen. Vom klinischen
Standpunkte aus können wir über diese Dinge heute noch nicht viel
sagen, da die Feststellung der ursächlichen Beziehungen bei allen chronischen Krankheitsvorgängen naturgemäss sehr unsicher ist. Diabetes
scheint nicht so ganz selten bei Paralytikern vorzukommen; auch
bei Alkoholismus und bei Melancholie ist er öfters beobachtet
worden*). Ferner glaube ich soviel aussprechen zu können, dass
wir bei schweren Stoffwechselerkrankungen sehr gewöhnlich eine
allgemeine Abnahme der geistigen Leistungen mit mehr oder weniger
ausgesprochener reizbarer Schwäche beobachten. Endlich aber können
jene Schädigungen wol auch ein besonders frühzeitiges Auftreten
gewisser Geistesstörungen zur Folge haben, die wir sonst erst in der
Zeit der körperlichen Rückbildung und des beginnenden Greisenalters sich entwickeln sehen. Dahin gehören in erster Linie Melancholien mit hypochondrischer Färbung und ausgeprägten Wahnbildungen.

Wir dürfen jedoch weiterhin hoffen, dass uns eine genauere
Kenntniss der chemischen Vorgänge in unserem Organismus als Ursache so mancher bisher dunkler Krankheitsformen das Entstehen
von Selbstvergiftungen**) durch ungenügende oder krankhafte
Thätigkeit lebenswichtiger Organe aufdecken wird. Schon jetzt haben
wir uns daran gewöhnt, die Ermüdung auf die Anhäufung giftiger Zer-
fallsstoffe im Blute zurückzuführen. Unzulänglichkeit der Kreislaufsorgane bedingt mangelhafte Fortschaffung solcher Stoffe aus den
Geweben; ungenügende Athmung erzeugt Kohlensäurevergiftung

---

*) Bond, Journal of mental science, 1896, Januar, April.
**) Jacobson, Allgem. Zeitschr. f. Psychiatrie, LI, 379.

mit den Symptomen rauschartiger Benommenheit und heftigen Angstgefühlen, in höheren Graden Bewusstlosigkeit. Mangelhafte Ausscheidung durch die Nieren führt zur Urämie mit deliriösen und komatösen Zuständen, namentlich bei vorgeschrittener Schwangerschaft; in Folge der Ansammlung von Gallenbestandtheilen im Blute (Cholämie) kommen Benommenheit und psychische Depression, bei der acuten gelben Leberatrophie (Icterus gravis) furibunde Delirien mit starker ängstlicher Erregung und Sinnestäuschungen, im weiteren Verlaufe Sopor und Koma zur Beobachtung u. s. f.

Am schwierigsten sind natürlich diejenigen Stoffwechselvergiftungen zu beurtheilen, welche sich ganz allmählich entwickeln. Das bisher am besten bekannte Beispiel derselben ist jene Vergiftung, welche durch den Ausfall der Schilddrüsenthätigkeit erzeugt wird. Bei jugendlichen Personen bewirkt die Vernichtung oder krankhafte Umwandlung jener Drüse die cretinistische Entartung des gesammten Körpers, wie sie von Grützner künstlich bei Thieren erzeugt worden ist. Dagegen stellt sich beim Erwachsenen nach Entfernung der ganzen Schilddrüse das Bild der Kachexia strumipriva ein, dessen wesentliche Züge in einem allmählich fortschreitenden Schwachsinn mit myxödematösen Veränderungen der Haut und gewissen nervösen Reizerscheinungen (Krampfanfälle, Tetanie) bestehen. Nahe Verwandtschaft zu diesem Krankheitsbilde zeigt dasjenige des spontanen Myxödems, wie es durch Schrumpfung oder krankhafte Zerstörung der ganzen Schilddrüse zu Stande kommt. Hier gesellen sich zu dem leichteren oder schwereren Schwachsinn öfters die Erscheinungen einer psychischen Depression, selbst lebhafte Angstzustände hinzu. Als die gemeinsame Grundlage aller dieser Störungen sind wol Blutveränderungen anzusehen, welche durch den Ausfall der Schilddrüsenthätigkeit herbeigeführt werden. Umgekehrt dürfen wir vielleicht annehmen, dass die beim Morbus Basedowii[*] beobachteten Störungen durch krankhafte Vermehrung und wol auch Veränderung der Schilddrüsenausscheidungen hervorgerufen werden; zum Theil wenigstens decken sie sich mit denjenigen, die wir nach Einführung von Schilddrüsenbestandtheilen in den Körper des gesunden und kranken Menschen auftreten sehen. Die psychischen Er-

---

[*] Buschan, Die Basedow'sche Krankheit. 1894; Möbius, Die Basedow'sche Krankheit. 1896, S. 32 ff.; Maude, Journal of mental science 1896, Januar.

scheinungen sind diejenigen einer Herabsetzung der psychischen Widerstandsfähigkeit, erhöhte gemüthliche Reizbarkeit, heitere oder ängstliche
Verstimmung, Unruhe, grosse Ermüdbarkeit, Schlaflosigkeit. Einzelne
Zeichen der Basedow'schen Krankheit, Zittern, Struma, Exophthal-
mus, Pulsbeschleunigung, scheinen sich häufiger während der Entwicklung der Dementia praecox einzustellen, wenn mich nicht die
allgemeine Neigung zu Schilddrüsenerkrankungen in unserer Gegend
täuscht. Diese Thatsachen, die uns die Wichtigkeit eines unschein-
baren Organs für den Stoffwechsel auf das deutlichste darthun,
machen es wahrscheinlich, dass wol auch noch von anderen Seiten
unter Umständen ähnliche Selbstvergiftungen ausgehen können.
So hat bereits Vassale gezeigt, dass Zerstörung der Hypophysis
bei Hunden schwere nervöse Störungen und nach wenigen Tagen
den Tod zur Folge hat, während beim Menschen Hypophysis-
geschwülste bekanntlich häufig mit Akromegalie einhergehen. Ueberall handelt es sich offenbar um Veränderungen des Blutes, um die
Entstehung oder mangelhafte Vernichtung von giftigen Stoffwechsel-
erzeugnissen.

Andererseits sehen wir eine schwere Stoffwechselkrankheit, die
Osteomalacie, nicht selten heilen, sobald die Eierstöcke, selbst die
gesunden, entfernt werden; auch hier tritt uns demnach die enge
Beziehung zwischen Drüsenthätigkeit und Stoffwechsel entgegen.
Dass es sich bei Geisteskranken wirklich vielfach um tiefgreifende
Störungen der gesammten Ernährungsvorgänge handelt, wird unter
anderem durch die allerdings noch recht unsicheren Ergebnisse der
Untersuchungen über die Giftigkeit des Schweisses und Harnes*),
über die bakterientödtenden und giftigen Eigenschaften, über die
„Isotonie" des Blutes**) wahrscheinlich gemacht. Nach allen den
bezeichneten Richtungen hin hat man Abweichungen von der Norm
aufgefunden; leider sind dieselben jedoch einstweilen noch so viel-
deutig, dass sie uns einen tieferen Einblick in das Zustandekommen und das Wesen der einzelnen Störungen nicht zu liefern
vermögen.

Es ist zur Zeit nicht abzusehen, welche Aufschlüsse uns die
Verfolgung der hier sich darbietenden Fragen liefern wird. Mir

---

*) Cabitto, Rivista sperim. di freniatria, XXIII, 36; Pellegrini ebenda,
144; Massaut, Bull. de la société de médec. ment. de Belgique, Décembre 1895.
**) Abundo, Rivista sperim. di freniatria, XVIII, 292.

scheint jedoch schon heute namentlich die grosse Gruppe der Verblödungsprocesse so manche Eigenthümlichkeiten darzubieten, welche
die Annahme einer zu Grunde liegenden Selbstvergiftung begründen
könnten. Ferner ist für gewisse Formen der Epilepsie schon vielfach die Vermuthung eines Zusammenhanges mit der allmählichen
Ansammlung und plötzlichen Ausscheidung von Stoffwechselresten
ausgesprochen worden. Auch die Geistesstörungen des Rückbildungsalters dürften vielfach von Umwälzungen im Stoffwechsel und deren
Folgen begleitet sein.

Vergiftungen. Unter den Vergiftungen haben wir zuerst derjenigen zu gedenken, welche, ähnlich wie die infectiösen Gifte,
durch Organismen erzeugt werden. Dahin gehört namentlich das
Mutterkorn, dessen Genuss den Ergotismus zur Folge hat. Diese
Krankheit scheint nicht selten von psychischen Störungen*) begleitet zu sein. Bisweilen hat man es dabei vielleicht mit einfachen
Vergiftungsdelirien zu thun; in der Mehrzahl der Fälle dagegen ist
vielmehr an schwerere Giftwirkungen in der Hirnrinde zu denken.
Allerdings ist der Nachweis greifbarer Veränderungen im Gehirn
hier noch nicht geführt worden; auch können die Krankheitserscheinungen bei geeigneter Behandlung wieder verschwinden. Die
psychischen Anzeichen sind im allgemeinen diejenigen einer Herabsetzung hauptsächlich der Verstandesleistungen, mehr oder weniger
ausgesprochene Bewusstseinstrübung bis zur Betäubung, Verlangsamung des Denkens, Gedächtnissschwäche, Verwirrtheit, daneben
häufige Angstzustände und tiefes Krankheitsgefühl. Bisweilen treten
articulatorische Sprachstörungen ein; ferner sind regelmässig epileptische Krämpfe und die Zeichen einer in mehreren Fällen durch die
Leichenöffnung festgestellten, nicht fortschreitenden Rückenmarks-
erkrankung (Hinterstrangsklerose) vorhanden.

Dem Ergotismus in ursächlicher und klinischer Beziehung offen-
bar sehr ähnlich ist die hauptsächlich in Oberitalien vorkommende
Pellagra**), welche möglicherweise auf den Genuss von verdorbenem
Mais zurückzuführen ist und ausser Verdauungsstörungen und Haut-

---

*) Siemens, Archiv für Psychiatrie XI, 1. u. 2; Tuczek, ebenda. XIII, 1;
XVIII, 2.
**) Lombroso, La pellagra. 1892; Tuczek, Klinische und anatomische
Studien über die Pellagra. 1893.

affectionen auch chronische Rückenmarks- (Hinterseitenstrangsklerose
nach Tuczek) und Geisteskrankheiten (psychische Depression mit
Selbstmordneigung, seltener Aufregungszustände, schliesslich Blödsinn)
zur Folge hat. Es scheint indessen noch zweifelhaft zu sein, ob und
wie weit diese psychischen Störungen eine klinische Einheit bilden.

Die bei weitem wichtigste Rolle unter den Giften, welche im
Stande sind, Geistesstörungen zu erzeugen, spielt ohne Zweifel der
Alkohol*). Die Angaben über die Häufigkeit, mit welcher der
Missbrauch dieses Genussmittels zur Aufnahme in die Irrenanstalt
führt, schwanken, je nach dem Volksstamm und den besonderen
Verhältnissen, zwischen 10—30, ja bis 40%/0 aller psychisch Erkrankten. Das männliche Geschlecht ist an der Trunksucht mindestens 10 Mal so stark betheiligt, als das weibliche; nur in den
niederen Gesellschaftsschichten ist dieses Verhältniss für die Weiber
ungünstiger.

Die germanische Race scheint, worauf schon die Schilderungen
des Tacitus hinweisen, in ganz besonderem Maasse zum Missbrauche
des Alkohols geneigt zu sein. Zu einer rasch anwachsenden Gefahr,
ja zu einer Lebensfrage ist der Alkoholmissbrauch geworden, seitdem die fortschreitende Technik immer grössere Mengen billigen
und concentrirten Alkohols erzeugt, so dass heute der Schnapsrausch
auch dem Aermsten leicht erreichbar ist. Unter diesen Umständen
hat der Alkoholverbrauch im Laufe der letzten Jahrzehnte sehr bedeutend zugenommen. Nur die skandinavischen Länder, welche vor
etwa 50 Jahren in Folge der ungeheuren Ausbreitung des Alkoholismus am Rande des Abgrundes standen, haben es vermocht, durch
geeignete Massregeln den furchtbaren Feind wirksam zu bekämpfen,
so dass sie heute in der Trunksuchtsstatistik mit die günstigste Stelle
einnehmen. In den meisten übrigen Ländern und namentlich in
Deutschland lässt sich leider ein rasches Anwachsen des Alkoholismus nicht verkennen. Eine besonders verderbliche Rolle scheinen
in dieser Richtung die grossen Städte mit ihrer zahlreichen Fabrik-
bevölkerung und ihrem Reichthum an Kneipen aller Art zu spielen,
der das ohnedies rasch steigende „Bedürfniss" wo möglich noch zu
überflügeln sucht. So kommt es denn, dass in Preussen 1887 für

---

*) Baer, Der Alkoholismus. 1878; Baer, Die Trunksucht und ihre Abwehr
1890; Smith, Die Alkoholfrage. 1895.

Schnaps allein nicht weniger als 221 Millionen Mark, für geistige
Getränke überhaupt aber 867 Millionen Mark ausgegeben wurden,
während die gesammten directen Staatssteuern 150 Millionen Mark,
also nur $\frac{1}{5}$ bis $\frac{1}{6}$ dieser Summe betrugen! Es giebt nicht wenige
Arbeiter in unserem Vaterlande, welche 17 bis 20% ihres täglichen
Arbeitsverdienstes für Alkohol verbrauchen. Ich kannte einen Sack-
träger, der jährlich etwa 400 Mark für Alkohol ausgab. Als ein
ganz besonders schlimmes Zeichen muss es angesehen werden, dass
in letzter Zeit auch die Betheiligung des weiblichen Geschlechtes an
der Trunksucht erheblich zuzunehmen scheint.

Die bei weitem verderblichste Form alkoholischen Getränkes ist
der Schnaps, besonders der Kartoffelbranntwein, welcher häufig ausser
dem Aethylalkohol auch die noch giftigeren höheren Alkohole,
namentlich den Amylalkohol enthält, und der in Südfrankreich und
Oberitalien verbreitete Absynth (ätherisches Oel der Artemisia Ab-
synthium). Im biertrinkenden Süddeutschland und selbst in den
Weinländern spielt daher der Alkoholismus auch nicht im entferntesten die Rolle, wie etwa in Posen, wo der Kartoffelfusel das
wichtigste alkoholische Genussmittel des Arbeiters bildet. Freilich
wird der geringere Giftgehalt der schwächeren Getränke zumeist
durch die grösseren Verbrauchsmengen so ziemlich wieder ausgeglichen. Dennoch scheint die besondere Wirkung des Alkohols
mit der Concentration des Getränkes abzunehmen. Dafür macht
sich aber bei dem in ungeheueren Mengen genossenen Bier noch
eine andere Schädlichkeit geltend, die Wirkung der übermässigen
Zufuhr kalter Flüssigkeit auf Magen, Kreislaufsorgane und Stoffwechsel.

Die ursächliche Bedeutung des Alkohols für die Erzeugung von
Geistesstörungen beruht vor allem auf der durch ihn herbeigeführten
Vergiftung der Hirnrinde. Thierversuche haben gezeigt, dass
wiederholte Alkoholgaben, die einzeln noch nicht als tödtliche anzusehen sind, ausgebreitete und tiefgreifende Zerstörungen an den
Ganglienzellen der Hirnrinde herbeizuführen vermögen. Dieser Befund steht in Uebereinstimmung mit psychologischen Versuchen,
die von Fürer angestellt worden sind. Bei denselben ergab
sich nämlich, dass sich die Nachwirkung eines mässigen Rausches
wider alles Erwarten in dem psychischen Verhalten der Versuchsperson noch bis zum Abende des zweiten Tages deutlich nachweisen

liess. Sie bestand, ganz wie die acute Alkoholwirkung, in einer Herabsetzung der geistigen Leistungsfähigkeit, einer gesteigerten motorischen Erregbarkeit und der Neigung zu gewohnheitsmässigen und Klangassociationen.

Bei dauerndem Gebrauche des Alkohols müssen sich die Wirkungen der einzelnen Gaben naturgemäss allmählich häufen. In der That kann es keinem Zweifel unterliegen, dass sich im Gehirne des Trinkers schliesslich Veränderungen herausbilden, welche den einzelnen Rausch weit überdauern. Bei einem Trinker konnte ich eine starke Herabsetzung der Auffassungsfähigkeit, wahrscheinlich verbunden mit erhöhter psychomotorischer Erregbarkeit, 14 Tage nach dem Beginne vollständiger Enthaltsamkeit nachweisen. Wie schnell solche Veränderungen zu Stande kommen, lässt sich von vornherein schwer sagen; wahrscheinlich wird hier die persönliche Widerstandsfähigkeit eine erhebliche Rolle spielen. Immerhin hat Smith den Nachweis geführt, dass eine tägliche Alkoholmenge, die etwa zwei Litern Bier entsprach, bereits vom zweiten Tage an eine dauernde Herabsetzung der geistigen Leistungsfähigkeit bewirkte. Sobald nach 12 Tagen der Alkoholgenuss ausgesetzt wurde, verlor sich diese Schädigung freilich sofort; allein, als sieben Tage später von neuem Alkohol genommen wurde, trat nunmehr die Wirkung des Giftes bereits am ersten Tage mit voller Deutlichkeit wieder hervor. Diese bei zwei Personen übereinstimmend gefundenen Ergebnisse scheinen mir dafür zu sprechen, dass eine dauernde Nachwirkung des regelmässigen Alkoholgenusses schon nach verhältnissmässig sehr kurzer Zeit sich einstellen kann. Freilich mag dieselbe sehr lange äusserst geringfügig bleiben; sie mag vielleicht durch eine allmählich eintretende Gewöhnung sich theilweise wieder ausgleichen — dennoch dürften die mitgetheilten Versuche geeignet sein, uns einen Einblick in die ersten leisen Anfänge des chronischen Alkoholismus zu gewähren.

Sie geben uns zugleich, wie ich denke, einen Anhaltspunkt für die Beantwortung der wichtigen Frage: Wer ist als Trinker zu betrachten? Da die dauernden Wirkungen des Alkohols sich bei regelmässigem Gebrauche desselben sofort einstellen, wenn die Zwischenzeit zwischen zwei mittleren Gaben weniger als ein bis zwei Tage beträgt, so kommen wir zu dem Schlusse, dass wahrscheinlich bei der Mehrzahl derjenigen Personen, welche täglich Alkohol zu sich

nehmen, sich Andeutungen psychischer Veränderungen werden nachweisen lassen. Dafür spricht auch die Erfahrung, dass vielfach das
Aufgeben eines sehr mässigen täglichen Alkoholgenusses bereits eine
deutlich merkbare Besserung der gesammten Leistungsfähigkeit und
des Allgemeinbefindens zur Folge hat. In demselben Sinne dürfte
auch die Thatsache zu deuten sein, dass die Empfindlichkeit gegenüber dem Alkohol bei längerer Enthaltsamkeit zweifellos erheblich
zunimmt. Die, bei anderen Giften allerdings viel stärker ausgeprägte, allmähliche Gewöhnung an den Alkohol weist auf
dauernde, wenn auch vielleicht sehr geringfügige Nachwirkungen
des regelmässigen Genusses geistiger Getränke in unserem Nervengewebe hin.

Bei schwererem und lange dauerndem Alkoholmissbrauche stellen
sich regelmässig ausser den Wirkungen auf Gehirn und Seelenleben
auch mehr oder weniger ausgebreitete Veränderungen in den verschiedensten Organen des Körpers ein; namentlich die Blutgefässe
werden verhältnissmässig früh in Mitleidenschaft gezogen. Es kommt
auf diese Weise schliesslich zu einem schweren Siechthum, welches
nur sehr langsam und nur bis zu einem gewissen Grade der Rückbildung noch fähig ist. Ganz besonders folgenschwer wird diese
Allgemeinerkrankung durch den Umstand, dass sie anscheinend einen
äusserst verderblichen Einfluss auf die Nachkommenschaft auszuüben im Stande ist. Demme*) hat zur näheren Beleuchtung dieser
Frage im Laufe von zwölf Jahren die Kinder in zwei Gruppen von
je 10 Familien untersucht. In der ersten dieser Gruppen waren die
Eltern Trinker, in der anderen nüchterne Leute. Auf die Trinker-
gruppe entfielen insgesammt 57 Kinder; von denselben waren nur
10, also 17,5 % völlig normal. Die übrigen litten an verschiedenartigen, auf eine Entartung hinweisenden Leiden, Missbildungen,
Zwergwuchs, Veitstanz, Epilepsie, Idiotie; 25 Kinder starben in den
ersten Lebensmonaten. Aus den nüchternen Familien gingen
61 Kinder hervor. Von diesen starben nur 5; 4 Kinder litten
später an Krankheiten des Nervensystems, 2 an Bildungsfehlern.
Der Rest von 50 Kindern dagegen, mithin 81,9 %, war und blieb
völlig gesund. Diese Erfahrungen zeigen auf das schlagendste, dass
die chronische Alkoholvergiftung nicht nur den Einzelnen vernichtet,

---

*) Ueber den Einfluss des Alkohols auf den Organismus der Kinder. 1891.

sondern auch dem kommenden Geschlechte schon im Keime den
Stempel der Entartung aufdrückt.

In seiner verhängnissvollen Einwirkung auf den Einzelnen und
sein ganzes Geschlecht wird der Alkohol zumeist noch unterstützt
durch eine Anzahl ähnlicher Schädlichkeiten, die mit dem Missbrauche jenes Genussmittels Hand in Hand zu gehen pflegen. Der
Schnaps ist vorzugsweise das Getränk des armen Mannes, der von
ihm Anregung und Erwärmung erwartet, ja dem er zum Theil die
Nahrung ersetzen soll; die tägliche Noth des socialen Elendes, der
Armuth, ungenügende Ernährung, schlechte hygienische Verhältnisse u. s. f. ebnen seinem Einflusse hier den Weg. So kommt es,
dass der anfangs nur aus bestimmtem Anlasse, nach starker Anstrengung, am Lohntage oder in verführerischer Gesellschaft genossene Schnaps allmählich zum Lebensbedürfnisse wird, und der
Gewohnheitstrinker nun regelmässig, Tag für Tag, auch allein und
nur um des Alkohols willen, zur Flasche greift. Umgekehrt aber ist
es gerade der Alkohol, der durch seine vernichtenden Wirkungen
auf das körperliche, geistige und sociale Wohlergehen des Trinkers
mit Nothwendigkeit den wirthschaftlichen Zusammenbruch herbeiführt
und auf diese Weise einen Kreislauf herstellt, aus dem es kein Entrinnen mehr giebt. Die Gefahr, auf diese schiefe Ebene zu gerathen,
ist wegen der euphorischen Wirkungen des Alkohols und wegen der
überall bereiten, zur Volksunsitte gewordenen Verführung weit
grösser, als gemeinhin angenommen wird. Leider können wir
unserer Gesetzgebung den schweren Vorwurf nicht ersparen, nahezu
unthätig dem Anwachsen der Trunksucht gegenüberzustehen, ja dasselbe durch liebevolle Begünstigung der verschiedenen Alkohol-
industrien geradezu zu fördern. Sie folgt damit allerdings nur dem
Beispiele der „öffentlichen Meinung“, welche in Deutschland das Recht
auf den Trunk unter allen Umständen gesichert wissen will. Selbst
in den Kreisen der Aerzte, die aus vielfältiger trauriger Erfahrung
die zerstörende Wirkung des Alkohols genugsam kennen sollten,
wird dieser schlimmste Feind unseres Volkes in unbegreiflicher Ge-
dankenlosigkeit noch immer eifrigst als Stärkungsmittel für Schwache
und gar für Kinder angepriesen.

Es mag immerhin zugegeben werden, dass die nachtheiligen
Folgen eines mässigen Alkoholgenusses und selbst eines gelegentlichen Uebermaasses von kräftigen Naturen ohne schwerere

Schädigung ertragen werden. Allein die Zahl derjenigen, welche in Folge ihrer schwächeren Veranlagung oder ungünstiger Verhältnisse tagtäglich durch den Alkohol um Gesundheit und Lebensglück gebracht werden, ist wahrlich übergross! Die Mitschuld fällt auf uns Alle. Niemand wird leugnen wollen, dass in den gebildeten Kreisen kaum weniger als in den breiten Massen unseres Volkes der Alkoholmissbrauch mit einer Nachsicht geduldet, ja mit einem Wohlwollen gezüchtet wird, welches als eine der wichtigsten Ursachen für die gewaltige, verderbenbringende Macht jener Volksseuche betrachtet werden muss. Alljährlich zahlen wir nicht nur an Landstreichern und Tagedieben oder ähnlich werthlosem Menschenmateriale, sondern auch an begabten, ja genialen Naturen dem Gifte einen reichen Tribut. Freilich sind es vorzugsweise haltlose und schwache Persönlichkeiten, die dem Einflusse des Alkohols unterliegen, aber wir dürfen dabei nicht vergessen, dass dieses Gift gerade selbst den Willen und die Widerstandskraft des Menschen vernichtet und sich auf diese Weise die günstigen Bedingungen schafft, welche ihm den endlichen Sieg ermöglichen.

Die psychischen Störungen, welche der Alkoholmissbrauch erzeugt, sind ausser dem Rausche und dem chronischen Alkoholismus vor allem das Delirium tremens, ferner der Alkoholwahnsinn, der Verfolgungswahn der Trinker und der alkoholische Schwachsinn. Weiterhin steht der Alkoholismus in nahen ursächlichen Beziehungen zur Epilepsie, und endlich scheint demselben auch bei der Entstehung der Dementia paralytica eine gewisse Rolle zuzukommen. Ausserdem pflegt der Alkohol ohne Zweifel bei frischen Aufregungszuständen verschiedenster Art, besonders bei manischen und paralytischen Kranken, eine rasche und sehr erhebliche Verschlimmerung aller Erscheinungen herbeizuführen; bei epileptischer Veranlagung können unter Umständen selbst mässige Alkoholmengen die schwersten psychischen Störungen auslösen. Zu beachten ist indessen, dass häufig die Neigung zum Alkoholmissbrauche nicht sowol die Ursache, sondern vielmehr ein Zeichen des ausgebrochenen Irreseins darstellt.

Eine dem Alkoholismus in vieler Beziehung durchaus entsprechende und an Häufigkeit noch immer mit erschreckender Schnelligkeit zunehmende psychische Erkrankungsform haben uns die letzten Jahrzehnte in der Morphiumsucht kennen gelehrt,

wie sie sich bei lange fortgesetztem Gebrauche von Morphiumein-
spritzungen entwickelt. Auch beim Morphium begegnen wir im allgemeinen einer Verbindung von lähmenden und erregenden Wirkungen des Giftes auf die Hirnrinde; wie es indessen scheint, betreffen die ersteren mehr die Willensantriebe, die letzteren mehr die
Auffassung und die Verstandesleistungen. Da das anfängliche Wohlbehagen schon nach einigen Stunden einer sehr quälenden Erschlaffung und Niedergeschlagenheit weicht, die nur durch das Mittel
selbst wieder beseitigt werden kann, so bildet sich überall dort, wo
dem Kranken das Morphium zugänglich ist, ein beständiger Wechsel
zwischen scheinbarem Wohlbefinden unter dem Einflusse des Giftes
und jenem unangenehmen Nachstadium des morphinistischen Katzen-
jammers heraus. Dazu kommt, dass mit der Zeit eine wachsende
Gewöhnung an das Mittel eintritt, die gebieterisch eine oft ins
Unglaubliche gehende Erhöhung der Gabe fordert. Auf diese Weise
entsteht das Bild des chronischen Morphinismus mit seinen schweren
Folgen für die körperliche, geistige und sittliche Leistungsfähigkeit,
mit dessen Betrachtung im einzelnen wir uns späterhin noch sehr
eingehend zu beschäftigen haben werden.

Zur Milderung der Entziehungserscheinungen bei der Morphium-
entwöhnung ist in neuerer Zeit das Cocain vielfach in Anwendung
gezogen worden. Nur zu bald hat sich indessen herausgestellt, dass
dieses Mittel noch schlimmere Gefahren mit sich führt, als das
Morphium. Der psychische Verfall des Cocainisten schreitet weit
rascher als derjenige des Morphinisten, ja auch des Trinkers fort und
führt sehr bald zu hochgradigster Abschwächung der gesammten
psychischen Leistungs- und Widerstandsfähigkeit mit den Erscheinungen psychomotorischer Erregung. Ausserdem aber entwickelt sich unter dem Einflusse jenes Giftes ein typisches Krankheitsbild, welches die Züge des hallucinatorischen Wahnsinns in
ganz eigenartiger Gestaltung trägt.

In grösster Ausdehnung werden ferner noch das Opium, das
Haschisch, der Fliegenschwamm und eine Reihe ähnlicher
Stoffe in verschiedenen Ländern zur Erzeugung narkotischer Rausch-
zustände gewohnheitsmässig angewandt; alle diese Genussmittel
führen bei dauerndem Missbrauche ähnliche Krankheitszustände
herbei wie die bisher genannten. Auch übermässigen Tabaks-
genuss, namentlich das Kauen von Schnupftabak bei Seeleuten,

wie er zweifellos nervöse Störungen hervorzurufen im Stande ist
(Amblyopie), hat man in ursächliche Beziehungen zum Irresein
gesetzt. Derselbe soll nicht nur unter den Entstehungsursachen der
Dementia paralytica eine gewisse Rolle spielen, sondern eine eigenartige Psychose erzeugen können, die im Beginne mit Sinnestäuschungen und trauriger, später heiterer Verstimmung einhergeht,
schliesslich aber zur allmählichen Verblödung führt. Ich selbst habe
nie etwas derartiges gesehen.

Vereinzelte Beobachtungen gewohnheitsmässigen Missbrauches
liegen endlich für das Antipyrin, das Benzin, das Chloroform
und den Aether vor; der letztere hat in manchen Gegenden Irlands
bereits vollständig die Rolle des Alkohols übernommen. Von anderen,
nicht als Genussmittel gebrauchten Arzneistoffen geben die Bromsalze am häufigsten Anlass zu psychischen Störungen. Zu lange
fortgesetzte Anwendung derselben führt eine Abschwächung der
psychischen Leistungen bis zur völligen Stumpfheit mit gleichzeitigen
nervösen Lähmungserscheinungen herbei. Dazu gesellen sich Verdauungsstörungen, bronchitische Erkrankungen und die bekannte
Acne. Der hie und da beobachtete Missbrauch des Sulfonals führt
zu bedeutender Verlangsamung der Auffassung und des Denkens,
Unbesinnlichkeit, Verworrenheit, Schläfrigkeit; zugleich stellen sich
Schwindel, Ataxie, Schwäche in den Beinen, epileptiforme Anfälle,
Parästhesien, ferner Uebelkeit, Erbrechen und Verdauungsstörungen
ein. Dem Quecksilber, wenn es bei antiluetischen Curen oder
in technischen Betrieben, Bergwerken, Spiegelfabriken u. dergl.
massenhaft aufgenommen wird, schreibt man Geistesstörungen zu
mit sehr erhöhter Reizbarkeit, Schreckhaftigkeit, Verlegenheit, Verwirrtheit, Sinnestäuschungen, ängstlichen Träumen und Schlaflosigkeit.
Auf dieser Grundlage sollen dann weiterhin Aufregungszustände
verschiedener Art oder aber eine allmähliche Abnahme aller psychischen Leistungen zur Entwicklung gelangen, Schwäche des Gedächtnisses und Urtheils, Gemüthsstumpfheit und Willenlosigkeit. Die
bekannten giftigen Wirkungen des Quecksilbers auf die Gewebe,
insbesondere auch die Nervenzellen, legen für solche Fälle die
Annahme greifbarer anatomischer Veränderungen in der Hirnrinde
nahe.

Dasselbe gilt für die psychischen Erkrankungen nach Blei-
vergiftung; hier hat Nissl auch bereits mit Hülfe des Thierversuches

die eigenartigen Zerstörungen an den Nervenzellen genauer verfolgt.
Die Erscheinungen der „Encephalopathia saturnina" bestehen hauptsächlich in vorübergehenden verwirrten, heiteren oder ängstlichen
Aufregungszuständen mit Sinnestäuschungen, die nicht selten mit
stuporösen oder komatösen, bisweilen sehr schweren Zufällen abwechseln und von epileptiformen Krämpfen begleitet sind. Bei Vergiftungen mit Phosphor und Arsen, welche nach Nissl's Untersuchungen ebenfalls schwere Veränderungen der Nervenzellen herbeiführen können, sind meines Wissens bisher Geistesstörungen noch
nicht beschrieben worden. Das erstgenannte Gift scheint nach
meinen Beobachtungen in den letzten Lebenstagen deliriöse
Zustände mit Verworrenheit, Stimmungswechsel und ausgeprägt
paraphasischen Reden unter Uebergang in tiefstes Koma erzeugen
zu können. Die Rindenzellen zeigen sich in der Weise verändert,
dass sich die nicht färbbare Substanz sehr stark färbt, der feinere Aufbau sich verwischt, der Umriss des Kernes undeutlich wird; schliesslich verschwinden die Zellen ganz, oder sie bleiben als schattenartige
Gebilde ohne deutliche Gliederung in ihren früheren Umrissen noch
annähernd erkennbar. Weiterhin verfügen wir über eine Reihe
von Beobachtungen, in denen Kohlenoxydgas psychische Vergiftungserscheinungen erzeugte. Hier wird bekanntlich der Sauer-
stoff aus dem Hämoglobin verdrängt; sodann kommt es zu Hirn-
hyperämie, zu Blutungen und Erweichungsherden. Dabei entwickeln
sich zunächst die Anzeichen psychischer Reizung (ängstliche oder
ekstatische Aufregungszustände), denen diejenigen der Lähmung (Bewusstlosigkeit) folgen. Eine gewisse Verworrenheit und Schwäche
der psychischen Leistungen pflegt die Vergiftung einige Zeit lang
zu überdauern, ja, es kommt sogar bleibender Blödsinn zur Beobachtung.

In jüngster Zeit ist auch dem Schwefelkohlenstoff*), der
neben Verdauungsstörungen Kopfschmerzen, Schlaflosigkeit, Gedächtnissschwäche und neuritische Erscheinungen hervorzurufen vermag, eine
besondere Bedeutung für die Entstehung von Geisteskrankheiten zugeschrieben worden. Eine Reihe verschiedenartiger, zum Theil selbst
unheilbarer Psychosen soll durch die Einathmung der Dämpfe jenes

---

*) Hampe, Ueber die Geisteskrankheiten in Folge Schwefelkohlenstoffver-
giftung. 1895; Reynolds, Journal of mental science, XLII, 25.

Stoffes in Gummifabriken erzeugt werden. Die bisherigen Ver-
öffentlichungen haben jedoch den Nachweis in keiner Weise geliefert,
dass wir in den mitgetheilten Fällen die Wirkungen jenes Giftes
vor uns haben. Immerhin scheinen rasch vorübergehende deliriöse
Erregungszustände vorzukommen. Endlich sollen wegen ihres geringen praktischen Interesses nur kurz noch erwähnt werden die
gelegentlichen seltenen Vergiftungen mit Hyoscyamus, Atropa,
Chinin, Salicylsäure, Jodoform, Chloralhydrat, mit Leucht-
gas, Schwefelwasserstoff, Stickstoffoxydul u. a. m. Alle
diese Stoffe können vorübergehende deliriöse Verwirrtheit mit heiterer
oder ängstlicher Erregung und zuweilen auch Sinnestäuschungen erzeugen; vielfach gesellen sich auch nervöse Störungen, Krämpfe,
Zittern, Lähmungen verschiedener Art hinzu. Im einzelnen sind
diese psychischen Krankheitsbilder noch sehr wenig bekannt.

Organerkrankungen. Einer der schwierigsten und umstrittensten
Abschnitte in der Aetiologie der Psychosen ist die Lehre von dem
Einflusse der Organerkrankungen. Hier ist der Zusammenhang
naturgemäss stets ein sehr verwickelter, selbst durch grosse Zahlen
nicht immer sicher nachweisbarer, so dass die Deutung der einzelnen
Erfahrung bis zu einem gewissen Grade zumeist dem persönlichen
Ermessen des Beobachters überlassen bleibt. Unter den Erkrankungen der Sinnesorgane sind es namentlich Ohrenleiden, welchen
ein Einfluss auf die Entstehung von Psychosen zuzukommen scheint.
Einerseits findet man bei lange dauernden Gehörstäuschungen häufiger
alte Mittelohrerkrankungen mit Veränderungen der elektrischen
Acusticusreaction, sodass man sich der Annahme eines gewissen Zusammenhanges nicht wol erwehren kann; dann aber sieht man bisweilen bestehende subjective Geräusche mit der Entwicklung psychischer Störungen sich verschlechtern und wieder bessern (gemeinsame Ursache?). Endlich hat man hier und da auch ängstliche
Aufregungszustände bei acuteren oder bei Verschlimmerung chronischer Ohrenleiden beobachtet. Augenerkrankungen pflegen, soweit
sie nicht Theilerscheinungen eines Gehirnleidens sind, in keiner
näheren Beziehung zum Irresein zu stehen. Man hat indessen nach
Kataraktoperationen und überhaupt nach längerem Aufenthalte im
Dunkelzimmer*) deliriöse Zustände mit lebhaften Sinnestäuschungen,

---

*) v. Frankl-Hochwart, Jahrbücher f. Psychiatrie, IX, 1 u. 2, 1889; Löwy,
Allgem. Zeitschr. f. Psychiatrie, LII, 166.

namentlich des Gesichtes, aber auch des Gehörs, seltener reine Ge-
sichtshalluciuationen bei klarem Bewusstsein auftreten sehen, welche
eine gewisse Aehnlichkeit mit den in der Einzelhaft beobachteten
Störungen darbieten. Hier wie dort scheint der Ausschluss ge-
wohnter Sinnesreize das Auftreten der Trugwahrnehmungen zu begünstigen. Im übrigen sind hier jedoch vor allem das Greisenalter, in zweiter Linie schlechte Ernährung, Gemüthsbewegungen,
bisweilen wol auch alkoholische Gewohnheiten als Entstehungsursachen zu berücksichtigen.

Von den Lungenleiden haben wir die Tuberculose und die
acuten fieberhaften Erkrankungen schon oben erwähnt; es lässt
sich über sie weiter nicht viel sagen, als dass die Verkleinerung
der Athmungsfläche mit ihren Folgen für den Gasaustausch, dann
aber die Beklemmungsgefühle bei emphysematischen und namentlich asthmatischen Beschwerden wol auch auf den Ablauf der psychischen Vorgänge einigen Einfluss gewinnen können.

Herzleiden*) scheinen bei Geisteskranken etwas häufiger
vorzukommen, als sonst; sie dürften einmal (bei Hypertrophie des
linken Ventrikels) durch gelegentliche Blutwallungen, dann aber (bei
unausgeglichenen Klappenfehlern, bei Perikarditis und Entartung
des Herzmuskels) durch venöse Stauungen und allgemeine Abschwächung des Blutkreislaufes von Bedeutung werden. Als An-
deutung derartiger Einwirkungen darf wol schon die in der Gesundheitsbreite gelegene, bekannte gemüthliche Reizbarkeit Herzkranker
gelten. Dass ausserdem die Beklemmungsgefühle und das Herzklopfen nicht ohne Einfluss sind, ist sehr wahrscheinlich. Andererseits ist nicht ausser Acht zu lassen, dass gewiss viele Störungen
der Herzthätigkeit nicht Ursache, sondern Begleiterscheinung oder
Folge der Geisteskrankheit sind. So fand Reinhold namentlich bei
Melancholischen ungemein häufig leichtere Abweichungen, Fehlen
oder Abschwächung des Spitzenstosses, Verbreiterung der Herz-
dämpfung, Beschleunigung der Herzthätigkeit, Veränderungen an den
Herztönen, die er als die Wirkungen des körperlichen Allgemein-
leidens auffasst, welches der psychischen Verstimmung zu Grunde

---

*) Witkowski, Allgem. Zeitschr. f. Psychiatrie, XXXII, 347. Karrer
in Hagen, Statistische Untersuchungen über Geisteskrankheiten. 1876. Reinhold,
Münchener Medicin. Wochenschr., 1894, 16 ff.

liegt. Er denkt dabei geradezu an Vergiftungserscheinungen durch Stoffwechselproducte. Beim Alkoholismus, der noch häufiger derartige Störungen darbietet, haben wir die Entstehung derselben durch ein Gift ohne weiteres vor uns. Ohne Zweifel stellen sich hier auch gröbere Veränderungen an Herz und Gefässen ein. Das gleiche gilt für die Paralyse, bei der wir auf dem Sectionstische ungemein häufig Erkrankungen des Herzmuskels nachzuweisen im Stande sind.

Recht ungenügend studirt ist bisher noch die Bedeutung der Gefässerkrankungen bei Psychosen. Es giebt zwar kaum eine Form des Irreseins, deren Erscheinungen man nicht theoretisch schon durch ein künstliches Zusammenspielen verschiedenartiger Störungen des Kreislaufs und der Gefässmuskelspannung zu erklären gewusst hätte; allein unsere Kenntniss der thatsächlichen pathologisch-anatomischen Verhältnisse lässt noch vieles zu wünschen übrig. Nur bei Lues, Alkoholismus, Dementia senilis, Dementia paralytica sind ausgedehnte und tiefgreifende Veränderungen an den Gefässen beschrieben, die zum Theil als Giftwirkungen aufzufassen sind und wol bei den Zellerkrankungen in der Hirnrinde eine grosse Rolle spielen. Nicht selten gelingt es auch schon im Leben, eine Steigerung der vasomotorischen Erregbarkeit in den Erscheinungen der Dermatographie nachzuweisen, namentlich bei der Paralyse und der Dementia praecox.

Eine sehr weitgehende ursächliche Bedeutung hat man von jeher den Erkrankungen der Verdauungswerkzeuge zugeschrieben; namentlich in der älteren Psychiatrie spielten die Hämorrhoiden, die Stauungen im Pfortadersystem, die „Verstimmungen" der Unterleibsgeflechte eine sehr grosse Rolle. In der That ist der Einfluss schon leichter Verdauungsstörungen auf das allgemeine psychische Wohlbefinden, namentlich bei nervös veranlagten Personen, ein ganz unverkennbarer. Es scheint sich bei diesem Zusammenhange einerseits um die psychische Wirkung unangenehmer, dauernder Organgefühle, dann aber um Selbstvergiftungen oder vielleicht auch um Störungen der allgemeinen Blutvertheilung durch Stauungen im Unterleibe zu handeln. Für letztere Erklärung spricht die bekannte Erfahrung von Nicolai (des „Proktophantasmisten" aus Goethe's Walpurgisnacht), dessen Hallucinationen durch eine Blutentziehung am After verschwanden. Bei chronischen Magen- und Darmleiden kommt als wichtiger Umstand noch die empfindliche Beeinträchtigung der all-

gemeinen Ernährung hinzu. Verdauungsstörungen, namentlich Verstopfung, sind bei frischen Geisteskrankheiten ungemein häufig
besonders in Depressionszuständen aller Art, aber sie sind sicherlich
vielfach als Folge der psychisch bedingten Unregelmässigkeiten in
der Nahrungsaufnahme und nicht als Ursache derselben anzusehen.
Allerdings hat Wagner *) in gewissen Fällen, die er meist der
Amentia zurechnet, eine Selbstvergiftung durch Zersetzungsstoffe vom
Darm aus angenommen; er fand dann Aceton und eine Reihe weiterer
krankhafter Bestandtheile im Harn, auch Vermehrung der Indican-
ausscheidung. Bei schwerem Darniederliegen aller psychischen
Leistungen scheint häufiger Herabsetzung der Salzsäureabscheidung
im Magen vorzukommen; auch starke Schwankungen des Salzsäure-
gehaltes im Magensafte sind bei verschiedenartigen Geistesstörungen
nicht selten**). Mangelhafte Verarbeitung der Nahrung müssen wir
wol in jenen hie und da beobachteten Fällen annehmen, in denen
trotz massenhafter Speisenzufuhr bei wahrem Heisshunger das
Körpergewicht durchaus sich nicht heben will. Meist handelt es
sich um Paralytiker und Katatoniker. Parasiten im Darm können
anscheinend bei Kindern deliriöse Erregungszustände, auch Pruritus
in den Genitalien und allerlei Stimmungsanomalien herbeiführen.
Im ganzen wissen wir über alle diese Verhältnisse sehr wenig
Sicheres.

Unter den Nierenerkrankungen ***) dürften hauptsächlich
diejenigen in Anschlag zu bringen sein, die eine dauernde Verkleinerung der ausscheidenden Fläche erzeugen und somit zur Entstehung von acuten oder chronischen urämischen Vergiftungen Anlass
geben. Von dem Bestehen eines klar gekennzeichneten „urämischen
Irreseins", ausser den oben erwähnten deliriösen Zuständen, habe
ich mich jedoch noch nicht überzeugen können.

Weitaus die grösste Bedeutung für die Entstehung des Irreseins
ist von Seiten der Irrenärzte den mannigfaltigen physiologischen und
krankhaften Vorgängen in den Geschlechtsorganen zugeschrieben

---

*) Wiener klinische Wochenschrift. 1896.
**) Leubuscher und Ziehen, Klinische Untersuchungen über die Salz-
säureabscheidung des Magens bei Geisteskranken. 1892.
***) Hagen, Allgem. Zeitschr. f. Psychiatrie, XXXVIII, 1; Vassale, Rivista
sperimentale di freniatria, XVI, 1890; Auerbach, Allgem. Zeitschr. f. Psychiatrie,
LII, 337.

worden. Die nahen Beziehungen, in welchen das Geschlechtsleben zu dem psychischen Allgemeinzustande des Menschen steht, wird ja auf das beste durch die eigenthümlichen Wandlungen der Entwicklungs- und der Rückbildungszeit, durch die Charakterveränderung der Verschnittenen und endlich durch die Schwankungen des gemüthlichen Gleichgewichtes bezeugt, welche schon beim Gesunden den Ablauf der sexuellen Vorgänge begleiten. Es ist daher wol begreiflich, dass Krankheitszustände im Bereiche der Geschlechtsorgane einen entscheidenden Einfluss auf das psychische Leben auszuüben vermögen, wenn auch der Zusammenhang im einzelnen bisher nur mit Hülfe mehr oder weniger wahrscheinlicher Vermuthungen aufgebaut werden kann.

In erster Linie werden als Ursachen des Irreseins geschlechtliche Ausschweifungen und Onanie *) beschuldigt. Aus den zum Beweise herangezogenen Erfahrungen sind natürlich zunächst alle diejenigen Fälle auszuscheiden, in welchen Melancholiker, Neurasthenische, hypochondrische Paralytiker in offenbar krankhafter Weise Jahre oder gar Jahrzehnte zurückliegende „Jugendsünden" als die Ursache ihrer Leiden angeben; die Lectüre einer gewissen Klasse von Schriften, welche die Folgen der Onanie in den grellsten Farben schildern, liefert dazu nicht selten die Anregung.

Dennoch lässt sich die Möglichkeit einer gelegentlichen wirklichen Schädigung des Nervensystems durch die hier besprochenen Ursachen nicht ganz in Abrede stellen, zumal ja auch auf diesem Gebiete ohne Zweifel das Maass der persönlichen Leistungs- und Widerstandsfähigkeit ein äusserst verschiedenes ist. Es wäre denkbar, dass einmal (wol nur bei Männern und im jugendlichen Alter) der Säfteverlust eine gewisse Bedeutung für die Gesammternährung gewinnen kann; es wäre ferner möglich, dass die häufige starke Erregung des Nervensystems die allgemeine Reizbarkeit desselben steigert und seine Widerstandsfähigkeit herabsetzt. Dann ist aber wol auch auf den entsittlichenden Einfluss hinzuweisen, welchen das stete Unterliegen im fruchtlosen Kampfe mit übermächtig angewachsenen Antrieben auf die Willensfestigkeit des Menschen ausübt. Nach allen diesen Richtungen hin dürfte die Masturbation deswegen verderblicher wirken, als der natürliche Ge-

---

*) v. Krafft-Ebing, Allgem. Zeitschr. f. Psychiatrie, XXXI, 4.

schlechtsverkehr, weil sie ihr Ziel viel häufiger und leichter zu erreichen vermag, als der letztere. Beachtenswerth sind übrigens
auch jene vereinzelten Beobachtungen, in denen (namentlich bei
jungen Frauen) der erste Coitus acute Aufregungszustände herbeiführt. Wahrscheinlich handelt es sich hier regelmässig nur um die
Auslösung schon vorbereiteter Erkrankungen aus der Gruppe des
manisch-depressiven Irreseins. So waren in einem derartigen Falle
meiner Beobachtung die Anzeichen der beginnenden Psychose bereits
vor der Hochzeit vorhanden, ja man hoffte thörichter Weise, die
Erkrankung durch die Heirath heilen zu können.

In der überwiegenden Mehrzahl der Fälle ist die hartnäckige
unausrottbare Neigung zur Masturbation ohne Zweifel ein Zeichen,
nicht die Ursache der Geistesstörung; wir haben es einfach mit
einer krankhaft gesteigerten geschlechtlichen Erregbarkeit zu thun.
Das gilt gewiss für jene Fälle von Idiotie und Schwachsinn, in
denen die Masturbation bereits in der frühesten Kindheit beginnt
und allen Erziehungsmassregeln trotzt; es gilt aber ferner auch für
diejenige Form des Irreseins, welche man bisher als besondere
Eigenthümlichkeit der Onanisten betrachtet hat. Die Zeichen desselben sind fortschreitende Abnahme der psychischen Leistungsfähigkeit, Unvermögen zur Auffassung und geistigen Verarbeitung
äusserer Eindrücke, Gedächtnissschwäche, Interesselosigkeit, Gemüthsstumpfheit; in anderen Fällen treten mehr die Erscheinungen erhöhter Reizbarkeit in den Vordergrund, barocke Ideenverbindungen,
Neigung zu Mysticismus und exaltirter Schwärmerei oder hypochondrische und depressive Verstimmung. Dazu gesellen sich dann
mannigfaltige nervöse Störungen, besonders Gemeinempfindungen,
aus denen sich nicht selten unsinnige Wahnideen von dämonischer
oder geheimnissvoller physikalischer (magnetischer, elektrischer, sym-
pathischer) Beeinflussung herausentwickeln. Wir erkennen darin
unschwer das Bild der Dementia praecox, wie sie vorzugsweise den
Entwicklungsjahren angehört. Man kann kaum zweifeln, dass
diese Krankheit in einer gewissen Beziehung zum Geschlechtsleben
steht, wie später näher auszuführen sein wird, aber sie wird keinesfalls durch die Onanie verursacht. Es giebt zahlreiche begeisterte
Onanisten, die nicht hebephrenisch werden, und umgekehrt fehlt die
Onanie bei Hebephrenischen, namentlich bei weiblichen, nicht selten
gänzlich, trotz starker geschlechtlicher Erregung.

Auch die geschlechtliche Enthaltsamkeit ist bisweilen unter den Ursachen des Irreseins aufgeführt worden. Leider sind alle statistischen Belege über die Erkrankungshäufigkeit der Ehelosen u. s. f. für die Entscheidung dieser Frage aus naheliegenden Gründen von nur sehr zweifelhaftem Werthe. Im allgemeinen lehrt indessen die Erfahrung, dass bei gesunden Menschen nach länger dauernder Enthaltsamkeit allmählich die geschlechtliche Erregbarkeit abnimmt, dass die Natur somit selber die hier etwa drohenden Gefahren beseitigt. Etwas anders liegen, wie es scheint, die Dinge bei krankhaft veranlagten Personen. Erzwungene Enthaltsamkeit, namentlich nach vorheriger Gewöhnung an geschlechtliche Befriedigung, verführt leicht zur Onanie und kann auf diese Weise schädigend wirken; andererseits sehen wir freilich bei Menschen mit krankhafter sexueller Reizbarkeit häufig genug die Masturbation neben geregeltem geschlechtlichem Verkehr sich entwickeln. Wo die Enthaltsamkeit eine freiwillige ist, muss sie wol richtiger als Folge und nicht als Ursache einer krankhaften Anlage aufgefasst werden, die ja so oft mit unvollständiger Ausbildung der Genitalorgane und des Geschlechtstriebes einhergeht. Eine nicht unbedeutende Rolle bei der Entstehung mannigfacher nervöser und psychischer Störungen scheinen aber nach vielfachen Erfahrungen für das weibliche Geschlecht häufige sexuelle Reizungen ohne gehörige Befriedigung zu spielen, wie sie mit der Durchführung des „Zweikindersystems" nicht selten verbunden sind.

Beim weiblichen Geschlechte pflegt schon der physiologische Vorgang der Menstruation regelmässig von einer leichten Steigerung der nervösen und psychischen Reizbarkeit begleitet zu sein, die bei einzelnen Personen sogar fast krankhafte Grade (äusserste Verstimmung, lebhafte Erregung) erreichen kann. Am stärksten macht sich dieser Einfluss beim erstmaligen Eintritt der Menses geltend. Hysterische oder epileptische Veranlagung kann sich bei dieser Gelegenheit zum ersten Male in ohnmachtsartigen Anfällen, Aufregungs- oder Dämmerzuständen äussern. Ebenso giebt diese Umwälzung nicht selten Anlass zum Auftreten der ersten leisen Aeusserungen des circulären Irreseins in Form unmotivirter Verstimmung oder leichter manischer Erregung. Friedmann hat ferner auf jene nicht allzu häufigen Fälle hingewiesen, in denen schon vor dem Eintritte der ersten Menses in regelmässigen Zwischenzeiten kurz-

dauernde verwirrte Aufregungszustände beobachtet werden, die mit
der Regelung der Menstruation verschwinden und daher wol unzweifelhaft mit den Vorboten der Geschlechtsentwicklung in ursächliche Beziehung gesetzt werden müssen. Ich bin jedoch einstweilen
geneigt, auf Grund bestimmter Erfahrungen an der Vermutbung
festzuhalten, dass es sich in solchen Fällen doch nur um den Beginn
circulärer Formen handelt, welche später, wenn auch erst nach Jahren,
von neuem einsetzen, um sich nun in typischer Weise fortzuentwickeln.

Im Verlaufe psychischer Störungen kommt dem Eintritte der Menstruation und noch mehr vielleicht den Unregelmässigkeiten derselben
ohne Zweifel eine erhebliche Bedeutung zu*). Namentlich Erregungszustände aller Art pflegen sich zu diesen Zeiten einzustellen oder
zu steigern. Wir kennen sogar Fälle periodischer Tobsucht, welche
sich so eng an die Menses anschliessen, dass man geradezu von
einem „menstruellen Irresein" sprechen kann. Klinisch unterscheiden
sich diese Fälle allerdings von anderen Formen des periodischen
Irreseins mit kurzen Zwischenzeiten, wie mir scheint, nicht wesentlich. Vielmehr handelt es sich dabei wol nur um eine begünstigende
Wirkung der Menses bei ohnedies krankhaft veranlagten Personen.
Aussetzen der Menses beobachten wir recht häufig in Depressionszuständen; hier bedeutet das Wiedererscheinen nicht selten das
Herannahen der Genesung. Auch während der Entwicklung der
Dementia praecox pflegt die Menstruation zu verschwinden. Sie
kehrt dann wieder mit dem Eintritt einer Remission des Krankheits-
processes oder aber mit dem Abschlusse desselben durch die endgültige Verblödung. Ob hier, wie bei den Depressionszuständen, das
Ausbleiben der Menses irgendwie eine ursächliche Bedeutung hat
oder nur Begleiterscheinung des Krankheitsvorganges ist, entzieht
sich zur Zeit noch unserer Kenntniss. Die letztere Annahme dürfte
indessen heute die grössere Wahrscheinlichkeit für sich haben.

Einen sehr bedeutenden Einfluss auf die Entwicklung von
Geistesstörungen müssen wir endlich dem Klimakterium zuschreiben.
Es steht fest, dass in dieser Zeit die Neigung der Frauen, zu er-
kranken, ausserordentlich gross ist. Allerdings wird man für diese
Thatsache in erster Linie wol die allgemeinen Veränderungen ver-

---

*) v. Krafft-Ebing, Archiv f. Psychiatrie, VIII, 1; Powers, Beitrag zur
Kenntniss der menstrualen Psychosen, Diss. 1883; Schüle, Allgem. Zeitschr. f.
Psychiatrie, XLVII, 1.

antwortlich machen müssen, welche das beginnende Greisenalter, die Rückbildungszeit, einleiten. Dafür spricht vor allem der Umstand, dass wir beim männlichen Geschlechte, wenn auch nicht so häufig, ganz dieselben klinischen Formen des Irreseins im gleichen Lebensalter beobachten. Andererseits scheint dem Ausfall der Geschlechtsvorgänge beim Weibe doch noch ein besonderer Einfluss auf das geistige Leben zuzukommen. Uns werden nämlich Fälle berichtet, in welchen auch das künstliche Klimakterium, die Entfernung der Eierstöcke durch den Arzt, psychische Störungen nach sich gezogen hat. Dabei dürfen wir allerdings nicht vergessen, dass längere Zeit hindurch die Castration vielfach bei bereits psychisch nicht mehr ganz gesunden Personen ausgeführt zu werden pflegte, in der freilich meist getäuschten Hoffnung, dieselben dadurch von ihren Leiden zu befreien.

Ihren Ausgangspunkt hat diese operative Behandlung der Geistesstörungen, insbesondere der Hysterie, von jenen nicht gerade seltenen Erfahrungen genommen, in denen gewisse psychische Krankheitszeichen, Aufregungen, Depression, Anfälle aller Art, durch Behandlung bestehender Erkrankungen der Geschlechtsorgane wesentlich gebessert oder sogar ganz beseitigt wurden*). Man kam zu der Ansicht, dass Lageveränderungen des Uterus, Erosionen am Muttermund, Erkrankungen der Ovarien und Tuben, Pruritus vulvae, Vaginismus unter Umständen geradezu psychische Störungen zu erzeugen im Stande seien. Als der klinische Ausdruck dieser Wirkungen wurde, ja wird heute noch vielfach das formenreiche Krankheitsbild der Hysterie betrachtet. Gerade hier sehen wir eben häufig genug überraschende Besserungen, wahre Wunderkuren, durch Beseitigung der verschiedenartigsten leichteren oder schwereren Störungen eintreten. Es lässt sich nicht in Abrede stellen, dass es sich bei den wohlthätigen Folgen körperlicher Eingriffe öfters um die Beseitigung bestimmter schädlicher Reizwirkungen auf ein krankhaft empfindliches Nervensystem handelt. Wir wissen jedoch andererseits sicher, dass bisweilen der gleiche Erfolg durch ganz

---

*) L. Mayer, Die Beziehungen der krankhaften Zustände und Vorgänge in den Sexualorganen des Weibes zu Geistesstörungen. 1869; Hegar, Der Zusammenhang der Geschlechtskrankheiten mit nervösen Leiden und die Castration bei Neurosen. 1885; Krömer, Beitrag zur Castrationsfrage, Allgem. Zeitschr. f. Psychiatrie, LII, 1.

andere, selbst unsinnige Mittel erreicht werden kann. Daraus geht hervor, dass wir es in derartigen Fällen wesentlich mit psychischen Wirkungen zu thun haben. Auch die Entstehung der Krankheitserscheinungen wird damit natürlich auf das psychische Gebiet verlegt.

In der That können wir heute auf Grund unserer klinischen Erfahrung mit Sicherheit sagen, dass Erkrankungen der weiblichen Geschlechtsorgane nur dann zum Irresein führen, wenn bereits eine krankhafte Veranlagung den Boden genügend vorbereitet hat. Aus diesem Grunde tragen die so entstehenden Geistesstörungen auch durchaus kein einheitliches klinisches Gepräge; dieses letztere ist vielmehr ganz abhängig von der Constitution des Erkrankenden. Meist wird es sich daher um eine der vielen Formen des Entartungsirreseins handeln. Beachtenswerth ist übrigens für diese ganze Frage auch der Umstand, dass die schwersten Erkrankungen der Geschlechtsorgane, die bösartigen Geschwülste, verhältnissmässig selten Anlass zu Geistesstörungen zu geben scheinen. Allenfalls beobachten wir bei ihnen jene Formen des Irreseins, die auch sonst bei schweren Ernährungsstörungen zur Entwicklung kommen. Den Geschlechtsleiden bei Männern scheint eine irgend erhebliche ursächliche Bedeutung für das Irresein nicht zuzukommen.

Schwangerschaft, Wochenbett und Säugegeschäft. Dagegen zeigt sich die hervorragende Rolle, welche das Geschlechtsleben auch für die psychische Persönlichkeit des Weibes spielt, deutlich in jener Gruppe von Geistesstörungen, deren Entwicklung sich im Zusammenhange mit den verschiedenen Vorgängen des Fortpflanzungsgeschäftes, der Schwangerschaft, dem Wochenbett und der Lactation vollzieht[*]. Die Angaben über die Häufigkeit dieser Ursachen beim Zustandekommen psychischer Erkrankungen gehen ziemlich weit auseinander; im Mittel sind etwa 14% aller in Irrenanstalten beobachteten Geistesstörungen bei Frauen auf dieselben zurückzuführen. Davon kommen 3% auf die Schwangerschaftspsychosen. Der ursächliche Zusammenhang scheint während dieser Zeit hauptsächlich durch die Veränderungen in Mischung (Abnahme der Blutkörperchen und der Salze, Vermehrung des Fibrins) und Circulation der Ernährungsflüssigkeit (Ausbildung des Placentarkreislaufs) ver-

---

[*] Fürstner, Archiv f. Psychiatrie, V, 505; Ripping, die Geistesstörungen der Schwangeren, Wöchnerinnen und Säugenden. 1877.

mittelt zu werden, doch dürfte auch, namentlich bei erstmalig und
bei unehelich Schwangeren, den psychischen Ursachen (Schweben
zwischen Hoffnung und Furcht vor den Gefahren der Geburt, Sorgen
u. s. f.) ein gewisser Einfluss zuzuschreiben sein.

Unter klinischem Gesichtspunkte haben wir es hier jedoch sicherlich nicht mit einer einheitlichen Gruppe des Irreseins zu thun, sondern
die einzelnen Fälle können eine sehr verschiedene Bedeutung haben.
Zunächst kommt es zweifellos nicht selten vor, dass einzelne Anfälle
der periodischen Geistesstörungen durch die Umwälzungen der
Schwangerschaft ausgelöst werden. So sah ich bei einer Frau in
mehreren Schwangerschaften rasch verlaufende deliriöse Aufregungszustände eintreten. Hier werden wir regelmässig weitere Anfälle
auch ohne diesen und sogar ohne jeden äusseren Anlass auftreten
sehen. Hie und da wird selbst einmal die schlummernde Paralyse
während dieser Zeit ihre ersten deutlichen Spuren zeigen können·
Weiterhin aber scheint es, dass die Dementia praecox, namentlich
die katatonische Form, sich nicht ganz selten während einer Schwangerschaft entwickelt; ich verfüge über mehrere derartige Beobachtungen.
Einzelne dieser Fälle habe ich früher als Erschöpfungspsychosen
aufgefasst, bin jedoch durch ihren Ausgang in die bekannten, eigenartigen Endzustände davon überzeugt worden, dass die schweren
Stuporformen der Gravidität vielmehr der Dementia praecox zuzurechnen und etwa auf Selbstvergiftungen zurückzuführen sind.
Endlich bleibt aber noch eine kleine Gruppe von leichten, günstig
verlaufenden, in der ersten Zeit der Schwangerschaft einsetzenden
Depressionszuständen übrig, die möglicherweise als wirkliche Melancholien, entsprechend denjenigen des Klimakteriums, aufgefasst
werden dürfen. Meine eigenen Erfahrungen sind einstweilen noch
nicht hinreichend, um diese Frage mit einiger Sicherheit zu entscheiden. Durch die Geburt wird keine der besprochenen Formen
des Irreseins erheblich beeinflusst; vielmehr geht jene meist ohne
besondere Begleiterscheinungen von statten; zuweilen sieht man eine
Verschlimmerung des Zustandes. In einem von mir beobachteten
Falle gebar eine stuporöse Frau ihr todtes Kind in den Nachtstuhl,
ohne einen Laut von sich zu geben, so dass man erst später durch
die Blutung auf das Ereigniss aufmerksam wurde. Keinesfalls kann
aus der Geistesstörung etwa die Anzeige zur künstlichen Frühgeburt
hergeleitet werden.

Weit häufiger (bei 6,8% aller in die Irrenanstalten aufgenommenen Frauen; unter etwa 400 Wöchnerinnen bei je einer) wird das Wochenbett*) Ursache des Irreseins, hie und da auch einmal ein Abortus mit starkem Blutverluste. Wir haben auch hier wieder zu unterscheiden zwischen solchen Erkrankungen, die wirklich durch das Wochenbett erzeugt, und solchen, die nur durch dasselbe ausgelöst werden. Zu den ersteren sind zunächst jene plötzlichen, äusserst heftigen, deliriösen Erregungszustände zu rechnen, die sich während der Geburt einstellen können und wegen der starken Neigung zu Gewaltthaten eine grosse forensische Bedeutung besitzen; ihre Dauer beträgt meist nur wenige Stunden. Bei ihrer Entstehung spielen einerseits wahrscheinlich die Schmerzen, der Blutverlust, die raschen Kreislaufsänderungen sowie die psychischen Einwirkungen des Geburtsactes selbst und etwaiger Störungen bei demselben eine gewisse Rolle. Eine Wöchnerin meiner Beobachtung stürzte sich in einem derartigen Zustande aus dem Fenster durch das darunter befindliche Glasdach eines Treibhauses. Andere erdrosseln ihre Kinder oder lassen dieselben doch unbeachtet ohne Nahrung und Pflege zu Grunde gehen. Vielleicht handelt es sich hier, was die klinische Form wahrscheinlich machen würde, öfters um epileptische, auch wol hysterische Dämmerzustände, welche durch die besonderen Erschütterungen des Geburtsactes auch bei solchen Personen ausgelöst werden können, die sonst nur geringfügige und leicht übersehene Zeichen krankhafter Veranlagung darbieten.

Eine zweite Gruppe der Puerperalpsychosen kommt durch Gifte zu Stande. Hierher gehören die eklamptischen Delirien mit ihrer urämischen Grundlage, die sich schon während der Geburt einzustellen pflegen. Etwas später, gewöhnlich erst am 5.—10. Tage des Wochenbettes, beginnen diejenigen Geistesstörungen, denen Infectionen zu Grunde liegen, Mastitis, Endokarditis ulcerosa, Parametritis, Perimetritis u. s. f. Sie bieten im wesentlichen das Bild der Fieber- und Infectionsdelirien dar, Benommenheit, Sinnestäuschungen, traumartige Verworrenheit, ängstliche oder heitere Erregung, Neigung zum Uebergang in Schlummersucht und Koma.

---

*) Hansen, Zeitschr. f. Geburtshülfe u. Gynäkologie, XV, 1; Hoppe, Archiv f. Psychiatrie, XXV, 1. Sdarow, die puerperalen Psychosen vom ätiologischen, klinischen und forensischen Standpunkt. 1896 (russisch).

Die eigenartigste Form des Wochenbettirreseins bilden jedoch die Erschöpfungspsychosen. Sie müssen wesentlich mit den mächtigen Umwälzungen der ersten Tage des Wochenbettes (Ausscheidungen, Gewichtsabnahme) in Zusammenhang gebracht werden, denen allerdings meist andere Einflüsse, nervöse Veranlagung, schlechte Ernährung, ungünstige Lebensverhältnisse schon vorgearbeitet haben. Am frühesten und stürmischsten entwickelt sich das rasch verlaufende Collapsdelirium. Allmählicher, meist etwa 1 bis 2 Wochen nach der Entbindung, pflegt die Amentia zu beginnen, nachdem regelmässig bereits allerlei Vorboten, Schlaflosigkeit, Reizbarkeit, Verstimmung, Unruhe, voraufgegangen sind.

Häufiger vielleicht, als alle diese Formen, sind diejenigen Erkrankungen, die durch das Wochenbett nur ausgelöst werden. Namentlich kommen hier manische Anfälle in Betracht, die sich früher oder später auch ohne derartigen Anstoss einstellen. Ihre klinische Form bietet gar keine Besonderheiten. Sie bilden mit den Erschöpfungspsychosen die grosse Masse der sogenannten „Puerperalmanien", die somit keineswegs ein einheitliches Krankheitsbild darstellen, sondern in Entwicklung und Ausgang sehr auseinander weichende Erkrankungen umfassen. Nicht so selten beobachten wir ferner nach dem Wochenbette das Auftreten katatonischer Erkrankungen, ohne dass die Art des inneren Zusammenhanges bisher klar wäre. Ich sah unter anderen einen Fall, in dem eine in Schüben verlaufende Katatonie nach jedem Wochenbette stärker hervortrat, bis endlich der vierte Anfall zur endgültigen Verblödung führte. Erwähnt sei endlich, dass bisweilen auch Paralysen plötzlich im Wochenbette beginnen; ich selbst habe das in einer ganzen Reihe von Fällen gesehen.

In der Mitte zwischen den Geistesstörungen der Schwangerschaft und des Wochenbettes stehen nach ihrer Häufigkeit (4,9% aller weiblichen Aufnahmen in Irrenanstalten) die psychischen Erkrankungen der Lactationszeit. Körperliche Erschöpfung durch Wochenbett und Säugegeschäft, ferner örtliche Erkrankungen der Geschlechtsorgane sind hier wol als die wesentlichen ursächlichen Schädlichkeiten zu betrachten. Ausserdem aber 'spielt die krankhafte Veranlagung eine massgebende Rolle. Unter den Krankheitsformen begegnen uns neben der Amentia und der Dementia

praecox wesentlich Anfälle des manisch-depressiven Irreseins sowie
Verschlimmerungen constitutioneller psychischer Krankheitszustände.
Vielleicht giebt es aber auch in der Lactationszeit wirkliche Melancholien. Die Zeit des Ausbruchs der Störung ist meist der 3. bis
5. Monat nach der Entbindung.

2. Psychische Ursachen.

Schon wiederholt haben wir in unserer bisherigen Darstellung
Gelegenheit gehabt, neben der unmittelbaren, körperlichen Einwirkung
der besprochenen Krankheitsursachen auch ihres psychischen Einflusses zu gedenken. Man hat von diesem Gesichtspunkte aus auch
wol die „gemischten" Ursachen als eine Zwischengruppe zwischen
den körperlichen und den psychischen hingestellt. Abgesehen von
der aus unserer Grundanschauung sich mit Nothwendigkeit ergebenden allgemeinen Forderung, dass alle Störungen der psychischen
Leistungen an solche der Hirnthätigkeit geknüpft sein müssen, ist
die eigentliche Wirkungsweise der psychischen Ursachen noch völlig
unbekannt; nur einzelne Glieder des vermutheten Zusammenhanges
können wir mit grösserer oder geringerer Wahrscheinlichkeit nam-
haft machen. So geht namentlich der Einfluss der Gemüthsbewegungen
regelmässig mit Veränderungen der Herzthätigkeit, des Blut-
kreislaufs und der Athmung einher, welche ja die sphygmographische Untersuchung schon bei den leichtesten Gemüthsbewegungen
ohne Schwierigkeit nachweisen lässt; auch Verdauungsstörungen
scheinen durch psychische Ursachen sehr häufig hervorgerufen zu
werden, wie die alltägliche Erfahrung des Appetitmangels nach
heftigem Aerger oder bei grossem Kummer darthut. Das wichtigste
Bindeglied bei der Entstehung des Irreseins aus psychischen Ursachen ist aber wol ohne Zweifel die hier niemals fehlende Beeinträchtigung des Schlafes, um so mehr, als dieselbe regelmässig auch eine Veränderung der Nahrungsaufnahme nach sich
zieht. Wo die lebhafte Erregung des Gehirns die Möglichkeit des
Ruhens und weiterhin eines gehörigen Ersatzes der verbrauchten
Ernährungsstoffe ausschliesst, da müssen sich mit Nothwendigkeit
krankhafte Veränderungen im Sinne der fortschreitenden Erschöpfung
herausbilden. Zu der Wirkung psychischer Schädlichkeiten pflegt
sich aber fast immer noch diejenige mannigfacher körperlicher

Schwächungen durch Elend, Entbehrungen, schlechte Ernährung, unregelmässige Lebensweise, Ausschweifungen aller Art hinzuzugesellen, so dass es im Einzelfalle gänzlich unmöglich ist, den Antheil der verschiedenen Ursachen an dem Zustandekommen des krankhaften Gesammtergebnisses auch nur annähernd festzustellen. Griesinger ist der Ansicht, dass im allgemeinen die psychischen Ursachen bei der Entstehung des Irreseins ziemlich bedeutend die Rolle der körperlichen überwiegen. Dem gegenüber möchte ich meinerseits den psychischen Ursachen, abgesehen vielleicht von ihrem Einflusse auf die gesammte Widerstandsfähigkeit, mehr eine auslösende und beschleunigende Bedeutung zuschreiben. Bei bestehendem Irresein sehen wir freilich psychische Eindrücke nicht selten eine sehr deutliche Wirkung auf das Befinden unserer Kranken ausüben; namentlich die Verschlechterungen der Melancholiker durch Besuche ihrer liebsten Angehörigen sind dafür ein lehrreiches Beispiel.

Nirgends vielleicht spielt die persönliche Eigenart, die Empfindlichkeit des Betroffenen, eine grössere Rolle, als bei der Entstehung des Irreseins aus psychischen Ursachen. Allerdings wissen wir, dass auch die körperliche Widerstandsfähigkeit verschiedener Menschen innerhalb recht weiter Grenzen schwankt, aber die Erfahrung lehrt, dass auf psychischem Gebiete die Unterschiede vielleicht noch um ein beträchtliches grösser ausfallen. Sind es doch gerade diese Verschiedenheiten in der Vorarbeitung der wechselnden Eindrücke des Lebens, in welchen sich uns die fast unabsehbare Mannigfaltigkeit der psychischen Persönlichkeiten, der „Naturen", „Charaktere" und „Temperamente" ausdrückt! So kommt es, dass psychische Ursachen allein im allgemeinen bei gesund entwickelten, rüstigen Persönlichkeiten wol nur äusserst selten wirkliche Geistesstörungen zu erzeugen im Stande sind, während sie auf dem Boden einer krankhaften Anlage zweifellos zu den wichtigsten Veranlassungen des Irreseins gerechnet werden müssen.

Gemüthsbewegungen. Am mächtigsten wirken natürlich solche Eindrücke auf die psychische Persönlichkeit ein, welche mit lebhaften Schwankungen der gemüthlichen Gleichgewichtslage verbunden sind. Drückt sich doch gerade in der Stärke der Gefühle, die einen Eindruck begleiten, der Grad des inneren Antheils aus, welchen der Mensch an demselben nimmt! Die äussere Ursache der Gemüthsbewegung ist dabei an sich gleichgültig; „jedes Geschlecht, jeder

Stand, jedes Individuum" sagt Griesinger, „holt sich seine geistigen
Wunden auf dem Kampfplatze, den ihm die Natur und die äusseren
Umstände angewiesen haben, und Jeder hat wieder einen anderen
Punkt, auf dem er am verletzlichsten ist, eine andere Sphäre, von
der am leichtesten heftige Erschütterungen ausgehen, der Eine sein
Geld, der Andere seine äussere Werthschätzung, der Dritte seine
Gefühle, seinen Glauben, sein Wissen, seine Familie u. dergl. m."
Fast ausschliesslich sind es die traurigen Gemüthsbewegungen, die
wir hier in Betracht zu ziehen haben; wir wissen ja auch, dass
gerade sie die mächtigsten und dauerndsten Stürme im Menschen
zu erzeugen vermögen, während selbst die höchsten Grade der Freude
rasch in das ruhige Gefühl des gesicherten Glückes überzugehen
pflegen. Angst vor einem bevorstehenden Unglück, Schreck über
ein unerwartetes Ereigniss, Zorn über ein widerfahrenes Unrecht,
Verzweiflung über einen erlittenen Verlust — das sind die gewal-
tigsten plötzlichen Erschütterungen, welchen unser psychisches
Gleichgewicht ausgesetzt ist, und die daher verhältnissmässig häufig
als Ursachen tieferer und länger dauernder Störungen aufgeführt
werden. Gerade hier dürften die regelmässig vorhandenen körperlichen Begleiterscheinungen für die Entstehung des Irreseins wesentlich mit ins Gewicht fallen.

Trotzdem ist es heute kaum möglich, bestimmte klinische Krankheitsformen in ursächliche Beziehung zu heftigen Gemüthsbewegungen
oder gar zu den einzelnen Arten derselben zu setzen. Man hat
zwar vielfach von „Emotionspsychosen" gesprochen und denselben
eine klinische Sonderstellung eingeräumt, allein ich wäre aus eigener
Erfahrung nicht im Stande, dieselben genauer zu kennzeichnen. Nur
für die sogenannte traumatische Neurose steht es fest, dass sie zunächst
durch plötzliche, heftige Gemüthserschütterungen, insbesondere den
Schreck, hervorgerufen wird, so dass sie deswegen zweckmässiger
als „Schreckneurose" bezeichnet wird. Ausserdem spricht Manches
dafür, dass sehr starke Affecte unter Umständen ähnlich wirken
können wie die Erschöpfung. Für gewisse Fälle von Collapsdelirien und Amentia dürfte die Möglichkeit einer derartigen Entstehung nicht von der Hand zu weisen sein. In der Regel sehen
wir jedoch nach schweren Affecten solche Störungen auftreten, denen
wir sonst gelegentlich auch ohne derartigen Anlass begegnen. Namentlich hysterische Zufälle leichterer und schwererer Art werden

häufig durch heftige Gemüthsbewegungen ausgelöst. Ich sah ein
junges Mädchen in einen mehrtägigen hysterischen Aufregungs-
zustand mit allgemeiner Chorea verfallen, als sie bei einem geschlechtlichen Abenteuer ertappt worden war. Ferner schliessen sich
die einzelnen Anfälle des manisch-depressiven Irreseins gar nicht selten
an Gemüthserschütterungen an. Dabei ist die klinische Färbung des
Anfalls von derjenigen des auslösenden Affectes ganz unabhängig.
Heitere, manische Erregung kann sich sehr wol an einen traurigen
Anlass anschliessen; umgekehrt sah ich eine Dame mit verwirrten
Angstzuständen und peinigenden Sinnestäuschungen erkranken, anscheinend in der Freude über die glückliche Verlobung ihrer Tochter.
Auch hier war jedoch schon vor langer Zeit eine ähnliche Erkrankung
vorausgegangen. Bei den Melancholien, deren Entstehung nicht
selten an wirkliche trübe Anlässe anknüpft, scheint eine engere
innere Beziehung zwischen gesunder und krankhafter Verstimmung
zu bestehen, doch ist auch hier Vorsicht in der Deutung am Platze,
da sich die anscheinend ursächlichen Gemüthsbewegungen bei nach-
träglicher Betrachtung häufig als bereits krankhafte erweisen.

In höherem Grade vielleicht, als die plötzlichen Erschütterungen
dürfte ein dauernder gemüthlicher Druck im Stande sein, krankhafte Störungen des Seelenlebens herbeizuführen. Wahrscheinlich
vermag auch unsere psychische Persönlichkeit im allgemeinen den
Einfluss schnell eintretender, aber kurz dauernder Schädlichkeiten
leichter zu verwinden, als jene langsamen, nachhaltigen Einwirkungen,
welche eine beständige Trübung des Stimmungshintergrundes herbeiführen, mit immer stärkerem Drucke allmählich jede freiere, freudige
Regung zurückdrängen und das Gefühl des Unglücks bis zur Un-
erträglichkeit anwachsen lassen. Schlaflosigkeit, schleichende Ver-
dauungs- und Kreislaufsstörungen mögen hier als die körperlichen
Einflüsse angesehen werden, deren Wirkung sich mit derjenigen der
psychischen Ursachen vergesellschaftet. Hierher gehört namentlich
die Sorge in ihren mannigfaltigen quälenden Formen, der Kummer
über erlittene Enttäuschungen, unglückliche Liebe, Trennung von
geliebten Personen und Versetzung in ungewohnte, peinigende Verhältnisse (Heimweh), endlich die Reue über begangene Fehltritte.
Wie mir scheint, ist indessen die Wirkung auch dieser Schädlichkeiten zumeist nur eine unterstützende; sie bereiten den Boden für
andere Krankheitsursachen vor. Ein besonders fruchtbares Feld für

die Wirkung derartiger Schädlichkeiten bietet auch hier wieder die
hysterische Veranlagung; so werden die Stimmen immer zahlreicher
und gewichtiger, die einen grossen Antheil an dem erschreckenden
Anwachsen der schweren psychischen Veränderungen nach Unfällen,
die der Hysterie jedenfalls nahe verwandt sind, auf den erbitternden
und aufreibenden Kampf um die Rente zurückführen. Auch die
übrigen Formen des Entartungsirreseins werden in Auftreten und
Verlauf sehr wesentlich durch gemüthliche Erregungen beeinflusst,
insbesondere die constitutionelle Verstimmung und das Zwangsirresein. Die Annahme eines unmittelbar krankmachenden Einflusses
liegt am nächsten bei den Melancholien. Bisweilen scheint dieselbe
hier wirklich zuzutreffen, doch ist der Zusammenhang gewiss kein
unverbrüchlicher, da wir ebenso häufig oder gar noch häufiger jene
Erkrankungen auch ohne jeden psychischen Anlass entstehen sehen.

Ueberanstrengung*). Geistige Thätigkeit und Gemüthsbewegung
beruhen auf den Lebensvorgängen in unserer Hirnrinde; das aus
ihnen entspringende Lebensgefühl ist eine der wichtigsten Grundlagen unseres Wohlbefindens. Dennoch kann ein Uebermaass jener
Vorgänge unter Umständen Schädigungen unserer geistigen Gesundheit herbeiführen. Freilich haben wir hier von vornherein auf einen
grundlegenden Unterschied zwischen Verstandes- und Gemüths-
leistung hinzuweisen. Die einfache geistige Arbeit führt nach einer
gewissen Zeit zur Ermüdung. Die subjective Begleiterin derselben,
die Müdigkeit, erzwingt in wachsender Stärke schliesslich Einstellung
der Thätigkeit, erzeugt Schlaf und schafft damit von selber die
günstigen Bedingungen für den Ersatz des verbrauchten Nervengewebes. Dem gegenüber verscheucht die gemüthliche Erregung
das Warnungssignal der Müdigkeit trotz thatsächlich vorhandener
Ermüdung. Die Arbeitsleistung kann daher unter ihrem Einflusse
bis zur Erschöpfung, bis zur unmittelbaren Schädigung der körperlichen Grundlagen unseres Seelenlebens fortgesetzt werden. Bis zu
einem gewissen Grade geschieht das schon bei jeder geistigen Arbeit, die wir mit sehr lebhaftem „Interesse" verrichten. Hier kann
die Ermüdungsabnahme der Leistungsfähigkeit einige Zeit lang durch
wiederholte starke Willensanstrengung, durch den „Antrieb", ausgeglichen werden, ja wir sehen unter solchen Umständen in den

---

*) Manacéine, le surmenage mental dans la civilisation moderne. 1890.

ersten Stadien der Erschöpfung neben dem entschiedenen Sinken der Arbeitsleistung die Zeichen der psychischen Erregbarkeitssteigerung durch den Affect deutlich genug hervortreten.

Es ist demnach in erster Linie die mit gemüthlicher Erregung einhergehende Arbeit, welche die Gesundheit zu gefährden vermag. Je lebhafter von vornherein die Gefühlsbetonung einer Arbeitsleistung, und je ausgeprägter überhaupt die gemüthliche Erregbarkeit des Arbeiters ist, desto grösser wird im einzelnen Falle die Gefahr sein, dass die Zeichen des Ruhebedürfnisses verwischt werden und damit eine wirkliche Ueberanstrengung zu Stande kommt.

Vollzieht sich dieser Vorgang häufiger oder gar gewohnheitsmässig, so werden die Folgen der Ueberanstrengung durch die alltäglichen Ruhepausen nicht mehr vollständig ausgeglichen: es kommt zu einer dauernden Steigerung der gemüthlichen Erregbarkeit, Ausbleiben der Ermüdungsnarkose und erheblicher Herabsetzung der geistigen Leistungsfähigkeit in Folge von chronischer Erschöpfung. Das klinische Bild, welches sich bei krankhafter Ausdehnung dieser Störungen entwickelt, ist dasjenige der Neurasthenie. Es setzt sich zusammen aus den Erscheinungen erhöhter psychischer Reizbarkeit, Schlaflosigkeit, Launenhaftigkeit, Verstimmung, hypochondrischen Befürchtungen, verbunden mit mannigfaltigen „nervösen" Störungen; dazu kommen Zerstreutheit, Unfähigkeit zu geistiger Anstrengung, wachsendes Ruhebedürfniss und Entschlusslosigkeit. Die leichtesten dieser Zustände kann wol ein Jeder gelegentlich einmal an sich beobachten, wenn irgend eine Lebenslage erhöhte Anforderungen an seine psychischen Leistungen stellt (Examen). Im praktischen Leben können wir trotz der oben angedeuteten Uebergänge dennoch deutlich die wesentlich geistige von der gemüthlichen Ueberanstrengung abscheiden. Der ersteren Form begegnen wir namentlich bei Schülern, Studenten, Gelehrten, der zweiten dagegen, der Ueberbürdung mit Pflichten verschiedener Art, bei Krankenpflegerinnen, Erzieherinnen, Eisenbahnbeamten u. s. f. Uebermässige Verstandesarbeit birgt ernstere Gefahren wol nur für jugendliche oder krankhaft veranlagte Personen; in der Regel pflegen sich die etwa auftretenden neurasthenischen Erscheinungen bei längerer Ruhe leicht wieder zu verlieren. Wo dagegen die geistige Ueberanstrengung von beständiger gemüthlicher Anspannung, vom Gefühle schwerer Verantwortlichkeit und vielleicht noch von körperlichen Strapazen, besonders Nachtwachen, begleitet wird, begegnen wir zumeist schwereren und länger dauernden psychischen Erkrankungen. Solche Thätigkeit ist es, welche den Menschen rasch verbraucht, seine Leistungs- und Widerstandsfähigkeit dauernd herabsetzt, ihn stumpf und reizbar zugleich macht. Am besten sehen wir das vielleicht bei dem Wartpersonal in Irrenanstalten, welches nach langjährigem Anstaltsdienste fast regelmässig die Zeichen einer dauernden Schädigung der gesammten Persönlichkeit darbietet. Ohne Zweifel bilden derartige Veränderungen den günstigen Boden für das Auftreten weiterer psychischer Erkrankungen, einerseits der hysterischen Formen, andererseits der Rückbildungspsychosen; auch für die Entstehungsgeschichte der Paralyse scheint die gemüthliche Ueberanstrengung eine gewisse Bedeutung zu haben.

Gefangenschaft. Eine ganze Reihe von psychischen Ursachen findet sich vereinigt in der Gefangenschaft, namentlich in der Einzelhaft, die erfahrungsgemäss nicht selten Geistesstörungen erzeugt*). In der überwiegenden Mehrzahl der Fälle besteht hier schon eine mehr oder weniger schwere krankhafte Veranlagung, theils auf Grund angeborener Entartung, theils durch mannigfache Lebensschicksale (uneheliche Geburt, schlechte Erziehung, Krankheiten, Traumata, Alkoholismus) erworben. Dazu kommen die besonderen hygienischen Verhältnisse des Gefängnislebens (einförmige, knappe Kost, ungenügende Bewegung, Mangel frischer Luft), die Nachwirkungen der Untersuchungshaft, der Verlust der persönlichen Freiheit und vor allem die Einsamkeit, welche dem Eingesperrten zur grübelnden Beschäftigung mit den eigenen Gedanken gründliche Musse giebt und ihn die Angst vor der Zukunft, die Reue über das Begangene um so lebendiger empfinden lässt, je weniger ihn sein Bildungsgrad und sein Charakter zur sittlichen Selbsterziehung befähigt. Der Ausbruch der Psychose erfolgt bisweilen schon in den ersten Tagen oder Wochen (Untersuchungshaft), häufiger nach einigen Monaten, selten nach Ablauf des ersten Jahres. Bei weitem am häufigsten werden in der Stille der Isolirzelle hallucinatorische Krankheitsbilder, namentlich acut auftretende, rasch verlaufende

---

*) Gutsch, Allgem. Zeitschr. f. Psychiatrie, XIX, 1; Kirn, ebenda XLV, 1.

Formen, meist mit Verfolgungswahn, seltener Grössenideen, mit Sinnestäuschungen, heftigen Angstzuständen und Selbstmorddrang beobachtet. Diese, zum Theil von ihm als acute hallucinatorische Melancholie bezeichneten Zustände hält Kirn für die eigenartige Psychose der Einzelhaft. Auch mir steht die häufige Entstehung hallucinatorischer Erregungszustände in der Gefangenschaft ausser Zweifel, doch bin ich bisher noch nicht sicher, ob jene Erkrankungen einheitliche und ob sie nur dieser Entstehungsursache eigenthümlich sind. Wenn wir absehen von den Epileptikern mit ihren zeitweisen Erregungen („Zuchthausknall"), von den gelegentlichen Paralytikern, von Alkoholisten und Verrückten, namentlich Querulanten, so sind mir aus den Gefängnissen hauptsächlich katatonische und solche Kranke mit verworrenen Wahnbildungen und Sinnestäuschungen zugegangen, welche innerhalb weniger Jahre vollkommen verblödeten. Es scheint sich demnach vielfach um Formen zu handeln, die unseren bekannten Verblödungsprocessen wenigstens nahe verwandt sind. Ich gestehe indessen gern, dass ich die Frage, ob es nicht doch noch eine eigene Form des Gefangenschaftsirreseins giebt, zur Zeit nicht für spruchreif halte.

Krieg. Ganz besonders reich an psychischen Ursachen des Irreseins ist der Krieg. Wenn Sommer*) den Nachweis geliefert hat, dass der Militärdienst im Frieden wesentlich nur psychopathisch veranlagte Personen krank macht und keinesfalls mehr Opfer an Geistesstörungen fordert, als in der entsprechenden bürgerlichen Bevölkerung beobachtet werden, so pflegen doch Kriegsjahre**) regelmässig mit einer mächtigen Steigerung der psychischen Erkrankungen in der Armee einherzugehen. Der Grund dieses Verhaltens liegt zum Theil in der grösseren Häufung von Gelegenheitsursachen, namentlich von Kopfverletzungen und acuten Krankheiten, hauptsächlich aber in der mehr chronischen Erschöpfung durch körperliche Ueberanstrengungen, Schlaflosigkeit und tiefgreifende, anhaltende gemüthliche Erregungen. Die klinischen Bilder sind demgemäss einmal schwere neurasthenische Zustände und Schreckpsychosen, andererseits Gehirnerschütterungspsychosen, Erschöpfungspsychosen,

---

*) Allgemeine Zeitschr. f. Psychiatrie, XLIII, 13.
**) Sanitätsbericht über die deutschen Heere im Kriege gegen Frankreich 1870/71, Bd. VII.

Epilepsie und ganz besonders die Paralyse, deren Entstehung wi
wesentlich auf Rechnung der im Feldzuge so vielfach erworbenen
Syphilis zu setzen haben. Häufig genug entwickelt sich das Irresein
(namentlich die Paralyse) in Folge der genannten Schädigungen erst
nach längerer Zeit, um dann meist einen schleichenden und un-
günstigen Verlauf zu nehmen.

Psychische Ansteckung. Zum Schlusse haben wir noch des
Vorganges der uneigentlich so genannten „psychischen Contagion" zu
gedenken, der Ausbreitung psychischer Störungen durch „Ansteckung".
Dass gewisse einfache unwillkürliche Bewegungen, das Gähnen,
Lachen, Räuspern, Husten, Erbrechen, durch Nachahmung, d. h. durch
die Erzeugung der Vorstellung dieser Bewegungen, hervorgerufen
werden, ja dass sogar Ohnmachten (Soldaten beim Impfen) und
Krämpfe (Mädchenschulen) auf gleiche Weise ausgelöst werden
können, ist eine sehr bekannte Thatsache. Die Geschichte der Medicin berichtet uns ferner von dem endemischen Auftreten religiöser
Aufregungszustände in grösserem Massstabe, offenbar ebenfalls unter
dem Einflusse der Nachahmung*), und anscheinend ganz ähnliche
Vorgänge werden unter verschiedenen Bezeichnungen noch heute
bei gewissen leicht erregbaren Völkerstämmen und religiösen Secten
beobachtet. Die letzte derartige Epidemie in der Gegend von Kiew
hat Sikorski**) eingehend beschrieben; ihr Urheber war ein Mann
mit religiösem Grössenwahn, dem sich zunächst einige unzweifelhaft
kranke Personen, weiter aber eine grosse Schaar einfach unwissender
und leichtgläubiger Bauern hinzugesellte. Sie alle glaubten an die
göttliche Sendung des Sectenstifters, an die von ihm gethanen
Wunder, den von ihm ausgehenden himmlischen Geruch. Die Bewegung nahm erst ein Ende, als die Hauptpersonen in die Irrenanstalt gebracht worden waren. Endlich zeigen uns die Erfahrungen
an Hypnotischen, in welcher Weise man absichtlich eine willenlose
Abhängigkeit des Vorstellungsverlaufes und der Handlungen eines
Menschen von gewissen äusseren Eindrücken herstellen kann.

So kommen denn auch Fälle zur Beobachtung, in denen mehrere
mit einander in Berührung lebende Personen gleichzeitig oder kurz

---

*) Hecker, Die grossen Volkskrankheiten des Mittelalters, herausgegeben
von Hirsch. 1865.
**) Allgem. Zeitschr. für Psychiatrie, L, 4 u. 5, S. 778.

nach einander unter ihrem gegenseitigen Einflusse in der gleichen
Weise psychisch erkranken (inducirtes Irresein*), folie à deux);
ich selbst hatte Gelegenheit, im Zeitraum von acht Tagen drei mit
religiöser Aufregung und Sinnestäuschungen erkrankte Geschwister in
die Anstalt aufzunehmen. Die Psychose kann dabei entweder einfach durch die gemütliche Erregung, welche sie bei der Umgebung
erzeugt, als Gelegenheitsursache krankmachend wirken, oder aber es
werden geradezu gewisse Krankheitserscheinungen durch eine Art
von Suggestion dauernd oder vorübergehend von einer Person auf
die andere übertragen. Nur in diesem letzteren Falle hat man das
Recht, von einer psychischen Ansteckung zu reden. Das Lieblings-
gebiet dieser letzteren ist aus naheliegenden Gründen die Paranoia
mit ihren festsitzenden, geistig verarbeiteten Wahnbildungen bei
völliger Besonnenheit. Gerade solche Kranke werden ja ohnedies
häufig genug verkannt und für völlig gesund gehalten. Namentlich
bei religiös Verrückten und bei Querulanten macht man aber weiterhin nicht selten die Beobachtung, dass sie die eine oder andere
Person ihrer Umgebung gänzlich in ihre Wahnideen hineinziehen
und dieselbe von der Berechtigung ihrer Ansprüche vollständig
überzeugen. Die secundär Erkrankten sind in solchen Fällen
regelmässig krankhaft veranlagte, beschränkte Personen mit sehr
geringer psychischer Widerstandsfähigkeit, vorzugsweise Frauen.
Meist pflegt jedoch bei ihnen keine selbständige weitere Verarbeitung
der Wahnideen stattzufinden. Vielmehr nehmen sie einfach urtheilslos auf, was eine stärkere Persönlichkeit ihnen aufdrängt; sie kommen
wieder in ihr altes Geleise, sobald sie deren übermächtigem Einflusse entzogen werden. Hie und da aber sieht man auch eine
wahre Geistesstörung mit den gleichen, von aussen aufgenommenen
Wahnbildungen, aber in durchaus selbständiger Entwicklung zu
Stande kommen. Diese Fälle sind es, wie Schönfeldt zutreffend
ausgeführt hat, welche im eigentlichen und engsten Sinne als Irresein durch psychische Ansteckung zu bezeichnen wären. Endlich
giebt es noch Beobachtungen, in denen Geschwister (namentlich
Zwillinge) unabhängig von einander, sogar auch ohne persönliche

---

*) Lehmann, Archiv f. Psychiatrie, XIV, 1; Jakowenko, Wjestnik Psy-
chiatrii, 1887; Werner, Allgem. Zeitschr. f. Psychiatrie, XLIV, 4 u. 5; Wollen-
berg, Archiv. f. Psychiatrie, XX, 1; Schönfeldt, ebenda, XXVI, 202.

Berührung, an der gleichen Geistesstörung mit gelegentlich geradezu
verblüffender Uebereinstimmung in den Einzelzügen erkranken.
Hier ist der innere Zusammenhang nur noch durch die gemeinsame
krankhafte Veranlagung gegeben.

Eine gewisse Verwandtschaft mit dem Vorgange der psychischen
Ansteckung zeigen die in der neueren Zeit mehr beachteten Er-
fahrungen von geistigen Störungen im Anschlusse an hypnotische
Versuche. Die Gefahr liegt hier einmal in dem Umstande, dass bei
wenig widerstandsfähigen Naturen sich durch sehr lange fortgesetzte
übermächtige Beeinflussung anscheinend eine Art willenloser Ab-
hängigkeit vom Hypnotiseur herausbilden kann, die bisweilen die
Grenze   des   Krankhaften   erreicht   oder   selbst   überschreitet.
Auch   hier   sind   weibliche   Personen   vorzugsweise   gefährdet.
Weiterhin aber ist bei unsachgemässer Anwendung der Hypnose die
Entwicklung autohypnotischer Zustände möglich, welche sehr schwere
Folgen nach sich ziehen kann, wie ich es in einem schliesslich mit
Selbstmord endenden Falle zu beobachten Gelegenheit hatte. Die
Hauptursache der Psychose liegt auch hier wol immer in der krankhaften, namentlich hysterischen Anlage, doch mahnen solche Vorkommnisse jedenfalls zu grosser Vorsicht in der praktischen Handhabung des Hypnotismus. Unter keinen Umständen sollte die Anwendung dieses mächtigen ärztlichen Hülfsmittels Laien oder auch
nur solchen Aerzten gestattet werden, welche nicht mit den Gefahren
vertraut sind, die Ungeschick und Unkenntniss über ihre Opfer heraufzubeschwören vermag.

B. Innere Ursachen (Prädisposition).

Mit der Betrachtung der krankhaften Veranlagung betreten
wir jenes zweite grosse Gebiet der ätiologischen Forschung, welches
sich mit den in der Persönlichkeit des Erkrankten selbst
gelegenen Ursachen beschäftigt. Die Forderung, ein vollständiges
Verständniss für die Entstehung der Erkrankung zu gewinnen, weist
uns zurück auf die gesammte Entwicklungsgeschichte der gegebenen
psychischen Persönlichkeit und führt uns zur Untersuchung aller
jener inneren und äusserlichen Einwirkungen, welche an der eigenartigen Ausprägung derselben mitgearbeitet haben. Der Ueber-

sichtlichkeit wegen pflegt man diese Einflüsse in zwei Hauptklassen abzutrennen, in allgemeine und persönliche, je nachdem sie sich auf grössere Gruppen von Menschen insgesammt erstrecken, oder je nachdem sie nur einzelne Mitglieder derselben betreffen und somit diesen letzteren eine Sonderstellung gegenüber ihrer Umgebung verleihen.

1. Allgemeine Prädisposition.

Zwei verschiedenartige Bedingungen sind es, die man zumeist unter der Bezeichnung der allgemein prädisponirenden Ursachen zusammenfasst, nämlich einmal die Herabsetzung der psychischen und körperlichen Widerstandsfähigkeit, wie sie durch die besondere Veranlagung oder die besonderen Lebensverhältnisse einer Gruppe von Personen begründet wird, dann aber auch die von den gleichen Umständen abhängige grössere oder geringere Häufigkeit der äusseren Ursachen psychischer Erkrankung. Streng genommen kann natürlich nur im ersteren Falle von einer wirklichen Prädisposition die Rede sein, doch empfiehlt es sich aus praktischen Gründen, auch die Betrachtung der letztgenannten Verhältnisse hier anzuschliessen.

Lebensalter. Von den anthropologischen Eigenschaften, welche die Ausbildung der psychischen Persönlichkeit entscheidend beeinflussen, sind die wichtigsten das Lebensalter und das Geschlecht. Das Gehirn des Neugeborenen ist in gewisser Beziehung ein leeres Blatt; es ist wol die Anlage vorhanden, die dasselbe zu seinen späteren verwickelten Leistungen befähigt, und es bestehen gewiss auch Anlagen, welche die Entwicklung dieser Leistungen in eine bestimmte Bahn zwingen, aber der Inhalt des Bewusstseins ist noch äusserst dürftig, die Verknüpfung der einzelnen psychischen Vorgänge unvollkommen und die Erinnerungsfähigkeit in Folge dessen überaus beschränkt; es ist noch keine feststehende, den Bewusstseinsinhalt und die Triebbewegungen beherrschende, von der Aussenwelt abgegrenzte psychische Persönlichkeit vorhanden.

Allerdings wird dieser Mangel sehr rasch ausgeglichen durch die grosse Leichtigkeit, mit der sich im kindlichen Gehirne jene functionellen Verbindungen ausbilden, die wir als die Grundlage der psychischen Vorgänge anzusehen pflegen. Indessen dieses Verhalten schliesst zugleich eine Gefahr für das psychische Leben des Kindes in sich. Die Möglichkeit einer so raschen Bereicherung des Bewusstseinsinhalts beruht auf einer grösseren Empfänglichkeit und hat somit auch eine geringere Widerstandsfähigkeit gegen äussere Eindrücke zur Folge. Die grössere Erregbarkeit des Interesses geht naturgemäss mit einer leichteren Ablenkbarkeit und Zerstreutheit desselben einher; die Leichtigkeit, mit der sich die Vorstellungen an einander knüpfen, schliesst den Hang zu phantastischer Auffassung und „märchenhafter Belebung" der Aussenwelt in sich. Dazu gesellt sich eine grosse Unbeständigkeit der Gemüthsbewegungen und Stimmungen sowie die Neigung zu raschem, unüberlegtem Handeln. Physiologisch drückt sich diese Eigenthümlichkeit des Kindesalters, wie wir durch Soltmann's Untersuchungen wissen, in der geringeren Ausbildung der hemmenden Einflüsse im Nervensystem aus.

Man sollte daher erwarten, dass diese geringere Widerstandsfähigkeit des kindlichen Gehirns, wie sie auch im psychischen Leben hervortritt, eine entschiedene Neigung zu geistiger Erkrankung mit sich bringe. In der That spricht für diese Ansicht die tägliche Beobachtung, indem sie uns zeigt, wie gewisse Schädlichkeiten, die der Erwachsene ohne Störung erträgt, z. B. leichte fieberhafte Erkrankungen, im Kindesalter alsbald ausgeprägte psychische Veränderungen herbeizuführen pflegen. Allein die unerschöpfliche Spannkraft der kindlichen Constitution ermöglicht gerade in diesem Alter offenbar einen rascheren und vollständigeren Ausgleich der Störungen, so dass die Dauer wenigstens der heilbaren Formen in der Regel nur eine kurze zu sein pflegt. Sie entgehen aus diesem und anderen Gründen meist der psychiatrischen Zählung. Dazu kommt, dass eine ganze Reihe jener Schädigungen, die im Laufe des späteren Lebens als die wichtigsten Ursachen des Irreseins angesehen werden müssen (Alkohol, Syphilis, Geschlechtsvorgänge, Ueberanstrengung, Sorgen) im Kindesalter so gut wie ausgeschlossen sind. Trotz der an sich geringeren Widerstandsfähigkeit sind daher psychische Störungen nach der Angabe aller Beobachter in den ersten Lebensjahren verhältnissmässig selten*); alle genauen Zahlenangaben verbieten sich wegen der unsicheren statistischen Grundlagen von selbst.

---

*) Emminghaus, Die psychischen Störungen des Kindesalters. 1887; Moreau, la folie chez les enfants, deutsch von Galatti. 1889.

Für die richtige Würdigung dieser Verhältnisse ist indessen noch ein weiterer Umstand in Betracht zu ziehen, nämlich die klinische Form der Kinderpsychosen. Der Mangel einer geschlossenen psychischen Persönlichkeit und die geringe Ausbildung der höheren Geistesthätigkeit machen es begreiflich, dass in der ersten Lebenszeit die Psychopathologie sich mit der Hirnpathologie mehr oder weniger vollständig deckt; wir haben höchstens triebartige Aufregungszustände als psychische Begleiterscheinungen der Hirnerkrankungen zu verzeichnen. Auch im späteren Kindesalter sind es ast ausschliesslich gemüthliche Schwankungen, ängstliche oder expansive Erregung, wol meist als erste Vorläufer späterer circulärer Erkrankungen, ferner Delirien mit Sinnestäuschungen und traumhaft verworrenen Wahnbildungen, aus denen sich die eigentlichen Krankheitsbilder zusammensetzen. Jenen letzteren begegnen wir namentlich während und nach den so häufigen fieberhaften Kinderkrankheiten; ausserdem haben wir noch die eigenartigen Dämmerzustände der Kinder auf epileptischer oder hysterischer Grundlage zu erwähnen. Dieser verhältnissmässig geringe Formenreichthum wird indessen weit mehr als ausgeglichen durch das ausgedehnte Gebiet der angeborenen oder in den ersten Lebensjahren erworbenen psychischen Schwächezustände bis zur Idiotie herab. Jede Entwicklungshemmung, jede ernstere Erkrankung des Gehirns, sobald sie die geistige Ausbildungsfähigkeit verringert oder gar vernichtet, wird hier um so leichter das klinische Bild des Schwachsinns oder Blödsinns erzeugen, als noch kein Erwerb aus gesunden Tagen vorhanden ist, der die Unfähigkeit zur Aufnahme neuer Erfahrungen auch nur einigermassen verdecken könnte.

Mit der fortschreitenden Ausbildung der psychischen Persönlichkeit und mit dem gleichzeitigen Hervortreten mannigfacher neuer Krankheitsursachen nimmt die Häufigkeit und Verschiedenheit der Geistesstörungen allmählich zu. Wir machen dabei die Beobachtung, dass im allgemeinen die Entstehung des Irreseins aus äusseren Ursachen wesentlich durch die Ausbreitung jener Ursachen in den einzelnen Lebensabschnitten bestimmt wird, während der Ausbruch endogener Geistesstörungen sich ganz vorwiegend an gewisse Altersstufen knüpft. Allerdings müssen wir bei dieser Betrachtung auch diejenigen Erkrankungen als endogen gelten lassen, welche zwar nicht durch äussere Einwirkungen, aber doch durch Störungen der

Lebensvorgänge ausserhalb des Nervensystems hervorgerufen werden.
Dahin gehören z. B. vor allem die mächtigen körperlichen und
psychischen Umwälzungen während der Entwicklungszeit*).

Ich muss es für sehr wahrscheinlich halten, dass gerade in
diesen Vorgängen wesentliche Entstehungsursachen für jene Form
des Irreseins zu suchen sind, die wir mit dem Namen der Dementia
praecox zu bezeichnen pflegen. Dafür spricht nicht nur der Umstand, dass diese Krankheit hauptsächlich während der Entwicklungsjahre einsetzt, sondern namentlich auch die bereits von Hecker
betonte Anlehnung des klinischen Bildes an die gewöhnlichen psychischen
Veränderungen in jener Zeit. Dahin gehören die lebhafte Thätigkeit
der Einbildungskraft, die eigenthümlichen Stimmungsschwankungen,
die Reizbarkeit, die Neigung zu Schwärmerei und Empfindsamkeit,
die geschlechtliche Erregbarkeit, die Antriebe zu allerlei unvermitteltem
und unüberlegtem Handeln. Alle diese Züge finden sich in krankhafter Ausprägung bei den verschiedenen klinischen Formen der
Dementia praecox wieder, um freilich bald genug durch den regelmässig sich entwickelnden Schwachsinn vernichtet zu werden.
Dieser Schwachsinn selbst kann nur durch greifbare Veränderungen
in der Hirnrinde erklärt werden, deren Nachweis in einer kleinen
Anzahl von Fällen auch bereits gelungen ist. Wie ich glaube annehmen zu dürfen, haben wir es hier mit einer Selbstvergiftung zu
thun, deren Quelle vielleicht irgendwie mit den Geschlechtsvorgängen
in Beziehung steht. Eine genauere Vorstellung von dem etwaigen
Zusammenhange vermag ich mir allerdings zur Zeit noch nicht zu
bilden.

Ausser der Dementia praecox treffen wir in diesem Alter häufig
auf die ersten Anfänge des manisch-depressiven Irreseins in Form
von leichteren oder schwereren Aufregungs- und Depressionszuständen.
Ihre Entstehung ist vielleicht in Verbindung zu bringen mit der
bekannten grösseren gemüthlichen Erregbarkeit dieses Lebensalters,
welche gerade hier die günstigen Bedingungen für das erste Auftreten jener vorwiegend im Bereiche der Gefühle und des Handelns
sich abspielenden Geistesstörungen liefert. Insbesondere die nahen
statistischen Beziehungen dieser Altersstufen zu den Leidenschafts-
verbrechen, zu Körperverletzungen und Widerstand, weisen auf

---

*) W. Wille, Die Psychosen des Pubertätsalters. 1898.

eine Steigerung der psychomotorischen Erregbarkeit, auf eine erleichterte Auslösung von Bewegungsantrieben hin, wie wir sie später als eine der Grundstörungen der manischen Erregung kennen lernen werden.

Auch andersartige krankhafte Veranlagungen pflegen sich in dieser Zeit verminderter Widerstandsfähigkeit zum ersten Male deutlicher zu zeigen. Namentlich epileptische und hysterische Krankheitserscheinungen in ihren mannigfaltigen Formen treten vielfach jetzt hervor, ebenso die vielgestaltigen Anfechtungen des Entartungsirreseins. Endlich aber beginnen nunmehr auch eine Anzahl von äusseren Schädlichkeiten ihren Einfluss zu entfalten, da allmählich der Schutz des elterlichen Hauses mit einer grösseren Selbständigkeit der Lebensführung vertauscht wird. Allerlei Verführungen und Kämpfe treten an die noch unfertige Persönlichkeit heran; die Schädigungen, welche der Kampf ums Dasein mit sich bringt, äussern ihre ersten Wirkungen.

Dabei macht sich die Unzulänglichkeit der persönlichen Anlage allmählich stärker geltend. Jene psychischen Krüppel, die dem Kampfe ums Dasein nicht gewachsen sind, beginnen nunmehr durch ihre eigenthümliche Entwicklungsrichtung, durch unzweckmässige Verarbeitung der Lebensreize und geringere Widerstandsfähigkeit sich deutlicher auszusondern. Für das männliche Geschlecht wird jetzt ganz besonders der Alkohol gefährlich, für das weibliche das Fortpflanzungsgeschäft. Acute Krankheiten, heftige Gemüthserschütterungen, vielleicht auch einmal Ueberanstrengung können in diesem Alter verhältnissmässig leicht Erschöpfungspsychosen erzeugen. Gleichwol ist die Häufigkeit psychischer Erkrankungen hier noch keine allzu grosse.

Die grösste statistische Häufigkeit der Geistesstörungen fällt in die Zeit der vollen Kraftentfaltung vom 25. bis zum 40. Lebensjahre. Sicherlich ist der Grund nicht die besondere Verletzlichkeit der entwickelten körperlichen und geistigen Persönlichkeit, sondern lediglich die Zahl der von aussen auf dieselbe einstürmenden Krankheitsursachen. Die Widerstandsfähigkeit ist in diesem Alter zweifellos am grössten, aber die Schädlichkeiten sind in rascherem Fortschritte angewachsen, als jene. Die Schwierigkeiten der Lebensführung vergrössern sich mit der zunehmenden Selbständigkeit und der Sorge um Weib und Kind; aus der weiter

reichenden Verantwortlichkeit entspringen ernstere Kämpfe und
Sorgen; die höher gestellten Hoffnungen bringen Enttäuschungen
mit sich, und die dauernde Anspannung aller körperlichen und
geistigen Kräfte im Daseinskampfe wird nicht lange ohne Ermüdung
und Erschöpfung ertragen. Dazu gesellen sich die vielfachen
Erkrankungen, denen die rücksichtslose Arbeit den Menschen aussetzt,
die verhängnissvollen Vorgänge des Geschlechtslebens beim Weibe,
ganz besonders auch die verderbliche Wirkung der Ausschweifungen
in Trunk und Liebe, nebst deren tückischer Begleiterin, der Syphilis. Eine Reihe verschiedenartiger Formen des Irreseins gewinnen
daher in diesem Alter ihre weiteste Verbreitung. Entschieden im
Vordergrunde jedoch steht die Paralyse und der Alkoholismus,
namentlich beim männlichen Geschlechte; bei den Frauen treten
dem gegenüber die einzelnen, nunmehr sich häufenden Anfälle des
manisch-depressiven Irreseins stärker hervor. Ausserdem pflegt in
dieser Zeit auch, wenn nicht schon etwas früher, jene eigenartige Umwandlung der psychischen Persönlichkeit zu beginnen, die wir als
Paranoia bezeichnen.

In dem Jahrfünft vom 36. bis zum 40. Lebensjahre ist die Zahl
psychischer Erkrankungen auf ihrem Höhepunkte angelangt. Von
da ab wird das Irresein allmählich seltener, vielleicht deswegen, weil
nunmehr das Ziel einer gesicherten Lebensstellung in der Mehrzahl
der Fälle erreicht ist und damit eine Anzahl von Sorgen und Aufregungen in Wegfall kommt, andererseits, weil das reifere Alter der
Verführung zu Ausschweifungen weniger zugänglich ist und beim
Weibe die Gefahren des Fortpflanzungsgeschäftes zurücktreten. Dazu
kommt, dass im nunmehr beginnenden Greisenalter die Empfindlichkeit
für gemüthliche Erschütterungen zweifellos bedeutend abnimmt.
Endlich aber ist dieses Lebensalter gewissermassen bereits „durchseucht";
die grosse Mehrzahl der Gefährdeten ist schon früher den verderblichen Einflüssen der Krankheitsursachen unterlegen. Aus allen
diesen Gründen lässt die Häufigkeit psychischer Erkrankungen mit
zunehmendem Alter zuerst ein langsames, von der Mitte der 50er
Jahre aber ein rasches Sinken erkennen.

Andererseits jedoch hat nicht selten die aufreibende Arbeit des
Lebens hier eine neue, erworbene Prädisposition geschaffen, indem sie
die Widerstandsfähigkeit des durch dauernde Ueberanstrengung verbrauchten Gehirns untergraben hat. Hier wird das Alter selbst zur Krank-

heit, der bis zu einem gewissen Grade schliesslich ein Jeder erliegen muss. Die Aufnahmefähigkeit des Greises, seine geistige Beweglichkeit nimmt ab; er beginnt allmählich, fremd in seiner Umgebung und in Zeit zu werden. Sein Gedächtniss wird unzuverlässig, namentlich seiner für die jüngste Vergangenheit; der Gesichtskreis verengt sich wegen der Unzugänglichkeit für neue Anregungen; der Vorstellungsschatz verarmt, da der fortschreitende Verlust an Vorstellungen nicht mehr durch neuen Erwerb ausgeglichen wird. Auch auf gemüthlichem Gebiete kommt es zu einer gewissen Verödung, zu einer Einschränkung der Gefühlsregungen auf die allernächsten und unmittelbarsten Interessen. Ohne Zweifel liegen dieser psychischen Umwandlung bestimmte körperliche Veränderungen zu Grunde. Wir erinnern nur an das Klimakterium der Frauen und die entsprechenden, freilich weit weniger einschneidenden Vorgänge beim Manne, ferner an die augenfälligen Rückbildungen in den gesammten Organen des alternden Körpers. Besondere Bedeutung für die senilen Geistesstörungen hat man, vielleicht mit Recht, von jeher den Veränderungen an den Blutgefässen zugeschrieben, die in der That nicht nur sehr stark in die Augen zu fallen pflegen, sondern sicherlich auch schwere Störungen der Hirnernährung herbeizuführen im Stande sind. Ausserdem aber fehlt es auch nicht an eigenartigen, von der Blutversorgung unabhängigen Altersveränderungen des Hirngewebes.

Als klinischen Ausdruck des Rückbildungsalters können wir vor allem die verschiedenen Formen der Melancholie betrachten. Ausserdem scheint sich die Herabsetzung der psychischen Widerstandsfähigkeit in diesem Lebensabschnitte darin zu verrathen, dass jetzt noch gewisse Geistesstörungen beginnen können, die wir sonst auf eine ursprüngliche krankhafte Veranlagung zurückzuführen pflegen. Dahin gehört das circuläre Irresein, welches nicht selten jetzt erst einsetzt, bisweilen nach einem vereinzelten ersten Anfalle im Entwicklungsalter. Auch gewisse Formen der Paranoia sehen wir zu dieser Zeit beginnen; bei ihnen kann es zweifelhaft sein, ob sie als eigentliche Rückbildungskrankheiten oder als späte Erzeugnisse einer krankhaften Veranlagung zu betrachten sind; mir ist die erstere Auffassung wahrscheinlicher.

Mit dem Eintritte des eigentlichen Greisenalters gewinnen die Geistesstörungen immer mehr den gemeinsamen Grundzug der psychischen Schwäche. Abnahme des Gedächtnisses, Unfähigkeit

zur Auffassung und Verarbeitung neuer Eindrücke, Verwirrtheit
und Zerfahrenheit, Oberflächlichkeit der Gemüthsbewegungen, hypochondrische Befürchtungen, nächtliche Unruhe, dabei Neigung zu
rascher Verblödung sind die hervorstechendsten Züge der hierher
gehörigen Krankheitsbilder, unter denen neben dem einfachen,
mehr oder weniger hochgradigen Altersblödsinn die senilen
Melancholien mit unsinnigen Wahnbildungen im Vordergrunde stehen.
Seltener sind dauernde Verwirrtheit und deliriöse oder läppische
Erregungszustände. Vereinzelt begegnen wir noch den letzten Aus-
läufern des manisch-depressiven Irreseins. Bemerkenswerth ist
überall die Häufigkeit von Gehirnerscheinungen, Schwindel, aphasischen Störungen, Schlaganfällen, Krämpfen und Lähmungen.

Geschlecht. Die Frage nach der Veranlagung der beiden
Geschlechter zu psychischer Erkrankung ist auf Grund statistischer
Erhebungen vielfach verschieden beantwortet worden. Ohne
weiteres Eingehen auf die Würdigung der Fehlerquellen derartiger
Angaben sei hier nur bemerkt, dass die statistische Häufigkeit des
Irreseins im allgemeinen keine erheblichen und sicheren Unterschiede
zwischen beiden Geschlechtern erkennen lässt. In Wirklichkeit
dürfte es kaum zweifelhaft sein, dass das Weib mit seiner zarteren
Veranlagung, mit der geringeren Ausbildung des Verstandes und dem
stärkeren Hervortreten des Gefühlslebens weniger Widerstandsfähigkeit gegen die körperlichen und psychischen Ursachen des
Irreseins besitzt, als der Mann. Allein die Bedeutung dieser Veranlagung für die wirkliche Häufigkeit psychischer Erkrankungen
wird ausgeglichen durch die verhältnissmässig geschützte Stellung, die
das Weib dem unvergleichlich mehr gefährdeten Manne gegenüber
einnimmt. Alle jene Schädlichkeiten, die der Kampf ums Dasein
mit sich bringt, treffen in erster Linie und vorwiegend den Mann,
dem die Sorge für die Familie obliegt, wenn auch die Mühsalen des
Lebensunterhaltes für das unverheirathete Weib vielfach weit grösser
sein mögen. Ferner ist vor allem auf die Wirkung der Ausschweifungen
nach den verschiedensten Richtungen hinzuweisen, Gefahren, denen
ganz vorzugsweise der Mann wegen der gesellschaftlichen und wirthschaftlichen Unabhängigkeit seiner Stellung ausgesetzt ist, während
das Weib, durch Erziehung und Sitte gebunden, stets ein eintönigeres,
regelmässigeres und ruhigeres Leben zu führen gezwungen ist. Wo
dieser Zwang einmal durchbrochen und der Leidenschaftlichkeit der

weiblichen Natur freier Spielraum gegeben ist, bei Prostituirten, sehen wir daher sofort die geringere Widerstandsfähigkeit des weiblichen Geschlechtes in erschreckenden Procentsätzen des Irreseins und der Selbstmorde zum Ausdruck gelangen*). Allerdings dürfte gerade hier die verhältnissmässige Häufigkeit ursprünglicher krankhafter Veranlagung wesentlich in Rechnung zu ziehen sein.

Die Entstehung der eigenthümlichen Geistesstörungen des Weibes wird durchaus beherrscht durch die Vorgänge des Geschlechtslebens. Die Bedeutung der Sexualerkrankungen, der Schwangerschaft, des Wochenbettes, des Säugegeschäftes ist schon früher berührt worden; sie tragen die Schuld, dass zwischen dem 16. und 35. Lebensjahre thatsächlich die Gefährdung des weiblichen Geschlechtes eine etwas höhere ist, als diejenige des Mannes. Nach jenem Zeitpunkte zeigt dieselbe an sich und verhältnissmässig eine Abnahme, bis mit den mannigfachen Umwälzungen und Störungen im Rückbildungsalter, etwa von Mitte der 40er Jahre bis Mitte der 50er Jahre, die Zahl der psychischen Erkrankungen beim Weibe wieder etwas überwiegt. Ja, zwischen dem 61. und 65. Lebensjahre lässt sich sogar geradezu eine Zunahme der Geistesstörungen beim weiblichen Geschlechte nachweisen, die allerdings im späteren Alter wieder einer rascheren Abnahme Platz macht. Dennoch erscheint das Weib von da ab dauernd mehr gefährdet, als der Mann.

Den Verschiedenheiten in den ursächlichen Verhältnissen bei beiden Geschlechtern entspricht auch das Vorwalten der einzelnen Krankheitsformen bei ihnen. Die Dementia paralytica, die Vergiftungspsychosen, insbesondere der Alkoholismus, das epileptische Irresein, die Verrücktheit mit ihrer vorzugsweise intellectuellen Störung, die erworbene Neurasthenie überwiegen beim männlichen Geschlechte. Beim Weibe begegnen wir dagegen auffallend häufig den mit lebhaften Stimmungsschwankungen einhergehenden manisch-depressiven Geistesstörungen, für welche vielfach auch die periodischen Umwälzungen im Geschlechtsleben den günstigen Boden abgeben. Ferner beobachten wir hier häufiger die Erschöpfungspsychosen, meist im Zusammenhange mit den Vorgängen des Fortpflanzungsgeschäftes, während das Klimakterium beim Weibe in höherem Maasse die Neigung zu melancholischen Erkrankungen erzeugt. Weniger sicher

---

*) v. Oettingen, Moralstatistik. 3. Auflage. 1882, S. 767 ff.

ist, wie früher ausgeführt, der Zusammenhang der beim Weibe ebenfalls weit mehr verbreiteten hysterischen Erkrankungen mit den
besonderen geschlechtlichen Eigenthümlichkeiten. Von den Verblödungsprocessen scheinen die einfachen Formen das männliche,
die katatonischen das weibliche Geschlecht etwas zu bevorzugen.

Volkscharakter und Klima. Sehr wenig Sicheres lässt sich bei
dem jetzigen Stande der Statistik und der grossen Schwierigkeit der
Frage über die Neigung der einzelnen Volksstämme zu geistiger
Erkrankung aussagen. Man kann eben nicht ermitteln, wie weit die
sich herausstellenden zahlenmässigen Unterschiede nicht vielmehr
durch Verschiedenheiten in den äusseren Lebensbedingungen verursacht sind. Nur dort können wir vergleichen, wo verschiedene
Volksstämme unter annähernd gleichen Verhältnissen zusammen-
wohnen. Wirklich verwerthbar sind daher nur die Angaben über
das Verhalten der Juden gegenüber der umgebenden Bevölkerung
anderen Stammes. Dieser Vergleich ergiebt, dass wenigstens in
Deutschland die Juden in erheblich höherem Maasse zu geistiger
und nervöser Erkrankung veranlagt sind, als die Germanen. Vielleicht spielt dabei eine gewisse Rolle die Vorliebe der Juden für
Verwandtenheirathen, von denen wir wissen, dass sie eine bestehende
Krankheitsanlage in bedenklicher Weise fortzubilden im Stande sind.
Weiterhin giebt es übrigens Thatsachen, die, auch abgesehen von
der oben erwähnten Fehlerquelle, einen sehr entschiedenen Einfluss
der Stammeseigenthümlichkeiten auf die Gestaltung des Irreseins
andeuten. Dahin gehört die sehr verschiedene Neigung der
einzelnen Völker zum Alkohol. Die germanischen Stämme zeigen
jene Neigung sämmtlich in ausgeprägtester Weise, während die Romanen im Genusse geistiger Getränke fast durchgängig sehr mässig
sind. Dadurch werden die Formen des Irreseins natürlich bedeutend
beeinflusst. Grosse Unterschiede bietet auch die Häufigkeit der
progressiven Paralyse. In Irland, Spanien, Nordafrika, in Abessynien
und Japan soll sie weit seltener sein als bei uns, obgleich dem nicht
überall auch eine geringere Häufigkeit der Syphilis zu entsprechen
scheint. Ein anderes, kaum weniger auffallendes Beispiel bietet uns
die Selbstmordstatistik*). Die Unterschiede nicht nur der grossen

---

*) Morselli, Der Selbstmord, deutsch von Kurella. 1881; Durkheim, le
suicide, étude de sociologie. 1897.

Volksstämme, sondern auch der einzelnen kleineren Gruppen untereinander sind so beträchtliche, dass sie schlechterdings nicht allein
oder auch nur hauptsächlich auf die verschiedenen Lebensbedingungen
zurückgeführt werden dürfen. Wer Gelegenheit gehabt hat, die
ausserordentliche Selbstgefährlichkeit der Geisteskranken in Sachsen
kennen zu lernen, wird erstaunt sein, in Bayern etwa oder in der
Pfalz eine unvergleichlich geringere Selbstmordneigung anzutreffen.
Dass dieselbe bei den Romanen noch weit mehr in den Hintergrund
tritt, ist bekannt. Auch hinsichtlich der Gewaltthätigkeit der Kranken
bestehen sehr grosse Verschiedenheiten. In Deutschland stehen nach
meinen Erfahrungen Ober- und Niederbayern in dieser Beziehung
bei weitem oben an, während die sächsischen Kranken im allgemeinen
eine sehr geringe Neigung zu Gewaltthätigkeiten zeigen. Leider gestattet der heutige Stand unserer klinischen Diagnostik keine ver-
gleichende Untersuchung über die Häufigkeit der einzelnen Krankheitsformen; wenigstens muss ich alle bisher darüber vorliegenden
Angaben für völlig werthlos halten. Es scheint mir jedoch durchaus möglich, dass sich uns die Verschiedenheit der Volksstämme
einmal auch in ihrer verschiedenen Neigung zu bestimmten Krankheitsformen kundgeben wird.

Höchst wahrscheinlich hat auch das Klima auf die Häufigkeit
und Form des Irreseins einen gewissen Einfluss, wenn auch ge-
naueres darüber kaum bekannt ist. Für jene Annahme sprechen
indessen zunächst die Erfahrungen, die man über die Abhängigkeit
der Selbstmorde und Verbrechen von Jahreszeiten und Klima gemacht hat. Ferner habe ich den Eindruck, als ob die Aufregungszustände unserer Kranken im Sommer meist heftiger verlaufen, als
im Winter; bei circulären Fällen sieht man nicht selten die Depression gerade in den Winter fallen. In Italien scheinen plötzliche
triebartige Erregungszustände häufiger vorzukommen, als bei uns;
andererseits sind mir bei den Esten keine wesentlichen Abweichungen
gegenüber unseren Kranken aufgefallen. Rasch*) hat neuerdings
über den Einfluss des Tropenklimas auf eingewanderte Europäer
berichtet. Er kommt zu dem Ergebnisse, dass sich im Laufe
der Jahre allmählich Schlaffheit, Gleichgültigkeit, Abnahme des
Gedächtnisses, Verlust der gemüthlichen Widerstandsfähigkeit,

---

*) Allgem. Zeitschr. f. Psych. LIV, 745.

Reizbarkeit und Empfindlichkeit, endlich Schwinden der Thatkraft einstelle.

Allgemeine Lebensverhältnisse. Es kann nicht zweifelhaft sein, dass die gesammten Lebensbedingungen, unter denen ein Volk sich befindet, einen nachhaltigen Einfluss auch auf die Häufigkeit des Irreseins gewinnen müssen; hängt doch von ihnen nicht nur die allgemeine Widerstandsfähigkeit, sondern auch die Verbreitung der besonderen Krankheitsursachen ab. Wie es scheint, nimmt die Zahl der Geistesstörungen mit steigender Gesittung zu. Zwar sind die Angaben über die Seltenheit des Irreseins bei Naturvölkern mit grosser Vorsicht aufzunehmen, da es uns noch gänzlich an wirklich zuverlässigen Nachrichten über diesen Punkt fehlt. Weiterhin aber scheint es, dass in dem höher entwickelten Westeuropa das Verhältniss der Geisteskranken zur Bevölkerung ein ungünstigeres ist, als im Osten. Allein auch dieses Ergebniss hat wegen der ungleichen Sicherheit der Irrenstatistik in den einzelnen Ländern einstweilen nur einen sehr zweifelhaften Werth. Dagegen lassen regelmässige Zählungen bei uns mit Bestimmtheit eine rasche Zunahme der Geisteskranken erkennen, welche das allgemeine Anwachsen der Bevölkerung weit übersteigt. Zum Theil ist diese Zunahme sicher durch die grössere Sorgfalt der Zählung, durch die bessere Kenntniss der Geistesstörungen bedingt. Dennoch können wir, wie ich glaube, nicht wol mehr daran zweifeln, dass wir thatsächlich mit einer recht bedeutenden Zunahme des Irreseins zu rechnen haben. Dafür spricht ausser dem erschreckend schnellen Anwachsen der Zahlen die gleichzeitige Steigerung der Selbstmordhäufigkeit, dann aber auch der eigenthümliche Gegensatz, der sich zwischen Stadt- und Landbevölkerung herausstellt. Gerade die grossen Städte mit ihren erhöhten Anforderungen an die geistige und sittliche Kraft des Einzelnen, mit ihrer Erschwerung der Lebensbedingungen und ihren mannigfachen Verführungen zu Ausschweifungen aller Art sind es, welche bei weitem den grössten Beitrag zu der raschen Vermehrung der Geisteskrankheiten und des Selbstmordes liefern. Dort sind die Umwälzungen, die unser Zeitalter in den gesammten Lebensverhältnissen herbeigeführt hat, am schärfsten ausgeprägt. Die vollständige Umgestaltung des Arbeitsbetriebes durch Dampf und Elektricität, die Vernichtung des Handwerks, die Entwicklung des Fabrikwesens, der ins Ungeahnte gesteigerte wirthschaftliche und geistige Verkehr stellen heute Anforderungen an die Leistungsfähigkeit des Einzelnen, die weit über das früher Gewohnte hinausgehen. Alle diese Wandlungen sind mit so unerhörter Schnelligkeit vor sich gegangen, dass wol nur die anpassungsfähigsten Naturen denselben völlig haben folgen können. Wir leben in einer Uebergangszeit, in welcher sich der Kampf um's Dasein naturgemäss ganz besonders heftig und aufreibend gestaltet. Das ist, wie ich meine, der Hauptgrund, warum die Anzahl derer so unheimlich zunimmt, die den allzu rasch gesteigerten Anforderungen unseres heutigen Lebens nicht genügen und in dem friedlichen Ringen kampfunfähig werden. Ein neues, heranwachsendes Geschlecht wird in diesen Kampf von vornherein mit frischer Kraft und besseren Waffen eintreten und sich damit auch den veränderten Lebensbedingungen anpassen lernen.

Wir dürfen dabei nicht vergessen, dass jedem Uebel am Körper der Menschheit alsbald auch das Heilmittel zu erwachsen pflegt. Das hastige Leben unserer Zeit ist gleichzeitig auch reicher geworden; die Noth hat auch die Hülfsbereitschaft vermehrt. Allmählich werden die vielfachen Bestrebungen zur Linderung des Elends, zur Erziehung des Volkes für seine neuen Aufgaben ihre segensreiche Wirkung entfalten können und auch die Schwachen stützen, die aus eigener Kraft der neuen Zeit nicht zu folgen vermögen. Ja, in gewissem Sinne können wir sogar sagen, dass gerade die stärker erwachende Menschenliebe einen nicht unwesentlichen Antheil an der Zunahme der Geistesstörungen hat, indem sie eine grosse Anzahl von geistigen Krüppeln pflegt und erhält, die ohne sie unrettbar frühem Untergange anheimfallen würden. Eine kräftige Triebfeder erhält diese Fürsorge allerdings durch den Umstand, dass die verwickelten Lebensverhältnisse der grossen Städte heute die häusliche Pflege vieler Geisteskranker unmöglich machen, die sonst vielleicht der Anstalt noch gar nicht bedürfen würden.

Auf der anderen Seite ist jedoch leider nicht zu verkennen, dass einige der wichtigsten Ursachen des Irreseins auch ohne unmittelbaren Zusammenhang mit der Umgestaltung unserer gesammten Lebensverhältnisse in rascher Verbreitung begriffen sind, vor allem der Alkoholmissbrauch und die Syphilis. Beide Ursachen werden erfahrungsgemäss besonders in den Grossstädten gezüchtet, in denen sie, sehr mässig gerechnet, etwa die Hälfte der Geistesstörungen er-

zeugen. Will man die Ausbreitung der Trunksucht und der Geschlechtskrankheiten als Gradmesser der Gesittung betrachten, was
vielleicht nicht unberechtigt wäre, so müsste man allerdings zu dem
trostlosen Schlusse kommen, dass wir durch den Fortschritt unserer
Cultur mit Nothwendigkeit dem Untergange durch körperliche und
geistige Entartung entgegengetrieben werden.

Beruf. Die Prädisposition einzelner Berufsarten zum Irresein
ist natürlich zumeist nur in der grösseren Häufigkeit und Wirksamkeit der mit ihnen verknüpften Schädlichkeiten begründet; höchstens
könnte man aus der Wahl mancher künstlerischer Berufsarten, z. B.
des dichterischen und schauspielerischen, einen bisweilen zutreffen-
den Rückschluss auf eine stärkere gemüthliche Empfänglichkeit und
Erregbarkeit machen. Ferner dürfte die Berufslosigkeit (Land-
streicher, Gewohnheitsverbrecher u. s. f.) vielfach durch unvollkommene
oder krankhafte Entwicklung der Persönlichkeit bedingt werden.
Erfahrungsgemäss findet sich unter den Insassen der Gefängnisse
und Zuchthäuser eine bedeutende Zahl von mehr oder weniger ausgeprägt Geisteskranken; die Angaben schwanken um 2—4% herum,
gehen bei den Männern jedoch erheblich höher. Am häufigsten
scheinen Trinker zu sein, die freilich nur mit Vorbehalt als krank
angesehen zu werden pflegen; in Preussen sollen sie über 40% der
Strafanstaltsbevölkerung ausmachen. Auch Epileptiker sind nicht
selten, besonders unter den Landstreichern und Leidenschaftsver-
brechern. Bei ihnen spielt meist der Alkohol nebenbei noch eine
bedeutende Rolle. Endlich dürften sich nach meinen Erfahrungen
unter den Gewohnheitsbettlern und den harmloseren Unverbesser-
lichen unerkannt eine ganze Anzahl von hebephrenisch Schwachsinnigen befinden. Ob wir auch die eigentlichen Gewohnheitsverbrecher mit angeborenem, unausrottbarem Triebe zu verbrecherischen Handlungen dem Gebiete der krankhaften Veranlagungen
zurechnen dürfen, ist zur Zeit mindestens streitig. Immerhin sehen
wir nicht ganz wenige von ihnen späterhin noch unzweifelhaft geistig
erkranken.

Im übrigen sind es entweder psychische oder körperliche Ursachen, welche, an eine bestimmte Art der Lebensführung sich
knüpfend, eine grössere Häufigkeit des Irreseins zur Folge haben.
Geistige Ueberanstrengung kann bei Gelehrten oder im jugendlichen
Alter bei Schülern prädisponirend wirken oder auf anderweitig

vorbereitetem Boden dem Ausbruche des Irreseins Vorschub leisten.
Gerade die Erkrankungen an Dementia praecox sieht man auffallend häufig bei jungen Leuten, die wegen besonderer Fortschritte
in der Schule dazu bestimmt werden, einen Beruf zu ergreifen, der
höhere Anforderungen an ihre geistige Leistungsfähigkeit stellt.
Gemüthliche Erregungen spielen bei Militärs im Kriege, bei Börsen-
männern, bei Künstlern, bei Erzieherinnen ihre verderbliche Rolle.
Matrosen, Schankwirthe, Prostituirte sind dem Einflusse der Ausschweifungen, dem Trunke und der Syphilis ausgesetzt, während
der Fluch der Noth, der Entbehrung, der Nahrungssorgen, hygieni-
scher Missstände hauptsächlich die handarbeitenden Massen der Bevölkerung drückt. Körperliche Ueberanstrengung, Strapazen, Nachtwachen sind die Schädlichkeiten, welche der Militärdienst mit sich
bringt; im Verein mit den vielleicht nicht ganz gleichgültigen beständigen Erschütterungen des Fahrens treffen sie den Eisenbahn-
bediensteten. Wärmebestrahlung, Kopfverletzungen, Vergiftungen
verschiedener Art (Blei, Quecksilber) sind weitere Gelegenheitsursachen, denen wieder andere Berufsarten vorzugsweise ausgesetzt
zu sein pflegen. Der klinische Ausdruck dieser Berufsprädisposition
wird natürlich wesentlich durch die besondere Art der vorherrschen-
den Ursachen bestimmt; wir können daher in dieser Beziehung auf
die frühere Besprechung der betreffenden ursächlichen Verhältnisse
zurückverweisen.

Civilstand. Ein nicht unerheblicher Einfluss auf die Häufigkeit
des Irreseins muss, wie es im Hinblicke auf statistische Zusammen-
stellungen den Anschein hat, dem Civilstande zugeschrieben werden.
Allerdings hat Hagen mit Recht darauf hingewiesen, dass die zunächst sich ergebenden Unterschiede vor allem auf die verschiedene
Morbidität des durchschnittlichen Lebensalters zurückzuführen sind,
in welchem sich die Ledigen und die Verheiratheten befinden. Haben
wir doch oben gesehen, dass psychische Erkrankungen zwischen
dem 20. und 40. Lebensjahre überhaupt häufiger zu sein pflegen,
als in späterem Alter. Auf der anderen Seite ist es unzweifelhaft,
dass in einer grossen Zahl von Fällen die Ehelosigkeit schon als
die Folge einer unvollkommenen psychischen Entwicklung, einer
bestehenden oder (namentlich beim weiblichen Geschlechte) überstandenen Geistesstörung anzusehen ist. Endlich aber kann auch
der Ehe selbst trotz der aus dem Fortpflanzungsgeschäfte erwachsen-

den Gefahren, trotz der Sorgen, die sie mit sich bringt, dennoch
wegen der grösseren Befriedigung und Sicherheit des gemeinschaft-
lichen Lebens und auch wol wegen der geringeren Verführung zu
Ausschweifungen eine gewisse schützende Bedeutung nicht abgesprochen werden. Am meisten gefährdet scheinen die Verwittweten
und Geschiedenen zu sein; haben sie doch häufig fast alle Sorgen
und Gefahren der Ehe zu tragen, ohne deren schützende und sichernde
Wirkungen zu geniessen.

2. Persönliche Prädisposition.

Wenn uns die bisherige Betrachtung gezeigt hat, wie den verschiedenen Gruppen von Menschen entweder nach ihrer allgemeinen
Anlage eine geringere Widerstandsfähigkeit gegen schädigende Einflüsse zukommt, oder wie sie nach ihrer eigenthümlichen Veranlagung und den besonderen Lebensverhältnissen einer grösseren
oder geringeren Zahl von Gefahren ausgesetzt sind, so werden uns
ähnliche Gesichtspunkte einen Einblick in das zweifache Wesen jener
vielgestaltigen Krankheitsursachen verschaffen, die man unter dem
Namen der persönlichen Prädisposition zusammenzufassen pflegt.

Erblichkeit. Die Zergliederung der einzelnen Persönlichkeit
weist uns auf die Entstehung derselben und damit über das indivi-
duelle Leben hinaus auf dasjenige der Erzeuger zurück, welches uns
über die erste und in mancher Beziehung wichtigste Frage Aufschluss
zu geben hat, über die Frage nach dem Einflusse der Erblichkeit.
Die Bedeutung dieser Verhältnisse in der Entstehungsgeschichte
psychischer Krankheiten ist jederzeit und von allen Irrenärzten auf
das einmüthigste betont worden, so sehr auch bei den naheliegenden Fehlerquellen einer Statistik über diesen Punkt die Zahlenangaben im einzelnen auseinandergehen[*]) (von 4 bis 90%). Der
Grund für diese grossen Unterschiede liegt hauptsächlich in der
verschieden weiten Fassung des Begriffes der Erblichkeit, in der
grösseren oder geringeren Genauigkeit der Vorgeschichte und in der
Besonderheit des verarbeiteten Krankenmaterials. Wenn man be-

---

[*]) Legrand du Saulle, Die erbliche Geistesstörung, übersetzt von Stark.
1874; Ribot, Die Vererbung, deutsch v. Kurella. 1895; Orschansky, étude sur
l'hérédité normale et morbide. 1894; Grassmann, Allgem. Zeitschr. f. Psych. LII.
960; Turner, Journal of mental science, Juli 1896.

rücksichtigt, dass nicht nur eigentliche Geistesstörungen, sondern eine
Reihe von verwandten Zuständen, Alkoholismus, Neurosen, auffallende
Charaktere, verbrecherische Neigungen und dergl., als Erscheinungsformen krankhafter Veranlagung angesehen und somit bei der Feststellung der Erblichkeitsverhältnisse in Rechnung gebracht werden
müssen, so lässt sich im Mittel bei mindestens 60 bis 70% aller
psychisch Erkrankten unter den nächsten Anverwandten das Bestehen derartiger Abweichungen nachweisen. Für die Würdigung
dieses rein statistischen Ergebnisses ist es indessen sehr wichtig, zu
bedenken, dass einmal das Zusammentreffen psychopathischer Züge
bei Gliedern derselben Familie noch keinen nothwendigen ererbten
Zusammenhang zwischen diesen Störungen erweist, und dass uns
ferner gänzlich der statistische Nachweis für die Häufigkeit einer
derartigen erblichen Veranlagung bei der grossen Masse nicht geisteskranker Personen mangelt. Allerdings hat eine auf meine Veranlassung von Jost in der Strassburger medicinischen Klinik an-
gestellte Nachforschung über die psychopathische Belastung nicht
geisteskranker Personen überraschender Weise bei nicht mehr als 3%
das Vorkommen von Geistesstörungen in der Familie ergeben. Da
es sich indessen nur um etwa 200 Personen handelte, bedarf diese
Feststellung weiterer Nachprüfung. Müssen wir somit auch die
Erblichkeitszahlen beim Irresein lediglich als Erfahrungsthatsachen
ansehen, ohne in ihnen zunächst etwa den Ausdruck eines „Ge-
setzes" zu erblicken, so steht dennoch die allgemeine Bedeutung
der Erblichkeit in der Entstehungsgeschichte des Irreseins über
allem Zweifel fest, so wenig wir uns auch von dem tieferen Zusammenhange der Vorgänge hier eine irgendwie genügende Vorstellung machen können.

Wie die Erfahrung lehrt, kann die Vererbung entweder eine
unmittelbare, von den Eltern ausgehende, oder eine mittelbare sein.
Im letzteren Falle lässt sich wieder die atavistische, von den
Grosseltern hergeleitete, und die collaterale unterscheiden, die sich
auf psychopathische Zustände in einer Seitenlinie (Onkel, Grosstante,
Vetter u. s. f.) zurückbezieht. Am stärksten wirkt sicherlich die
unmittelbare Vererbung, namentlich wenn beide Eltern (gehäufte
Vererbung), und wenn sie schon bei der Zeugung des Kindes geisteskrank waren; doch kann auch auf ein vor dem Ausbruche des Irreseins erzeugtes Kind die schon früher bestehende krankhafte Ver-

anlagung übertragen werden. Der Einfluss des Vaters scheint bei
der Vererbung im allgemeinen mächtiger zu wirken, als derjenige
der Mutter; in Uebereinstimmung damit steht die Erfahrung, dass
die weiblichen Familienglieder wegen der so häufigen gekreuzten
Vererbung nicht unerheblich stärker gefährdet sind, als die männlichen.

Die Wirkung der Erblichkeit lässt je nach Art und Stärke gewisse Verschiedenheiten erkennen. Wo die krankhaften Einflüsse
sich häufen, wie das namentlich bei Verwandtschaftsheirathen in
neuropathisch veranlagten Familien der Fall zu sein scheint, da entsteht schliesslich eine „organische Belastung", da treten bei der
Nachkommenschaft die schwereren Formen psychischer Entartung
sowol auf geistigem wie auf sittlichem Gebiete hervor. Morel*) stellt
für diese fortschreitende erbliche Entartung das folgende allgemeine
Gesetz auf: 1. Generation: nervöses Temperament, sittliche Unfähigkeit, Ausschweifungen. 2. Generation: Neigung zu Schlaganfällen
und schweren Neurosen, Alkoholismus. 3. Generation: psychische
Störungen, Selbstmord, geistige Unfähigkeit. 4. Generation: angeborene Blödsinnsformen, Missbildungen, Entwicklungshemmungen.
Es würde also diese Art der Züchtung von selbst mit Nothwendigkeit den Untergang des entarteten Geschlechtes herbeiführen. Von
einer so einfachen Regelmässigkeit ist natürlich bei diesen ungemein verwickelten und nur in den gröbsten Umrissen bekannten
Verhältnissen keine Rede. Vor allem ist dabei zu berücksichtigen,
dass neben den verschlechternden Einflüssen überall auch entgegengesetzte Strömungen wirksam sind, welche auf den Ausgleich der
Störungen und auf eine gesunde Fortentwicklung hinarbeiten. Wäre
das nicht der Fall, so wäre längst das ganze Menschengeschlecht zu
Grunde gegangen. Thatsächlich kommt es daher nur unter sehr un-
günstigen Umständen zu einer derartigen absteigenden Stufenleiter;
in zahllosen entarteten Familien sehen wir durch die Mischung mit
gesundem Blute die Spuren der krankhaften Veranlagung sich bei
den Nachkommen wieder verwischen. Immerhin dürfte gerade das
häufigere Auftreten angeborener Schwächezustände, bisweilen neben
hervorragender Begabung bei anderen Familiengliedern, die schwersten Grade erblicher Belastung ankündigen.

---

*) Traité des dégénérescences physiques, morales et intellectuelles de l'espèce
humaine. 1857.

Von sonstigen psychischen Erkrankungen sind es namentlich das manisch-depressive Irresein in seinen verschiedenen Formen, die epileptischen, hysterischen Geistesstörungen und die mannigfaltigen Gestaltungen des Entartungsirreseins, endlich wol auch die Verrücktheit, welche am häufigsten gerade auf ererbter Grundlage sich entwickeln. Verhältnissmässig wenig durch die Erblichkeitswirkungen beeinflusst zeigen sich die Infectionspsychosen, die Erschöpfungszustände, das Irresein des Rückbildungsalters und die progressive Paralyse, während die Dementia praecox, die Idiotie und die chronischen Vergiftungen eine Art Mittelstellung einnehmen. Es ergiebt sich somit, dass erblich belastete Personen im allgemeinen die Neigung haben, constitutionell, dauernd oder doch in häufiger wiederkehrenden Anfällen zu erkranken. Je mehr die eigentliche Ursache des Irreseins in der Gesammtanlage des Menschen selber ihren Sitz hat, desto geringfügiger braucht eben auch hier der äussere Anstoss zu sein, um eine dauernde und in der Regel unheilbare Störung der gesammten Persönlichkeit herbeizuführen. Nicht selten erscheint dabei die Störung, rein nach ihren Erscheinungen beurtheilt, als eine verhältnissmässig geringe, da wir es mehr mit einem eigenartig entwickelten, aus der Art geschlagenen Menschen, als mit einem Krankheitsvorgange von umgrenztem Ablaufe zu thun haben. Gerade die Mischung ausgeprägter Krankheitserscheinungen mit brauchbaren oder selbst bedeutenden psychischen Leistungen, wie sie auf diese Weise zu Stande kommt, darf bis zu einem gewissen Grade als kennzeichnend für das Irresein auf erblicher Grundlage angesehen werden.

Nur bei den schwersten Formen der erblichen Entartung werden krankhafte Zustände als solche vererbt; in der Regel findet nur die Uebertragung einer Krankheitsanlage, einer geringeren Widerstandsfähigkeit des Seelenlebens statt, welche erst dann zu wirklichem Irresein führt, wenn ungünstige Einflüsse auf dem Boden der ererbten Anlage ihre verderbliche Wirksamkeit entfalten. So erklärt es sich, dass der Beginn der Geistesstörung bei erblich Belasteten besonders gern in jene Lebensabschnitte zu fallen pflegt, in denen aus inneren oder äusseren Gründen das psychische Gleichgewicht stärkeren Schwankungen ausgesetzt ist, namentlich in das Entwicklungsalter und in die Zeit der Rückbildungsvorgänge. Wenn wir diesen Erfahrungen gegenüber bei „rüstigen“, nicht erblich belasteten

Menschen im allgemeinen Geistesstörungen nur durch sehr eingreifende Schädlichkeiten entstehen und dann entweder in Genesung
oder aber in mehr oder weniger schweres geistiges Siechthum ausgehen sehen, so bedarf es kaum besonderer Betonung, dass es natürlich zwischen diesen beiden Grenzfällen alle möglichen Uebergänge
geben muss. Das erklärt sich eben aus dem sehr verschiedenen
Gewichte, mit welchem die erbliche Veranlagung die Entstehung der
einzelnen klinischen Formen des Irreseins beeinflusst. Ebenso ist
es selbstverständlich, dass die Beziehungen zwischen Erblichkeit und
bestimmten psychischen Krankheitsbildern zunächst nur statistische
sind, dass also im gegebenen Falle die erbliche Veranlagung zweifellos auch durch eine Häufung andersartiger ungünstiger Einflüsse
ersetzt werden, und dass umgekehrt auch ein hochgradig erblich be-
lasteter Mensch an einer exogenen, nicht periodischen, heilbaren
Geistesstörung erkranken kann.

Die klinische Form wie der Verlauf der psychischen Störung
wiederholen in einzelnen Fällen mit grösster Treue das Krankheitsbild des Vorfahren, von dem sich die Vererbung herleitet (gleichartige Vererbung). Mehrere Geschlechtsfolgen können auf diese
Weise nach einander mit Selbstmord endigen, oder es kann bei
gleichen Anlässen, im gleichen Lebensalter dieselbe Erkrankung
bei Vorfahren und Nachkommen zur Entwicklung gelangen. So
schienen nach Sioli's sorgfältigen Untersuchungen die affectiven
Formen des Irreseins einerseits und die Verrücktheit andererseits
bei der Vererbung bis zu einem gewissen Grade einander auszu-
chliessen*). Ja, ich möchte noch einen Schritt weiter gehen und
annehmen, dass eine Anzahl noch engerer Gruppen sich abtrennen
lässt, welche eine ausgesprochene Neigung zu gleichartiger Vererbung
darbieten. Eine derartige Gruppe dürften z. B. die manisch-depressiven Geistesstörungen unter sich bilden, eine weitere die Psychosen
des Rückbildungsalters. Ferner stehen Epilepsie und Alkoholismus
ohne Zweifel auch in Bezug auf die Erblichkeitsverhältnisse in näherer
Verwandtschaft, ebenso die Hysterie und die verschiedenen Gestaltungen des Entartungsirreseins. Andererseits beobachten wir aber
auch nicht selten eine umwandelnde Vererbung, welche im einzelnen
die verschiedensten Richtungen einschlagen kann. Alle jene oben

---

*) Sioli, Archiv für Psychiatrie XVI.

genannten Erscheinungsformen der krankhaften Veranlagung treten unter Umständen als Glieder derselben Erblichkeitskette neben einander auf. Gemeinsam ist allen Gestaltungen der Vererbung die krankhafte Grundlage, während die Ausbildung der Störungen im einzelnen durch verschiedenartige zufällige Ursachen bestimmt zu werden scheint.

Als körperliche Anzeichen der erblichen Entartung (stigmata hereditatis) pflegt man gewisse Entwicklungsfehler zu betrachten welche sich mit einiger Häufigkeit bei erblich belasteten Personen vorfinden. Dahin gehören Verbildungen des Schädels, der Zähne, des Gaumens, der Ohren*), der Augen, Asymmetrien, Innervationsstörungen, mangelhafte Ausbildung der Genitalien, umschriebenes Ergrauen der Haare, andererseits örtliche Krampf- oder Lähmungserscheinungen, Sprachfehler und ähnliches. Das Zusammentreffen derartiger Abweichungen mit psychischer Entartung hat gewiss ein nicht unbedeutendes wissenschaftliches Interesse; für die praktische Beurtheilung des einzelnen Falles ist es wegen des Fehlens einer durchgreifenden Gesetzmässigkeit nahezu werthlos.

Entwicklungsstörungen. Fast gänzlich unbekannt ist bisher der Einfluss solcher Schädlichkeiten auf die seelische Veranlagung, welche, ohne erbliche zu sein, die erste Zeit der Entwicklung betreffen, obgleich dieselben höchst wahrscheinlich bisweilen von sehr einschneidender Bedeutung sein können. So wird angegeben, dass Berauschtheit während des Zeugungsvorganges Epilepsie der Nachkommen zur Folge haben, dass heftige Gemüthsbewegung der Mutter während der Schwangerschaft eine psychopathische Veranlagung des Kindes hervorrufen könne. Dass ferner allerlei körperliche Ursachen, ungenügende Ernährung, hohes oder sehr jugendliches Alter der Eltern, endlich Krankheiten dieser letzteren oder des Fötus für die Hirnentwicklung und damit auch für die psychische Anlage des Kindes eine grosse, wenn auch noch nicht im einzelnen bestimmbare Wichtigkeit erlangen dürften, bedarf keiner weiteren Ausführung. Alle die zahlreichen Fälle von Idiotie, die vor der Geburt entstehen, beruhen zu einem Theile auf Entwicklungshemmungen, zum andern dagegen auf fötalen Hirnrindenerkrankungen; die tieferen Ursachen sind freilich im einen wie im anderen Falle gleich dunkle. Dagegen

---

*) Binder, Archiv f. Psychiatrie, XX, 1889, 514.

muss es heute, namentlich im Hinblicke auf die Verhältnisse bei
Thieren, zum mindesten als recht zweifelhaft gelten, ob wirklich,
wie man vielfach gemeint hat, nahe Verwandtschaft der Eltern an
sich schon eine Entartung der Kinder zur Folge hat. Die anscheinend
in diesem Sinne sprechenden Erfahrungen lassen sich vielmehr
höchst wahrscheinlich auf eine gehäufte Vererbung von Krankheits-
anlagen in bereits entarteten Familien zurückführen. Eine derartige
Inzucht scheint in der That auf die kommenden Geschlechter ungemein verderblich einzuwirken, wie durch das Beispiel namentlich
vieler jüdischer Familien sowie mancher Adelsgeschlechter und
Fürstenhäuser dargethan wird. Wo dagegen beide Eltern völlig
gesund sind, wird die Entwicklung der Nachkommenschaft durch
die Blutsverwandtschaft schwerlich in krankmachender Weise beeinflusst.

Erziehung. Unserem unmittelbaren Verständnisse leichter zugänglich erscheint die Bedeutung der Erziehung für die Entwicklung der psychischen Persönlichkeit. Allerdings wissen wir heute
noch nicht, wie weit die Erziehung überhaupt in das Wesen des
Menschen einzugreifen und dasselbe umzugestalten vermag. Die
Anschauungen über diesen Punkt schwanken zwischen achselzucken-
dem Zweifel und hoffnungsvoller Vertrauensseligkeit vielfach hin und
her. Die einfache Erfahrung scheint mir zu lehren, dass hier die
verschiedenartigsten Verhältnisse in der Natur wirklich vorkommen.
Auf der einen Seite giebt es zweifellos gewisse, ganz allgemeine
Eigenschaften, welche von vornherein die Eigenart des Einzelnen
kennzeichnen. Dafür spricht neben vielen anderen Gründen die
überraschende Deutlichkeit, mit welcher sich öfters schon bei ganz
kleinen Geschwistern Verschiedenheiten in der Veranlagung herausstellen, die späterhin durch die mannigfachsten Lebensschicksale in
keiner Weise verwischt werden. So kennen wir Menschen, die von
vornherein auf die psychische Erkrankung unrettbar zutreiben, während Andere schon von den ersten Kinderjahren an in Denken und
Handeln eine vertrauenerweckende Sachlichkeit an den Tag legen,
die sie durch das ganze Leben begleitet. Offenbar handelt es sich
hier um sehr tief begründete Unterschiede, zu deren Erklärung man
nach Belieben Abweichungen in den Grössenverhältnissen der einzelnen Organe untereinander, in der chemischen Zusammensetzung
der Gewebe oder ähnliches herbeiziehen mag.

Andererseits aber wird man kaum in Abrede stellen können
dass dennoch die Art der Jugenderziehung für die weitere Ausbildung der einmal gegebenen Anlagen und damit auch für die gesammte Gestaltung der Lebensschicksale von eingreifender Bedeutung
werden kann. Wir erkennen das nicht nur aus der starken Betheiligung der unehelich Geborenen und Verwahrlosten am Verbrechen, am Selbstmord und Irresein, sondern auch an der Ausbildung von Menschentypen je nach den Eindrücken der Kindheit.
Die Gegensätze zwischen Stadt- und Landbevölkerung, die Eigenthümlichkeiten der Strand-, Gebirgs- und Grenzbewohner verwischen
sich auch dann nicht, wenn die Menschen später in ganz andere
Verhältnisse hineingeworfen werden. Allerdings ist hier überall,
wie bei den Verbrecher-, Gelehrten- und Künstlerfamilien, der Einfluss der Erblichkeit von demjenigen der Erziehung schwer abzutrennen.

Die allgemeinen Aufgaben der Erziehung sind einmal die verstandesmässige Ausbildung des Kindes, die dasselbe befähigt,
Erfahrungen zu sammeln und zu verarbeiten, dann aber die Begründung eines festen, das Handeln nach einheitlichen, sittlichen Grundsätzen leitenden Charakters. Nach beiden Richtungen
hin kann die Erziehung hinter den Anforderungen zurückbleiben, die
der Kampf des Lebens an die Leistungs- und Widerstandsfähigkeit
des Einzelnen stellt. Vernachlässigung der Verstandesbildung giebt
denselben allen Gefahren der Urtheilslosigkeit und des Aberglaubens
Preis und erschwert ihm die Ueberwindung jener Schwierigkeiten,
welche die Erringung einer selbständigen Lebensstellung bietet.
Andererseits kann aber auch die Ueberanstrengung des jugendlichen Gehirns schwere Schädlichkeiten mit sich führen, indem sie
es frühzeitig erschöpft und damit seine volle Ausbildung unmöglich
macht. Dies gilt namentlich für solche Kinder, die etwa schon
von Hause aus grosse Erregbarkeit oder rasche Ermüdbarkeit mit-
bringen. Behinderung der freien persönlichen Entwicklung durch
übermässige Strenge und Peinlichkeit macht den Menschen engherzig
und verschlossen und erstickt im Keime jene gemüthlichen Regungen
des Wohlwollens und der Menschenliebe, von deren Stärke vor
allem die sittliche Ausbildung des Willens abhängig ist. Verzärtelung endlich durch weichliche Nachgiebigkeit lässt die augenblicklichen Launen und Begierden zur unbezwinglichen Herrschaft

7*

über das Handeln gelangen und verhindert dadurch die Entwicklung eines abgeschlossenen und einheitlichen, fest in sich selbst ge-
gründeten Charakters.

Den Einflüssen der Erziehung schliessen sich diejenigen der
späteren Lebenserfahrungen an, bald bessernd und veredelnd, bald
zerrüttend und untergrabend, was jene schuf. Alle die schon früher
aufgezählten körperlichen und psychischen Ursachen, Verletzungen,
Krankheiten und Vergiftungen aller Art, erschöpfende Einflüsse,
Ueberanstrengungen, Gemüthsbewegungen, Ausschweifungen u. s. f.
können hier, soweit sie nicht geradezu eine psychische Erkrankung
herbeiführen, umwandelnd und vorbereitend auf den Einzelnen einwirken. Auch hier zeigt uns die typische Gestaltung, welche die
verschiedenen Stände, Berufsarten und sonstigen gesellschaftlichen
Gruppen ihren Mitgliedern in der gesammten Weltauffassung, in
ihren sittlichen Anschauungen, in der Lebensführung und selbst in
allen möglichen Aeusserlichkeiten aufprägen, dass nicht nur die Anlage des Einzelnen seine Lebensschicksale bestimmt, sondern dass
umgekehrt auch eine Rückwirkung dieser letzteren auf die besondere Entfaltung seiner persönlichen Eigenart stattfindet. Freilich
fehlt uns heute noch jeder Anhaltspunkt für die genauere Beurtheilung
des Einflusses, den etwa die Erziehung durch das Leben auf die
Häufigkeit und die Gestaltung des Irreseins im einzelnen Falle ausübt.

II. Die Erscheinungen des Irreseins.

Die Gesammtheit der klinischen Erscheinungen, welche durch den Krankheitsvorgang des Irreseins hervorgebracht werden, bezeichnen wir als die Symptome desselben. Von diesen Krankheitszeichen bedürfen nur diejenigen hier einer eingehenderen allgemeinen Betrachtung, welche uns als psychische Veränderungen entgegentreten. Die verschiedenen körperlichen Krankheitserscheinungen, nervöse Reizungs- und Lähmungssymptome aller Art, vasomotorische, trophische Störungen u. s. f., gehören ihrer Natur nach dem Gebiete der Nervenheilkunde an. Sie besitzen zwar für die Erkennung des besonderen, im einzelnen Falle vorliegenden Krankheitsvorganges vielfach eine ganz hervorragende Bedeutung, aber sie gehören nicht zu den Erscheinungen des Irreseins als solchen und werden daher erst später, bei der Darstellung der klinischen Krankheitsformen, nähere Berücksichtigung finden.

Drei Hauptrichtungen sind es im grossen und ganzen, in denen sich die psychischen Lebenserscheinungen bewegen, die Aufnahme und geistige Verarbeitung des Erfahrungsstoffes, die Schwankungen des gemüthlichen Gleichgewichts und die Umsetzung der Vorstellungen in Willensantriebe und Handlungen. Auf diesen drei Gebieten werden wir daher die Grundstörungen der psychischen Leistungen aufzusuchen haben, aus deren verschiedenartiger Verbindung wir die einzelnen klinischen Krankheitsbilder hervorgehen sehen. Bei weitem die grösste Mannigfaltigkeit der Erscheinungen bietet dabei unserer Zergliederung diejenige Gruppe von psychischen Vorgängen dar, welche die Sammlung sinnlicher Eindrücke, die Verarbeitung derselben zu Vorstellungen und Begriffen, endlich die Ausbildung der höheren Verstandesleistungen in sich schliesst.

A. Störungen des Wahrnehmungsvorganges.

Die Wahrnehmung eines äusseren Sinnesreizes ist im allgemeinen von zwei verschiedenen Bedingungen abhängig, nämlich einmal von Bau und Leistung des gesammten peripheren und centralen Sinnesgebietes, dann aber von dem Zustande des Bewusstseins, welches den zugeführten Eindruck in sich aufnehmen soll. Alle Störungen, welche das eine oder das andere dieser beiden Gebiete in krankhafter Weise verändern, müssen auch im Stande sein, die Wahrnehmung der Aussenwelt in mehr oder weniger hohem Grade zu beeinträchtigen. Wo die äusseren reizaufnehmenden Organe leistungsunfähig geworden sind (Blindheit, Taubheit), oder wo sich unüberwindliche Leitungshindernisse entwickelt haben, welche die Fortleitung der Reize unmöglich machen, fallen bestimmte Arten von Sinnesvorstellungen in dem Erfahrungsschatze einfach aus. Hier hängt es von der allgemeinen psychologischen Wichtigkeit derselben sowie von der Möglichkeit einer Stellvertretung durch andere Sinne ab, wie weit dadurch die Gesammtausbildung der psychischen Persönlichkeit zurückgehalten wird. Die bei weitem grösste Bedeutung für die geistige Entwicklung scheint dem Gehörssinn zuzukommen, offenbar wegen seiner innigen Beziehungen zur Lautsprache, der wir ja in erster Linie die Uebermittlung des geistigen Erwerbes vergangener Geschlechter verdanken. Wenn auch vereinzelte Fälle bekannt sind, in denen durch eine überaus mühevolle Erziehung sogar der Verlust des Gesichtes und Gehörs mit Hülfe des Tastsinnes einigermassen wieder ausgeglichen werden konnte, so bleiben doch nicht unterrichtete Taubstumme lebenslänglich auf der Stufe des Schwachsinns stehen, auch dann, wenn nicht, wie so häufig, die Taubheit nur Begleiterin einer allgemeineren Hirnerkrankung ist. Blinde dagegen pflegen in ihrer geistigen Entwicklung durch den Ausfall der Gesichtswahrnehmungen durchaus nicht in höherem Grade gehindert zu werden.

Sinnestäuschungen. Ein weit grösseres klinisch-psychiatrisches Interesse nehmen indessen diejenigen Störungen des Wahrnehmungsvorganges in Anspruch, welche nicht auf dem vollständigen Fehlen, sondern auf krankhaften Vorgängen im Gebiete der Sinnesbahn beruhen, durch die somit nicht ein Ausfall von Sinneserfahrung, son-

dern eine qualitative Veränderung, eine Verfälschung derselben erzeugt wird. Jedes Sinneswerkzeug wird durch irgend
welche Reize in einer ihm eigenthümlichen, „specifischen" Weise erregt. Es muss daher überall, wo der Reiz, der einen Eindruck erzeugt,
nicht der gewohnte, dem getroffenen Sinne angemessene ist, eine
Täuschung über die Natur der Reizquelle entstehen. So ist, streng
genommen, der Lichtblitz, die Klangempfindung bei elektrischer
Durchströmung des Auges und Ohres, der Geschmackseindruck bei
mechanischer Reizung der Chorda tympani als eine Trugwahrnehmung
anzusehen, wenn wir dieselbe auch auf Grund unserer physiologischen Erfahrungen und mit Hülfe der Ueberlegung sogleich als
solche erkennen, so dass eine weitere Verfälschung unseres Bewusstseinsinhaltes daraus nicht hervorgeht. Dennoch können unter Umständen bei Geisteskranken (namentlich bei stärkerer Bewusstseinstrübung) die subjectiven Lichterscheinungen in Folge von Blutüberfüllung des Auges, das Brausen und Klingen in den Ohren die
Vorstellung drohender Feuers- und Wassersgefahren und dergl.
wachrufen und auf diese Weise das Zustandekommen einer wirklichen, nicht ausgeglichenen Täuschung vermitteln. Derartige peripher
bedingte Sinnestäuschungen hat man elementare genannt, weil sie
eben wegen ihres Entstehungsortes in den reizaufnehmenden Flächen
die Kennzeichen einfacher, nicht zusammengesetzter Sinnesempfindungen tragen. Wir könnten sie auch als Sinnestäuschungen im
engeren Sinne den weiterhin zu besprechenden Wahrnehmungs- und
Einbildungstäuschungen gegenüberstellen.

Verfolgen wir indessen die Bahn der Sinnesnerven weiter gegen
die Hirnrinde zu, so gelangen wir an diejenigen Organe, in denen
sich die einzelnen Wahrnehmungsbestandtheile, wie sie vom Sinneswerkzeuge geliefert werden, zu einem Gesammteindrucke verbinden,
der sodann als Sinnesvorstellung ins Bewusstsein gelangt. Ueber die
anatomische Lage dieser Centren können wir freilich bisher nichts
Sicheres aussagen; am wahrscheinlichsten ist es jedoch, namentlich
im Hinblick auf die klinischen und experimentellen Erfahrungen
über die „Seelenblindheit", dass, wenigstens beim Menschen und
bei höheren Thieren, die sog. centralen Sinnesflächen, d. h. die nächsten
Endstätten der Sinnesbahnen in der Rinde, als solche zu betrachten
sind. Es ist ohne weiteres klar, dass auch hier nicht sinnliche
Reize, also z. B. Veränderungen in der Blutversorgung, Gifte und dergl.

Erregungszustände hervorzurufen vermögen, welche den gewohnten
Reizungen durch Sinneseindrücke sehr ähnlich sind, um so leichter,
wenn die Erregbarkeit der betreffenden Hirnstelle im gegebenen
Augenblicke durch irgend welche Einflüsse ohnedies gesteigert ist.
Unter solchen Umständen kann daher irgend eine mehr oder weniger
zusammengesetzte Sinnesvorstellung in das Bewusstsein eintreten,
die nicht durch einen sinnlichen Reiz, sondern durch physiologische
oder krankhafte Erregungszustände im Verlaufe der betreffenden
Sinnesbahn hervorgerufen wurde. Da dieselbe gleichwol auf einen
äusseren Gegenstand bezogen wird, so haben wir es demnach
hier mit einer Fälschung des Wahrnehmungsvorganges zu thun, die
auf einer Täuschung über den wahren Ursprung der Sinnesreizung
beruht*).

Diese Gruppe der Sinnestäuschungen, die man wegen ihrer vermuthlichen Entstehung in den „Perceptionscentren" vielleicht als
Perceptionsphantasmen (Wahrnehmungstäuschungen) bezeichnen
kann, ist es, welche der gewöhnlichen Wahrnehmung am nächsten
steht. Allerdings pflegen diese Täuschungen beim gesunden
Menschen, bei dem sie sich häufig vor dem Einschlafen einstellen
(hypnagogische Hallucinationen), nur ganz ausnahmsweise (im Bereiche des Gehörs) eine grössere Lebhaftigkeit zu gewinnen. Unter
krankhaften Verhältnissen dagegen werden die Gegenstände wirklich
gesehen, die Stimmen wirklich gehört u. s. f.; eine Berichtigung der
Fälschung ist nur mit Hülfe der anderen Sinne möglich. Vom
sonstigen Gedankengange sind sie im allgemeinen unabhängig und
treten auch deswegen dem Bewusstsein als etwas Fremdes, Selb-
ständiges, von aussen Kommendes gegenüber, dessen subjective Entstehung ihm völlig verborgen bleibt. Aus demselben Grunde haben
sie auch meist einen ziemlich gleichförmigen, wenig wechselnden
Inhalt (stabile Hallucinationen Kahlbaums): Wiederholung derselben,
bisweilen sinnlosen Worte, häufiges Wahrnehmen desselben Geruches,
Sehen bestimmter Figuren, Thiere und dergl. Da sie auf centralen
Erregungszuständen beruhen, so sind sie nicht an die Thätigkeit

---

*) Johannes Müller, Ueber die phantastischen Gesichtserscheinungen. 1816;
v. Krafft-Ebing, Die Sinnesdelirien. 1864; Kahlbaum, Allgem. Zeitschrift für
Psychiatrie, XXIII; Hagen, ebenda XXV; Kandinsky, Kritische und klinische
Betrachtungen im Gebiete der Sinnestäuschungen. 1885; Parish, Ueber die
Trugwahrnehmung. 1894; Berze, Jahrbücher f. Psychiatrie, XVI, 285.

der äusseren Sinneswerkzeuge gebunden und kommen auch bei
gänzlicher Vernichtung der Sinnesnerven und ihrer ersten Endi-
gungen, der Nervenkerne, zur Beobachtung.

Es hat jedoch den Anschein, dass auch periphere Einwirkungen
bisweilen in den höheren Abschnitten der Sinnesbahn unmittelbar
oder mittelbar Erregungszustände auszulösen vermögen, die zur
Entstehung von Sinnestäuschungen führen. Dies geschieht offenbar
um so leichter, je grösser die Reizbarkeit jener Hirntheile ist. Unter
krankhaften Verhältnissen genügen bisweilen schon die gewöhnlichen
Lebensreize, um die besprochenen Fälschungen des Wahrnehmungsvorganges zu erzeugen; in anderen Fällen treten sie sogleich hervor,
wenn sich etwa die Aufmerksamkeit auf das betroffene Sinnesgebiet richtet und die leisen Erregungszustände in demselben über
die Schwelle des Bewusstseins erhebt, oder wenn eine Gemüthsbewegung vorübergehend die Reizempfänglichkeit steigert. Sie
schwinden daher auch, sobald der Kranke sich beruhigt oder durch
ein Gespräch, geistige oder körperliche Beschäftigung, die Versetzung
in eine neue Umgebung u. dergl. abgelenkt wird. Für die Mitwirkung von Reizzuständen in den Sinnesorganen spricht ferner das
gelegentlich beobachtete Vorkommen von einseitigen Gehörstäuschungen sowie der Nachweis, dass bei alten Gehörshallucinanten
häufiger chronische Erkrankungen des Mittelohrs und Abweichungen
in der elektrischen Reaction des Acusticus*) vorhanden sind. Ausser
der einfachen Hyperästhesie findet man hie und da paradoxe Reaction des nicht armirten Ohres und namentlich auch die schwerste
Form der Störung, die Umkehrung der Formel für die einfache
Hyperästhesie. Wie Jolly gezeigt hat, gelingt es hier gar nicht
selten, durch elektrische Reizungen des Acusticus die Täuschungen hervorzurufen. Aehnlich war Liepmann im Stande, bei Alkoholdeliranten
durch leichten Druck auf die geschlossenen Augen selbst nach Ablauf
der stürmischeren Krankheitserscheinungen deutliche Gesichtstäuschungen zu erzeugen, welche in ihrer bunten Gestaltung durchaus den sonst bei jener Krankheit vorkommenden Trugwahrnehmungen glichen. Bonhöffer, der ähnliches auch im Gebiete des Hautsinnes beobachtete, legt nach seinen Erfahrungen

---

*) Jolly, Archiv f. Psychiatrie, IV; Buccola, Rivista di freniatria sperimen-
tale, XI, 1885; Redlich u. Kaufmann, Wiener klinische Wochenschrift, 1896, 33.

das Hauptgewicht hier auf das Einreden. Ohne Zweifel gewinnen solche Täuschungen ihre feste Gestalt nur mit Hülfe von Erinnerungsbildern. Immerhin aber dürften dabei Erregungszustände in der Netzhaut eine Rolle spielen. Darauf weist auch der Umstand hin, dass bisweilen schon das einfache Verhängen des Auges mit einem Tuche genügte, um die Täuschungen hervorzurufen; anscheinend kamen durch den Lichtabschluss die leisen Eigenerregungen der Netzhaut besser zur Geltung. Wir werden durch diese Erfahrungen an den Bericht von Nägeli erinnert, welcher nach einer Verbrennung seiner Hornhaut mit heissem Spiritus an sich selbst längere Zeit ausgeprägte Gesichtstäuschungen von vollkommener sinnlicher Deutlichkeit beobachten konnte.

In der Regel pflegt es nur ein einzelnes Sinnesgebiet zu sein, auf welchem sich in dieser Weise Fälschungen der äusseren Erfahrung vollziehen. Am häufigsten sind sicherlich solche Störungen im Gebiete des Gehörs und Gesichts, seltener in demjenigen der drei übrigen Sinne und in dem dunklen Bereiche jener Wahrnehmungen, die wir unter dem Sammelnamen des Gemeingefühls zusammenfassen.

Für die klinische Betrachtung hat Esquirol und nach ihm aus praktischen Gründen die Mehrzahl der Forscher zwei Arten von Sinnestäuschungen unterschieden, solche nämlich, bei denen eine äussere Reizquelle gar nicht vorhanden ist: Hallucinationen, und solche, die nur als die Verfälschung einer wirklichen Wahrnehmung durch eigene Zuthaten zu betrachten sind: Illusionen*). Im Einzelfalle ist diese Trennung nicht selten äusserst schwierig oder gänzlich unmöglich. So sind wir namentlich bei den Berührungssinnen (Geruch, Geschmack, Hautsinn) fast niemals im Stande, mit Sicherheit das Vorhandensein irgend einer äusseren Reizursache (Zersetzungsvorgänge in Mund- oder Nasenhöhle, Veränderungen der Blutfüllung, Schwankungen der Eigenwärme u. dergl.) auszuschliessen, noch weniger natürlich bei den Störungen des Gemeingefühls. Auch beim Gesicht geben häufiger nicht nachweisbare Reize, z. B. das Eigenlicht der Netzhaut, beim Gehör entotische Geräusche u. s. f. gewissermassen den Rohstoff für die Ausbildung der Trugwahrnehmungen ab. In anderen Fällen jedoch ist die verschiedenartige Entstehungs-

---

*) Sully, Die Illusionen. Internat. wissenschaftliche Bibliothek. 1883.

weise ohne weiteres klar. Der Furchtsame, der ragende Baumstämme, wallende Nebel für Gespenster hält („Erlkönig"), der Kranke, der aus dem Läuten der Glocken, dem Kritzeln der Feder, dem Bellen der Hunde, dem Knarren der Wagen Schimpfworte und Vorwürfe heraushört — sie ·haben zweifellos „Illusionen", während wir die allbekannten Gesichtstäuschungen des Alkoholisten, die „Stimmen", welche den Sträfling im stillen Zellengefängnisse quälen oder beglücken, höchst wahrscheinlich als Hallucinationen zu bezeichnen haben. Zwischen beiden Formen giebt es alle möglichen Uebergänge; ist doch die Illusion im Grunde nichts anderes, als eine vielfach wechselnde Mischform von gesunder Sinneswahrnehmung mit täuschenden Zuthaten.

Die gemeinsame Eigenthümlichkeit dieser ganzen Gruppe von Sinnestäuschungen liegt in der vollkommen sinnlichen Deutlichkeit derselben. Der Erregungszustand im Gehirn entspricht durchaus demjenigen beim gewöhnlichen Wahrnehmungsvorgange, und die entstehende Trugwahrnehmung ordnet sich daher unterschiedslos in die Reihe der übrigen Sinneseindrücke ein. Die Kranken glauben nicht nur, zu sehen, zu hören, zu fühlen, sondern sie sehen, hören, fühlen wirklich.

Ein in vieler Beziehung abweichendes Verhalten bieten dagegen diejenigen nur uneigentlich so genannten Sinnestäuschungen dar, die nichts anderes sind, als Vorstellungen von besonderer sinnlicher Kraft. Das Wiederauftauchen eines früheren Eindruckes pflegt in der Regel niemals die unmittelbare Deutlichkeit der Sinneswahrnehmung selbst zu erreichen, sondern sich jederzeit ganz unzweideutig durch die geringere Lebhaftigkeit und Schärfe von jener zu unterscheiden. Indessen bestehen in dieser Beziehung bedeutende persönliche Verschiedenheiten. Während von manchen Beobachtern den Erinnerungsbildern jede genauere Ausprägung nach Farbe und Form abgesprochen wird, versichern andere, besonders bildende Künstler, dass dieselben bisweilen an sinnlicher Kraft der unmittelbaren Wahrnehmung nur sehr wenig nachgeben.

Unter krankhaften Verhältnissen können offenbar auftauchende Vorstellungen und Erinnerungsbilder bisweilen einen so hohen Grad von sinnlicher Deutlichkeit erreichen, dass sie von den Kranken als wirkliche Wahrnehmungen besonderer Art aufgefasst werden. Eine ganze Reihe von Forschern ist sogar der Ansicht, dass alle Trugwahrnehmungen unmittelbar als Einbildungsvorstellungen von aussergewöhnlicher sinnlicher Lebhaftigkeit aufzufassen seien. Allein der Umstand, dass bei Hallucinanten durchaus nicht alle, sondern nur bestimmte Gruppen von Vorstellungen in den Sinnestäuschungen eine Rolle zu spielen scheinen, und dass neben diesen letzteren stets auch Vorstellungen von der gewöhnlichen, abgeblassten und gestaltlosen Art zu verlaufen pflegen, deutet darauf hin, dass noch eine besondere Ursache hinzukommen muss, wenn eine Vorstellung die greifbare Deutlichkeit der Wahrnehmung erhalten soll.

Die nächstliegende und zumeist anerkannte Erklärung dieses Verhaltens ist die Annahme einer gleichzeitigen rückläufigen Erregung der Sinnesflächen im Gehirn. Wir haben früher gesehen, dass die Erregungszustände dieser letzteren die Form sinnlicher Wahrnehmung annehmen müssen, weil ja alle Sinneseindrücke eben nur durch Vermittelung jener Erregungen auf unser Bewusstsein einwirken können. Wenn es demnach diese Hirnabschnitte sind, durch deren Erregung die Wahrnehmung ihre sinnliche Eigenart erhält, so liegt es nahe, eine grössere oder geringere Betheiligung derselben an dem Vorgange der lebhaften Wiedererneuerung früherer Eindrücke zu vermuthen. Eine derartige Anschauung würde namentlich gut die Thatsache erklären, dass zwischen der Sinnestäuschung von vollkommenster sinnlicher Deutlichkeit und der abgeblasstesten Erinnerung eine ununterbrochene Reihe von Uebergangsstufen liegt, ein Verhalten, das sich durch die Annahme einer stärkeren oder schwächeren Miterregung der Sinnesflächen am ungezwungensten erklären lassen würde. Möglich, dass sogar beim gewöhnlichen Denken die rückläufige Reizung, die „Reperception", wie Kahlbaum sie genannt hat, in sehr geringer Stärke immer stattfindet, und dass erst dann, wenn dieser Vorgang eine krankhafte Ausdehnung gewinnt, oder wenn die Sinnesflächen sich in einem Zustande erhöhter Erregbarkeit befinden, die Lebhaftigkeit des Erinnerungsbildes derjenigen der sinnlichen Wahrnehmung sich annähert. Es würde somit gewissermassen ein bestimmtes Verhältniss zwischen ⸢der Stärke der Reperception und der Reizbarkeit der Sinnesflächen bestehen: Je grösser die Reizbarkeit dieser letzteren, desto leichter würden die Erinnerungsbilder das Gepräge der sinnlichen Deutlichkeit erhalten, desto schwächer brauchte die rückläufige Erregungswelle zu sein, um dieselben auszulösen, und desto unabhängiger würden sie vom Vorstellungsverlaufe sein. Der Grenzfall wäre in den früher besprochenen, auf örtlichen Reizungsvorgängen beruhenden Wahrnehmungstäuschungen gegeben, die dem Kranken ganz fremdartig, als etwas von aussen sich Aufdrängendes gegenüberstehen.

Den Grenzfall nach der entgegengesetzten Seite bilden jene Fälle, in denen es sich deutlich erkennbar gar nicht um eigentliche Sinnestäuschungen, sondern lediglich um Vorstellungen von grosser Lebhaftigkeit handelt. Bei genauerem Eingehen gelingt es, die zunächst auf Trugwahrnehmungen deutenden Aeusserungen der Kranken dahin zu begrenzen, dass die Eindrücke nicht eigentlich sinnliche, sondern „innerliche" gewesen sind, die aber dennoch wegen ihrer aufdringlichen Deutlichkeit von den gewöhnlichen Vorstellungen unterschieden werden. Hier würde man sich etwa die Reperception sehr stark entwickelt, aber die Reizbarkeit der Sinnesflächen nicht erhöht vorzustellen haben. Für diese Auffassung spricht der Umstand, dass diese letztgenannte Gruppe der Einbildungstäuschungen, die man auch als psychische Hallucinationen (Baillarger), Pseudohallucinationen (Hagen) oder Apperceptionshallucinationen (Kahlbaum) bezeichnet hat, zumeist mehrere oder alle Sinnesgebiete in zusammenhängender Weise umfassen, und dass sie stets in nahen Beziehungen zu dem sonstigen Bewusstseinsinhalte stehen, während die an der entgegengesetzten Seite unserer Stufenreihe befindlichen Wahrnehmungstäuschungen begreiflicher Weise in der Regel nur einem einzelnen Sinnesgebiete anzugehören pflegen und dem Vorstellungsverlaufe gegenüber sich durchaus selbständig verhalten.

Eine interessante Erläuterung erhält die Auffassung der Sinnestäuschungen durch eine eigenthümliche Störung, die man als „Doppeldenken" bezeichnet hat. Sie besteht wesentlich im „Lautwerden"*) der Gedanken des Kranken. Unmittelbar an die auftauchende Vorstellung schliesst sich eine deutliche Gehörswahrnehmung des gedachten Wortes. Am häufigsten tritt dieses Mithalluciniren beim Lesen, etwas seltener beim Schreiben auf, also dann, wenn eine sprachliche Vorstellung sich mit einer gewissen Stärke ins Bewusst-

*) Klinke, Archiv f. Psychiatrie, XXVI, 147.

sein drängt. Leises oder lautes Aussprechen der Worte bringt die
hallucinatorischen Nachklänge in der Regel zum Verschwinden.
Stets bestehen ausserdem noch anderweitige Gehörstäuschungen.
Zur Erklärung dieser Erscheinung wäre etwa eben wegen der
Hallucinationen eine erhöhte Reizbarkeit der centralen Sinnesflächen
anzunehmen, die sehr wol unter dem Einflusse der Reperception
zur fortlaufenden Entstehung von Trugwahrnehmungen führen könnte,
welche dem in Sprachvorstellungen fortschreitenden Gedankengange
inhaltlich Schritt für Schritt folgen. Die Ablenkung jener Erregungszustände auf Willensbahnen scheint dann die rückläufige
Reizung der Sinnesflächen durch den Vorstellungsverlauf und somit
die Entstehung des Doppeldenkens bis zu einem gewissen Grade
verhindern zu können.

Die Schwierigkeit, Einbildungsvorstellungen von fast sinnlicher
Lebhaftigkeit scharf von der wirklichen Wahrnehmung zu trennen,
ist die Ursache, warum bei Geisteskranken gerade die Vermischung
von Sinneseindrücken mit selbst gelieferten, dem eigenen Vor-
stellungsschatze entstammenden Bestandtheilen eine so verhängnissvolle Quelle der Verfälschung ihrer Erfahrung wird. Dieser Vorgang, den wir als Apperceptionsillusion (Auffassungstäuschung)
den früher berührten Formen der Illusion gegenüberstellen können,
ist in geringerem Umfange schon unter gewöhnlichen Verhältnissen
überaus häufig. Niemandem kann es entgehen, wie sehr auch die
Wahrnehmung des Gesunden unter dem Einflusse der Erwartung,
der vorgefassten Meinung steht, namentlich dann, wenn lebhafte Gemüthsbewegungen die klare und sachliche Auffassung unserer Umgebung trüben. Auch der ruhigste naturwissenschaftliche Beobachter ist nicht immer ganz sicher, dass seine Wahrnehmungen sich
nicht unmerklich den Anschauungen anpassen, mit denen er an
seinen Gegenstand herantritt; der eifrige Leser ergänzt und ver-
bessert die Versehen des Setzers aus dem Schatze seiner Vorstellungen, ohne ihrer nur gewahr zu werden, und die Gemüthsbewegungen sind bekanntlich im Stande, in unserer Gesammtauf-
fassung der Umgebung eine so rasche und durchgreifende
Umwandlung herbeizuführen, dass die einzelnen Eindrücke in sehr
stark veränderter, mit eigenen Zuthaten verfälschter Gestalt in unser
Bewusstsein gelangen. Bei Geisteskranken sind aber die Bedingungen
für die Entstehung von Auffassungsverfälschungen häufig ausser-

ordentlich günstige: starke gemüthliche Erregungen, grosse Lebhaftigkeit der Vorstellungen und endlich — ein später noch näher
zu berücksichtigender Umstand — Unfähigkeit zu einer verständigen
Sichtung und Berichtigung der Erfahrungen. So kommt es, dass
hier vielfach die sinnlichen Eindrücke in der Auffassung des
Kranken ganz abenteuerliche Formen annehmen und auf diese
Weise auch dort, wo keine eigentlichen Sinnestäuschungen vorhanden sind, die Bausteine zu einer durch und durch verfälschten
Anschauung von der Aussenwelt zu liefern im Stande sind.

Am leichtesten kommt natürlich eine derartige Verfälschung
der Erfahrung dann zu Stande, wenn die von den Sinnen gelieferten
Eindrücke nicht klar und scharf ausgeprägt, sondern unbestimmt
und verschwommen sind. Wie wir im gewöhnlichen Leben un-
deutliche Wahrnehmungen am häufigsten missverstehen, d. h. unwillkürlich durch eigene Beimischungen ergänzen und auslegen, so
spielen auch bei Geisteskranken die Auffassungstäuschungen besonders dann eine grosse Rolle, wenn die Deutlichkeit der Sinneseindrücke durch Mängel in den Sinneswerkzeugen oder häufiger
durch Störungen des psychischen Gesammtzustandes beeinträchtigt
wird. Gerade unter solchen Umständen liegt es für den Beobachter
oft sehr nahe, das Bestehen von wirklichen Sinnestäuschungen anzunehmen, während es sich doch nur um die krankhafte Vermischung unbestimmter Wahrnehmungen mit Einbildungsvorstellungen handelt.

In der Regel vollzieht sich dieser Vorgang der Vermischung
von Wahrnehmung mit selbsterzeugten Bestandtheilen auf einem
und demselben Sinnesgebiete; es giebt indessen auch eine ebenfalls
hierher gehörige Gruppe von Störungen, welche in der Auslösung
einer Trugwahrnehmung eines Sinnes durch einen wirklichen Eindruck im Bereiche eines anderen bestehen, die von Kahlbaum
so genannten Reflexhallucinationen. Man kann sich dabei etwa
vorstellen, dass der eindringende Sinnesreiz Erregungszustände hervorruft, die bei ihrer rückläufigen Uebertragung auf eine übererreg-
liche Sinnesfläche dort zur Entstehung der Täuschung Veranlassung
geben. Alltägliche Beispiele dieses Vorganges sind alle die sogenannten Mitempfindungen, die Tastwahrnehmung bei einem blinden,
gegen uns gerichteten Stosse, die unangenehmen Empfindungen des
nicht abgehärteten Zuschauers bei schmerzhaften Operationen u. s. f.

In Krankheitszuständen sind dieselben bisweilen sehr hochgradig
und zugleich in sehr absonderlichen Formen entwickelt; die Kranken
fühlen sich mit der Suppe „ausgefüllt", von ihrer Nachbarin „ein-
genäht", „eingestrickt" und ähnliches. Namentlich Bewegungs-
empfindungen, wie sie sich schon unter gewöhnlichen Verhältnissen
so häufig an Sinneseindrücke anschliessen, scheinen vielfach auf
diesem Wege zu entstehen*). Es giebt Kranke, welche die in ihrer
Umgebung gesprochenen Worte in ihrer Zunge fühlen, denen ein
Blick, eine Berührung eigenthümliche Spannungs- oder Erschlaffungs-
empfindungen im Körper erregt. Dabei ist indessen zu berücksichtigen,
dass es sich hier vielfach gewiss nicht um die einfache Uebertragung
der Sinnesreize auf eine andere Bahn, sondern um lebhafte Einbildungen handelt, die lange vorbereitet sind und auf dem Wege
einer mehr oder weniger klar bewussten Ueberlegung sich an irgend
eine Wahrnehmung anknüpfen.

Eine sehr bemerkenswerthe Eigenschaft der Sinnestäuschungen,
welche einmal auf ihre Entstehungsweise hindeutet, andererseits
ihre Wichtigkeit als Krankheitserscheinung kennzeichnet, ist die
gewaltige, unwiderstehliche Macht, die sie alsbald über den gesammten Bewusstseinsinhalt des Kranken zu erhalten pflegen. Es
ist wahr, dass auch bei geistig völlig gesunden Menschen ausnahmsweise einmal eine ausgesprochene Trugwahrnehmung auftreten kann,
und dass im Beginne oder am Ende einer Geistesstörung die
Täuschungen wegen ihres unwahrscheinlichen Inhaltes nicht selten
als solche erkannt werden. Allein man sieht fast immer, wie andauernde Sinnestäuschungen das gesunde Urtheil überwältigen und
wie schon nach kurzer Zeit selbst die unsinnigsten und abenteuer-
lichsten Annahmen von dem Kranken erfunden werden, um an der
Wahrheit der Trugwahrnehmungen allen besonnenen Gegengründen
zum Trotz festzuhalten. Ja, wenn etwa in der Genesungszeit die
Ueberzeugung von der krankhaften Natur der Täuschungen sich
schon zu festigen beginnt, wird der Kranke im Augenblicke ihres
Auftauchens selbst doch fast regelmässig wieder von ihnen mit
fortgerissen.

Diese eigenartige Erscheinung, die in der Ohnmacht der wirklichen Wahrnehmungen, des offenbaren Augenscheins, gegenüber

---

*) Cramer, Die Hallucinationen im Muskelsinn bei Geisteskranken und ihre
klinische Bedeutung. 1889.

der krankhaften Täuschung eine weitere Erläuterung findet, kann eben deswegen natürlich nicht etwa in der sinnlichen Deutlichkeit der Trugwahrnehmung ihren einfachen Grund haben; im Gegentheile scheint die Erfahrung dafür zu sprechen, dass die Macht der Täuschungen mit dem Zurücktreten der alltäglich sinnlichen Beschaffenheit eher wächst, als abnimmt. Jener Grund ist daher vielmehr in dem tiefgehenden, dem Kranken vielleicht selber unbewussten Zusammenhange mit den ihm geläufigen Gedankenkreisen, in der inneren Uebereinstimmung der Täuschungen mit seinen krankhaften Befürchtungen und Wünschen zu suchen. In ganz besonderem Masse pflegen Gemüthsbewegungen und Stimmungen dem Inhalte der Täuschungen die bestimmte Färbung zu geben, wie wir das bei den Wahrnehmungsverfälschungen des gesunden Lebens vielfach erfahren. Gerade so, wie sie das Auftauchen bestimmter Vorstellungsreihen unterstützen, die wirkliche Wahrnehmung und deren Deutung beeinflussen, wirken sie mächtig mit bei der psychischen Gestaltung jener Erregungsvorgänge, die den Sinnestäuschungen zu Grunde liegen. Sehr häufig beobachten wir sogar, namentlich in den Endzuständen der Dementia praecox, dass Täuschungen sich nur in Verbindung mit den hier so häufigen periodischen Stimmungsschwankungen einstellen, in den Zwischenzeiten dagegen völlig zurücktreten. Die Stärke dieses Einflusses auf das Denken und Handeln nimmt erst ab, wenn entweder Genesung eintritt oder mit der Ausbildung fortschreitender Verblödung die gemüthliche Betonung der Täuschungen schwindet. In beiden Fällen können die letzteren zunächst noch fortdauern, aber der Kranke „achtet nicht mehr so darauf"; sie hören auf, eine Rolle zu spielen. So giebt es ungezählte Blödsinnige, die andauernd Stimmen hören, ohne den Inhalt derselben irgend weiter zu verarbeiten, ein Beweis dafür, dass die Macht der Täuschungen ganz von dem Widerhall abhängig ist, den sie im Seelenleben des Kranken finden.

Diese Erwägungen sind es, welche mit grosser Entschiedenheit gegen die verbreitete Auffassung sprechen, dass die Sinnestäuschungen regelmässig oder doch häufig die eigentliche Ursache für die wahnhaften Gedanken, die Gemüthsbewegungen, das Handeln unserer Kranken bilden sollen. Freilich weisen die Kranken in ihren Erzählungen nicht selten geradezu auf die Täuschungen als die Quelle und die Begründung ihrer Krankheitserscheinungen hin, allein es kann doch keinem Zweifel unterliegen, dass die Täuschungen in demselben Hirn entstanden sind wie die übrigen Störungen des psychischen Gleichgewichtes. Thatsächlich verhalten sich die Kranken ja zu den Täuschungen auch ganz anders, als gegenüber wirklichen Wahrnehmungen. Kein Gesunder würde die Worte eines Vorübergehenden: „das ist der Kaiser" sofort auf sich beziehen oder sich nun gar deswegen wirklich für den Kaiser halten — auf den Verrückten, bei dem sie den Schlussstein einer langen Kette geheimer Ahnungen und dunkler Gedankengänge bildet, macht eine derartige hallucinatorische Wahrnehmung den allertiefsten, überwältigendsten Eindruck und lässt unmittelbar die feste Ueberzeugung in ihm entstehen, nicht nur, dass jene Worte wirklich gesprochen seien, sondern dass sie auch die thatsächliche Wahrheit enthalten. Ebenso würden wir Niemanden für entschuldigt halten, wenn er die an ihn wirklich gerichtete Aufforderung: „Tödte Dein Weib!" etwa einfach ausführen würde, während wir beim Kranken der Sinnestäuschung ohne weiteres eine zwingende Kraft zuzuschreiben gewöhnt sind.

Es lässt sich nun zwar nicht von der Hand weisen, dass möglicher Weise die Entstehung einer Sinnestäuschung auf sehr verschiedenem Wege erfolgen kann. Gerade unsere früheren Auseinandersetzungen deuteten schon darauf hin, dass gewisse Formen der Täuschungen vielleicht mehr in den Anfangsgebieten der Sinnesbahn, andere dagegen mehr in denjenigen Hirntheilen ihren Ursprung nehmen, welche den höheren psychischen Leistungen dienen Man hat daher auch wol von einer primären und secundären Entstehung der Sinnestäuschungen gesprochen, je nachdem dieselben als unabhängige Einflüsse in das Seelenleben eingreifen oder umgekehrt aus demselben hervorwachsen. Wie die Erfahrung lehrt, besitzen jedoch gerade die sogenannten secundären Sinnestäuschungen die bei weitem grösste Macht über Denken, Fühlen und Handeln. Nicht die Thatsache der Sinnestäuschung oder ihr Inhalt an sich ist es demnach, was so überwältigend auf den Kranken wirkt, sondern einzig und allein der Umstand, dass eben die Täuschung nichts anderes ist, als sein eigenstes Erzeugniss. Wir können daher, abgesehen von den oben bereits besprochenen klinischen Unterschieden, keinen besonderen Werth darauf legen, zu entscheiden, ob im einzelnen Falle die Wahnidee, die Stimmung oder die zugehörige Sinnestäuschung sich zuerst geltend gemacht habe. In der über-

wiegenden Mehrzahl der Fälle, und namentlich dann, wenn die
Täuschungen mit dauernden Wahnbildungen einhergehen, sind alle
jene Krankheitserscheinungen gewiss nur die Wirkungen einer und
derselben gemeinsamen Ursache, die verschiedenartigen Zeichen des
gleichen krankhaften Gesammtzustandes.

Die klinischen Formen der Trugwahrnehmungen auf den einzelnen Sinnesgebieten zeigen eine grosse Mannigfaltigkeit. Unter
den Gesichtstäuschungen sind am häufigsten nächtliche Erscheinungen, sogenannte Visionen, entweder leuchtende Gestalten, Gott,
Christus, Engel, Verstorbene, Blumen, oder schreckhafte Fratzen,
Teufel, wilde Thiere und dergl. Diese Erscheinungen werden entweder als übersinnliche Offenbarungen oder täuschende Vorspiege-
lungen aufgefasst, oder aber sie gleichen in ihren etwas fremdartigen
und abenteuerlichen Formen, in ihrem raschen Wechsel und ihrer
Vielgestaltigkeit den Trugwahrnehmungen des lebhaften, unruhigen
Traumes, besitzen jedoch eine noch grössere Deutlichkeit. Ungleich
mehr der wirklichen Wahrnehmung sich nähernd und daher trüge-
rischer sind die seltener zur Beobachtung kommenden Gesichtstäuschungen, die sich am hellen Tageslichte zwischen die übrigen
Eindrücke hineindrängen. Dahin gehören die bekannten Täuschungen
der Alkoholdeliranten, huschende Ratten und Kobolde, zahlloses
kriechendes Ungeziefer, Schmetterlinge und Flocken in der Luft,
Münzen am Boden, Drähte und gespannte Fäden, lebhafte, bewegte,
bunte Menschenmengen. Bei andern Kranken sind es einzelne,
immer wiederkehrende Gestalten, ein schwarzer Hund, Löwenköpfe,
die zum Fenster hineinsehen, dunkle Schatten, Gehenkte an einem
Baume, Blut, ein Leichenantlitz. Im Essen befinden sich Schimmel,
kleine abgeschnittene Köpfe mit beweglichen Augen, wimmelndes
Gewürm; die Gegenstände der Umgebung haben ein ganz anderes
Aussehen angenommen, zeigen bestimmte Gesichter, Todtenköpfe, bewegen, verändern sich und dergl. Hierhin gehören auch gewisse
Fälle von Personenverwechslung, bei welchen die Kranken
in fremden Personen ihre Angehörigen zu erblicken glauben oder
umgekehrt ihre Angehörigen nicht als solche anerkennen, behaupten,
dass dieselben Personen immer andere Gesichter und Gestalten annehmen, Fratzen schneiden u. ähnl. Im allgemeinen sind Gesichtstäuschungen einer Aufklärung durch andere Sinne, namentlich
den Tastsinn, verhältnissmässig leicht zugänglich und werden daher

von Gesunden unter einigermassen günstigen Verhältnissen auch
regelmässig als solche erkannt. Nur wo Verworrenheit, heftige
Gemüthsbewegungen, namentlich Angst, oder weit fortgeschrittene
psychische Schwäche eine unbefangene Prüfung der Täuschung verhindern, werden selbst gröbere und fremdartigere Verfälschungen der
Gesichtswahrnehmung als wirkliche Sinneserfahrungen hingenommen
und verarbeitet.

Weit verderblicher pflegen in dieser Beziehung jene Gehörstäuschungen zu sein, welche als „Stimmen" auftreten, ein Ausdruck, den der wahre Gehörshallucinant fast immer sogleich richtig
versteht. Der Grund dafür liegt offenbar in der tiefgreifenden Bedeutung, welche die Ausbildung der Sprache für unser Denken
besitzt. Da wir zumeist in Worten denken, pflegen die „Stimmen"
in sehr innigem Zusammenhange mit dem Gesammtinhalte des Bewusstseins zu stehen, ja sie sind häufig nichts als der sprachliche
Ausdruck dessen, was die Seele des Kranken bewegt, und haben
daher für ihn eine weit grössere überzeugende Gewalt, als alle
sonstigen sinnlichen Täuschungen und insbesondere als die wirklichen
Reden der Umgebung selbst. Der Kranke hört, zuerst gewöhnlich
hinter seinem Rücken, allerlei unangenehme, aufreizende Bemerkungen, die sich auf ihn beziehen, jede seiner Handlungen begleiten
und bespötteln, die geheimsten Vorgänge seiner Vergangenheit offen
besprechen, ihn beleidigen und bedrohen. Namentlich nicht ganz
deutliche Reden, halblaute Worte, unbestimmte Geräusche fasst er
gern in diesem Sinne auf; die Wagen „knarren und ertönen auf
ganz ungewöhnliche Weise und liefern Erzählungen, die Schweine
grunzen Namen und Erzählungen sowie Verwunderungsbezeugungen,
die Hunde schimpfen und bellen Vorwürfe, Hähne krähen solche,
selbst Gänse und Enten schnattern Namen, einzelne Redensarten
und Bruchstücke von Referaten". Aus dem Schwirren der Stahl-
federn, dem Läuten der Glocken tönen dem Kranken Rufe entgegen,
oder aus der Wand, aus dem Bette, in dem er liegt, ja aus den
eigenen Ohren heraus, im Kopfe, im Unterleibe vernimmt er die
quälenden Stimmen. Nicht selten haben dieselben verschiedene
Höhe und Klangfarbe und werden daher verschiedenen Personen
zugeschrieben; bisweilen ist es eine ganze Schaar, deren einzelne
Mitglieder genau unterschieden werden, auch wol Wechselreden führen,
bisweilen nur einige wenige oder eine einzige. Die Stimmen der

eigenen, von Feinden gemarterten Kinder, diejenigen des rachsüchtigen Liebhabers, eines boshaften Nachbarn, endlich diejenige Gottes oder des Teufels pflegen am häufigsten vorzukommen. Vielfach sind die Stimmen leise, flüsternd oder zischelnd, wie aus der Ferne, von oben herunter, oder dumpf, aus dem Boden heraufkommend; weniger häufig sind sie laut und schreiend, alles andere übertönend. Verhältnissmässig selten sprechen die Stimmen längere zusammenhängende Sätze; vielmehr handelt es sich meist um ganz kurze, abgerissene Bemerkungen. In einzelnen Fällen erfolgen dieselben in eigenthümlich taktmässigem Tonfalle, so dass die Anknüpfung an das leise Ticken des Carotispulses wahrscheinlich wird. Ausser den Stimmen werden hie und da laute schiessende und knatternde Geräusche, Glockenläuten, wirres Geschrei, seltener angenehme Musik, Gesang und dergl. gehört.

Der Inhalt der Gehörstäuschungen ist, wie schon angedeutet, nur selten ein ganz gleichgültiger und dann in der Regel ein völlig unsinniger und eintöniger. Zumeist stehen die Stimmen in sehr nahen Beziehungen zu dem Wohl und Wehe des Hörers, den sie aufreizen und peinigen, seltener beglücken und erheben. Fast immer gehen sie hier mit lebhaften Gemüthsbewegungen einher und gewinnen dadurch einen mächtigen Einfluss auf das Handeln. Die fortwährenden Schmähungen, Beschimpfungen und höhnischen Bemerkungen, der Jammer gemisshandelter Angehöriger machen den Kranken misstrauisch und aufgeregt und bringen ihn zu entrüsteter Abwehr gegen seine vermeintlichen Peiniger; furchtbare Drohungen setzen ihn in Angst und Verwirrung und zwingen ihn zu rastloser Flucht, um den Verfolgern zu entgehen; gebieterische Befehle lassen ihn die unsinnigsten und bisweilen unnatürlichsten Thaten begehen, weil er übernatürlichen Mächten gehorchen zu müssen glaubt.

In anderen Fällen tritt namentlich der übernatürliche Ursprung der gehörten Stimmen stärker hervor; sie sind dann nicht selten von Gesichtstäuschungen begleitet. Gott oder Christus geben dem Kranken einen Auftrag, eine Verheissung oder klären ihn über ein Geheimniss seiner Persönlichkeit auf. Der ganze Vorgang hat hier gewöhnlich etwas Traumhaftes, Uebersinnliches, während die quälenden und verfolgenden Stimmen durchaus die Eigenschaften wirklicher Sinneswahrnehmungen zu besitzen pflegen. Im Fieberdelirium und bei sehr verwirrten Kranken zeigen auch die Gehörstäuschungen den raschen Wechsel und die unklare Verworrenheit der unter gleichen Verhältnissen vorkommenden Gesichtstäuschungen.

Als eine besondere Gruppe der Gehörstäuschungen sind die sogenannten „inneren Stimmen", „Einflüsterungen", die „Weltsprache",
das „Telephoniren", „Telegraphiren" und dergl. zu betrachten. Es
handelt sich hier um Wahrnehmungen, die von dem Kranken selbst
nicht als sinnliche aufgefasst werden. Hier ist vielfach die innige
Beziehung zu dem eigenen Gedankengange sehr deutlich. Entweder
schliesst sich dieses leise Sprechen in der Art der Rede und Wechselrede im Bewusstsein des Kranken aneinander, so dass die Wahnidee
einer förmlichen stillen Unterhaltung mit fernen Personen entsteht.
Oder aber die „Gewissensstimmen" begleiten jede Handlung des
Kranken mit entsprechenden Bemerkungen, feuern ihn an, kritisiren
ihn oder die Umgebung, ertheilen ihm Verbote und können auf
diese Weise anscheinend einen sehr erheblichen Einfluss auf sein
Thun und Lassen ausüben, während sie in Wirklichkeit nichts sind,
als der unwillkürliche sprachliche Ausdruck seiner mehr oder weniger
klar bewussten Gedankengänge. In allen diesen Fällen entwickelt
sich ebenso wie bei dem früher beschriebenen „Doppeldenken" leicht
die Vorstellung, dass die eigenen Gedanken der Umgebung bekannt
seien, oder gar, dass sie durch fremde Einwirkung gemacht und beeinflusst würden. „Ich bin durchsichtig," sagte mir ein derartiger
Kranker.

Von weit geringerer unmittelbarer Bedeutung, als die Trugwahrnehmungen des Gesichts und Gehörs, deren Gebiet ja vor allem
der sinnliche Rohstoff unserer Vorstellungen entnommen wird, sind
die Täuschungen im Bereiche der übrigen Sinne für das psychische Leben des Kranken. Der geängstigte Kranke empfindet den
Geruch giftiger Dünste, die ihn tödten sollen, oder den Schwefelgestank des Teufels, der ihn bedroht; er schmeckt allerlei unappetitliche und schädliche Dinge, Menschenfleisch, Koth, Arsenik, Canthariden in seinem Essen, die ihm von seinen Feinden beigebracht
werden. Diese Trugwahrnehmungen deuten, soweit sie eben in dem
Gedankenkreise des Kranken und nicht in Störungen der Sinneswerkzeuge ihre Ursachen haben, vielfach auf eine tiefere Veränderung
der gesammten psychischen Persönlichkeit hin. Dasselbe gilt von
den entsprechenden Täuschungen im Bereiche des Haut- und Muskel-

sinnes sowie des Gemeingefühls. Hier ist es ja an sich überaus
leicht und einfach, etwaige äussere Einwirkungen auszuschliessen; wo
also dennoch die Wahnideen des Elektrisirtwerdens, des Besessenseins, der Umwandlung einzelner Körpertheile, des Verschwindens
von Kopf, Mund, Magen, After u. s. f. auftreten, da handelt es sich
nicht mehr um einfache Verfälschungen der Wahrnehmung, sondern
fast immer um eine gleichzeitige schwere Schädigung der höheren
geistigen Leistungen. Zwar können hier gewiss einzelne irreführende
Sinneseindrücke auf dem Wege der Täuschung oder Verfälschung
sich einschmuggeln, allein dieselben sind dennoch an sich meist zu
unbestimmt, um etwa in ähnlicher Weise wie die Gehörs- und Gesichtstäuschungen den Bewusstseinsinhalt beeinflussen zu können.
Erst dadurch, dass ein geschwächter Verstand und eine selbstherr-
liche Einbildungskraft sich dieser verfälschten Wahrnehmungen be-
mächtigen, um sie zur Grundlage einer veränderten Auffassung des
eigenen Ich und seiner Umgebung zu gestalten, gewinnen sie eine
Bedeutung für den Vorstellungsschatz und die Weltanschauung, die
sie in einem gesunden Bewusstsein niemals erlangen könnten. Alle
diese Täuschungen legen daher den Verdacht auf das Bestehen einer
bedenklichen psychischen Schwäche sehr nahe.

Trübungen des Bewusstseins. Ausser den Vorgängen in den
verschiedenen Abschnitten der Sinnesgebiete ist für die Erwerbung
von Erfahrungen noch ein weiterer Umstand von hervorragender
Wichtigkeit, nämlich das Verhalten unseres Bewusstseins. Aeussere
Reize erzeugen in unserem Innern gewisse eigenthümliche, nicht
näher erklärbare Zustandsveränderungen, die wir unmittelbar auffassen und als Vorstellungen, Gefühle, Strebungen und dergl. auseinanderhalten. Diese allgemeinste Thatsache der inneren Erfahrung
bezeichnen wir im Anschlusse an Fechner's Anschauungen als das
Bewusstsein. Ueberall, wo äussere Eindrücke in psychische Vorgänge umgesetzt werden, ist Bewusstsein vorhanden, denn dasselbe
ist eben nichts Anderes, als ein Ausdruck für das Stattfinden dieser
Umwandlung. Das Wesen des Bewusstseins ist für uns völlig
dunkel, doch wissen wir, dass der Bestand desselben nicht nur im
allgemeinen von den Verrichtungen der Hirnrinde abhängig ist,
sondern dass auch die einzelnen Erscheinungen des Bewusstseins
höchst wahrscheinlich an bestimmte, bisher noch unbekannte physiologische Vorgänge in unserem Nervengewebe gebunden sind.

Wie von der Beschaffenheit der Sinneswerkzeuge die Umsetzuug der äusseren Reize in Sinneserregung abhängig ist, so sind weiterbin die Zustände der Hirnrinde für die Umwandlung der physiologischen Erregungen in Bewusstseinsvorgänge von entscheidender Bedeutung. Ob und in welchem Maasse eine solche Umwandlung jeweils statt-findet, das ist bisher im Einzelfalle oft äusserst schwierig zu er-kennen, da uns in die innere Erfahrung eines Anderen kein un-mittelbarer Einblick, sondern nur ein Rückschluss aus seinem äusseren Verhalten möglich ist. Aus diesem letzteren allein entnehmen wir mit grösserer oder geringerer Wahrscheinlichkeit, ob dasselbe als Ausdruck psychischer Vorgänge zu betrachten ist oder nicht.

Denjenigen Zustand, in welchem die Umsetzung physiologischer in psychische Vorgänge gänzlich aufgehoben ist, bezeichnen wir als Bewusstlosigkeit. Jeder Reiz, der überhaupt über die Schwelle des Bewusstseins treten und somit einen psychischen Eindruck her-vorrufen soll, muss eine gewisse Stärke besitzen, die nicht unter einen bestimmten Werth, den sogenannten Schwellenwerth, her-untersinken darf. Allein die Grösse des Schwellenwerthes wechselt je nach den Zuständen unserer Hirnrinde ausserordentlich. Während sie bei gespannter Aufmerksamkeit ihre niedrigsten Werthe erreicht, kann sie in tiefster Ohnmacht unendlich werden, d. h. es genügen hier bisweilen selbst die allerstärksten Reize nicht mehr, um Be-wusstseinsvorgänge auszulösen. Man kann demnach je nach der Grösse des Schwellenwerthes verschiedene Helligkeitsgrade des Bewusstseins annehmen, wie sie auch praktisch häufig unterschieden werden; unter ähnlichem Gesichtspunkte hat man bereits versucht, die Festigkeit des Schlafes in seinen einzelnen Abschnitten zu be-stimmen. Auch dort, wo äussere Reize keine Bewusstseinsvorgänge auszulösen vermögen, findet übrigens sicherlich nicht selten wenig-stens noch ein Wechsel von dunklen Vorstellungen oder Gemein-gefühlen statt, welche durch die Zustände des eigenen Innern er-zeugt werden. Am deutlichsten sehen wir ja in der alltäglichen Erscheinung des Traumes, dass die Schwellenwerthe für innere und äussere Reize eine sehr verschiedene Grösse besitzen können.

Störungen der Auffassung. Die grosse Mehrzahl der Ein-drücke, die wir tagtäglich in uns aufnehmen, ist an sich ziemlich undeutlich und verschwommen; sie werden erst dadurch zu klaren und verwerthbaren Wahrnehmungen, dass sie in den bereitliegenden

Erinnerungsbildern gewissermassen Resonatoren vorfinden, durch deren Miterregung der sinnliche Reiz verstärkt wird. Durch diesen Vorgang, den Wundt als „Apperception" bezeichnet, bildet sich auch sofort die Verknüpfung der einzelnen Wahrnehmung mit unserer Gesammterfahrung, ein Zusammenhang mit zahlreichen anderen Vorstellungen und damit das „Verständniss" des vorliegenden Eindruckes. Dabei finden ungenau erfasste Eindrücke ihre Ergänzung durch auftauchende Erinnerungsbilder, ein Vorgang, der die Empfindlichkeit unserer Auffassung bekannten Eindrücken gegenüber ausserordentlich steigert, zugleich aber auch die Gefahr der Wahrnehmungsverfälschung in sich schliesst. Gerade die Beobachtungen über die tagtäglichen Illusionen zeigen uns am besten, in wie hohem Maasse die sinnliche Erfahrung immerfort durch die Anklänge in unserem Erinnerungsschatze beeinflusst wird.

Sobald diese Mitwirkung unseres früheren geistigen Erwerbes beim Wahrnehmungsvorgange fortfällt, wird derselbe unklar und inhaltlos. Es können sich wol einzelne stärkere Eindrücke in unser Bewusstsein eindrängen, aber sie haften nicht und werden nicht verstanden, da ihnen die Einordnung in den Zusammenhang unserer Vorstellungen und Begriffe mit allen ihren Folgen für die weitere geistige Verarbeitung fehlt. In dieser Lage befinden wir uns z. B. gegenüber dem völlig Unverständlichen, sofern nicht etwa durch besondere Nebenumstände, Erwartungsaffecte und dergl. die Anregung bestimmter Vorstellungen durch die Wahrnehmung vermittelt wird. Die Einzelheiten einer Maschinenausstellung, eines auf dem Kopf stehenden Landschaftsbildes entgehen uns vollkommen, obgleich die sinnlichen Eindrücke an sich ebenso lebhaft auf uns wirken, wie auf den Fachmann, oder wie das aufrechtstehende Bild. Einsilbige und selbst zweisilbige Wörter lesen wir sehr viel schneller, als sinnlose Silben von weit geringerer Buchstabenzahl. Andererseits kann der Verlust der regelmässigen Anknüpfung unserer Wahrnehmungen an die frühere Erfahrung auch durch das allgemeine Verhalten unseres Bewusstseins bedingt sein. Auf diese Weise werden natürlich nicht nur einzelne Wahrnehmungen unverständlich, sondern die Helligkeit des gesammten Bewusstseinsinhaltes nimmt ab: es entwickelt sich eine „Trübung" desselben, ein Dämmerzustand.

Dieser Vorgang vollzieht sich regelmässig, sobald die Ansprechbarkeit unserer Vorstellungen gegenüber äusseren Eindrücken

abnimmt. Wenn nur sehr starke oder sehr beziehungsreiche
Reize noch Erinnerungsbilder wachzurufen vermögen, bleibt die
Mehrzahl der Eindrücke unverstanden und findet keinen Widerhall
in unserem Innern. Wo diese Fähigkeit zum Begreifen der Wahrnehmungen zu versagen beginnt, wo die Besonnenheit schwindet,
entsteht die Unbesinnlichkeit, bei der höchstens noch durch eine
stärkere Anstrengung vorübergehend ein Verständniss äusserer
Eindrücke erzwungen werden kann. Wird die Auffassungsstörung
noch stärker, so geht die Unbesinnlichkeit in Benommenheit und
Schlafsucht über. Alle diese Stufen der Auffassungsstörung begegnen uns bei der einfachen Ermüdung und ihren Uebergängen
zum Schlafe, ebenso aber auch bei den krankhaften Zuständen
schwerer geistiger Erschöpfung, beim Collapsdelirium und bei der
Amentia. Ganz ähnlich sind, soweit die Prüfung durch den psychologischen Versuch reicht, die Beeinträchtigungen der Wahrnehmung
zu beurtheilen, die durch eine Anzahl von Schlafmitteln erzeugt
werden; bis jetzt ist bei Alkohol, Paraldehyd und Trional eine schwerere
Auffassungsstörung nachgewiesen worden. Nach unseren klinischen
Erfahrungen ist sie auch bei den Fieber- und Vergiftungsdelirien,
ferner bei den epileptischen Dämmerzuständen vorhanden. Allerdings
gesellen sich hier überall noch tiefgreifende Störungen auf anderen
Gebieten des Seelenlebens hinzu, namentlich auch solche des Gedankenganges. Leichtere, seltener schwere Auffassungsstörungen begegnen uns endlich regelmässig in der Depression des circulären
Irreseins, ebenso in den depressiv-manischen Mischzuständen.

Als eine eigenartige, theilweise Unbesinnlichkeit können wir
vielleicht auch jene auffallende Störung betrachten, die man als Desorientirtheit zu bezeichnen pflegt. Es ist selbstverständlich, dass
bei allgemeiner Unbesinnlichkeit auch die Fähigkeit aufgehoben ist,
sich in der räumlichen Umgebung, in den Zeitverhältnissen, in den
Personen und in der gesammten Sachlage zurechtzufinden. Wie es
scheint, kann indessen eine solche Unfähigkeit in höherem oder geringerem Maasse auch dann bisweilen zu Stande kommen, wenn
zahlreiche andere, selbst verwickeltere Sinneseindrücke ganz gut
aufgefasst und verarbeitet werden. Das auffallendste Beispiel dafür
bieten die Alkoholdeliranten. Umgekehrt kennen wir, wenn auch
seltene, Zustände, in welchen das Verhältniss für die eigene Lage,
für Personen und räumliche Umgebung annähernd erhalten ist, ohne

dass doch die Kranken im Stande wären, etwa den Sinn der an sie gerichteten Fragen und Aufforderungen sich klar zu machen. Diese Erfahrungen sprechen dafür, dass die Aufnahmefähigkeit für gegenständliche und für sprachliche Eindrücke bis zu einem gewissen Grade von einander unabhängig ist. Man könnte, um Unbesinnlichkeit und Desorientirtheit ganz im Groben zu kennzeichnen, sie etwa der Worttaubheit und der Seelenblindheit vergleichen. Freilich ist die Unbesinnlichkeit fast immer mit mangelhafter Orientirung verbunden, nicht aber umgekehrt. Wahrscheinlich sind übrigens jene Störungen weit verwickelter, als es nach diesen kurzen Andeutungen scheinen möchte. Namentlich die Orientirung nach den verschiedenen Richtungen hin erfordert ausser der einfachen Auffassung noch eine weitergehende geistige Verarbeitung, die eben schon bei leichteren Graden der Bewusstseinstrübung zu versagen scheint, als das Verständniss für einzelne Eindrücke und für Anreden. Wir sehen dabei natürlich ab von jener ganz andersartigen Form der Desorientirung, welche nicht auf mangelhaftem Verständnisse, sondern auf wahnhafter Deutung der Eindrücke beruht.

Mannigfache Berührungspunkte mit den Dämmerzuständen bietet das Verhalten des gesunden Bewusstseins während der ersten Zeit seiner Entwicklung dar. So lange hier die Einwirkungen der Aussenwelt noch keine bleibenden Erinnerungsspuren zurückgelassen haben, ist auch jenes Netz von psychologischen Beziehungen noch nicht geknüpft, welches alle kommenden Lebenserfahrungen sofort mit dem geistigen Erwerbe der Vergangenheit in Verbindung setzt. In den schwereren Formen der psychischen Entwicklungshemmungen bleibt dieser Zustand ein dauernder; die Möglichkeit einer fortschreitenden Aufhellung dieses geistigen Dämmerlebens ist für immer abgeschnitten. Das Bewusstsein bleibt von einem unklaren Gemisch einzelner verschwommener Vorstellungen und dunkler Gefühle erfüllt, in welchem keine deutliche Auffassung, keine übersichtliche Ordnung und Gruppirung möglich ist.

Die wichtigste Folge des Einflusses, den allmählich der erworbene Vorstellungsschatz auf die Wahrnehmung erlangt, ist die Möglichkeit einer Auswahl unter den sich darbietenden Eindrücken. Der Bewusstseinsinhalt des Kindes steht in hilfloser Abhängigkeit von der zufälligen Umgebung; es nimmt nur die jeweils stärksten Reize wahr, ohne Rücksicht auf den inneren Zusammenhang der

Dinge, weil ihm jene allgemeinen Vorstellungen fehlen, welche auch
die weniger aufdringlichen Wahrnehmungen als wesentliche Glieder
in der Kette der Erfahrungen hervortreten lassen. Beim Erwachsenen
dagegen wird der Wahrnehmungsvorgang mehr und mehr durch die
besonderen Neigungen beherrscht, die sich allmählich aus der
persönlichen Lebenserfahrung heraus entwickeln. Wir üben uns
darin, einzelne Eindrücke vorzugsweise zu beachten, indem sich
die Ansprechbarkeit unserer Vorstellungen für sie fortschreitend verstärkt, so dass schon leise Anklänge genügen, um in unserem Innern
lebhaften Widerhall zu finden. Andererseits gewöhnen wir uns
daran, alltägliche Reize unbeachtet zu lassen und ihnen keinen Einfluss auf den Ablauf unserer psychischen Vorgänge mehr einzu-
räumen. Diese Ausbildung bestimmter „Gesichtspunkte“, gewisser
Richtungen unseres „Interesses“, führt zu einer ausserordentlichen
Veränderlichkeit des Schwellenwerthes, so dass wir im gleichen
Augenblicke sehr starke Reize völlig unbeachtet lassen können, wo
wir die feinsten Veränderungen irgend eines Gegenstandes mit der
grössten Schärfe auffassen.

Natürlich ist die Fähigkeit, die Aufmerksamkeit dauernd einer
bestimmten Gruppe von Wahrnehmungen zuzuwenden, sich geistig
zu sammeln, für die ganze Verstandesentwicklung von der allergrössten Bedeutung. Von ihrer Ausbildung hängt die Grösse der
Ablenkbarkeit ab, die Leichtigkeit, mit der es gelingt, die Richtung
der Aufmerksamkeit durch äussere Einwirkungen zu bestimmen und
zu ändern. Je ablenkbarer aber ein Mensch ist, je mehr seine Auffassung durch die Zufälligkeiten der äusseren Reize statt durch
innere, der eigenen Erfahrung entspringende Beweggründe geleitet
wird, desto weniger ist er im Stande, sich eine zusammenhängende
und einheitliche Anschauung von der Aussenwelt zu erwerben. Bruch-
stückweise und unvermittelt werden sich die einzelnen verschiedenartigen Wahrnehmungen aneinander schliessen, ohne jenes innere
Band, welches durch die planmässige Auswahl nach Massgabe leiten-
der Allgemeinvorstellungen gebildet wird. Die Auffassung haftet daher
immer nur an Einzelheiten, ohne einen Ueberblick über das Ganze
zu vermitteln; sie wird oberflächlich und flüchtig und dringt nirgends
in den tieferen Zusammenhang der Erscheinungen ein. So ist es
zunächst beim Kinde, dem noch der festgefügte Bau eigener Lebenserfahrungen und Allgemeinvorstellungen fehlt, aber in den ver-

schiedensten Abstufungen erhält sich die Oberflächlichkeit und Ablenkbarkeit der Auffassung oft genug auch beim Erwachsenen. Endlich giebt es eine Reihe von Schwachsinnsformen bis zur Idiotie,
bei denen zwar die Auffassung des einzelnen Eindruckes keine
wesentlichen Störungen darbietet, während doch die Unstetigkeit und
Flüchtigkeit der Wahrnehmung, die vollkommene Unfähigkeit, zu
beobachten, jedes tiefere Verständniss der Aussenwelt und damit
die höhere geistige Ausbildung überhaupt unmöglich macht.

Als vorübergehende Erscheinung beobachten wir die leichtesten
Grade erhöhter Ablenkbarkeit in jenem Zustande von Zerstreutheit,
wie er sich bei fortschreitender Ermüdung einstellt. Trotz aller
Anstrengung sind wir nicht mehr im Stande, einer Reihe von zu-
sammenhängenden Sinneseindrücken planmässig zu folgen, sondern
ertappen uns immer wieder darauf, dass wir durch andere Eindrücke
oder Vorstellungen abgezogen werden und die Aufgabe nur bruch-
stückweise erfassen. Stärker finden wir diese Störung ausgebildet
bei der chronischen nervösen Erschöpfung, in der Genesungszeit
nach schweren geistigen oder körperlichen Erkrankungen, noch stärker
bei den eigentlichen acuten Erschöpfungspsychosen, ferner bei der
Manie, oft auch bei der Paralyse und der Dementia praecox.
Hier genügt vielfach schon ein Zwischenruf, ein einzelnes Wort, ja
das Vorzeigen irgend eines beliebigen Gegenstandes, um sofort die
Richtung der Aufmerksamkeit abzulenken und ganz andere Vorstellungen anzuregen. Bald sind dabei Gesichtsreize, bald sprachliche Eindrücke wirksamer.

Man hat bisweilen diese erhöhte Ablenkbarkeit als eine Steigerung der Aufmerksamkeit, als „Hyperprosexie", aufgefasst. Da aber
die eigenthümliche Leistung der Aufmerksamkeit gerade in der Beschränkung der Auffassung auf einzelne, dann freilich mit höchster
Klarheit erkannte Eindrücke liegt, trifft jene Bezeichnung das Wesen
der Störung nicht. Thatsächlich können wir uns auch leicht davon
überzeugen, dass die ablenkbaren Kranken durchaus nicht mehr
oder besser, sondern im Gegentheil weniger und schlechter auffassen.
Jeder gesunde Zuschauer nimmt in der gleichen Zeit noch ausserordentlich vieles wahr, was dem Kranken völlig entgeht, aber er
nimmt die Mehrzahl der Eindrücke einfach zur Kenntniss, während
bei dem ablenkbaren Kranken jede neue Wahrnehmung sofort die
Richtung der Aufmerksamkeit und des Gedankenganges entscheidend

beeinflusst. Die Ablenkbarkeit ist somit nichts, als ein Zeichen geringerer psychischer Widerstandsfähigkeit. Weit eher könnte man als Hyperprosexie jene **Fesselung der
Aufmerksamkeit** durch einzelne äussere oder innere Vorgänge
bezeichnen, die uns für andere Wahrnehmungen unzugänglich macht.
Dahin gehört die fälschlicherweise so genannte Zerstreutheit des Gelehrten, soweit sie auf höchster Einseitigkeit der Aufmerksamkeitsrichtung beruht. Vielleicht haben wir es auch in manchen Krankheitszuständen mit derartigen Vorgängen zu thun. So sind namentlich melancholische Kranke bisweilen derart mit ihren traurigen Vorstellungen beschäftigt, dass sie dadurch für die Eindrücke der
Aussenwelt gleichgültig werden, auch wenn die Auffassungsfähigkeit
an sich keine erheblichen Störungen darbietet. In manchen deliriösen
Zuständen dürfte die schwere Beeinträchtigung der Auffassung zum
Theil vielleicht auch durch die Lebhaftigkeit der inneren Vorgänge
mit bedingt werden, durch die Sinnestäuschungen und Einbildungsvorstellungen, welche die Aufmerksamkeit ganz in Anspruch nehmen.
Nur in sehr geringem Grade dagegen scheint das im katatonischen
Stupor der Fall zu sein, bei dem übrigens auch die Auffassungsfähigkeit
gar keine oder doch verhältnissmässig unbedeutende Störungen darzubieten pflegt.

B. Störungen der Verstandesthätigkeit.

Der von den Sinnen gelieferte und durch die Aufmerksamkeit
geklärte Erfahrungsrohstoff bildet die Grundlage aller weiteren
geistigen Arbeit und somit auch des gesammten Vorstellungsschatzes
des Menschen. Man begreift daher, dass die aufgeführten Störungen
der Sinneserkenntniss, wie sie durch die Sinnestäuschungen, durch
Verdunkelung des Bewusstseins, endlich durch die Unfähigkeit zu
planmässiger Auswahl der Eindrücke erzeugt werden, nicht ohne
die weitreichendsten Folgen für die Gestaltung des Bewusstseinsinhaltes und der psychischen Persönlichkeit bleiben können. Je
unvollkommener und verfälschter die Nachrichten von der Aussenwelt
zur Wahrnehmung gelangen, desto lückenhafter und unzuverlässiger
wird die Anschauung bleiben, welche sich im Bewusstsein des
Menschen von seiner Umgebung, vom eigenen Ich und von der

Stellung dieses letzteren zu seiner Umgebung entwickelt. Dazu kommt, dass zu jenen Störungen, welche die Sammlung des Erfahrungsstoffes beeinträchtigen, fast ausnahmslos sich noch solche gesellen, die eine weitere Verarbeitung desselben in krankhafter Weise beeinflussen.

Störungen des Gedächtnisses. Die allgemeinste Grundlage aller geistigen Thätigkeit ist das Gedächtniss[*]. Jeder einmal ins Bewusstsein getretene Eindruck hinterlässt nach seinem Schwinden aus demselben eine allmählich abnehmende „Disposition" zu seiner Wiedererneuerung, die entweder durch eine zufällige Vorstellungsverbindung oder durch eine Willensanstrengung, das Besinnen, vermittelt werden kann. Diese bleibende Spur, welche die einmal gemachte Wahrnehmung auf längere Zeit hinaus dem Erfahrungsschatze des Menschen einreiht und sie seinem Gedächtnisse zur Verfügung stellt, haftet im allgemeinen um so stärker und länger, je klarer der ursprüngliche Eindruck aufgefasst worden und je allseitiger er zu dem übrigen Bewusstseinsinhalte in Beziehung getreten war, je mehr er, mit anderen Worten, dass Interesse des Menschen erregt hatte. Ferner aber wird die Festigkeit, mit welcher frühere Eindrücke haften, in hohem Maasse durch Wiederholungen derselben verstärkt. Die ungeheure Mehrzahl unserer Vorstellungen und selbst ein grosser Theil der Vorstellungsverbindungen, mit denen wir tagtäglich arbeiten, ist uns so geläufig, dass sie ohne irgend welches Besinnen, von selbst, in uns auftauchen, sobald sich irgend eine Anregung dazu bietet.

Die Betrachtung der Gedächtnissstörungen hat daher zwei ganz verschiedene Leistungen auseinanderzuhalten, die unabhängig von einander beeinträchtigt sein können. Die erste derselben ist die von Wernicke so bezeichnete Merkfähigkeit, die Einprägung und das Festhalten bestimmten, neu dargebotenen Erfahrungsstoffes. Diese Merkfähigkeit ist im allgemeinen am grössten für Eindrücke, die mit möglichster Klarheit aufgefasst und, noch besser, mit Hülfe der auswählenden Aufmerksamkeit nach bestimmten Gesichtspunkten verfolgt wurden. Alle Bedingungen, die geeignet sind, die Stärke und Schärfe der Eindrücke sowie den Widerhall derselben in unserem Seelenleben abzuschwächen, werden somit die Merkfähigkeit herab-

---

[*] Ribot, Das Gedächtniss und seine Störungen. 1882.

setzen. Dahin gehören Erschwerungen der Auffassung einerseits, Ablenkbarkeit und Gleichgültigkeit andererseits. Wir beobachten daher jene Störung bei allen ausgeprägteren Bewusstseinstrübungen, in geringerem Grade schon bei der einfachen Zerstreutheit in Folge von Ermüdung, ferner bei manischer Erregung, endlich in jenen Schwächezuständen, die mit einer Abstumpfung der Antheilnahme an der Aussenwelt einhergehen, wie namentlich die Ausgänge der Dementia praecox und der epileptische Schwachsinn. Weiterhin aber scheint das Haften der eingeprägten Eindrücke noch von anderen, uns im einzelnen bisher nicht genügend bekannten Bedingungen abzuhängen. Uns sind eine Anzahl von Krankheitszuständen, vorzugsweise wol bei ausgebreiteten Hirnveränderungen, bekannt, durch welche die Merkfähigkeit auf das schwerste gestört wird, obgleich im Augenblicke die Eindrücke leidlich gut aufgefasst und mit Lebhaftigkeit eingeprägt werden. Dahin gehören besonders die Paralyse und der Altersblödsinn, ferner die bei multipler Neuritis beschriebenen, aber auch sonst hie und da bei Hirnerkrankungen beobachteten Zustände von höchstgradiger Vergesslichkeit bei wenig gestörter Auffassungsfähigkeit.

Wie es scheint, ist hier überall ein Hülfsmittel vernichtet welches uns sonst das Festhalten einmal angeregter Vorstellungen ermöglicht. Es ist vielleicht nicht unnütz, darauf hinzuweisen, dass auch im gesunden Leben häufig unsere Merkfähigkeit für Traumerlebnisse ausserordentlich gering ist. Namentlich Worte und Reden aus dem Traume sind wir gewöhnlich auch dann nicht im Stande, wirklich zu behalten, wenn wir uns schon im Halbwachen durch mehrfache Wiederholung dieselben einzuprägen versucht haben. Da schwere Bewusstseinstrübungen in der Regel zeitlich ziemlich scharf umgrenzt zu sein pflegen, so kann auch die Merkfähigkeit nur für einen bestimmten Zeitabschnitt herabgesetzt oder aufgehoben sein. Auf diese Weise entstehen Erinnerungslücken, aus denen meistens auf eine Aufhebung des Bewusstseins während des betreffenden Zeitabschnittes zurückgeschlossen wird. Ja, streng genommen ist die Erinnerungslosigkeit, die Amnesie, fast der einzige Anhaltspunkt, welcher uns mit einiger Sicherheit die Annahme einer vorangegangenen Bewusstlosigkeit gestattet. Allein die tägliche Erfahrung des Vergessens von Träumen, an die wir bisweilen nur durch einen zufälligen Eindruck wieder erinnert werden, zeigt uns dass sehr wol

ein psychisches Leben, also Bewusstsein, bestehen kann, ohne dass
doch die Spuren der Eindrücke und Vorstellungen fest genug im
Gedächtnisse haften, um ohne Schwierigkeit eine Wiedererneuerung
derselben zu gestatten. Ganz ähnlich sind sicherlich jene Bewusstseinsstörungen der Epilepsie, vieler Delirien, des schweren Rausches,
des Hypnotismus zu beurtheilen, in denen die klinische Beobachtung
häufig genug unzweideutige Anzeichen psychischer Thätigkeit aufzufinden vermag, trotzdem nachher nicht die mindeste Erinnerung an
dieselbe besteht oder wachgerufen werden kann. Für diese Auffassung sind besonders wichtig die bisweilen beobachteten Fälle, in
denen unmittelbar beim Abklingen der Störung noch eine gewisse
Erinnerung an das Vorgefallene möglich ist, die aber späterhin rasch
verschwindet. Endlich aber kann durch gewisse krankhafte Vorgänge nachträglich auch noch dauernd oder vorübergehend die Erinnerung an Zeiten ausgelöscht werden, in denen zweifellos keine
Bewusstseinsstörung bestand. Eine solche „retrograde Amnesie“, ein
rückschreitender Erinnerungsverlust, wird nach epileptischen, hysterischen, paralytischen Anfällen, nach Kopfverletzungen, schweren
Selbstmordversuchen und Vergiftungen beobachtet. Die Kranken
wissen sich nicht nur an den betreffenden Vorfall, sondern auch an
die Ereignisse in den Stunden, Tagen und selbst Wochen vorher nicht
mehr zu erinnern. Bisweilen taucht späterhin allmählich die Erinnerung wenigstens theilweise wieder auf; in anderen Fällen ist sie
für immer verloren gegangen.

Wesentlich verschieden von der Merkfähigkeit für gegenwärtige
ist die Erinnerungsfestigkeit vergangener Eindrücke. Sie hängt nicht
nur von der Merkfähigkeit in früheren Zeiten, sondern auch von der
Häufigkeit der voraufgegangenen Wiederholungen, endlich von der
Zähigkeit des Gedächtnisses im allgemeinen ab. Wir pflegen die
Gedächtnissfestigkeit zumeist nach der Sicherheit zu beurtheilen, mit
welcher früher gut eingelernte Kenntnisse noch zur Verfügung
stehen, Lernstoff aus der Schule, wichtige persönliche Erinnerungen
u. ähnl. Wie die Erfahrung lehrt, pflegt Herabsetzung der Gedächtnissfestigkeit, Gedächtnissschwäche, gewöhnlich mit einer Verminderung der Merkfähigkeit einherzugehen, nicht aber umgekehrt.
Die Merkfähigkeit ist beeinträchtigt ohne Gedächtnissschwäche bei
den vorübergehenden Bewusstseinstrübungen. Ferner beobachten
wir ein Missverhältniss zwischen starker Störung der Merkfähigkeit

und weit geringerer Gedächtnissschwäche namentlich im höheren
Alter. Die Auffassung neuer Eindrücke geschieht hier gewohnheitsmässig ohne rechte innere Antheilnahme, und die Erneuerungsfähigkeit bleibt daher für sie eine beschränkte, während so oft die
Erinnerungen aus vergangener Zeit, nicht mehr verdrängt durch
frischen Erwerb, mit erstaunlicher Lebhaftigkeit und Treue im Vorstellungsverlaufe wiederkehren. Mit dieser Erfahrung steht die Thatsache in bestem Einklange, dass von allen Vorstellungsverbindungen,
mit denen wir zu arbeiten pflegen, etwa 70°/₀ aus der Jugend
stammen. In den krankhaften Störungen des Greisenalters tritt das
geschilderte Verhalten oft recht auffallend hervor, wenn auch mit
fortschreitender Verblödung mehr und mehr die früheren Erinnerungen
gleichfalls verblassen. Aehnlich kann in der Paralyse die Merkfähigkeit zunächst sehr viel stärker gestört sein, bis sich später auch
eine rasch zunehmende Gedächtnissschwäche hinzugesellt.

Nur kurz erwähnt soll hier werden, dass ausser den zeitlich
begrenzten Erinnerungslücken bekanntlich auch der Verlust bestimmter Gruppen von Vorstellungen aus dem Gedächtnisse
beobachtet wird, ein Vorgang, dessen bestgekanntes Beispiel die
amnestische Aphasie, die Unfähigkeit zur Wiedererzeugung
einzelner oder aller sprachlicher Klangbilder darstellt, und der sich,
wie es scheint, in ähnlicher Weise auch auf anderen Gebieten
abspielen kann. So hat Wolff Fälle beschrieben, in denen anscheinend ganze Klassen sinnlicher Erinnerungsbilder verloren gegangen waren, während die Allgemeinvorstellungen fortbestanden.
Aeusserst merkwürdige Beispiele ganz umschriebenen Vorstellungs-
ausfalls hat ferner Rieger bei der Untersuchung eines Falles von
schwerer Hirnverletzung beobachtet. Die Deutung solcher Erfahrungen ist ausserordentlich schwierig. Zumeist pflegt man sie
auf die Unterbrechung bestimmter Leitungsbahnen zu beziehen,
doch reicht diese Erklärung höchstens für gewisse sehr grobe
Störungen aus. Beachtenswerth erscheint es, dass auch unter gewöhnlichen Verhältnissen das Gedächtniss für verschiedene Gruppen
von Vorstellungen bei einzelnen Personen sehr verschieden entwickelt ist. Das Orts-, Zahlen- und Namen-, Farben-, Tonhöhen-,
Formengedächtniss sind anscheinend in hohem Maasse von einander
unabhängig. Manche Erfahrungen sprechen ferner dafür, dass auch
die motorischen und sensorischen Bestandtheile der einzelnen Vor-

stellungen, die sprachliche Bezeichnung und die sinnlichen Elemente mit verschiedener Festigkeit haften können, so dass schliesslich auch eine allgemeinere Störung je nach der besonderen Zusammensetzung der gegebenen Vorstellung eigenthümlich begrenzte Ausfallserscheinungen zur Folge haben könnte. Für die Psychiatrie im engeren Sinne sind jedoch derartige Störungen noch nicht nutzbar gemacht worden.

Die ununterbrochene und allseitige Verknüpfung, welche sich zwischen allen gleichzeitigen und unmittelbar aufeinanderfolgenden Vorgängen in unserem Bewusstsein stetig vollzieht, ist die Ursache, dass sich die ganze Summe unserer Erinnerungen in eine fortlaufende Reihe einordnet, deren Endpunkt der gegenwärtige Augenblick bildet, während das Anfangsglied mehr oder weniger weit in die Vergangenheit zurückreicht. Nur die jüngsten Bestandtheile dieser Reihe sind jeweils in grösserer Vollständigkeit und Klarheit Inhalt unseres Gedächtnisses; je weiter wir nach rückwärts gehen, desto mehr verwischen sich die Einzelheiten, und desto rascher schrumpft die Reihe auf vereinzelte, besonders bedeutsame Erinnerungsthatsachen zusammen, an welche sich ein Gemisch von Einzelreminiscenzen in mehr oder weniger lockerer Weise anknüpft. Jene Marksteine sind es, welche sich in bestimmte Beziehungen zu allgemeineren Ereignissen, insbesondere zur Zeitrechnung setzen und uns damit eine wenigstens annähernde zeitliche Ordnung unserer Erfahrungen in der Vergangenheit ermöglichen.

Störungen dieser zeitlichen Ordnung finden sich bei Geisteskranken häufig genug, vor allem regelmässig mehr oder weniger ausgesprochen in der Paralyse und bei den schwereren Formen des Altersblödsinns. Die Kranken wissen nicht, wann sie in die Anstalt gekommen sind, wann sie zuletzt Besuch gehabt, ja wann sie zu Mittag gegessen haben, auch wenn sie sich der betreffenden Erlebnisse selbst noch leidlich gut erinnern. Die augenblicklichen Eindrücke haften bei ihnen zu locker, um sich zu jener festgegliederten Reihe aneinanderschliessen zu können, welche dem rückschauenden Blicke die Abschätzung der zeitlichen Entfernung von der Gegenwart gestattet. Aehnlich wie wir uns nach einförmigen, reizlosen Wochen des letzten bedeutsamen Ereignisses entsinnen, als sei es „erst gestern" gewesen, so erscheinen auch dem Paralytiker die Monate, die keine bleibende Spur in seiner Erinnerung

zurückgelassen haben, wie wenige Tage. Oder aber die Bilder der
letzten Vergangenheit verblassen so schnell, dass sie ihm weit zu-
rückzuliegen scheinen und er sich schon Monate in der Umgebung
glaubt, in die er gerade erst eingetreten ist. Das gewohnte Maass
des Wechsels der Tageszeiten, das uns vor dem unwillkürlichen
Schätzungsfehler bewahrt, geht für seine gestörte Aufmerksamkeit
verloren, so dass er rathlos, nur auf die Hilfe seines unzuverlässigen
Gedächtnisses angewiesen, der Aufgabe einer zeitlichen Entfernungs-
schätzung gegenübersteht.

Endlich ist es aber auch die Treue der Erinnerung, die
inhaltliche Uebereinstimmung des Gedächtnissbildes mit der vergangenen Erfahrung, welche bei Geisteskranken mannigfaltige und
erhebliche Störungen darbieten kann. Wir wissen aus Versuchen
wie aus alltäglichen Erfahrungen, dass selbst die allereinfachsten
Erinnerungsbilder schon unter gewöhnlichen Verhältnissen niemals
vollständig den Wahrnehmungen gleichen, sondern sofort, eben
durch die Aufbewahrung im Gedächtnisse und die Einordnung in
den sonstigen Bewusstseinsinhalt, nicht unbeträchtliche Wandlungen
durchzumachen pflegen. Man denke nur daran, wie klein dem Erwachsenen nach langer Abwesenheit die Grössenverhältnisse erscheinen,
die ihm als Kind Eindruck machten. Mit der Veränderung des
allgemeinen Grössenmassstabes ist hier auch das Erinnerungsbild
unvermerkt gewachsen, so dass dann der Widerspruch desselben mit
der Wirklichkeit völlig überraschend wirkt. In ähnlicher Weise
werden durch die krankhaften Veränderungen der psychischen
Persönlichkeit, durch die Gefühlsschwankungen, die Wahnideen sehr
häufig nachträglich die Erinnerungen aus der Vergangenheit in
krankhafter Weise verfälscht. In besonders hohem Maasse wird die Erinnerung durch gemüthliche Einflüsse, namentlich durch die Regungen
der Eigenliebe verändert. Bei Menschen mit lebhafter Einbildungskraft und ausgeprägtem Selbstgefühl erfahren die früheren Erlebnisse
ganz unvermerkt sehr tiefgreifende Wandlungen in dem Sinne, dass
allmählich die eigene Person immer mehr in den Vordergrund rückt.
Die Schatten verwischen sich, und das Licht der eigenen Vortreff-
lichkeit strahlt heller und heller. Unter Umständen kann es bei
diesem unwillkürlichen Bestreben nach Selbstverherrlichung geradezu
bis zur Erfindung oder doch sehr freien Ausschmückung wirkungs-
voller Geschichten kommen, die am Ende vom Erzähler selbst nahezu

für wahr gehalten werden. Sehr hübsch hat Daudet diesen Vorgang bekanntlich in seinem „Tartarin" geschildert. Noch einen Schritt weiter, und wir haben die krankhaften Lügner und Schwindler vor uns, welche so wenig im Stande sind, die Erfindungen ihrer geschäftigen Einbildungskraft zu unterdrücken, dass sie zu jedem zuverlässigen Berichte über ihre Vergangenheit unfähig werden*). Dem Melancholischen erscheint sein ganzes Vorleben als eine Kette von trüben Erfahrungen oder schlechten Handlungen; der Verfolgungs- und der Grössenwahn werfen ihren Schatten zurück auf frühere Zeiten und lassen den Kranken schon in der Jugend die Andeutungen eines feindseligen Verhaltens seiner Umgebung, auffallender Beachtung durch hochgestellte Personen oder hervorragender Leistungsfähigkeit auf den verschiedensten Gebieten menschlichen Könnens ausfindig machen.

In der Regel handelt es sich dabei nur um „Paramnesien", um theilweise Vermischung wirklicher Erlebnisse mit eigenen Zuthaten, also um einen Vorgang, der in gewissem Sinne etwa den Illusionen entsprechen würde. Bisweilen jedoch kommt es auch zu „Hallucinationen der Erinnerung" (Sully), zu völlig freier Erfindung scheinbarer Reminiscenzen, denen gar kein Vorbild in der Vergangenheit entspricht**). Im Traumleben, dann aber namentlich bei der Paralyse und Dementia paranoides, bisweilen auch in der Manie, wird diese Form der Erinnerungsfälschung, das Fabuliren, nicht selten beobachtet. Die Kranken erzählen von fabelhaften Reisen, die sie gemacht, wunderbaren Abenteuern, die sie erlebt, gewaltigen Kämpfen, die sie überstanden, schrecklichen Verwundungen, die sie erlitten haben, und lassen sich durch Zwischenfragen und Einwürfe zu allen möglichen, vielfach einander widersprechenden Einzelangaben verleiten. Meist liegen solche Erlebnisse Jahre, selbst Jahrhunderte oder Jahrtausende zurück; nur von Paralytikern, Neuritiskranken und Altersblödsinnigen hört man völlig erfundene Ereignisse auch in die jüngste Vergangenheit, die letzten Tage oder Stunden verlegen. Hie und da erzählen auch Epileptiker aus ihren Dämmerzuständen erfundene Erlebnisse; ihre Angaben pflegen abenteuerlich

---

*) Delbrück, Die pathologische Lüge und die psychisch-abnormen Schwindler. 1891.
**) Kraepelin, Archiv f. Psychiatrie, XVII u. XVIII.

und nicht so beeinflussbar zu sein. In manchen Fällen werden die
Erinnerungsfälschungen nicht frei erzeugt, sondern sie schliessen
sich an irgend welche zufälligen äusseren Eindrücke an (associirende
Form). Die Kranken (zumeist Verrückte) glauben einzelne Personen
oder Gegenstände ihrer Umgebung früher schon einmal gesehen oder
von ihnen gehört zu haben, ohne sie doch auf wirkliche Erinnerungsbilder zu beziehen. Sie verkennen daher jene Objecte keineswegs,
wie das bei den Auffassungsverfälschungen, bei der Beeinflussung
von Wahrnehmungen durch die Erinnerung der Fall war, sondern
es vollzieht sich hier der umgekehrte Vorgang: an die vollkommen
scharf aufgefasste Wahrnehmung knüpft sich eine durchaus erfundene
Erinnerung, deren vermeintliches Vorbild gewöhnlich einige Monate
oder seltener Jahre zurückdatirt wird. Dabei pflegt das frühere
Erlebniss meist erst nach einigen Stunden oder selbst Tagen auf-
zutauchen, dann aber rasch volle Deutlichkeit zu gewinnen.

Die letzte Form der Erinnerungsfälschung, der wir hier noch
zu gedenken haben, ist am besten von Sander beschrieben worden.
Schon im gesunden Leben begegnet es uns bisweilen, namentlich
in der Jugend und im Zustande einer gewissen Abspannung, dass
sich uns in irgend einer Lage plötzlich die Vorstellung aufdrängt,
als hätten wir dieselbe schon einmal in ganz derselben Weise erlebt. Zugleich haben wir eine dunkle Ahnung dessen, was nun
voraussichtlich kommen wird, ohne uns jedoch ein klares Bild davon machen zu können. In der That scheint uns irgend ein alsbald
eintretendes Ereigniss wirklich unsere Ahnung zu erfüllen. Auf
diese Weise stehen wir eine kurze Zeit lang gewissermassen als
unthätige Zuschauer dem eigenen Vorstellungsverlaufe gegenüber,
der in unbestimmten Andeutungen dem wirklichen Gange der
Dinge vorauseilt, bis plötzlich die ganze Erscheinung verschwindet.
Gefühle einer peinlichen Unsicherheit und Spannung pflegen sich
regelmässig mit derselben zu verknüpfen.

In sehr ausgeprägter Weise wird diese Störung hier und da
unter krankhaften Verhältnissen, besonders bei Epileptikern im Zusammenhange mit den Anfällen, beobachtet. Was dieselbe von den
früher genannten Formen der Erinnerungsfälschung unterscheidet,
ist die völlige Gleichheit der gesammten Situation, unter
Einschluss der eigenen Person, mit einer anscheinenden Erinnerung
(identificirende Form). Während dort einzelne Eindrücke als von

früher her mittelbar oder häufiger unmittelbar bekannt aufgefasst
werden, ist hier die ganze Lage mit allen Einzelheiten vermeintlich
nur das getreue Abbild eines völlig gleichen Erlebnisses aus der
eigenen Vergangenheit. So kommt es, dass in den recht seltenen
Fällen, in denen sich diese Fälschung Wochen, Monate, ja durch
Jahrzehnte hindurch fortspinnt, mit einer gewissen Nothwendigkeit
in dem Kranken die Vorstellung erzeugt wird, dass er ein sich
selbst wiederholendes Doppelleben führt. Die Grundlage dieser
Störung ist durchaus dunkel. Möglich ist es, dass bisweilen wirkliche verschwommene Erinnerungen, namentlich aus Träumen, auf
Grund entfernter Aehnlichkeiten mit der vielfach nur in allgemeinen
Umrissen aufgefassten gegenwärtigen Situation fälschlich in Verbindung gebracht werden, doch dürfte diese Erklärung schwerlich
für alle Fälle zutreffen. Die unangenehmen Erwartungsgefühle lassen
sich wol am wahrscheinlichsten auf das vergebliche Ringen nach
einer deutlichen Auffassung des verschwommenen Bewusstseinsinhaltes zurückführen.

Störungen in der Bildung der Vorstellungen und Begriffe. Die
einfachsten Vorstellungen enthalten nur Bestandtheile aus einem
einzigen Sinnesgebiete. Mit dem Fortschritte der geistigen Ausbildung
jedoch entstehen immer verwickeltere Gebilde, deren einzelne Glieder
den verschiedensten Gebieten der Sinneserfahrung entstammen.
Meistens ist dabei wol der Antheil, welchen die einzelnen Sinne
liefern, ein sehr verschiedener. Nicht nur kommt gewissen Gruppen
von Wahrnehmungen für die Vorstellungsbildung überhaupt eine
weit grössere Bedeutung zu, als anderen, sondern es hat auch den
Anschein, als ob je nach der persönlichen Anlage bald mehr diese,
bald mehr jene Gebiete der Sinneserfahrung bei diesem Vorgange
bevorzugt würden. Während im Vorstellungsleben des Einen diejenigen Bestandtheile überwiegen, die durch das Auge aufgenommen
wurden, treten bei Anderen die vom Gehör oder durch die Be-
wegungsempfindungen gelieferten Eindrücke besonders in den Vordergrund. Bei völligem Ausfall ganzer Sinnesgebiete werden auch
die Vorstellungen eine eigenthümliche Einseitigkeit darbieten müssen,
ja, es kann der Fall eintreten, dass die gesammten Vorstellungen
ausschliesslich aus den Wahrnehmungen des Tast- und Bewegungs-
sinnes sich zusammensetzen müssen. Auch in diesem Grenzfall ist
übrigens noch eine hohe Entwicklung des Vorstellungslebens möglich.

Es ist erklärlich, dass unvollkommene Ausbildung und geringe
Nachhaltigkeit der sinnlichen Eindrücke die Entwicklung zusammengesetzter Gestaltungen unserer Vorstellungsthätigkeit in hohem Grade
beeinträchtigen müssen. Die einzelnen Wahrnehmungsbestandtheile
treten in keine näheren Beziehungen zu einander und zu den
früheren Erfahrungen; vereinzelt und ohne Anknüpfung nach irgend
einer Richtung hin, gehen sie in dem unterschiedslosen Gemenge
wechselnder Eindrücke rasch und vollständig wieder verloren. Derartige Zustände haben wir wol bei den schwersten Formen des angeborenen und erworbenen Blödsinns thatsächlich anzunehmen. Hier
findet vielfach eine engere Verknüpfung der einzelnen Wahrnehmungen überhaupt nicht statt. Die Glieder der Erfahrungskette
schliessen sich nicht aneinander, sondern jeder Eindruck fällt rasch,
wie er entstanden war, ungenutzt wieder dem Vergessen anheim.

Mit der reicheren und vielseitigeren Ausbildung der Vorstellungen
wird der Bau derselben nothwendigerweise immer verwickelter.
Die Zahl und die Verschiedenartigkeit der hier mit einander verknüpften Bestandtheile nimmt zu, so dass schliesslich der ganze
Umfang eines derartigen psychischen Gebildes sich nicht mehr ohne
weiteres, sondern nur bei der Betrachtung von den verschiedensten
Seiten her vollständig ermessen lässt. Gleichzeitig verlieren auch
die einzelnen Bestandtheile mehr und mehr ihre sinnliche Bestimmtheit, da sie nicht einem einzelnen Sinneseindrucke, sondern vielfach
wiederholten Wahrnehmungen entsprungen sind. Das Zufällige und
Nebensächliche der Einzelerfahrungen verwischt sich, während das
Wesentliche, immer Wiederkehrende sich stärker ausprägt und befestigt. Auf diese Weise werden eben die ursprünglichen Erinnerungsbilder zu wirklichen Vorstellungen; sie sind nicht mehr der einfache
Nachklang einer bestimmten Sinneserfahrung, sondern der allgemeine
Ausdruck sämmtlicher Erfahrungen einer gewissen Art, die überhaupt
auf das Bewusstsein eingewirkt haben.

Dieser Punkt der Entwicklung ist es, an welchem die sprachlichen Bezeichnungen ihren Einfluss auf das geistige Leben zu
entfalten beginnen. Der Umfang und die Vielseitigkeit der Sachvorstellungen macht es unmöglich, im Gedankengange überall den
gesammten Niederschlag einer Erfahrungsreihe nach allen Richtungen
hin ins Bewusstsein zu rufen. Vielmehr tauchen beim Denken zunächst immer nur die am kräftigsten entwickelten Bestandtheile

eines derartigen psychischen Gebildes auf, wenn nicht durch besonderen Anlass andere Seiten der Vorstellung mehr in den Vordergrund gedrängt werden. Bei häufiger Wiederholung dieses Vorganges werden am Ende jene stärker ausgebildeten Theile dauernd zu wirklichen Vertretern der Gesammtvorstellung. Mit ihrer Hülfe sind wir dann auch jeder Zeit im Stande, die verschiedenen anderen Seiten des ganzen psychischen Gebildes ins Bewusstsein zu ziehen und eingehender zu beleuchten.

Die Vertretung der Gesammtvorstellung im abgekürzten Denkverfahren kann an sich natürlich jedem beliebigen Bestandtheile derselben zufallen. Auch hier bestehen ohne Zweifel sehr weit gehende persönliche Verschiedenheiten. Zunächst werden wol überall einzelne sachliche Erinnerungsbilder, bald aus diesem, bald aus jenem Sinnesgebiete, diese Rolle übernehmen, ein Verhalten, welches um so länger und ausgeprägter fortbestehen bleibt, je besser die sinnliche Einbildungskraft entwickelt ist. Im allgemeinen aber treten an die Stelle der sachlichen Erinnerungen immer mehr die sprachlichen Zeichen derselben. Je umfassender die einzelne Vorstellung wird, je allgemeiner ihr Inhalt, desto mehr verblasst ihre sinnliche Färbung, desto grösser wird das Gewicht, welches in ihr die sprachliche Bezeichnung gewinnt. Die höchsten Entwicklungsformen der Verstandesthätigkeit pflegen sich daher zum guten Theile ganz ausserhalb der schwerfälligen Sachvorstellungen zu vollziehen und nur hie und da einmal das Gebiet der sinnlichen Erinnerungen flüchtig zu streifen.

Unter krankhaften Verhältnissen kann der hier geschilderte Entwicklungsgang an irgend einem Punkte zum Stillstande kommen. Bei unvollkommener geistiger Veranlagung bleibt die Ausbildung der Vorstellungen auf der Stufe der sinnlichen Erinnerungsbilder stehen. Die Kranken haften an der Einzelerfahrung, ohne das Gemeinsame aus verschiedenen gleichartigen Eindrücken herausschälen zu können. Sie gewinnen keinen kurzen, geschlossenen Ausdruck für grössere Erfahrungsreihen; das Unwesentliche scheidet sich ihnen nicht vom Wesentlichen, das Allgemeine nicht vom Besonderen. Das gesammte Denken vermag sich daher nicht über das Gebiet des unmittelbar sinnlich Gegebenen hinaus zur Erfassung höherer und weiterblickender Gesichtspunkte zu erheben. Daraus ergiebt sich nothwendig die Beschränkung der gesammten Lebenserfahrung

auf den nächsten und engsten Kreis, die Unfähigkeit zur Ausbildung
allgemeiner Begriffe, welche als Grundlage einer abstracteren Gedankenarbeit zu dienen vermöchten.

Bei der grossen Bedeutung, welche das vorhandene Wissen für
die Sammlung neuer Erfahrungen besitzt, kann die mangelhafte
Ausbildung von Allgemeinvorstellungen nicht ohne weitreichende
Folgen für den Umfang des Vorstellungsschatzes überhaupt bleiben.
Frühere Erfahrungen schärfen unseren Blick für andere ähnliche
Eindrücke; Neues wird weit leichter aufgenommen und festgehalten,
sobald es sich an Bekanntes anknüpfen, in bestehende Gedankenkreise einordnen kann. Je reicher der Vorstellungsschatz ist, desto
aufnahmefähiger wird er für jede neue Bereicherung, weil die Beziehungen des Seelenlebens zur Aussenwelt immer zahlreichere und
vielseitigere werden. So kommt es, dass die unvollkommene Entwicklung der Vorstellungen selbst zugleich die Empfänglichkeit für
neue Eindrücke herabsetzt. Sie finden keine Anknüpfung im Erfahrungsschatze, werden nicht fest eingegliedert und gehen daher
rasch und leicht wieder verloren. Zu der sinnlichen Beschränktheit
des Gedankenganges gesellt sich daher regelmässig Enge des Gesichtskreises, Vorstellungsarmuth und Gedächtnissstumpfheit.

Natürlich treten alle diese Störungen in ausgeprägter Form nur
dort hervor, wo die krankhafte Grundlage von Jugend auf besteht.
Beim erworbenen Schwachsinn wird der Vorrath früherer Erfahrungen
die Unfähigkeit zur Aufnahme neuer Eindrücke, zur Bildung neuer
Vorstellungen lange Zeit hindurch mehr oder weniger vollständig
verdecken können. Im weiteren Verlaufe freilich wird man jene
Störungen allmählich immer deutlicher sich geltend machen sehen.
Bei der Paralyse, bei der Dementia praecox, beim Altersschwachsinn beobachten wir in gleicher Weise, wie der Vorstellungskreis
sich einengt, wie die allgemeineren, begrifflichen Gedankengänge
zurücktreten gegenüber dem Greifbaren, Alltäglichen und Naheliegenden. Neue Eindrücke werden nicht mehr aufgenommen und
verarbeitet, und die jüngsten Erfahrungen werden schnell vergessen,
auch wenn die Erinnerungen aus vergangenen Tagen noch mit überraschender Festigkeit und Treue haften.

Kaum weniger verderblich, als die mangelnde Ausbildung der
Vorstellungsverbindungen, pflegt für das Seelenleben die krankhafte
Uebererreglichkeit der Einbildungskraft zu werden, welche mit ver-

wegener Leichtigkeit die verbindende Brücke zwischen den verschiedenartigsten Erfahrungen zu schlagen weiss. Hier genügen
schon entfernte Aehnlichkeiten und theilweise Uebereinstimmungen, um
zwei Vorstellungen in nahe Beziehungen zu setzen; der Mangel an
Zwischengliedern wird rasch durch immer bereite Vermuthungen ergänzt, und die Widersprüche werden in mehr oder weniger willkürlicher
Umgestaltung verwischt. So entwickelte mir ein kranker Ingenieur
einmal an der Hand umfangreicher und sehr eingehender Zeichnungen die Idee, durch die verschiedenartige Anordnung gewisser
architektonischer Ornamente ganze Musikstücke in übertragener Form
wiederzugeben und auf diese Weise Auge und Ohr gleichzeitig
künstlerisch anzuregen. Eine solche Willkürlichkeit der Ideenverbindung, welche die Fühlung mit dem sicheren Boden der Wirklichkeit mehr und mehr verliert, macht natürlich bei der Begriffsbildung eine Auswahl des Zusammengehörigen und die Ausscheidung
des Unwesentlichen, Entlegenen, fast gänzlich unmöglich. Die Begriffe müssen auf diese Weise durchaus jener Schärfe und Klarheit
entbehren, welche sie zur Grundlage höherer Geistesarbeit tauglich
macht; sie werden verschwommene und unklare psychische Gebilde, mit deren Hilfe nur einseitige und verschrobene Urtheile von
zweifelhaftem Werthe sowie unbestimmte und unsichere Analogieschlüsse zu Stande kommen können, sobald sich der Gedankengang
aus dem Bereiche der unmittelbaren Sinneserfahrung entfernt. Als
klinischen Ausdruck der hier geschilderten Störung können wir den
Hang zum Schwärmen und Träumen, den Mangel des Sinnes für
Thatsachen und Einzelheiten, die Verzettelung der geistigen Arbeitskraft in unausführbaren Plänen und Hirngespinnsten betrachten.
Diese Eigenthümlichkeiten bilden das Kennzeichen für gewisse Formen des angeborenen Schwachsinns und der auf ihrem Boden sich
mit Vorliebe entwickelnden Verrücktheit; vorübergehend begegnen
wir ihnen auch bei manchen erworbenen Schwächezuständen, namentlich bei der Paralyse und der Dementia paranoides.

Störungen des Gedankenganges. Die Verbindung der fertigen
Vorstellungen untereinander vollzieht sich nach bestimmten Gesetzen,
die uns wenigstens in ihren allgemeinen Zügen bekannt sind. Wir
können zunächst zwei grosse Gruppen von Vorstellungsverbindungen
auseinanderhalten, die äusseren und die inneren. Bei jenen ersteren
wird die Verknüpfung der beiden Vorstellungen nur durch eine rein

äusserliche, zufällige Beziehung vermittelt, während wir es bei den
inneren Associationen mit sachlichen, aus dem Inhalte der Vorstellungen selbst hervorwachsenden Zusammenhängen zu thun haben.
Im einzelnen gliedern sich beide Hauptgruppen noch weiter in
Unterformen je nach der Art des verknüpfenden Bandes*). Eine
äusserliche Verbindung kann zunächst hergestellt werden durch die
Gewöhnung, durch häufige Vergesellschaftung derselben Eindrücke.
Dies geschieht z. B. dann, wenn zwei Wahrnehmungen oft oder
regelmässig in nahe räumliche oder zeitliche Beziehung zu einander
treten. Haus und Fenster, Blitz und Donner entsprechen dieser
Bedingung. Ein ganz ähnlicher, aber noch äusserlicherer Zusammenhang kann sich durch die sprachliche Gewöhnung herausbilden.
Bestimmte Wort- und Satzverbindungen befestigen sich bei uns
durch häufige Wiederholung derart, dass jeder Bestandtheil derselben
die übrigen regelmässig auch ins Bewusstsein ruft. Dahin gehören
die Wortzusammensetzungen, die stehenden Redensarten, die Citate.
Vielfach hat sich in diesen Verbindungen die Denkarbeit früherer
Geschlechter niedergeschlagen; dem sprachlichen entspricht zugleich
ein sachlicher Zusammenhang. Für uns aber ist diese innere Verbindung längst in den Hintergrund getreten gegenüber der einfachen,
gedankenlosen sprachlichen Gewöhnung. In noch höherem Grade
ist das der Fall, wenn der einzelne Bruchtheil, wie nicht selten,
völlig sinnlos ist und nur durch die mechanische Anfügung des
Fehlenden zu einem sinnvollen Ganzen wird. Diese letztere Form
der äusseren Vorstellungsverbindungen bildet bereits den Uebergang
zu den für die Psychiatrie besonders wichtigen Klangassociationen.
Bei diesen handelt es sich um die Verknüpfung zweier Vorstellungen
lediglich auf Grund des sprachlichen Gleichklanges. Uebereinstimmung einzelner Buchstaben oder besser Sprachbewegungen, nicht
selten in der Form des Reims, genügt hier, die verbindende Brücke
zu schlagen, ganz ohne jede Rücksicht auf den Inhalt. Auch hier
wird die Eigenart des Vorganges am klarsten in jenen Beispielen
in denen der associirte Gleichklang überhaupt keinen sprachlichen
Inhalt mehr besitzt, sondern völlig sinnlos ist.
    Bei der zweiten grossen Gruppe von Vorstellungsverbindungen,

---

*) Aschaffenburg, Experimentelle Studien über Associationen, in Kraepelin,
Psychologische Arbeiten, I, 2; II, 1.

begegnet uns zunächst die Verknüpfung nach Ueber-, Neben- und Unterordnung. Der Entwicklungsgang der Vorstellungen vollzieht sich ja in der Weise, dass wir von sinnlichen Einzelerfahrungen durch Eingliederung ähnlicher Eindrücke allmählich zu einer Stufenleiter von immer allgemeineren Vorstellungen gelangen. Alle einzelnen Glieder dieser Entwicklung stehen naturgemäss mit einander in näherer oder fernerer Verbindung, so dass unser Gedankengang jederzeit den Schritt vom Besonderen zum Allgemeinen wiederholen kann, mit dem er einstmals seine Ausbildung begonnen hat. Der gleiche Weg ist aber auch in umgekehrter Richtung gangbar, und endlich vermögen wir dauernd den Vorgang zu erneuern, der uns von Anfang an die Verknüpfung innerlich übereinstimmender Erfahrungen unter einander ermöglichte. Alle diese Verbindungen bilden zusammen die psychologische Grundlage derjenigen Urtheile, welche das gegenseitige Verhältniss unserer Vorstellungen zu einander von den sinnlich einfachsten zu den verwickeltsten und allgemeinsten Formen zum Ausdrucke bringen.

Dem gegenüber können wir eine andere Form der inneren Associationen wol als die Vorstufe jener Urtheile auffassen, bei denen es sich um die Bereicherung unserer Vorstellungen durch neue Bestandtheile handelt. Wir bezeichnen diese Vorstellungsverbindungen vielleicht am besten als prädicative. Sie fügen zu einer gegebenen Vorstellung irgend ein Merkmal hinzu, welches nicht nothwendig zur Begriffsbestimmung gehört, sondern eine mehr oder weniger eng begrenzte Gruppe von Einzelerfahrungen aus der Gesammtzahl der Vorstellungsbestandtheile heraushebt. Diese beschränkte Aussage kann dabei sowol gegenwärtigen Eindrücken wie der Erinnerung entnommen werden. Die prädicativen Associationen enthalten demnach meist Eigenschaften, Zustände, Thätigkeiten, durch welche die voraufgehende Vorstellung nach irgend einer Richtung hin näher bestimmt wird. Es werden gewisse Bestandtheile derselben, seien sie längst oder gerade erst erworben, heller beleuchtet, die an sich beim Auftauchen jener Vorstellung nicht mit ins Bewusstsein getreten wären. So wird etwa die Vorstellung Hund in uns neben der sprachlichen Bezeichnung durch die allgemeinen Umrisse des Thieres vertreten; vielleicht werden wir uns dabei noch dunkel dessen bewusst, dass der Hund ein Thier, dass er dunkel gefärbt ist, dass er läuft. Alle diese unklaren Bestandtheile der

Hauptvorstellung können durch den weiteren Verlauf des Gedankenganges zur deutlichen Ausprägung gebracht werden. Nur der erstgenannte aber ist ein nothwendiges Glied der Vorstellung Hund; die beiden letzteren und zahllose andere ähnliche enthalten eine nähere Bestimmung, die nicht auf alle Hunde ohne Ausnahme zutrifft. Folgt daher auf die Vorstellung Hund die Vorstellung Thier, so haben wir es mit einer Association nach Ueberordnung zu thun, während die beiden anderen Anknüpfungen prädicative Bestimmungen enthalten.

Störungen des Gedankenganges sind bei den verschiedenen Formen des Irreseins ungemein häufig, leider jedoch bis jetzt noch sehr ungenügend erforscht. Die einfachste Form derselben ist die Lähmung des Vorstellungsverlaufes durch Herabsetzung der geistigen Regsamkeit. Zunächst entsteht dabei eine mehr oder weniger starke Verlangsamung des Denkens, zu der sich aber weiterhin regelmässig auch noch andere Veränderungen hinzugesellen, namentlich Einförmigkeit und Ablenkbarkeit. Leichtere Grade dieser Störung finden sich bei der Ermüdung, schwerere bei den Vergiftungen mit betäubenden Mitteln. Die geistige Lähmung bildet ferner den gemeinsamen Grundzug der Denkstörung bei den verschiedensten Formen der Verblödung, in der Paralyse, der Dementia praecox, dem Altersschwachsinn u. s. f.

Aeusserlich ihr ähnlich ist die Denkhemmung, die Erschwerung des Denkens durch starke Widerstände. Diese letzteren scheinen mit Aenderungen des Stimmungshintergrundes in Beziehung zu stehen, deren hemmende Wirkung auf den Gedankengang uns schon aus dem gesunden Leben geläufig ist. Bei der Denkhemmung geschieht die Verarbeitung äusserer Eindrücke mühsam und schwerfällig; der Gedankengang ist stark verlangsamt, die Beherrschung des Vorstellungsschatzes äusserst unvollkommen. Bisweilen kann diese geistige Gebundenheit fast bis zum völligen Gedankenstillstande fortschreiten. Auf das Bestehen einer Denkhemmung schliessen wir daraus, dass unter gewissen Bedingungen alle diese schweren Störungen ziemlich plötzlich verschwinden können. Ausserdem wird von den Kranken selbst der Widerstand, mit dem sie zu kämpfen haben, deutlich empfunden. Es fehlt ihnen nicht an der geistigen Regsamkeit; sie sind nicht stumpf und gleichgültig wie die verblödeten Kranken, aber sie vermögen trotz der grössten Anstrengungen nicht, die Gebundenheit und Unfreiheit ihres Denkens zu überwinden. Am ausgeprägtesten begegnen wir dieser Störung in den depressiven und Mischzuständen des circulären Irreseins; vielleicht sind auch gewisse Denkstörungen des epileptischen Stupors hierher zu rechnen.

Die inhaltlichen Störungen des Vorstellungsverlaufes lassen sich, wie mir scheint, am einheitlichsten auffassen als Verschiebungen in dem Verhältnisse zwischen den Zielvorstellungen und den einzelnen Gliedern unseres Gedankenganges. Leider sind wir hier überall in erster Linie auf die Prüfung der sprachlichen Aeusserungen unserer Kranken angewiesen, die naturgemäss nur ein sehr unvollkommenes und häufig verzerrtes Bild ihres wirklichen Vorstellungsverlaufes geben.

Das gesunde Denken wird regelmässig von gewissen allgemeinen Vorstellungen beherrscht, welche jeweils die Richtung des Vorstellungsverlaufes angeben. Von den auftauchenden Vorstellungen werden daher immer diejenigen Bestandtheile besonders kräftig angeregt, die mit den Leitvorstellungen in näherer Beziehung stehen. Aus der grossen Zahl möglicher Anknüpfungen werden auf diese Weise nur diejenigen wirklich zu Stande kommen, welche in einer bestimmten, durch die allgemeinen Ziele des Gedankenganges bedingten Richtung liegen. So entsteht die innere Einheit und Geschlossenheit unseres Denkens, die geistige Freiheit, welche uns in den Stand setzt, unseren Vorstellungsverlauf nach Gesichtspunkten zu lenken, die aus der Entwicklungsgeschichte unserer gesammten psychischen Persönlichkeit hervorgegangen sind.

In Krankheitszuständen kann der einheitliche Fortschritt des Gedankenganges, wie er durch kräftige Ausbildung der Zielvorstellungen gewährleistet wird, auf verschiedene Weise gestört sein. Zunächst kommt es vor, dass einzelne Vorstellungen oder Gedankenreihen mit besonders lebhafter Gefühlsbetonung immer wieder den durch die Zielvorstellungen vorgezeichneten Gedankengang durchbrechen. Im gesunden Leben begegnet uns diese Erscheinung dann, wenn wir durch irgend ein trübes Ereigniss, durch Erwartung oder Befürchtung so sehr beherrscht werden, dass unsere Gedanken trotz aller Bemühungen, sie in andere Richtungen zu zwingen, immer wieder zu demselben Gegenstande zurückkehren. Aber auch andere Vorstellungen, die nicht unmittelbar durch Erlebnisse angeregt werden,

vermögen bisweilen eine so aufdringliche Macht über unseren Gedankengang zu gewinnen, dass wir uns auf das peinlichste durch
sie beeinflusst fühlen. Wir erinnern hier an die Erfahrung, dass
wir uns in gewissen Stimmungen trotz besserer Einsicht bisweilen
des Auftauchens von allerlei Schauer- und Gespenstergeschichten
nicht zu erwehren im Stande sind. Sie erwachen im Gegentheil
oft um so lebhafter, je angestrengter wir sie in den Hintergrund
zu drängen versuchen.

Auf krankhaftem Gebiete kommen derartige, von lebhaften Unlustgefühlen begleitete Vorstellungen, die sich unwiderstehlich dem
Bewusstsein aufdrängen, vielfach und in sehr mannigfaltiger Form
zur Beobachtung. Wir bezeichnen sie nach v. Krafft-Ebings Vorgang als Zwangsvorstellungen *), weil sie regelmässig mit dem
Gefühle des Unterliegens gegen einen übermächtigen Zwang einhergehen. Der Sinn dieser Gedankengänge ist meist ein unangenehmer,
quälender, doch können auch Vorstellungen von ursprünglich gleich-
gültigem oder albernem Inhalte allmählich peinigende Aufdringlichkeit annehmen. Gerade die Furcht vor ihrer Wiederkehr ist es
vielleicht in erster Linie, welche den Zwangsvorstellungen ihre
Macht verleiht. Wie wir an ein drohendes Ereigniss unablässig
denken müssen, auch wenn wir uns gerne ablenken möchten, so
richtet die Furcht vor der Zwangsvorstellung selbst immer von
neuem die Erwartung auf dieselbe hin und befördert dadurch am
wirksamsten ihre Wiederkehr.

Aus diesen Gründen beobachten wir Zwangsvorstellungen fast
ausnahmslos auf dem Boden deutlicher gemüthlicher Verstimmungen.
In melancholischen Erkrankungen, namentlich aber in den Depressionszuständen des circulären Irreseins begegnen wir denselben
häufig. Unter Umständen kann hier das Bewusstsein des krankhaft
Aufgedrungenen verloren gehen, so dass ursprüngliche Zwangsbefürchtungen späterhin dauernd oder vorübergehend zu wirklichen
Wahnideen werden. Die ausgebildetsten Formen der Zwangsvorstellungen aber entwickeln sich auf der Grundlage angeborener Entartung. Hier werden durch die grosse gemüthliche Erregbarkeit
einerseits, durch die erhöhte Empfänglichkeit für allerlei innere und

---

*) Wille, Archiv f. Psychiatrie, XII, 1; Meynert, Wiener klin. Wochenschr.
1888. 5—7.

äussere Beeinflussungen andererseits die günstigsten Bedingungen für das Zustandekommen jener Störungen geschaffen. Eine eingehendere Würdigung der einzelnen klinischen Gestaltungen wird späterhin noch unsere Aufgabe sein.

Während beim Zwangsdenken die sich aufdrängenden Vorstellungen mit starken Unlustgefühlen verknüpft und von gleichartiger Färbung zu sein pflegen, ist eine andere, nur äusserlich ähnliche Störung, das einfache Haften einzelner Vorstellungen, dadurch gekennzeichnet, dass irgend welche, einmal angeregte Vorstellungen von ganz ·beliebigem Inhalte sich immer wieder in den Gedankengang einschieben. Auch im gesunden Leben ist dieser Vorgang nicht gerade selten. Im gewöhnlichen Flusse der Gedanken vermag sich keine einzelne Vorstellung längere Zeit hindurch auf voller Höhe zu erhalten, wenn sie nicht durch besondere Ursachen immer von neuem angeregt wird. Unablässig drängen sich neue Eindrücke und Vorstellungen ins Bewusstsein, um das Uebergewicht zu gewinnen, sobald die Lebhaftigkeit vorangegangener Bilder zu verblassen beginnt. Je weniger der Gedankengang fortschreitet, desto leichter und länger sind einzelne Vorstellungen im Stande, ihre Herrschaft zu behaupten. Namentlich Vorstellungsgruppen von rhythmischer Gliederung, einen Vers, eine Melodie können wir bisweilen durchaus nicht wieder loswerden, sondern müssen, vielleicht zu unserem grössten Verdrusse, in steter Wiederholung darauf zurückkommen, bis sie endlich durch andere Vorgänge wieder in den Hintergrund gedrängt werden. Oder aber es tauchen bestimmte Wendungen und Redensarten unwillkürlich immer wieder in unseren schriftlichen oder mündlichen Aeusserungen auf, ohne dass es uns bei grösster Anstrengung gelänge, sie zu vermeiden. Im Gegensatze zum Zwangsdenken bemerken wir jene fortwährenden Wiederholungen vielfach erst nachträglich; das Gefühl des Zwanges, der Ueberwältigung trotz unseres Widerstrebens, fehlt vollständig, so unangenehm wir vielleicht auch von der Zähigkeit der Vorstellungen berührt werden. Wir kennen die Einflüsse noch nicht genauer, die ein solches Kleben der Vorstellungen bewirken; die Erschöpfung scheint nach Aschaffenburg's Untersuchungen diesen Vorgang nicht zu begünstigen. Dagegen treffen wir bei katatonischen Kranken ungemein häufig die Neigung, dieselben Vorstellungen „zu Tode zu hetzen", bald unter Einflechtung in andere mehr oder weniger zusammenhangs-

lose Gedankenreihen, bald auch ganz allein in unendlicher Wiederholung.

Der Inhalt derartiger haftender Vorstellungen ist dabei ein ganz
zufälliger; die eine kann über kurz oder lang von einer anderen
abgelöst werden, die dann eben so zähe haftet, oder es schieben sich
durcheinander in einen längeren Gedankengang eine Reihe verschiedener, immer wiederkehrender Vorstellungen ein. Offenbar
spielt demnach bei dem Vorgange nicht die besondere Eigenschaft
der einzelnen Vorstellung, sondern der Gesammtzustand des Seelenlebens die entscheidende Rolle. Vielleicht dürfen wir annehmen,
dass der Mangel eines bestimmten, festen Zieles in unserem Gedankengange die häufige Wiederkehr derselben Vorstellungen besonders begünstigt. Dieser Ueberlegung würde die Erfahrung entsprechen, dass wir das Haften der Vorstellungen, die mangelhafte
Dämpfung derselben, am häufigsten beobachten, wenn wir uns gehen
lassen oder zerstreut sind. Auch bei Katatonikern verbindet es
sich in der Regel mit einer Zerfahrenheit des Gedankenganges, die
auf ungenügende Ausbildung von Zielvorstellungen hinweisen dürfte.
Sehr deutlich tritt das in dem folgenden Beispiele hervor:

„Herr Vetterlieb, es war nicht so, Herr Vetterlieb, es war nicht so, es war
nicht so, A Lauer für S Lauer, A Lauer für S Lauer, nur das einzige, A Lauer für
S Lauer, Herr Vetterlieb, weil ich für Ihr einziges Kind gebetet habe, wie ich in
Tauberbischofsheim. Herr Vetterlieb, lieber Herr Vetterlieb, mein einzig Vetterlieb, ich will sagen, wie es gelebt hat, ein gutes, ein böses, Herr Vetterlieb, M,
R, I, S. Herr Vetterlieb, Schnaps gegen Branntwein, Vergiftung gegen Ver-
gittung. Ich hänge meine Zunge bald so, bald so hinten hinaus, bald vorn hinaus.
Herr Vetterlieb (5 mal wiederholt), das war Wucht, Herr Vetterlieb, eine Kupfer-
schlange, durchlöchert, Herr Vetterlieb, wegen des wahren, wegen des wahren,
wegen des wahren Willens" u. s. f.

Eine wesentlich andere Bedeutung, als die häufige Wiederkehr
derselben Vorstellungen in einem bestimmten Gedankengange hat
die gewohnheitsmässige Erneuerung gleichartiger Vorstellungsreihen bei den verschiedensten Gelegenheiten. Während dort der
Inhalt der immer wieder auftauchenden Vorstellungen ein ganz zufälliger ist und durch alle möglichen Einflüsse allmählich verändert
werden kann, haben wir es hier mit dem erstarrten und darum fast
unveränderlichen Niederschlage früherer Erfahrungen zu thun.

Unsere ganze geistige Ausbildung beruht auf dem Umstande,
dass sich unsere Vorstellungsverbindungen durch häufige Wieder-

holung allmählich mehr und mehr befestigen. Das Ergebniss früher geleisteter Gedankenarbeit steht uns auf diese Weise schliesslich fast mühelos jederzeit zu Gebote, so dass wir auf der einmal erarbeiteten Grundlage ohne weiteres fortbauen können. Ja, auch der gesammte Erfahrungs- und Gedankenschatz vergangener Geschlechter wird uns in den festen Formen der Muttersprache als fertiges Werkzeug für jederlei Denkarbeit überliefert. Die Bedeutung dieser gegebenen Formeln im Vorstellungsverlaufe ist natürlich je nach der persönlichen Befähigung zu eigenem Schaffen eine sehr verschiedene; sie kann jedoch kaum überschätzt werden. Wir Alle wissen, dass wir beständig mit einer grossen Zahl von stehenden Wendungen und festen Ideenverbindungen arbeiten, die mit erstaunlicher Unvermeidlichkeit bei gegebenem Stichworte auftauchen und ablaufen, ohne unser Zuthun, ja selbst gegen unseren Willen. Ich konnte nachweisen, dass von einer grösseren Gruppe eingeübter Associationen nach fast zwei Jahren noch etwa 70% in völlig gleicher Form wiederkehrten.

In Krankheitszuständen wird dieses Verhältniss ohne Zweifel vielfach noch sehr bedeutend überschritten. Namentlich dann, wenn die Fähigkeit zur Sammlung und Verarbeitung neuer Eindrücke durch das Irresein vernichtet wird, pflegen die Vorstellungsüberreste aus gesunden Tagen allmählich in steter Wiederholung zu erstarren. So sehen wir beim Greise, in der Paralyse und bei verschiedenen anderen Verblödungsvorgängen den Vorstellungsverlauf mehr und mehr auf einzelne, immer wiederkehrende Gedankenreihen einschrumpfen, welche keinerlei neue geistige Arbeitsleistung mehr enthalten. Es entwickelt sich auf diese Weise eine mehr oder weniger hochgradige Einförmigkeit der Bewusstseinsvorgänge. Selbstverständlich verbindet sich damit stets eine beträchtliche Verarmung des Vorstellungsschatzes. Was nicht in festgeschlossener, unveränderlicher Verbindung erhalten bleibt, geht rettungslos verloren. Schliesslich können sich die gesammten sprachlichen Aeusserungen einer früher reich entwickelten Persönlichkeit auf wenige Sätze oder gar einzelne, unablässig wiederholte Worte zurückziehen. Von dem Haften der Vorstellungen unterscheidet sich diese Störung sehr wesentlich dadurch, dass wir es dort mit einzelnen Wörtern zu thun haben, die ohne irgend welche Beziehung zum Sinn immer wiederkehren. Hier dagegen sind es bestimmte Gedankengänge, die un-

mittelbar den wirklichen Bewusstseinsinhalt der Kranken wiedergeben. Die folgende Nachschrift von einer altersblödsinnigen Kranken
mag das erläutern:

> „Wir haben den ganzen Tag nichts gegessen — Kaffee und Brot — Kaffee
> — die Frau würde gern kochen, wenn sie etwas kriegte, aber den ganzen Tag hat
> sie nichts, als Kaffee und Brot — aber das geht nicht; die Frau muss etwas zu
> essen haben — das geht nicht; der Mann muss aufhören, zu essen, die Kinder
> müssen essen — ei, ei, ei, das ist doch stark; die Kinder nichts mehr zu essen,
> nichts wie Kartoffeln — der Vater hat die Kartoffeln gegessen; die Mutter hat
> nichts, die Kinder haben nichts — so ist es fortgegangen von einem Tag zum
> andern, haben die Kinder nichts gegessen wie Kartoffeln und Kaffee — ach Gott,
> da sind wir fertig, da haben wir nichts gegessen, gar nichts, gar nichts; das darf
> nicht sein — wo wir hin sind, haben wir den Kaffee fort und die Kartoffeln —
> das ist gar nichts — nichts wie Kaffee, Kaffee, Kaffee" u. s. f.

In nahen inneren Beziehungen zu der Einförmigkeit des Gedankenganges steht eine andere, ihr äusserlich ziemlich unähnliche
Störung, die Umständlichkeit. Wir verstehen darunter jene Gestaltung des Vorstellungsverlaufes, bei welcher nicht nur die wesentlichen und nothwendigen Glieder eines Gedankenganges, sondern
auch eine grössere Anzahl nebensächlicher und zufälliger Begleit-
vorstellungen mit voller Deutlichkeit erzeugt werden. Dadurch wird
einerseits der Abschluss der Vorstellungskette, die Erreichung des
vorgesteckten Zieles, immer wieder hinausgeschoben und verzögert,
andererseits wird der ganze Gedankengang unübersichtlich, da die
Nebendinge sich ebenso in den Vordergrund drängen wie die Haupt-
sachen. Diese Störung beruht demnach auf einer unvollkommenen
Sichtung der Vorstellungen nach ihrer Bedeutung für den jeweiligen
Gedankengang. Erinnerungsbilder sinnlichen Inhalts schieben sich
fortwährend in den Gedankengang ein; Nebenumstände, gleichgültige
Einzelheiten, die nur in ganz zufälliger Verknüpfung mit dem Haupt-
gegenstande stehen, drängen sich auf, nehmen die Aufmerksamkeit
in Anspruch und hindern dadurch den Fortschritt in der Richtung
der Zielvorstellung. Dennoch führen alle Nebenpfade schliesslich
wieder auf den Hauptweg zurück, und das Ziel wird am Ende meist
doch erreicht, wenn auch erst nach unerhörten Umwegen. Offenbar
bleibt immer noch ein gewisser sachlicher Zusammenhang zwischen
Zielvorstellung und Nebenassociationen, der die Rückkehr zum Ausgangspunkte vermittelt.

Den einfachsten Formen der Umständlichkeit begegnen wir in

der Gesundheitsbreite bei ungebildeten Menschen, bei denen die
Ordnung der Vorstellungen nach ihrer Wichtigkeit nur unvollkommen
durchgeführt wird. v. d. Steinen beobachtete sie in ausgeprägtester
Weise bei den Naturvölkern Centralbrasiliens. Je weniger das be-
griffliche Denken entwickelt ist, je stärker auch in den allgemeineren
Vorstellungen noch die sinnlichen Bestandtheile hervortreten, desto
grösser wird die Neigung sein, im Gedankengange am Einzelnen und
Nebensächlichen festzukleben. Daher die grosse Schwierigkeit, von
ungebildeten Leuten knappe, sachliche Antworten zu erhalten, ihre
Unfähigkeit, das Unwesentliche aus ihren Erzählungen auszuscheiden,
Gesehenes und nur Gedachtes oder Vermuthetes scharf auseinanderzuhalten. Nicht minder bekannt ist ferner die Umständlichkeit des
Greisenalters. Sie steht wol in naher Beziehung zu der geistigen
Verarmung. Durch den Verlust der Aufnahmefähigkeit und Regsam-
keit kommt es zu häufigerer Wiederholung der gleichen Gedankengänge, die sich allmählich mehr und mehr befestigen und daher immer
grössere Bedeutung für die gesammte Denkarbeit gewinnen. Längere
Reihen von Vorstellungen laufen ganz gewohnheitsmässig ab, sobald
sie durch irgend einen Anlass angeregt werden. Diese erstarrten
Ketten von Erinnerungsbildern, Lieblingsgedanken, allgemeinen
Lebenserfahrungen schiessen überall an die einzelnen Glieder des
jeweiligen Gedankenganges an und verhindern den raschen, ziel-
bewussten Fortgang, da sie nicht unterdrückt werden können, sondern erst erledigt werden müssen. Grosse Aehnlichkeit mit dieser
Störung, die natürlich beim krankhaften Altersblödsinn am stärksten
entwickelt zu sein pflegt, zeigt die Umständlichkeit der Epileptiker.
Auch hier dürfte die Verarmung des Vorstellungsschatzes eine
wesentliche Rolle spielen. Die Einengung des Gesichtskreises macht
es dem Kranken unmöglich, ein fernes Ziel als Richtpunkt dauernd
im Auge zu behalten; nur an der Hand des Einzelnen und Nächstliegenden findet er gleichsam tastend seinen Weg. Darum muss er
auch immer die gleichen Umwege an den gleichen Merkzeichen
vorüber machen, wenn er überhaupt sein Ziel erreichen soll. Ein
Beispiel dafür giebt folgende Stelle aus einer sehr umfangreichen
Lebensbeschreibung:

„Ehe man etwas glauben thut, was einem andere Leute erzählt haben, oder
was man in den Kalendern gelesen hat, man muss sich da erst fest überzeugen
und selbst nachsehen, ehe man sagen kann und glauben, die Sache ist schön oder

die Sache ist nicht schön, erst untersuchen und selbst mitmachen und nachsehen, und dann, wenn der Mensch alles untersucht hat und selbst mitgemacht hat und alles nachgesehen, dann kann der Mensch erst sagen, die Sache ist schön oder sie ist nicht schön oder nicht gut; desshalb sage ich auch selbst, wenn man über eine Sache eine Auskunft geben oder etwas ganz genau feststellen will oder der Wahrheit gemäss sprechen will, die Sache ist richtig oder die Sache ist nicht richtig, so muss ein jeder Mensch die Sache so untersuchen, wie er es vor dem dreieinigen Gott und vor seiner Majestät, dem Könige von Preussen, Wilhelm der Zweite, und Kaiser von Deutschland zu verantworten gedenkt. Ich will nun wieder an der Erzählung, welche mir die Soldaten mitgetheilt haben, weiter schreiben".

Eine letzte grosse, eigenartige Gruppe von Störungen des Gedankenganges ist durch das Fehlen oder die ungenügende Ausbildung der Zielvorstellungen gekennzeichnet. Die nächste Folge einer mangelhaften Beherrschung des Vorstellungsverlaufes durch bestimmte Gesichtspunkte ist naturgemäss ein häufiger, unvermittelter Richtungswechsel. Die Anregung neuer Vorstellungen wird nicht mehr durch den vorhandenen Bewusstseinsinhalt, sondern durch das launenhafte Spiel des Zufalls bestimmt. Der Gedankengang verliert seine Einheitlichkeit; er steuert nicht planmässig einem bestimmten Ziele zu, sondern geräth immerfort in neue Bahnen, die eben so schnell wieder verlassen werden. Den Anstoss zu solchem Richtungswechsel können äussere und innere Vorgänge geben. Jeder beliebige Eindruck genügt, um den Vorstellungsverlauf zur Entgleisung zu bringen; es besteht eben wegen des Mangels an Leitvorstellungen eine ausserordentliche A b l e n k b a r k e i t des Gedankenganges.

Unter den klinischen Gestaltungen der hier besprochenen Störung sind wir vielleicht im Stande, zwei Hauptformen von wesentlich verschiedener Bedeutung auseinander zu halten. Bei der ersten derselben sind wol Zielvorstellungen vorhanden, aber sie sind ausserordentlich flüchtig und lösen einander sehr rasch ab. Die unmittelbar aufeinander folgenden Glieder des Gedankenganges stehen daher regelmässig noch in einer gewissen, wenn auch nicht immer klar erkennbaren Verbindung, während allerdings der Gesammtverlauf in Folge äusserer und innerer Anstösse die verschiedensten und überraschendsten Richtungsänderungen darbieten kann. Wegen der grossen Flüchtigkeit der angeregten Vorstellungen gelingt es meist nur, auf einfachere Fragen kurze Antwort zu erhalten, auch wenn die Auffassung an sich nicht so sehr gestört ist. Verlangt man die Leistung schwierigerer Denkarbeit, so ist es in

der Regel unmöglich, den Kranken genügend lange bei der Aufgabe
zu „fixiren", da die angeregten Vorstellungen sofort wieder von anderen in den Hintergrund gedrängt werden. Es sei uns gestattet,
diese Form der krankhaften Zusammenhangslosigkeit des Gedankenganges, dieses planlose Umherschweifen des Vorstellungsverlaufes „vom
hundertsten ins tausendste" mit dem besonderen Namen der Ideenflucht zu belegen, der allerdings meist in weiterem Sinne gebraucht wird.

Die Gründe für diese Einengung liegen in der eigenartigen
klinischen Bedeutung dieses Krankheitszeichens. Dasselbe ist ein
Grundzug der manischen Erregungszustände, findetsich allerdings ausserdem auch bei den acuten Erschöpfungspsychosen,
bei manchen Vergiftungsdelirien und bei der Paralyse. Vielleicht
können wir Andeutungen eines Versagens der Zielvorstellungen
schon im gesunden Leben auffinden, wenn wir im süssen Nichtsthun
unseren Gedanken freien Lauf lassen, die Fessel lösen, welche sie
beim „Nachdenken" in bestimmte Bahnen zwingt. Noch deutlicher
wird die Erscheinung im wirklichen Traume. Hier empfinden wir
ja gerade die Unmöglichkeit äusserst peinlich, einen Gedanken weiter
zu verfolgen, eine auftauchende Vorstellungsreihe festzuhalten. Daher die vielen überraschenden Wendungen in den Traumbildern, die
sprunghaften, unvermittelten Aenderungen des ganzen Bewusstseinsinhaltes. Vielleicht trägt auch diese Eigenthümlichkeit unseres
Traumbewusstseins mit dazu bei, den wechselnden Bildern das Gepräge wirklicher Erlebnisse zu geben; sie sind unabhängiger von
unserem Gedankengange, als es sonst die Schöpfungen unserer Einbildungskraft sein könnten.

Es kann zweifelhaft erscheinen, ob diese Erfahrungen wirklich
der Ideenflucht verwandt sind. Dagegen dürften wir in der Ermüdung
nicht selten wirklich leichte Grade jener Störung vor uns haben.
Auch hier verlieren wir bis zu einem gewissen Grade die Herrschaft
über unseren Gedankengang. Wir vermögen das Ziel nicht mehr
fest im Auge zu behalten und ertappen uns immer häufiger auf
Abschweifungen nach den verschiedensten Richtungen hin, von denen
wir uns erst zwingen müssen, zu unserem Ausgangspunkte zurückzukehren. Schliesslich sind wir ganz ausser Stande, länger bei dem
gleichen Gegenstande zu bleiben; gleichzeitig geht das zusammenhängende Verständniss für die gestellten Aufgaben mehr und mehr
verloren. Ein ganz ähnlicher Vorgang vollzieht sich unter dem

Einflusse des Alkohols. Die ziellosen Faseleien Betrunkener sind
ja zur Genüge bekannt. Der Berauschte vermag nicht, einer Aus-
einandersetzung zu folgen, und er bleibt auch in seinem Denken
und Reden keinen Augenblick bei der Stange, sondern verliert immer
von neuem den Faden, selbst, wenn man ihn durch wiederholte
Hinlenkung auf den Ausgangspunkt im Zusammenhange zu erhalten
sucht.

Mit der Bezeichnung Ideenflucht verknüpft sich gewöhnlich die
Vorstellung einer beschleunigten Aufeinanderfolge der einzelnen
Gedanken. Man hat geradezu von einer Ueberstürzung der Vorstellungsbildung, von einer so massenhaften Erzeugung neuer Vorstellungen gesprochen, dass die Zusammenhangslosigkeit lediglich
durch das Ausfallen zahlreicher Zwischenglieder bedingt sein soll,
die nicht schnell genug ausgesprochen werden können. Diese Auffassung erweist sich bei genauerer Prüfung als völlig unhaltbar.
Zunächst ist der Vorstellungsreichthum des Ideenflüchtigen nichts
weniger, als gross, sondern wir begegnen jener Störung sogar häufig
genug bei ganz auffallender Gedankenarmuth. Sodann aber ist die
Geschwindigkeit der Vorstellungsverbindungen niemals beschleunigt,
meist im Gegentheil deutlich verlangsamt. Die Zusammenhangslosigkeit der Kranken beruht also einfach auf dem Mangel jener
einheitlichen Beherrschung der Gedankenverbindungen, die alle
Nebenvorstellungen unterdrückt und den Fortschritt nur in bestimmter
Richtung zulässt. In Folge dessen können sich hier alle möglichen
zufällig aufschiessenden Vorstellungen Geltung verschaffen, die im
gesunden Bewusstsein durch die Macht der Zielvorstellungen gehemmt
sein würden. Nicht die rasche Aufeinanderfolge der Vorstellungen
ist es demnach, welche die Bezeichnung Ideenflucht rechtfertigt,
sondern die Flüchtigkeit der einzelnen Ideen, die keinen nach-
haltigeren Einfluss auf den Ablauf des Gedankenganges zu gewinnen
vermögen.

Die Richtung des Gedankenganges bei der Ideenflucht wird im
einzelnen durch äussere Eindrücke, ferner durch auftauchende Vorstellungen, endlich aber, wo derartige Durchbrechungen fehlen, durch
die associativen Beziehungen der auf einander folgenden Glieder
bestimmt. Da keine dauernden Zielvorstellungen die Verknüpfung
nach innerem Plane regeln, so können die verschiedensten Bestandtheile der Vorstellungen ihren Einfluss auf die Anregung neuer

Bewusstseinsvorgänge geltend machen. So können wir Zustände, in denen die Ideenverbindung ganz vorzugsweise durch einzelne sinnliche Erinnerungsbilder vermittelt zu werden scheint, im Traume, in gewissen Vergiftungsdelirien, namentlich im Opiumrausche. Lebhafte Einbildungsvorstellungen schliessen sich hier 'n bunter Folge aneinander, entwickeln sich auseinander, losgelöst von dem festgefugten Gerüste der abstracten Vorstellungen. In Folge dessen entsteht eine lockere Reihe reiner Hirngespinnste ohne inneren Zusammenhang und ohne Klärung durch die allgemeineren Lebenserfahrungen, deren schärferes Hervortreten in unserem Bewusstsein sofort die zahlreichen Widersprüche und die innere Unwahrheit der abenteuerlichen Erlebnisse deutlich erkennen lassen würde.

Dieser deliriösen Form der Ideenflucht steht die hypomanische Weitschweifigkeit nahe, bei der die Kranken sich überall durch Nebenvorstellungen, Erinnerungen, Einfälle ablenken lassen, jeder Versuchung zu Zwischenbemerkungen, Einschiebungen und Ausschmückungen unterliegen, immerfort auf Abwege gerathen und nur durch unausgesetzte Einwirkungen zu ihrem Gegenstande zurückgeführt werden können. Ein Beispiel dafür giebt folgendes Bruchstück einer Antwort auf die Frage: „Sind Sie krank?"

— — „in M. hat meine Mutter noch einen Bruder, ein reicher, angesehener Mann; er hat jetzt seine 2. Frau, ja, ich bin nicht so wie Sie meinen; meine Geschwister haben mich um meine Sache immer gebracht, ich bin verkürzt; den Mann, den ich habe, haben sie nicht gemocht; ich bin die älteste, aber auch die kleinste. Von 12 Jahren an habe ich viel schaffen müssen bis 48; ich habe es am härtesten gehabt. Mein Mann lässt mich nach Mariä Einsiedeln wallen, ein rechter Dummer! Wenn ich gewusst hätt', ich käm da herein, nicht für 2000 Mark wär' ich da herein; nach Mariä Einsiedeln hab' ich gewollt; darum ist hier so ein Altar erschienen; ich hab' Aepfel und Birnen haben wollen vom Paradies; der Dr. K. hat von dem Kuchen gegessen und süssen Wein getrunken. Ich habe schwarze Trauben, die sind aufgeplatzt und heruntergefallen; jetzt hab' ich sie ausgedrückt in einem sauberen Tuch und in einen irdenen Krug hinein; jetzt hat es süssen Most gegeben. Es ist Samstag gewesen; auf den Sonntag muss man doch Kuchen haben; früh hab' ich Teig gemacht, das hat unser Bäcker S. in K. gebacken und hat nichts zu backen gekostet, denn ich hol' als meine Weck' beim Bäcker. Da hat der Dr. K. gesagt, seine Frau könnt' nicht so backen; er hätte so ein Luder" u. s. f.

Wenn hier der inhaltliche Zusammenhang trotz der vielen Sprünge im ganzen noch leidlich gut zu erkennen ist, führt das Ueberwiegen der motorischen Sprachvorstellungen zu einer Häufung

sprachlich eingeübter Associationen, gewohnheitsmässiger Wortverbindungen, endlich zur Verknüpfung der Vorstellungen nach
reiner Klangähnlichkeit. Diese Störung ist es, die man auch wol
im engeren Sinne als Ideenflucht bezeichnet; vielleicht könnte man
sie der durch inhaltliche Bestandtheile der Vorstellungen vermittelten
„inneren" Ideenflucht als „äussere" gegenüberstellen.

Die Bedingungen für das Zustandekommen dieser Form sind
überall gegeben, wo wir es mit einer Steigerung der motorischen
Erregbarkeit zu thun haben. Gerade diese Form der Ideenflucht
ist es, die sich unter dem Einflusse der Ermüdung, besonders der
körperlichen Anstrengungen und Nachtwachen, sowie im Alkoholrausche einzustellen pflegt. Daher beobachten wir hier besonders
das Einlenken des Gedankenganges in die Bahnen eingeübter Wendungen und stehender Redensarten, in denen der Einfluss der
Sprachvorstellungen deutlich genug über denjenigen des Gedankeninhaltes überwiegt. In Krankheitszuständen kann der Redeschwall
den Gedankengang gewissermassen vollständig mit sich fortreissen.
„Der Nagel an der Wand," begann eine solche Kranke, auf einen
Nagel zeigend, fuhr aber sodann fort: „hört seine eigene Schand."
Gleichklänge, Anklänge, Reime, Citate überwuchern hier schliesslich
mehr und mehr alle andersartigen Bindeglieder zwischen den einzelnen Vorstellungen. Ein Beispiel für diese völlige Auflösung des
inhaltlichen Zusammenhanges bietet die folgende, bei einem manischen Kranken gewonnene Nachschrift:

„Fluth-Maul-Mammuth-schwarzweiss-slip-abgehaut den Kopf-schnipp, schnapp-
schnipp, schnapp, schnurr-Orsowa und Gralisca-Pump-Devrient-Kersowa-Kousso-
Odessa-Carmen-Grossmann-Ernestin-zick, zack,zuck-Decluse-Levit-Trier-Trevirau-Tri-
bites-Trevianda-Demimonde-Mandeck-Hirschdreck-Jod-Wasser-Apollinaris-Edinburg-
Gries-Aumüller-Abel-Babel-Babylon-Schlauch-Mauer-Respirator-Bärenfeind-Schuwa-
loff-Rechberg-Cicero-Manuta-Mantua-Kalakaua-Sendelbachergasse-Nauplia-nobel-
Adria-Licht-nach Belt-Grindach-Tegernbach-hintenaus-Sedelmayer-Meer-Au-Rings-
eis-linksum-horch, der Lump hat seine Mutter umgebracht-schwarz werden-ja, sehr
schön-Cacao-Mumps-Kaiser und Reich-Zoroaster-Hansa-33 Köpf-Nicaea-Constanz-
Verbrennung-Huss-Schwager-Dreck-Theriak-pereat mundus-aus-Hansa" u. s. f.

An einigen ¡Stellen (Wasser-Apollinaris, Nicaea-Constanz-Verbrennung-Huss)¡ erkennt man noch eine innere Beziehung der auftauchenden Vorstellungen. Meist aber spielen Anklänge die Vermittlerrolle, so weit überhaupt noch eine Verbindung ersichtlich ist.
Da die Reihe in ziemlich langsamem Zeitmaasse vorgebracht wurde,

kann natürlich auch manches Bindeglied unausgesprochen geblieben sein.

Der eigentlichen Ideenflucht möchten wir hier als zweite Form einer Lockerung des Gedankenganges die Zerfahrenheit gegenüberstellen, wie sie der Dementia praecox im weitesten Sinne eigenthümlich ist. Da wir von den tieferen Grundlagen dieser Störung noch nichts wissen, so ist es recht schwierig, ihr Wesen genauer zu kennzeichnen. Wir haben es hier bei leidlich erhaltener äusserer Form der Rede mit einem vollständigen Verluste des inneren und äusseren Zusammenhanges der Vorstellungsreihen zu thun. Der Gedankengang zeigt durchaus keinen Ariadnefaden, wie bei der inneren Ideenflucht, sondern die verschiedensten Vorstellungen reihen sich völlig ziellos und unvermittelt an einander an. Dort waren wir im Stande, zwischen den einzelnen Gliedern der Vorstellungsreihe einen Zusammenhang, wenn auch oft nur sehr äusserlicher Art, aufzufinden, durch den wir allmählich auf immer andere Gedankenketten hinübergeleitet werden, bis wir unseren Ausgangspunkt völlig ausser Augen verloren haben. Hier dagegen sind fast nirgends Bindeglieder zwischen den aufeinander folgenden Vorstellungen erkennbar, so häufig sich auch die Gedankengänge längere Zeit hindurch in ähnlichen Wendungen bewegen, freilich meist in ganz unklaren und widerspruchsvollen Formen. Während der Vorstellungsverlauf bei der Ideenflucht immerfort wechselnden und daher nie erreichten Zielen zustrebt und stets neue Kreise zieht, findet hier ein Fortschreiten des Gedankenganges nach irgend einer Richtung überhaupt nicht statt, sondern nur ein planloses Herumfahren in denselben allgemeinen Bahnen mit zahlreichen, verblüffenden Entgleisungen. Die Ablenkbarkeit durch innere und äussere Einflüsse ist hier ebenfalls sehr gross, aber die neu erweckten Vorstellungen dienen nicht sofort als Anknüpfung für andere, sondern schieben sich einfach zusammenhangslos in die zerfahrenen Gedankengänge ein. Es gelingt oft ohne Schwierigkeit, durch Fragen mitten in dem Wirrwarr von Vorstellungen eine Reihe vollständig geordneter Antworten zu erzielen. Die folgende Nachschrift von einer katatonischen Kranken mag dazu dienen, diese Eigenthümlichkeiten näher zu erläutern; in Klammern sind die Fragen des Arztes eingefügt.

(Warum sind Sie hier?) „Weil ich Kaiserin bin. Die lieben Eltern waren schon da, und alles war schon da und hat mir die Erlaubniss gegeben; ich habe auch stenographiren gelernt. Na, David, wie geht's denn? Ja so, als Ersatzreservist. Grössenwahn. Kaiserin. (Gefällt es Ihnen gut?) O, danke, ganz gut, weil die Herrschaft die Erlaubniss dazu gegeben hat, ja, wir wollen wieder die besten Freunde sein. Ach Gott, mein Bruder Carl David der erste und Olga von Mühlhausen. Ach, lasst mich doch auch einmal schreiben. (Warum sind Sie hier?) Irrsinnig, Grössenwahn. (Was?) Altes Fass, von Heidelberg, Studiosus als Kaufmann, für unsern Willy, Kaufmann dürfe auch dazu. Ja so, weiter. Ich will ja nicht schuld sein; ich habe ja Niemand dazu aufgefordert; ach Gott, von damals Abends, wie wir beisammen waren, ja. (Was war da?) Nichts, gar nichts, Heilbronn (lacht) gar nichts. Um Gottes willen, so genau wird das alles genommen. Ja, so. (Wie alt sind Sie?) 22. VII. 1872. (Wollen Sie wieder fort?) Ich weiss nicht; wenn er kommt, bin ich da; ich werd' ihm doch nicht nachlaufen. (Lacht.) Ich muss immer knappen (klappt mit den Zähnen). Ihr dürft mich auch noch einmal über die Backen streichen; ich hab' nichts dagegen. (Greift nach der Uhrkette.) Die Kette ist aber nichts. Jetzt will ich doch einmal nach der Uhr sehen. Ich will mir die Freiheit erlauben; unter Verwandten ist alles erlaubt. Adam und Eva, o, die ist aber nicht von Gold. Was ich gesagt habe, es wäre alles wahr, alles, was zur Verwandtschaft gehört; ich habe ja gesagt von a bis tz; ich kann doch nicht alles mit einmal essen; die war auch nicht schuld; ich will an allem schuld gewesen sein" u. s. w.

Die Ablenkung durch äussere Eindrücke lässt sich hier leicht verfolgen. Die Wiederkehr einzelner Wendungen ist nur angedeutet; stärker tritt dieselbe schon in dem folgenden Beispiele hervor, das einer langen Nachschrift bei einem katatonischen Kranken entnommen ist.

„Gehen Sie weg, so kommt die Kaufmannsfrau und sagt, sie ist reich und ich bin arm; da meint sie, ich wäre der Weinstock; da geht sie hin und betet an den Weinstock. Unter Beten verstehen die Katholiken „oren". Die Frau handelt aber nicht im Bewusstsein der thatsächlich bewussten Handlung. Die haben das Walzertempo in sich; sie hören und hören nicht, weil alles durcheinander ist; der eine spricht französisch, der andere lateinisch. Ich werde in ganz Heidelberg als der grösste Sünder angesehen, bin aber nicht der, für den mich die katholische Kirche hält. Sie verehrt mich als zu ideell. Die Dame, die nach Amerika geflohen ist auf dem untergegangenen Schiff, hat das Eisen und den Farbstoff genommen durch den Händedruck, aber nicht durch den blutigen Händedruck, durch das pulsirende Blut, sondern durch den eisernen Händedruck. Meine Kraft ist vom Eisen abhängig" u. s. f.

In der ganzen, etwa acht Mal so langen Unterredung kehrten in ähnlicher Weise ungezählte Male die Ausdrücke Eisen, Gold, Stahl, Messing, Phosphor, Silber, Geld, Elektricität, Kraft, Thermometer, Handgelenk, Meeresgrün, Topfpflanze, Wurzel, Religion und einige andere wieder, aber nicht unmittelbar hintereinander, sondern an ganz verschiedenen Stellen. Die langsam vorgebrachten Aeusserungen schienen zunächst einen gewissen Sinn zu haben; erst bei genauerer Prüfung stellte sich die gänzliche Zerfahrenheit deutlich genug heraus.

Bei dieser Störung spielt im allgemeinen die Anknüpfung der Vorstellungen nach dem Klange kaum eine Rolle. Dagegen beobachten wir bei sehr hochgradiger Zerfahrenheit, dass sich die sprachlichen Aeusserungen der Kranken in eine Reihe von Silben, Buchstaben oder Lauten auflösen. Während aber bei den schwersten Formen der Ideenflucht die Kette der Gleichklänge einen fortschreitenden Wechsel erkennen lässt, während dort immer noch die Mehrzahl der vorgebrachten Sprachgebilde wirkliche Wörter darstellen, kommt es hier zu einer völlig sinnlosen Wiederholung derselben Bestandtheile mit ganz geringfügigen Abänderungen nach Art des folgenden Beispiels:

„ellio, ellio, ellio altomellio, altomellio — selo, elvo, delvo, helvo — f, f, f, lieber Vater — f, f, f — lieber Vater — e, e, f — alte und neue— f, f — f, f, f — katholische Kirche — w, e, f — katholische Kirche — w, e, f," und so zahllose Male in eintöniger Wiederholung.

Offenbar spielt also auch hier der Sprachklang eine grosse Rolle, aber der Gedankengang schreitet nicht durch ihn zu neuen Vorstellungen fort, sondern klebt an ihm fest, ohne jede begleitende Sachvorstellung.

Die gemeinsame Folge aller Störungen, welche den inneren Zusammenhang der Vorstellungen lockern oder zerstören, ist das Auftreten eines sehr häufigen Krankheitszeichens, der Verwirrtheit. Die Entstehungsweise dieser Erscheinung ist, wie wir gezeigt haben, eine vielfach verschiedene. Wo die Lockerung des Gedankenzusammenhanges wesentlich durch Flüchtigkeit der Zielvorstellungen bedingt wird, da entsteht die ideenflüchtige Verwirrtheit mit ihrer Neigung zu äusseren und vielfach zu sprachlichen Associationen. Unvermitteltes Auftauchen ganz verschiedenartiger Vorstellungen ohne Ordnung und Führung durch bestimmte Zielvorstellungen erzeugt die zerfahrene Verwirrtheit, die meist mit dem Kleben an einzelnen Vorstellungen einhergeht. Vielleicht können wir ferner eine traumhafte Verwirrtheit unterscheiden, wie sie den deliriösen Zuständen eigenthümlich ist. Bei ihr dürfte das starke Hervortreten einzelner rein sinnlicher Bestandtheile, die nur theilweise Beleuchtung der Vorstellungen, eine gewisse Rolle spielen, insofern sie uns bunte, abenteuerliche Erlebnisse vorspiegelt, ohne dass wir im Stande wären, die inneren Widersprüche aufzufassen.

Ueberraschendes Auftauchen massenhafter, locker sich aneinander schliessender, neuer Gedankenreihen kann zu einer „combinatorischen" Verwirrtheit führen; uns schwindelt der Kopf, weil wir nicht im Stande sind, die plötzlich aufschiessenden Vorstellungen zu ordnen und zu überblicken. Diese Form der Verwirrtheit findet sich in jenen Krankheitsformen, in deren weiterem Verlaufe die rasch entstandenen Einbildungen zu einem dauernden Wahngebäude verarbeitet werden, ähnlich, wie auch wir eine uns anfangs verwirrende neue Idee allmählich in unsere Gedankenkreise hineinarbeiten und dadurch die innere Einheit und den Zusammenhang derselben wiederherstellen. Ein solcher Kranker bezeichnete mir dieses verwirrende Anstürmen von Ahnungen und Vermuthungen als eine wahre „Hunnenschlacht des Geistes". Vielfach wird ferner das Auftauchen massenhafter Sinnestäuschungen als Ursache einer hallucinatorischen Verwirrtheit betrachtet, ähnlich wie beim Gesunden die Orientirung verloren geht, wenn er sich plötzlich in ein unentwirrbares Gemisch neuer, räthselhafter Sinneseindrücke versetzt sieht. Bei alten Hallucinanten sehen wir allerdings, dass vollkommene Ordnung der Gedanken trotz zahlreicher Sinnestäuschungen bestehen kann.

Auch die psychische Hemmung, welche die Verarbeitung äusserer Eindrücke erschwert und den Fluss der Gedanken immer wieder unterbricht, scheint eine eigenartige Form der Verwirrtheit erzeugen zu können, die wir wol am besten als „stuporöse" Verwirrtheit bezeichnen. Vielfach handelt es sich dabei allerdings ohne Zweifel um die Verbindung von Stupor mit Ideenflucht. Endlich spielen eine sehr wichtige Rolle bei der Entstehung der verschiedenen Formen der Verwirrtheit die Gemüthsbewegungen. Den gewaltigen Einfluss derselben auf den klaren Zusammenhang der Gedanken lehrt uns schon die gesunde Erfahrung, von den leisesten Regungen der Verlegenheit und Befangenheit an bis zu den mächtigen Gefühlsschwankungen der Angst, des Zornes und der Verzweiflung. In Krankheitszuständen mit ihren heftigen Erschütterungen des gemüthlichen Gleichgewichtes ist dieser Einfluss natürlich noch unvergleichlich viel mächtiger, so dass wir es wahr-

scheinlich sehr häufig mit Hemmungen und Störungen des Gedankenzusammenhanges durch Gemüthsbewegungen zu thun haben. Im
einzelnen vermögen wir heute freilich das Wesen und Zustandekommen dieser Wirkungen noch nicht zu zergliedern.

Störungen des Urtheils und der Schlussbildung. Die höchsten
und verwickeltsten Leistungen auf dem Gebiete des Verstandes sind
Urtheil und Schluss. Da sie sich aufbauen auf der Vorarbeit der
Wahrnehmung, des Gedächtnisses, der Bildung und Verbindung von
Vorstellungen, so ist es natürlich, dass alle Beeinträchtigungen irgend
eines dieser Vorgänge regelmässig in mehr oder weniger nachhaltiger
Weise das in Urtheil und Schluss sich darstellende Endergebniss
der geistigen Arbeit in Mitleidenschaft ziehen müssen. Abgesehen
davon jedoch kann eben die verstandesmässige Verarbeitung der
Vorstellungen selbst gewissen krankhaften Störungen unterliegen
welche für das ganze geistige Leben in der Regel äusserst ver-
hängnissvoll werden.

Zwei Wege sind es vornehmlich, auf denen menschliche Erkenntniss zu Stande kommt, durch unmittelbare Angliederung der
Erfahrung und durch freie, selbständige Erfindung. Freilich laufen
diese beiden Wege vielfach nebeneinander her. Auch die strengste
Erfahrungswissenschaft vermag sich von der Beeinflussung durch
bestehende Anschauungen und Erwartungen nicht völlig frei zu
halten, und andererseits arbeitet die Einbildung auch in ihren un-
abhängigsten Schöpfungen immer mit Einzelheiten, die ursprünglich der
Erfahrung entstammen. Indessen zeigt uns die Geschichte der Verstandesentwicklung beim Einzelnen wie bei der Menschheit, dass mit
zunehmender Reife immer schärfer diejenigen Erkenntnisse, die ein
getreues Abbild der Welt liefern, sich abscheiden von jenen, die aus
der freien Umgestaltung der Erfahrung hervorgegangen sind. Die
ersteren bilden den Inhalt unseres Wissens, die letzteren denjenigen
unseres Glaubens, soweit sie überall noch als Spiegel der Wirklichkeit betrachtet werden. Wie uns die Völkerpsychologie lehrt,
erscheinen ursprünglich die beiden verschiedenen Erkenntnissquellen
wesentlich gleichwerthig. Naturvölker halten ihre frei erfundenen
und ausgeschmückten Ueberlieferungen für ebenso buchstäblich wahr
und glaubhaft wie die Erfahrungen ihrer Sinne. Auch bei Kindern
können wir bisweilen die unvollkommene Trennung zwischen Er-
lebtem und Erdichtetem noch deutlich beobachten. Späterhin jedoch

vollzieht sich mehr und mehr die oben angedeutete Scheidung, namentlich auf jenen Gebieten, auf denen eine stete und zuverlässige
Berichtigung der Erkenntniss durch immer neue Erfahrung möglich
ist. Auch hier können allerdings Abweichungen zwischen Wirklichkeit und Anschauung entstehen, die auf den natürlichen Unvoll-
kommenheiten unserer Auffassung und unserer Denkgewohnheiten
oder auf zufälligen Fehlervorgängen beruhen. Wir nennen sie
Irrthümer. Sie werden bekämpft mit den Waffen der Erfahrung
und der verstandesmässigen Ueberlegung. Ihre Herrschaft beruht
auf der Beweiskraft der fehlerhaften Wahrnehmungen oder Gedankengänge; ist diese Beweiskraft erschüttert, sind die zu Grunde liegenden
Fehlervorgänge aufgedeckt, so fällt damit der Irrthum von selbst.

Dagegen bleibt das übergrosse Gebiet unserer Erkenntniss, auf
dem die Erfahrung uns keine oder nur unsichere und strittige Ergebnisse zu liefern vermag, dem Glauben vorbehalten, der dasselbe
mit seinen Schöpfungen ausfüllt. Die ganze Belebung und Ver-
menschlichung der äusseren Natur ist nur sehr langsam der nüchternen Auflösung in Erfahrungswissenschaft gewichen; sie lebt bei
Naturvölkern, beim Kinde, ja auch in dem mancherlei Aberglauben
des naiven Volkes noch heute fort. Allein während ein Theil dieses
Glaubens nur die Vorstufe des Wissens bildet und freudig für die
Sicherheit der Erfahrung hingegeben wird, bewähren andere Glaubens-
grundsätze eine Macht, die durch kein Wissen, keine von aussen
herantretende Beweisführung erschüttert werden kann. Es sind das
jene Wahrheiten, die uns „ans Herz gewachsen" sind, die wir „mit
der Muttermilch eingesogen" haben. Hier handelt es sich um Erkenntnisse, deren Einfluss auf unser Denken nicht in ihrer besonders
einleuchtenden Begründung durch die Erfahrung, sondern wesentlich
in ihren tiefgreifenden Gefühlsbeziehungen zu unserer gesammten Persönlichkeit liegt. Bis zu einem gewissen Grade ist das wol
mit jeder von uns oft verfochtenen und darum liebgewonnenen Lehr-
meinung der Fall, aber es sind doch bestimmte Gebiete, auf denen
die durch Ueberlieferung, Erziehung und Gewöhnung festgewurzelten
Anschauungen einen besonders hohen Gefühlswerth und damit eine
hervorragende Widerstandsfähigkeit gegen die Einflüsse der Erfahrung erlangen. Leichter wird die Erfahrung durch sie gefärbt,
als sie selbst durch jene umgewandelt werden; sie gewinnen dadurch
vielfach die Eigenschaft von „Vorurtheilen". Gemeinsam ist allen

diesen im Gemüthe wurzelnden Ueberzeugungen die nahe Beziehung
zu den allgemeinen Lebensinteressen. Den Naturmenschen
treibt das Gefühl der steten Abhängigkeit im guten und bösen
Sinne von den Kräften und Mächten ringsherum zur freien Aus-
malung seiner Beziehungen zu Sonne, Blitz und Donner, zu Erde
und Meer, zu Thier und Pflanze; den Nährboden des Aberglaubens
bildet die Unsicherheit und Unfreiheit gegenüber dem Verborgenen,
Unerklärlichen und Geheimnissvollen, mag es Gefahren drohen oder
Glück verheissen. Deutlich erkennen wir hier überall in der strengen
Scheidung zwischen gut und böse, feindlich und freundlich die
massgebende Rolle der Gefühle bei der Erfindung. Gerade daraus
erklärt sich die ausserordentliche Zähigkeit dieser durch ungezählte
Geschlechter sich fortpflanzenden Ueberlieferungen, die trotz ihrer
Unsinnigkeit oft augenscheinlich im Herzen des Volkes noch immer
ihre uralte Glaubwürdigkeit bewahren.

Eine ähnliche Stelle nehmen beim entwickelten und geschulten
Menschen die politischen und religiösen Ueberzeugungen ein, deren
wesentlichste Grundlage auch überall der Glaube ist, mag im einzelnen auch die verstandesmässig verarbeitete Erfahrung den Inhalt
vielfach beeinflusst haben. Es sind die gemüthlichen Bedürfnisse,
welche die Stellung des Menschen zu höheren Mächten und zur
Gesellschaft bestimmen. Daraus erklärt sich die geringe Zugänglichkeit jener Ueberzeugungen gegenüber Einwänden und Beweisgründen,
die Leidenschaftlichkeit, mit der sie verfochten zu werden pflegen,
und ihre gleichartige Färbung in bestimmten Ländern, Gegenden
und Ständen, wie wir sie bei rein verstandesmässigen Ueberzeugungen
schwerlich wiederfinden.

Diese Ausführungen sind vielleicht geeignet, uns bis zu einem
gewissen Grade ein Verständniss für jenen äusserst merkwürdigen
und wichtigen Krankheitsvorgang zu eröffnen, den wir als Wahnbildung bezeichnen. Wahnideen sind krankhaft verfälschte Vorstellungen, die der Berichtigung durch Beweisgründe nicht zugänglich sind. Gerade diese Eigenthümlichkeit weist uns darauf
hin, dass Wahnideen nicht aus Erfahrung oder Ueberlegung, sondern
aus dem Glauben entspringen. Allerdings knüpfen sie sich nicht
selten an wirkliche Wahrnehmungen oder Sinnestäuschungen an.
Im letzteren Falle ist ihr Ursprung aus den inneren Zuständen trotz
der Verlegung der Täuschung nach aussen augenscheinlich genug.

Aber auch dann, wenn der Wahnvorstellung ein natürlicher Sinneseindruck zu Grunde liegt, ist ihre eigentliche Quelle immer die aus der eigenen Einbildung hervorgehende krankhafte Deutung. Auch im gesunden Leben tritt vielfach die Versuchung an uns heran, an geringfügige und vieldeutige thatsächliche Anhaltspunkte zu weitgehende Wahrscheinlichkeitsschlüsse zu knüpfen oder ohne zureichenden Grund ursächliche Beziehungen zwischen zufällig zusammenfallenden Ereignissen zu vermuthen. Unter krankhaften Verhältnissen aber begünstigt der Hang zu willkürlicher Erfindung in ganz hervorragendem Maasse das Suchen nach Beziehungen der Dinge, wo die Vorstellungen in Beziehung getreten sind, die Vermuthung eines sachlichen Zusammenhanges der Erscheinungen auf Grund des leicht geschürzten psychologischen Bandes. Für den Kranken kann der harmloseste äussere Vorgang zum tiefsinnigen Wahrzeichen verborgener Ereignisse werden; in die nüchternsten Thatsachen wird ein versteckter und entlegener Sinn hineingeheimnisst. Der Flug eines Vogels ist ihm ein verheissungsvoller Wink für die Zukunft; eine zufällig beobachtete Geberde kündet drohende Gefahr; der Fund einiger Kastanien bedeutet die Zusicherung künftiger Weltherrschaft.

Der Ursprung der Wahnbildung aus inneren Zuständen zeigt sich auch in dem Umstande, dass sie regelmässig in nahem Zusammenhange mit dem eigenen Ich des Kranken steht. Die Vorstellungsgruppe der eigenen Persönlichkeit, das Selbstbewusstsein, bildet schon unter gewöhnlichen Verhältnissen den Mittelpunkt unseres Denkens und Fühlens; darum knüpfen sich auch hier die Einbildungen vor allem an diesen Kern an und setzen das Netz geheimnissvoller Zusammenhänge und willkürlicher Beziehungen in unmittelbare Verbindung mit dem eigenen Wohl und Wehe. Die Entstehung von Wahnideen ist daher stets von mehr oder weniger lebhaften Gefühlen begleitet, die erst mit der Verblödung der Kranken allmählich in den Hintergrund treten. Es giebt keine Wahnvorstellungen, welche dem Kranken gleichgiltig wären, sondern sie sind, zunächst wenigstens, immer auf das engste verknüpft mit der eigenen Person und üben auf seine Stimmung wie auf seine Stellung zur Umgebung einen entscheidenden Einfluss aus.

Aus diesen Entstehungsbedingungen der Wahnidee wird uns auch ihre wichtigste Eigenschaft einigermassen erklärlich, ihre

Widerstandsfähigkeit gegen alle, auch die schlagendsten Beweisgründe. Da sie nicht aus der Erfahrung hervorgegangen ist und
nicht in ihr wurzelt, kann sie durch Erfahrungen erst dann erschüttert werden, wenn sie gar kein Wahn mehr ist, sondern nur
noch die Erinnerung, die Nachwirkung eines solchen, in der Genesungszeit. Auf der Höhe der Krankheit ist die Wahnidee durch
Einflüsse gestützt, die mächtiger sind, als alles verstandesmässige
Wissen. „Ich will's schon nicht mehr meinen", sagte mir eine
Kranke, die darüber jammerte, dass ihr Mann und ihre Kinder ins
Wasser geworfen worden seien, „aber es kommt mir immer auf
einmal wieder in den Kopf".

Wir sehen daher, dass der Wahn regelmässig trotz der nächstliegenden und anscheinend unausweichlichsten Einwände unbeirrt
festgehalten wird, so lange seine inneren Entstehungsursachen wirksam sind. Wird er aufgegeben oder durch einen anderen ersetzt,
so bringt das nicht unsere Ueberredung oder das Gewicht der Thatsachen zu Stande, sondern ein Wechsel des psychischen Zustandes.
Treiben wir den Kranken in die Enge, so erreichen wir freilich
mitunter vorübergehend oder in nebensächlichen Punkten einige
Zugeständnisse, aber die Aeusserlichkeit einer solchen Bekehrung
zeigt sich regelmässig darin, dass sich das Wahnbedürfniss sehr
rasch wieder Luft macht, bald in neuen, bald in den alten Formen,
nicht selten mit Hülfe der unsinnigsten und unwahrscheinlichsten
Annahmen. Selbst in jenen Fällen, in denen die Kranken ihre
Wahnideen mit wirklichen Wahrnehmungen in Verbindung bringen,
bestehen die krankhaften Schöpfungen unverändert fort, auch wenn
ihre Erfahrungsstützen nachträglich zusammenbrechen. Ueberzeugt
man den Kranken, dass seine Wahrnehmungen falsch waren, was
bisweilen möglich ist, so hat er sofort andere Begründungen bei der
Hand, und sei es auch nur die einfache Behauptung, dass er eben
seiner Sache gewiss sei. „Da drin spür' ich's eben, dass es so ist,"
sagte mir, auf sein Herz deutend, ein Kranker, der im Gesangbuche
sein ganzes Schicksal geweissagt fand, und auf den Einwand, dass
ich mir das ja ebenso gut einbilden könne, erwiderte er: „Sie
spüren's aber nicht!"

Durch alle diese Betrachtungen werden wir zu der Anschauung
geführt, dass die Wahnbildung in erster Linie durch das Auftauchen
lebhafter Gefühlsregungen begünstigt wird. In der That wissen wir, dass

schon im gesunden Leben Gefühle die gefährlichsten Hindernisse sachlicher Erkenntniss sind. Unter dem Einflusse des Zorns, der Angst,
der Begeisterung mischen sich der Betrachtung der Dinge Ver-
kennungen, Befürchtungen, Hoffnungen hinzu, die mit der nüchternen
Erfahrung nichts mehr gemein haben. Aber auch die leiseren
Schwankungen des Stimmungshintergrundes, die Gefühle der Trauer,
der Erwartung, Bangigkeit, der Sehnsucht, geben dem Spiegelbilde
der Wirklichkeit ihre bestimmte Färbung. Wir werden uns daher
nicht wundern, wenn in Krankheitszuständen lebhaftere Gefühlsregungen ungemein häufig von Wahnbildungen begleitet sind.
Namentlich die traurigen und ängstlichen Verstimmungen pflegen,
wie beim Gesunden, den stärksten Einfluss auf die Verfälschung
der Vorstellungen und Gedankengänge auszuüben.

Indessen die Entstehungsbedingungen der Wahnideen können
damit noch nicht erschöpft sein. So weit wir das zu beurtheilen
vermögen, sind die Gefühle bei der Wahnbildung keineswegs immer
von so leidenschaftlicher Stärke, dass sie allein den Vorgang erklärlich
erscheinen liessen. Zunächst kann in deliriösen Zuständen, z. B. im
Trinkerdelirium, im Fieberdelirium, eine abenteuerliche Fülle von
Wahnbildungen beobachtet werden, ohne dass die Stimmungsschwankungen über das Maass einer gewissen Lustigkeit oder geheimer Angst hinausgingen. Offenbar vermag hier der Kranke die
deliriösen Erlebnisse einfach nicht mehr von der Wirklichkeit zu
trennen. Allein wir würden fehl gehen, wenn wir etwa die Lebhaftigkeit der Sinnestäuschungen für das Auftreten der Wahnvorstellungen verantwortlich machen wollten. Die Erfahrung, dass von
den Kranken die unsinnigsten Täuschungen ohne stärkeres Erstaunen
oder doch ohne entschiedenen Widerspruch hingenommen werden,
während sie am nächsten Tage bereits nicht den geringsten Zweifel
mehr an der Unwirklichkeit des Erlebten hegen, deutet darauf hin,
dass hier der Gesammtzustand des Bewusstseins während der Krankheit eine Veränderung erlitten haben muss, welche die Berichtigung
der Wahnbildungen unmöglich machte. Wir verweisen hier auf
das Beispiel des Traumes. Im Traume sind es sicherlich nicht
starke Gefühle und nicht die Lebhaftigkeit der Bilder allein, die
uns zu wahnhafter Auffassung unserer Lage veranlassen, sondern es
ist die Unfähigkeit, jene Widersprüche zu entdecken und zu berichtigen, die uns beim Erwachen sofort mit voller Klarheit vor

Augen stehen. Würde uns wirklich ein so toller Spuk vorgemacht, wie im Delirium oder im Traume, so würden wir ihn sofort als Possenspiel erkennen. Auch im Traume regt sich bisweilen der Widerspruch, aber wir empfinden dabei deutlich, dass es uns unmöglich ist, volle Klarheit zu gewinnen. Ohne Zweifel ist daher in deliriösen Zuständen die Bewusstseinstrübung eine wesentliche Vorbedingung für die eigenartige Wahnbildung, wenn auch die gleichzeitige Lebhaftigkeit der Sinnestäuschungen und Einbildungen reichlichen Stoff dazu liefert.

Endlich aber ist darauf hinzuweisen, dass auch in der Paralyse, im Altersblödsinn, bei der Dementia praecox Wahnbildungen vorkommen, bei denen weder Gefühle noch stärkere Bewusstseinstrübungen eine wesentliche Rolle spielen. Augenscheinlich haben die Wahnbildungen bei diesen Krankheiten viele gemeinsame Züge aufzuweisen. Die Annahme liegt daher nahe, dass die psychische Schwäche, die sich hier überall entwickelt, das Zustandekommen von Wahnideen besonders begünstige. Wir kennen allerdings auch viele Schwächezustände ohne Wahnbildung. Der angeborene Schwachsinn zeigt nur geringe Neigung zur Entwicklung von Wahnideen, und ebenso verlaufen zahlreiche Fälle von Paralyse, Dementia praecox und Altersblödsinn ohne derartige Erscheinungen. Der eigentliche Grund für das Auftauchen von Wahnvorstellungen kann daher nicht in der psychischen Schwäche an sich, sondern nur in begleitenden Erregungszuständen liegen, welche allerlei wahnhafte Einbildungen im Innern des Kranken aufschiessen lassen. Thatsächlich lässt sich unschwer feststellen, dass die Entstehung des Wahns fast immer in Zeiten heiterer oder trauriger Verstimmungen am reichsten vor sich geht. Namentlich deutlich wird diese Rolle der Gefühlsschwankungen in solchen Fällen, in denen überhaupt nur zeitweise Wahnideen hervortreten; man wird sie hier stets von mehr oder weniger ausgesprochener gemüthlicher Erregung begleitet sehen.

Allein es muss offenbar noch ein weiterer Umstand hinzukommen, der die Ausbildung und namentlich die Befestigung und geistige Verarbeitung der Wahnideen ermöglicht. Auch dem Gesunden schiessen gelegentlich allerlei absonderliche Vorstellungen durch den Kopf, Vermutbungen, Ahnungen, abergläubische Zusammenhänge, Luftschlösser, aber sie gewinnen keine Gewalt über ihn; sie schwinden bei ruhiger Ueberlegung, wie sie gekommen sind. Für den Kranken dagegen tragen die auftauchenden Wahnideen von vorn herein den Stempel der unzweifelhaften Gewissheit, auch wenn sie bald wieder durch andere abgelöst werden; vielfach aber nisten sie sich fest und unausrottbar in sein Denken ein und beherrschen in massgebendster Weise seine Erfahrung, sein Fühlen und Handeln.

Ein Verständniss für diese eigenthümlichen Thatsachen scheint mir nur durch die Annahme möglich zu sein, dass wir es in solchen Fällen mit einer einschneidenden Unzulänglichkeit der Verstandesleistungen zu thun haben. Wir sind es gewohnt, alle auftauchenden Einbildungen an dem Maassstabe unserer Wirklichkeitserfahrung zu messen und als Erfindung zu kennzeichnen, was sich nicht widerspruchslos dem festgefügten Bau unseres Wissens eingliedern lässt. Der Kranke hat meist gar kein Bedürfniss zu einer derartigen Prüfung; er empfindet die Widersprüche seiner Einbildungen mit der sonstigen, eigenen oder fremden Erfahrung nicht, oder er missachtet sie, verschleiert sie wol auch durch immer unwahrscheinlichere und unmöglichere Annahmen. Offenbar ist demnach für den Kranken die Nöthigung, ja auch die Möglichkeit verloren gegangen, den auftauchenden Wahnvorstellungen Widerstand entgegenzusetzen, sie zu berichtigen und zu unterdrücken. Dafür spricht namentlich auch die in den psychischen Schwächezuständen regelmässig beobachtete völlige Unsinnigkeit der Wahnvorstellungen, deren Unhaltbarkeit anscheinend dem besonnenen Kranken ohne jedes Nachdenken klar sein müsste. Die Ursache für diese Unfähigkeit hat man in früheren Zeiten in den besonderen Eigenschaften der einzelnen Vorstellungen gesucht. Die Lehre von den „Monomanien" nahm an, dass die „fixe Idee" nur eine umgrenzte Störung des Seelenlebens bei sonst völlig erhaltener geistiger Gesundheit darstelle. Gerade daraus ergaben sich jene thörichten Heilbestrebungen, welche durch irgend einen besonders überzeugenden Eingriff die anscheinend ganz vereinzelte Wahnidee zu beseitigen und damit die Krankheit selbst zu heben trachteten. Der Erfolg bei derartigen Versuchen ist im günstigsten Falle die Ersetzung einer Wahnvorstellung durch eine oder mehrere andere. Eine Art Wiederbelebung dieser Monomanienlehre hat in neuerer Zeit Wernicke versucht, indem er annahm, dass in manchen Fällen die Wahnbildung durch das Auftreten einzelner, besonders mächtiger, „überwerthiger" Ideen zu Stande komme. Nach meinem Dafürhalten sind weder seine Beobachtungen noch seine Erörterungen, die ihn weiter zur Annahme „unterwerthiger" Ideen bei der Manie geführt haben, irgendwie überzeugend. In dem Kommen und Gehen der Vorstellungen kann eben nur dann ein einzelnes Glied übermächtig werden, wenn es nicht durch neu auftauchende Vorgänge wieder in den Hintergrund gedrängt wird. Vorübergehend freilich vermag lebhafte Gefühlsbetonung wol eine Vorstellungsgruppe „überwerthig" zu machen, aber alle Gefühle schwinden allmählich und werden durch andere verdrängt; sie können daher auf die Dauer das Uebergewicht nicht erhalten, wenn nicht krankhafte Verödung der geistigen Regsamkeit diesen Vorgang unterstützt. Wir kommen somit zu dem Schlusse, dass der Ausbildung von Wahnideen regelmässig eine allgemeine Störung des psychischen Gesammtzustandes zu Grunde liegt. Angeregt wird die Wahnbildung wol immer durch Gefühlsschwankungen, welche schlummernde Hoffnungen und Befürchtungen in Einbildungsvorstellungen umsetzen. Dass aber diese Vorstellungen zum Wahne werden, eine Macht gewinnen, gegen die am Ende selbst der Augenschein ohnmächtig ist, kann nur durch das Versagen unserer Urtheilsfähigkeit zu Stande kommen, wie es im einen Falle durch leidenschaftliche gemüthliche Erregung, im anderen durch Trübung des Bewusstseins, im dritten durch die Verstandesschwäche bedingt wird.

Man wird indessen hier mit Recht die Frage aufwerfen, warum denn die Wahnvorstellungen gerade so enge Beziehungen zum eigenen Wohl und Wehe aufzuweisen haben, wenn ihre Entstehungsursachen in allgemeinen Veränderungen des psychischen Zustandes zu suchen sind. Der Grund dafür liegt, wie mir scheint, in der starken Gefühlsbetonung derjenigen Vorstellungen, die mit unserem Ich in naher Verbindung stehen. Die landläufige Thatsache, dass ausgeprägte Stimmungen und Gemüthsbewegungen das klare Urtheil trüben, und dass daher kein Gebiet des menschlichen Denkens gröberen Täuschungen ausgesetzt ist, als die Selbsterkenntniss, wird auch durch das Verhalten der Wahnideen bestätigt, nur in vergrössertem Maassstabe. Nach dem Beispiele des Splitters im fremden und des Balkens im eigenen Auge sehen wir daher oft unsere Kranken die Wahnideen Anderer ohne weiteres richtig erkennen, während es ihnen unmöglich ist, die

anscheinend selbstverständliche Nutzanwendung auf den eigenen,
durchaus gleichartigen Fall zu ziehen. Man wird indessen darum
die geistige Störung, welche diesen „particllen" Wahnbildungen zu
Grunde liegt, mit demselben Rechte eine allgemeine nennen müssen
wie z. B. die Kreislaufsstockungen in Folge eines Herzfehlers, auch
wenn hier die Stauungserscheinungen zunächst nur an den entferntesten Theilen zur Ausbildung kommen. Wenn demnach überhaupt Einbildungsvorstellungen durch gemüthliche Erschütterungen
erzeugt werden, so werden dieselben sich naturgemäss in erster
Linie auf die Lage der eigenen Persönlichkeit und deren nächste
Beziehungen erstrecken. Sie wurzeln rascher, fester und mit grösserer
Ueberzeugungskraft in unserem Innern, als fernliegende, gleichgültige
Erfahrungen. Zudem sind diese Vorstellungen einer Berichtigung bei
weitem am schwersten zugänglich, schon im gesunden Leben. Wo
wir etwa in deliriösen Zuständen einmal falsche Vorstellungen über
entlegene Dinge auftauchen sehen, können sie immer nach Art der
Irrthümer ohne Schwierigkeit durch den Augenschein beseitigt
werden, sobald die Bewusstseinstrübung geschwunden ist.

Es bedarf kaum noch der Ausführung, dass nach der hier ver-
tretenen Anschauung über die Entstehung der Wahnideen von einer
streng begrenzten Ursprungsstätte dieser letzteren im Gehirn nicht
nur heute, sondern grundsätzlich nicht die Rede sein kann. Die
Wahnidee an sich ist zunächst eine Einbildungsvorstellung wie jede
andere, wie etwa die Traumvorstellungen auch, bei denen wir ja
ebenfalls gewisse häufig wiederkehrende Gestaltungen beobachten.
Ihre besondere Stellung im Seelenleben des Kranken aber und ihre
eigenartige Ausbildung erhält sie durch das augenblickliche oder
dauernde Verhalten der gesammten psychischen Persönlichkeit. Sie
ist also nicht sowol die Wirkung eines umschriebenen Krankheitsvorganges, als vielmehr das Zeichen einer allgemeinen krankhaften
Veränderung der gesammten Hirnleistung. Man hat allerdings versucht, jeder einzelnen Vorstellung eine besondere Rindenzelle als
Sitz anzuweisen, so dass etwa die Aufnahmefähigkeit des Hirns einfach durch die Zahl jener Zellen bestimmt würde, und man könnte
von diesem Standpunkte aus immerhin die Erkrankung gewisser
Ganglienzellengruppen oder Fasersysteme für das Auftreten von
Wahnideen verantwortlich machen. Allein jene Annahme ist im
Hinblicke auf psychologische und klinische Thatsachen ebenso un-

haltbar, wie etwa die Anschauung, dass die Zahl der möglichen Gesichtsbilder von der Menge der empfindenden Einheiten in unserer Netzhaut abhängig sei. Zudem sehen wir thatsächlich Wahnideen nicht etwa bei Herderkrankungen, sondern vielmehr bei solchen allgemeinen Störungen (Vergiftungen, Verblödungsprocesse, Paralyse, krankhafte Gemüthsbewegungen, angeborene Schwächezustände) auftreten, welche zweifellos die Verrichtungen der ganzen Hirnrinde in Mitleidenschaft ziehen.

Der verschiedenen Entstehungsweise der Wahnideen entspricht ihr mannigfaltiges klinisches Verhalten. Gemüthsbewegungen sind im allgemeinen veränderliche Vorgänge; daher sehen wir die wesentlich auf dieser Grundlage entstehenden Wahnbildungen in der Regel kommen, gehen und vielfach wechseln, je nach Stärke und Färbung der Verstimmung. Nur wo diese selbst durch längere Zeit hindurch eintönig ist, werden auch die gleichen Wahnideen zäher festgehalten. Die deliriösen Wahnbildungen ähneln durchweg denjenigen des Traumes; es sind bunte, abenteuerliche, wechselnde Bilder mit einzelnen durchgehenden Grundzügen, die oft in mannigfacher Gestalt wiederkehren. Je nach dem grösseren oder geringeren Zusammenhange der Gedankengänge überhaupt können dabei auch die Wahnideen ganz unvermittelt, abgerissen neben einander stehen oder eine gewisse geistige Verarbeitung zeigen, Begründungen, Schlussfolgerungen, einheitliche Färbung. Schwindet die gemüthliche Erregung oder die Bewusstseinstrübung, so werden gewöhnlich auch die während derselben entstandenen Wahnideen berichtigt, auch wenn im übrigen noch keine volle Genesung eingetreten ist.

Wesentlich anders verhalten sich diejenigen Wahnbildungen, bei denen die geistige Schwäche eine wesentliche Rolle spielt. Die wahnbildende Kraft wird wol auch hier von Gemüthsbewegungen geliefert, aber die krankhaften Vorstellungen sind mit dem Verblassen der Stimmungsschwankung nicht ohne weiteres verschwunden. Zwar können sie nach und nach in den Hintergrund treten, aber nur dadurch, dass sie vergessen werden, nicht durch verstandesmässige Berichtigung. Wir beobachten das oft in der Paralyse, bei der Dementia praecox und bei den senilen Geistesstörungen. Nicht selten tauchen hier später die alten, verschollenen Wahnideen ganz vorübergehend unter dem Einflusse einer Stimmungsschwankung von neuem auf, um ebenso bald wieder zurückzutreten. In anderen

Fällen, namentlich dann, wenn dauernd eine leichte gemüthliche Erregung zurückbleibt, werden die auf der Höhe der Krankheit entstandenen Wahnideen nicht mehr vergessen, sondern dauernd festgehalten und sogar weiter verarbeitet. Die Dementia paranoides und manche Fälle von Paralyse lehren uns, wie auf dem Boden des erworbenen Schwachsinns dauernde Stimmungsschwankungen unter Umständen sehr ausgiebige Wahnbildungen anzuregen im Stande sind.

Auch die länger haftenden Wahnbildungen zeigen indessen wichtige Verschiedenheiten. Entweder verblassen sie allmählich, um schliesslich doch mehr und mehr zu versinken. Oder sie werden in ganz einförmiger Weise immer wieder vorgebracht und verknöchern gewissermassen zu stehender Formel ohne Fortentwicklung, aber auch ohne Rückbildung. Jenes erstere Verhalten beobachten wir hauptsächlich bei der Dementia praecox, aber auch als Ausgang gewisser alkoholischer und seniler Geistesstörungen; es ist endlich das Ende aller paralytischen Wahnbildungen. Dieser letztere Verlauf stellt offenbar auch eine Form der Verblödung dar: doch ist die klinische Stellung derartiger Fälle heute noch zweifelhaft. Dasselbe gilt von denjenigen Beobachtungen, in denen die Wahnideen sich allmählich verändern, unsinniger und zusammenhangsloser werden, neue Bestandtheile in sich aufnehmen, während andere langsam zurücktreten. Sie bilden die grosse Masse gewisser, meist der Verrücktheit zugerechneten Formen, die indessen viele Berührungspunkte mit der Dementia praecox darbieten.

Endlich haben wir noch derjenigen Fälle zu gedenken, bei denen im Verlaufe von Jahrzehnten eine unmerkliche, mehr oder weniger einheitliche Fortentwicklung ohne stärkeren geistigen Verfall stattfindet. Bei dieser Krankheitsform, der Paranoia im engsten Sinne, erzeugt die freilich oft recht dürftige geistige Verarbeitung der Wahnvorstellungen eine Art verfälschter Weltanschauung. Der krankhaft veränderte Vorstellungsinhalt wird zum dauernden Bestandtheile des Erfahrungsschatzes und übt auf die gesammte weitere Verarbeitung der äusseren Eindrücke wesentlichen Einfluss aus. Die Stellung des Kranken zur Aussenwelt verschiebt sich allmählich in bestimmter Richtung; die psychische Persönlichkeit mit ihren früher gewonnenen Anschauungen erleidet eine vollständige Umwandlung, in mancher Beziehung vergleichbar derjenigen des gesunden Menschen, der in

eine fremde Welt voll neuer Eindrücke versetzt wird. Gerade diese
vollständige Einverleibung des Wahnes, die Gruppirung um
den Mittelpunkt des eigenen Ich ist es, welche den inneren Zusammenhang seiner einzelnen Bestandtheile, die geistige Verarbeitung
derselben vermittelt. Man pflegt daher vorzugsweise hier von
einem „Wahnsysteme" zu sprechen, wenn auch bisweilen ähnliche,
innerlich zusammenhängende Wahnbildungen, jedoch von kürzerer
Dauer, in der Paralyse und der Dementia praecox zur Beobachtung
kommen. Fortschritte in der Wahnbildung scheinen durch das stark
gehobene Selbstgefühl, durch Angstzustände oder zornige Erregungen
vermittelt zu werden; die so entstandenen Einbildungen werden
dann nicht berichtigt, sondern festgehalten und weiter ausgesponnen.
Auch hier ist nach meiner Erfahrung regelmässig sehr bald eine
deutliche Urtheilsschwäche erkennbar.

Wie die klinische Betrachtung lehrt, zeigt die Ausbildung
der Wahnideen im einzelnen eine Reihe verschiedener Formen,
welche bei unseren Kranken vielfach mit bemerkenswerther Gleichförmigkeit wiederkehren. Der besseren Uebersicht halber pflegt
man zunächst Kleinheits- und Grössenideen, depressive und
expansive Wahnbildungen, von einander zu unterscheiden. Unter den
mannigfachen Gestaltungen des depressiven Wahnes steht dem
gesunden Leben wol am nächsten der Versündigungswahn: giebt
es doch zahlreiche Menschen, die bei jedem Misserfolge, ja bei jedem
Unglücksfalle sogleich bereit sind, in ihrer eigenen Handlungsweise
die Ursache zu suchen und sich mit dem Gedanken zu quälen, dass
sie dieses oder jenes hätten anders machen sollen. In krankhaften
Depressionszuständen kann sich diese Idee der Verschuldung an
jede Aeusserung oder Handlung des Kranken anknüpfen. Er glaubt,
immerfort Andere zu schädigen, zu täuschen, ins Unglück zu bringen,
bittet um Verzeihung für seine schrecklichen Thaten. Auch die
eigene Vergangenheit wird durch den Wahn in das schlimmste Licht
gesetzt. Alle möglichen, selbst ganz gleichgültigen Handlungen erscheinen dem Kranken als scheussliche Unthaten; er klagt sich der
grässlichsten Verbrechen an, oft nur in allgemeinen Ausdrücken,
bisweilen aber auch in ganz bestimmter Erzählung, hält sich für
ein schlechtes, verworfenes, gemüthloses Geschöpf, für von Gott ver-
stossen und verdammt. Darum fürchtet und wünscht er zugleich
eine schreckliche Strafe, um seine Sünden zu büssen, und lebt in

der beständigen Erwartung, dass er nunmehr von den Polizisten
geholt, hingerichtet, verbrannt, zur Richtstätte geschleift, lebendig
begraben werden solle.

Diesen Wahnideen nahe verwandt sind gewisse Befürchtungen
allgemeiner Art, die häufig mit ihnen sich vergesellschaften, die Idee,
zu verarmen, arbeitsunfähig zu werden, ein grosses Unglück erdulden
zu müssen oder über die Angehörigen heraufzubeschwören. Aehnliche Vorstellungen, dass irgend etwas Schreckliches passirt, die
Familie erkrankt und gestorben sei, oder dass etwas Furchtbares
bevorstehe, finden wir als vorübergehende „Ahnungen" bekanntlich
häufig genug im täglichen Leben wieder. Den gemeinsamen Hintergrund derselben bildet überall eine gemüthliche Verstimmung. In
ihren schwersten Formen, besonders bei vorgeschrittenem Schwachsinn, führen sie zu dem sogenannten nihilistischen Wahn: Alles
ist vernichtet, zu Grunde gegangen; die Welt steht nicht mehr.
Alle sind längst gestorben; auch der Kranke selbst lebt nicht
mehr, hat keinen Namen mehr, ist überhaupt nichts, weniger
als nichts.

Eine weitere, sehr grosse Gruppe bilden diejenigen Wahnvorstellungen, die man unter dem Namen des Verfolgungswahnes
zusammenzufassen pflegt. Andeutungen desselben finden wir im
gesunden Leben bei jenen argwöhnischen und misstrauischen Naturen,
die bei ihrer Umgebung überall niedere und feindselige Beweggründe
voraussetzen und im Zusammenhange damit eigenes Missgeschick
regelmässig auf Neid und Hass Anderer zurückzuführen bereit sind.
Gewöhnlich verbindet sich damit eine bedeutende Ueberschätzung
der eigenen Persönlichkeit und missgünstige Verkennung fremden
Verdienstes. Bei unseren Kranken bildet den Ausgangspunkt in der
Regel eine Zeit der Verstimmung, inneren Unbehagens und geheimer Angst. Ahnungen und Vermuthungen steigen auf; einzelne
Wahrnehmungen erscheinen verdächtig; es geht etwas Besonderes
vor. Der Kranke beginnt, die Vorgänge in seiner Umgebung mit
wachsendem Misstrauen anzusehen, gleichgültige Aeusserungen und
Erlebnisse, zufällige Geberden wahnhaft zu deuten und seine Wahr-
nehmungen unter neuen, vorurtheilsvollen Gesichtspunkten zu verarbeiten. Zeitungsartikel, Gassenhauer, Predigten enthalten versteckte
Verhöhnungen und den Hinweis auf seine verzweifelte Lage. Alle
Versicherungen der Liebe und Freundschaft sind eitel Heuchelei,

um ihn desto sicherer in die Falle zu locken. Sehr gewöhnlich
treten nun auch mehr oder weniger zahlreiche Sinnestäuschungen
hervor, namentlich auf dem Gebiete des Gehörs. Der Kranke sieht
sich demnach von einem Netze geheimer Feindseligkeiten, drohender Gefahren umgeben, dem er nicht zu entrinnen vermag. Alles
ist gegen ihn verbündet, weidet sich an seiner Angst. Ueberall
findet er sofort die untrüglichen Zeichen dafür, dass man eingeweiht
ist, dass er durch Spione beobachtet und verfolgt wird. Er ist
Gegenstand der allgemeinen Aufmerksamkeit; man blickt ihn sonder-
bar an, ruft ihm nach, zischelt einander Bemerkungen zu, weicht
ihm aus, spuckt vor ihn hin. Speisen und Getränke haben einen
absonderlichen Geschmack, als ob etwas drin wäre; offenbar ist ihnen
Gift, Koth, Sperma, Menschenfleisch beigemischt. Nach ihrem Genusse treten Magenbeschwerden, Wallungen zum Kopfe, geschlechtliche Erregungen auf. Im eigenen Zimmer werden die Spuren
fremder Thätigkeit bemerkt; Gegenstände sind verschwunden oder
verdorben, das vorher geschlossene Fenster plötzlich offen; der
Schlüssel zur Thüre schliesst nicht. Eine grosse Rolle spielen auch
Eifersuchtsideen. Die Kranken bemerken ein Erkalten der ehe-
lichen Beziehungen, fangen glühende Blicke, geheime Zeichen auf;
in Briefen finden sich versteckte Aufforderungen zum Stelldichein.
Die Frau wird bei unvermuthetem Nachhausekommen verlegen,
sucht etwas zu verbergen, hustet bedeutungsvoll; es ist noch dunkel
im Zimmer. Draussen poltert Jemand aus der Thür; eine Gestalt
huscht am Fenster vorbei; das letzte Kind gleicht dem Vater nicht.

Bei fortgeschrittener geistiger Schwäche nehmen die Verfolgungsideen oft ganz abenteuerliche Gestaltungen an. Die feindlichen Beeinflussungen gewinnen Formen, die nicht nur über das Wahrschein-
liche, sondern sehr bald auch über das Mögliche hinausgehen. Ganz
besonders in den Vordergrund treten nunmehr die Einwirkungen
auf den eigenen Körper, die in der verschiedensten Weise ausgemalt
werden. Vielfach handelt es sich um Veränderungen, die im Schlafe
oder auf übersinnliche Weise herbeigeführt werden (Telepathie).
Die Annahme des Behextwerdens, des Besessenseins, die ja in
den Hexenprocessen des Mittelalters eine so grosse sittengeschicht-
liche Bedeutsamkeit erlangt hat, liegt hier dem abergläubischen
Kranken äusserst nahe; sie wird gestützt durch krankhafte Gemeingefühle, fremdartige, ihm aufsteigende Gedanken und Reden, die

Wahrnehmung von Stimmen im eigenen Körper, lebhafte Träume.
Ein etwas anderer Bildungsgang macht den Kranken mehr zur Annahme magischer, magnetischer, elektrischer, physikalischer, hypno-
tischer Fernewirkungen geneigt, die durch allerlei Maschinen, Tele-
phone, galvanische Batterien, sympathetische Beziehungen von unsichtbaren Feinden vermittelt werden. Die Ausbildung derartiger Wahnvorstellungen ist bisweilen eine äusserst eingehende und spitzfindige.
Besonders häufig sind geschlechtliche Beeinflussungen, Durchströmung
und Reizung der Geschlechtstheile, Abtödtung derselben, geheimnissvolle Begattungen mit ihren weiteren Folgen bis zur Geburt in
nächtlicher Betäubung. Als Urheber der Verfolgungen und Beeinflussungen werden entweder bestimmte Personen angesehen, Vor-
gesetzte, Nachbarn, Freunde, Gatten, Liebhaber oder gewisse Parteien
mit sehr absonderlichen Zielen und Hülfsmitteln, die Geistlichen,
Freimaurer, Socialdemokraten, der Mörderbund u. s. f. Die Idee
der körperlichen Umwandlung findet ihre weitere Entwicklung in
dem ebenfalls sittengeschichtlich wichtigen Wahne der Verzaube-
rung in Thiergestalt (Wehrwölfe), des Abgestorbenseins, der Ver-
wandlung in andere Personen, namentlich solche anderen Geschlechts,
in leblose Dinge u. s. f.

Diese letzten Formen der Wahnbildung leiten uns hinüber
zu den hypochondrischen Ideen, bei denen die körperliche Beeinträchtigung nicht auf fremde Einwirkung, sondern auf eine schwere,
unheilbare Krankheit zurückgeführt wird. Wie der angehende Arzt
die Anzeichen so mancher der gerade von ihm studirten Leiden
an sich zu entdecken glaubt, so werden hier ganz harmlose, durchaus normale Erscheinungen am eigenen Körper für die Folgen der
Syphilis, der Hundswuth, mannigfacher Vergiftungen, schwerer Blut-
stockungen, geschlechtlicher Ausschweifungen und dergl. angesehen.
Bei Aerzten sind Tabes, Paralyse, Phthise der häufigste Inhalt hypochondrischer Wahnideen. Mit dem Eintritte der Verblödung gewinnen dieselben, namentlich unter dem Einflusse krankhafter Empfindungen aller Art, nicht selten ganz unsinnige Formen. Ein leben-
diges Thier sitzt im Körper, Würmer unter der Haut; Mund und
After sind verschlossen, die Eingeweide verdorben oder heraus-
genommen, alle Glieder gelähmt, der Athem und das Blut vergiftet,
der Kopf ausgehöhlt, die Zunge verfault, der Leib zu einem einzigen
Klümpchen zusammengeschrumpft; der ganze Körper ist mit Ge-

stank erfüllt, in einen Kikerikihahn verwandelt, von Eisen und ähnliches.

Auch die Grössenideen können unmittelbar den eigenen Körper zum Gegenstande haben. Hier gewährt uns die Hoffnungsfreudigkeit der Schwindsüchtigen und die Selbsttäuschung Betrunkener ein alltägliches Beispiel für jene Störungen des Selbstbewusstseins, bei denen das Gefühl erhöhter Leistungsfähigkeit in Widerspruch mit dem wirklichen Verhalten geräth. So rühmen gebrechliche Paralytiker ihre Körperkräfte, ihre ausgezeichneten Lungen, ihre Manneskraft, sprechen von ihrer schönen Stimme, von ihren gymnastischen Fertigkeiten, während sie keinen musikalischen Ton hervorbringen und nicht auf den Füssen stehen können. Den hypochondrischen Ideen inhaltlich verwandt sind die Grössenvorstellungen, dass der eigene Koth Gold, der Urin Rheinwein sei und ähnliches. Zuweilen gewinnen auch Wahnvorstellungen depressiven Inhaltes durch die Art ihrer Verwerthung die Bedeutung von Grössenideen. Die Kranken erzählen, dass sie sofort sterben würden, um dann in den Himmel zu fahren; sie laden zu ihrer Hinrichtung ein, die mit grosser Feierlichkeit stattfinden werde. Andere hören wir mit Genugthuung sich dessen rühmen, dass ihnen schon 30 000 Mal das Haupt abgeschlagen worden sei, dass sie den schrecklichsten Kopfkrankheiten ausgesetzt gewesen seien, jeden Tag einen Centner Strychnin eingeblasen bekämen. Hier dienen die unerhörten Gefahren nur dazu, die eigene Kraft und Wichtigkeit in ein um so glänzenderes Licht zu setzen.

Sehr häufig ist die Idee geistiger Gesundheit trotz tiefgreifender psychischer Störung, der Mangel des Krankheitsgefühls. Wir treffen in der Irrenanstalt immer nur eine kleine Zahl von Kranken an, die sich für geistig gestört halten; die meisten betrachten sich als völlig gesund, nicht wenige als ganz besonders gescheidt und leistungsfähig. Bei manischen und namentlich hypomanischen Kranken geht die erleichterte Auslösung von Bewegungsantrieben mit der Vorstellung grosser geistiger Frische einher. Ebenso halten sich Paralytiker in ihrer gehobenen Stimmung oft für gesunder, als je in ihrem Leben. Paranoiker, deren Einbildungskraft nicht durch schwerfällige Ueberlegungen gehindert wird, fühlen sich als besonders begnadete Menschen, berufen, die erhabensten Grossthaten des Geistes zu schaffen. Oft genug geben derartige Kranke die Vermuthung

einer geistigen Störung entrüstet ihrer Umgebung zurück. Schliesslich führt das Gefühl erhöhter geistiger Leistungsfähigkeit dahin,
dass sich der Kranke für ein Universalgenie, für einen grossen Entdecker und Weltverbesserer hält, für den es keine Schwierigkeiten
und keine unlösbaren Fragen mehr giebt; er versteht alle Sprachen,
kennt alle Geheimnisse der Natur und ergründet die tiefsten Räthsel
des Daseins mit spielender Leichtigkeit. Wer wird dabei nicht
an die erstaunliche Gewandtheit erinnert, mit der wir bisweilen im
Traume die schwierigsten Aufgaben überwältigen, um nachher beim
Erwachen zu entdecken, dass unsere Erzeugnisse baarer Unsinn gewesen sind!

Die äusseren Verhältnisse des Kranken, seine gesellschaftliche Stellung, sein Besitz, werden durch Grössenwahnideen in
ähnlicher Weise umgewandelt. Er ist von hoher Abkunft, Fürsten-
kind, Thronerbe, oder er steht wenigstens in nahen Beziehungen zu
weltlichen und geistlichen vornehmen Persönlichkeiten, ja er hat
Verbindungen mit überirdischen Mächten, Verkehr mit der Jungfrau
Maria, mit Christus oder Gott selbst. In weiterer, sehr häufiger
Steigerung ist er selber Bismarck, König, Kaiser, Papst (sogar beides
in einer Person); er ist ein Heiliger, Christus, Braut Christi, Gott,
die verkörperte Dreieinigkeit und Obergott. Andererseits rühmt der
Kranke seine schönen Kleider, seine Pferde und Schlösser; er besitzt
grosse Ländereien und ungeheuer viel Geld, Millionen mal Milliarden;
ihm gehört Deutschland, Europa, alle fünf Erdtheile, ja schliesslich
die ganze Welt. An diese Vorstellungen der Macht und des Reich-
thums knüpfen sich sehr gewöhnlich mannigfache Pläne, welche mit
Hülfe der zur Verfügung stehenden Mittel zur Ausführung gebracht
werden sollen. Vom einfachen Ankaufe allerlei unnützer Dinge geht
es zur Planung gewaltiger Bauten, grossartiger Feste, zur Austrocknung
ganzer Meere, Durchbohrung der Erde, Reisen nach dem Monde
und durch das Weltall. In dieser verschiedenartigen inhaltlichen
Ausprägung des „Grössenwahns" macht sich der Einfluss der
persönlichen Erfahrung geltend. Die allgemeine Richtung ist offenbar in dem zu Grunde liegenden Krankheitszustande vorgezeichnet,
aber die Ausgestaltung und Ausschmückung des Wahns wird durch
den Vorstellungsschatz des Einzelnen geliefert und giebt somit ein
bisweilen sehr treffendes Bild von seinen Anschauungen, Interessen
und Wünschen. Immerhin zeigen die Wahnideen gleichartiger

Kranker oft genug eine überraschende Aehnlichkeit, ein Beweis für die allgemeine Einförmigkeit menschlichen Strebens und Denkens. Grössen- und Kleinheitsideen sind durchaus nicht etwa als gegensätzliche und einander ausschliessende Richtungen der Vorstellungsthätigkeit zu betrachten, sondern sie verbinden sich sogar sehr gewöhnlich. Oft stehen sie ganz unvermittelt nebeneinander; hie und da jedoch lässt sich ein gewisser innerer Zusammenhang beider Vorstellungskreise aufdecken. Der vermeintlich Verfolgte sieht die Ursache der gegen ihn gerichteten Feindseligkeiten in seinen besonderen Vorzügen, in seinen natürlichen Ansprüchen auf ein grosses Besitzthum, in seiner Anwartschaft auf einen Fürstenthron, und umgekehrt glaubt der wahnhafte Sprössling aus hohem Hause, der Besitzer eingebildeter Reichthümer die Nichtanerkennung seiner Rechte auf die Machenschaften geheimer Feinde und Neider zurückbeziehen zu müssen, betrachtet seine Zurückhaltung in der Irrenanstalt als das Werk erbschleicherischer Verwandten oder auch als eine von Gott auferlegte Prüfung, nach deren glücklichem Ueberstehen das ganze Füllhorn des Glückes sich über ihn ergiessen werde. Ohne Zweifel haben wir dabei übrigens nicht an eine logische Entwicklung der einzelnen Gedankenkreise auseinander, sondern vielmehr an eine nachträgliche Verbindung derselben zu denken, da jeder Wahn ursprünglich selbständig aus den inneren Zuständen des Kranken hervorgeht. Bei der Dementia praecox bedeutet das Auftauchen von Grössenideen neben dem Verfolgungswahn regelmässig ein stärkeres Fortschreiten der psychischen Schwäche.

Störungen in der Schnelligkeit des Vorstellungsverlaufes. Die Verknüpfung von Vorstellungen und Begriffen mit einander nimmt, wie sich durch Messungen zeigen lässt, eine bestimmte, nicht unbeträchtliche Zeit (etwa 0,5—1,0 " und mehr) in Anspruch, deren Dauer bei der gleichen Person je nach der Leichtigkeit wechselt, mit welcher sich die Glieder aneinanderfügen. Sie gestattet umgekehrt Rückschlüsse auf die innigeren oder entfernteren Beziehungen der psychischen Vorgänge zu einander. Bei verschiedenen Personen zeigt die Geschwindigkeit der Vorstellungsverbindungen schon in der Gesundheitsbreite sehr erhebliche Unterschiede, die bis auf das Dreifache schwanken können, ohne dass sich bis jetzt für diese dauernden persönlichen Eigenthümlichkeiten bestimmte Gründe auffinden

liessen. Durch diese Erfahrung wird natürlich auch die Beurtheilung
krankhafter Abweichungen insoweit erschwert, als nicht im einzelnen
Falle Vergleichswerthe aus gesunden Tagen zu Gebote stehen. Dazu
kommt noch der Umstand, dass die nothwendigen Messungen mit
allerlei Schwierigkeiten umgeben sind, welche nur durch völlige
Vertrautheit mit dem Maassverfahren überwunden werden können.
Darin liegen die Gründe, warum die Kenntnisse von den Störungen
des zeitlichen Ablaufes unserer Gedankengänge verhältnissmässig
noch recht ungenügende sind. Immerhin verfügen wir auch jetzt
schon über Zehntausende durchaus brauchbarer Messungen, die freilich noch nicht durchweg planmässig verarbeitet werden konnten.
Zunächst steht soviel fest, dass eine Verlangsamung des Vorstellungsverlaufes durch eine ganze Reihe von Ursachen schon beim
Gesunden herbeigeführt werden kann. Vor allem ist es die Ermüdung, die regelmässig den Gedankengang verzögert, schliesslich
bis zur völligen psychischen Lähmung. Körperliche und geistige
Ermüdung haben diese Wirkung mit einander gemeinsam. Aehnlich
wirken eine Anzahl von Vergiftungen, namentlich diejenigen mit
Alkohol, Aether, Chloroform, Chloralhydrat u. a., in schwächerem
Grade der Tabak. Auch gewisse Gemüthsbewegungen unangenehmer
Art scheinen den Ablauf der Vorstellungen zu verlangsamen.

In Krankheitszuständen vermag man die Verlangsamung des
Gedankenganges nicht selten schon mit einer einfachen Uhr oder
auch ohne jede Messung nachzuweisen. Namentlich in den stuporösen
und gewissen Mischzuständen des circulären Irreseins pflegt die
Störung ungemein deutlich zu sein. Dabei ist jedoch zu berücksichtigen, dass bisweilen nicht sowol die Verbindung der Vorstellungen, sondern wesentlich nur die Auslösung der Antwort stark
verlangsamt ist. Ich kenne Fälle von circulärer Hemmung, bei
denen der Vorstellungsverlauf nur unbedeutend oder gar nicht, die
Entstehung der Sprachbewegung dagegen ungemein stark erschwert
war, wie sich durch Versuche zweifellos nachweisen liess. Melancholische pflegen eine mässige Verlangsamung des Gedankenganges
darzubieten. Bei der Dementia praecox, namentlich in den Endzuständen, ist regelmässig eine geringe Erschwerung in der Verbindung der Vorstellungen vorhanden, die allerdings in Folge
des Negativismus weit bedeutender erscheinen kann. In der Paralyse
fehlt sie zunächst bisweilen ganz, während sie im weiteren Verlaufe

sehr hohe Grade erreicht. Beim angeborenen Schwachsinn wird ebenfalls Verlangsamung des Vorstellungsverlaufes beobachtet. Mit einer Verlängerung der Associationszeiten sieht man regelmässig auch die Schwankungen der gemessenen Werthe zunehmen, die Buccola mit Recht als das Dynamometer der Aufmerksamkeit bezeichnet hat. Während sonst die psychischen Vorgänge gerade bei langsamerer Arbeit gleichmässiger zu verlaufen pflegen, werden hier die Leistungen nicht nur geringer, sondern auch unregelmässiger; zugleich lässt sich vielfach noch eine Abnahme ihres inneren Werthes nachweisen.

Beschleunigung des Vorstellungsverlaufes kommt jedenfalls ungleich seltener zu Stande, als Verlangsamung. Sehen wir ab von der allmählich eintretenden Verkürzung der psychischen Zeiten durch Uebung, so scheinen im gesunden Leben wesentlich gewisse Formen der gemüthlichen Erregung einen rascheren Ablauf des Gedankenganges herbeiführen zu können. Höchstens wäre hier noch der Einfluss der Anregung durch fortdauernde gleichmässige Gedankenarbeit zu erwähnen, der ebenfalls erleichternd auf die geistige Thätigkeit wirkt. Von Arzneistoffen ist bisher nur für das Morphium, das Coffeïn und die ätherischen Oele des Thees eine anregende Wirkung auf die Verstandesleistungen wahrscheinlich. Bei Geisteskranken sind unzweifelhafte Verkürzungen der psychischen Zeiten überhaupt noch nicht nachgewiesen. Erwarten könnte man diese Erscheinung nach der allgemeinen Anschauung etwa bei manischen Kranken, namentlich in den leichteren Formen, in der sogenannten Hypomanie. Drückt sich doch schon in dem Namen der hier so deutlichen „Ideenflucht" die Vorstellung einer Beschleunigung der Gedankenverbindungen aus. In der That hat Marie Walitzkaja bei manischen Kranken Verkürzungen der Associationszeit bis auf die Hälfte, ja bis auf ein Drittel der gewöhnlichen Dauer gefunden. Der Annahme einer derart erheblichen Beschleunigung der Vorstellungsverbindungen widersprechen indessen die in unserer Klinik gemachten, sehr ausgedehnten Erfahrungen durchaus. Meist lässt sich sogar bei Ideenflüchtigen geradezu eine Verlangsamung des Gedankenganges nachweisen. Ich bin nicht mehr im Zweifel darüber, dass die entgegenstehenden Ergebnisse durch die hier sehr nahe liegende und nur schwierig zu vermeidende Fehlerquelle der vorzeitigen Reaction getrübt worden sind.

12*

Störungen der geistigen Arbeitsfähigkeit. Der zeitliche Ablauf des einzelnen psychischen Vorganges liefert uns nur ein sehr unvollkommenes Bild der eigentlichen geistigen Leistungsfähigkeit. Es können tiefgreifende und ausgebreitete Störungen in der gesammten geistigen Veranlagung bestehen, über die wir durch die einzelne Messung nicht das Geringste erfahren. Dagegen wird uns durch die Untersuchung der Arbeitsleistung während längerer Zeit und unter verschiedenen Verhältnissen ein Einblick in eine Reihe von Abweichungen eröffnet, deren Bedeutung für das genauere Verständniss der Schwachsinnsformen, namentlich der angeborenen, kaum überschätzt werden kann. Wir lernen hier geradezu gewisse Grundeigenschaften der einzelnen Persönlichkeit kennen, von deren krankhaften Gestaltungen wir sonst nur höchst unbestimmte und verschwommene Vorstellungen zu haben pflegen.

Zunächst stellt sich heraus, dass die Arbeitsleistung beim gesunden Menschen gewisse dauernde Spuren hinterlässt, welche für später eine Erleichterung der gleichen Arbeit vermitteln. Diese dauernde, nur sehr allmählich wieder verschwindende Arbeitserleichterung bezeichnen wir mit dem Namen der Uebung. Die Grösse des Uebungseinflusses ist bei verschiedenen Personen sehr verschieden. Weit grösser aber sind die Schwankungen auf krankhaftem Gebiete. Wenn wir absehen von den erworbenen Schwachsinnsformen, insbesondere dem paralytischen Blödsinn, bei denen die Uebungsfähigkeit häufig vollkommen vernichtet ist, so leuchtet ohne weiteres ein, dass jene Eigenschaft bei Idioten fast ausschliesslich die ganze Zukunft des Kranken bestimmt. Bildungsunfähigkeit ist im wesentlichen nichts als Mangel der Uebungsfähigkeit. Natürlich kommt es aber ausser der Arbeitserleichterung durch die Uebung selbst auch auf die Festigkeit an, mit welcher diese bleibende Spur im Gedächtnisse haftet. Wo die erworbene Uebung sich rasch wieder verliert, wird sie nur ein sehr unzuverlässiges Hülfsmittel für die geistige Ausbildung abzugeben im Stande sein. Auch in dieser Beziehung finden sich schon bei Gesunden sehr bedeutende Unterschiede. In krankhafter Ausbildung begegnen wir raschem Schwinden der vielleicht ebenso rasch erworbenen Uebung namentlich bei jenen Formen des angeborenen Schwachsinns, bei denen eine gewisse oberflächliche geistige Regsamkeit zunächst über die tief begründete Unzulänglichkeit der geistigen Begabung täuscht.

Mit der Uebungsfähigkeit steht vielleicht in innerer Beziehung die Anregbarkeit. Es hat sich herausgestellt, dass durch fortgesetzte geistige Arbeitsleistung rasch eine Erleichterung eben dieser Arbeit zu Stande kommt, die sich von der Uebung durch ihr schnelles Verschwinden nach dem Aufhören der Arbeit unterscheidet. Die grössere oder geringere Leichtigkeit, mit der sich diese Zunahme der Leistung während der Arbeit einstellt, bezeichnen wir als Anregbarkeit. Aus der täglichen Erfahrung ist genugsam bekannt, wie verschieden die Geschwindigkeit ist, mit welcher sich der Einzelne in eine Arbeit hineinfindet. Unter unseren Kranken bieten die Gehemmten, Stuporösen denjenigen Grenzfall dar, bei welchem die Anregbarkeit ihre niedersten Werthe erreicht, während uns manische Kranke anscheinend gerade die entgegengesetzte Störung in ihrer höchsten Ausbildung zeigen. Namentlich bei feineren Untersuchungen über die Schrift hat sich herausgestellt, dass bei ihnen während des Schreibens die Geschwindigkeit der Bewegungen und der Druck der Feder ausserordentlich rasch anwächst. Weniger augenfällig, aber als dauernde persönliche Eigenthümlichkeiten, treten uns die beiden entgegengesetzten Störungen in jenen Formen des angeborenen Schwachsinns entgegen, die man, nicht ohne Beziehung auf das verschiedene Verhalten der Anregbarkeit, als stumpfen und erregbaren Schwachsinn auseinandergehalten hat. Vielleicht ist auch die Nachhaltigkeit der Anregung, die Geschwindigkeit, mit der sich die innere Bewegung wieder beruhigt, von Bedeutung für das Verständniss dieser oder jener Krankheitszustände. Leider ist über diese Verhältnisse bisher nichts bekannt.

Eine weitere, grundlegende Eigenschaft der geistigen Persönlichkeit ist die Ermüdbarkeit. Durch die Ermüdung wird die Höhe der Arbeitsleistung je länger, je mehr herabgesetzt, wahrscheinlich nicht nur in ihrer Menge, sondern auch in ihrem Werthe. Grosse Ermüdbarkeit beeinträchtigt daher auf das empfindlichste die Fähigkeit zu längerer und anstrengender Arbeitsleistung. Bei Geisteskranken ist diese Störung ungemein verbreitet. Wir finden sie zunächst in der Genesungszeit nach verschiedenen Formen psychischer Erkrankung, besonders natürlich nach Erschöpfungspsychosen. Sodann begegnen wir derselben vielfach bei der Dementia praecox und namentlich in der Paralyse, wo sie häufig genug das erste auffallende Krankheitszeichen bildet. Bei der Neurasthenie ist die grössere Ermüdbar-

keit ebenfalls nicht selten die wichtigste Erscheinung, wenn sie auch
in vielen Fällen durch die gesteigerte nervöse Erregbarkeit bis zu
einem gewissen Grade verdeckt werden kann. Endlich aber ist bedeutende Ermüdbarkeit eine sehr häufige Begleiterscheinung des angeborenen Schwachsinns. Auch hier kann sie, zum grossen Schaden
der Kranken, leicht unerkannt bleiben, wenn sie sich mit erhöhter
Anregbarkeit verbindet. Es kommt dann sehr häufig zu einer Anspannung der geistigen Arbeitskraft über das zulässige Maass hinaus,
die zu einer dauernden Ermüdung, vielleicht auch zu einer Steigerung der Ermüdbarkeit führen kann.

Ausgeglichen wird die Ermüdung durch die Erholung und
namentlich durch den Schlaf. Wahrscheinlich unterliegt auch die
Schnelligkeit, mit der sich die Erholung vollzieht, krankhaften
Störungen. Melancholische, Neurasthenische, Genesende sehen wir
ungemein langsam die Folgen einer geistigen, gemüthlichen oder auch
körperlichen Anstrengung wieder ausgleichen; wir haben daher bei
ihnen vielleicht eine Abnahme der Erholungsfähigkeit, der geistigen
Spannkraft, zu verzeichnen. Eine wesentliche Rolle spielt dabei
ohne Zweifel das Verhalten des Schlafes. Nach den vorliegenden
Untersuchungen darf es als wahrscheinlich gelten, dass wir es beim
Irresein vielfach mit schweren Störungen nicht nur der Schlafdauer,
sondern namentlich auch der Schlaftiefe zu thun haben. Für Zustände einfacher Ueberarbeitung ist eine Verflachung des Schlafes,
langsameres Erreichen der grössten Tiefe und unvollkommener Nach-
lass der Schlaftiefe gegen Morgen bereits nachgewiesen.

Kaum weniger häufig, als der krankhaften Ermüdbarkeit, begegnen wir auf unserem Gebiete einer Steigerung der Ablenkbarkeit. Dieselbe kann entweder durch geringe Stärke der Leitvorstellungen, durch ungewöhnlich lebhaftes Hervortreten einzelner
Vorstellungsbestandtheile oder endlich durch erhöhte Empfindlichkeit für ablenkende Einwirkungen zu Stande kommen. Den ersten
Fall haben wir im gesunden Leben beim wachen Träumen vor uns,
wenn wir planlos unsere Gedanken schweifen lassen und dabei durch
ganz zufällige innere und äussere Einflüsse bald hierhin, bald dort-
hin abgelenkt werden. Auf ähnliche Weise kommt vielleicht die Ablenkbarkeit beim Schwachsinn, insbesondere bei der Paralyse und
der Dementia praecox, zu Stande; hier fehlen dauernd jene Leitvorstellungen, die dem Gedankengange seine bestimmte Richtung

vorzeichnen und das Anwachsen aller ausserhalb der Bahn liegenden Eindrücke und Vorstellungen schon im Entstehen hemmen.

Für die zweite Form der Ablenkbarkeit finden wir vielleicht gewisse Anknüpfungspunkte in den Erscheinungen der Ermüdung. Wir haben schon früher gesehen, dass mit wachsender Ermüdung die sprachliche Gewohnheit einen ganz besonderen Einfluss auf unseren Vorstellungsverlauf gewinnt. Am deutlichsten wird das nach Entziehung des Schlafes und nach lebhafter körperlicher Anstrengung. Die motorischen Bestandtheile unserer Vorstellungen scheinen dabei ein deutliches Uebergewicht zu erlangen. Zugleich verlieren allerdings wol auch die Leitvorstellungen wesentlich an Kraft. In Folge dessen sind wir nicht mehr im Stande, bei der Stange zu bleiben, ertappen uns fortwährend auf Nebengedanken und sind genöthigt, immer von neuem durch eine besondere Anstrengung unsere Aufmerksamkeit in die alte Richtung zurückzubringen. Diese Erscheinung ist uns aus den Erörterungen über die Ideenflucht wohlbekannt; sie begegnet uns in den acuten Erschöpfungspsychosen, vor allem aber im manisch-depressiven Irresein sowie in den Erregungszuständen der Paralyse und der Dementia praecox.

Erhöhte Empfindlichkeit gegen ablenkende Einwirkungen ist endlich eine regelmässige Begleiterscheinung der Neurasthenie. Sie geht Hand in Hand mit einer Herabsetzung der Gewöhnungsfähigkeit. Für den gesunden Menschen pflegt jede Ablenkung bei längerer Einwirkung allmählich ihren Einfluss mehr und mehr zu verlieren; er gewöhnt sich an die Störung und lernt, dieselbe unbeachtet zu lassen. Bei gesteigerter nervöser Reizbarkeit kann diese Gewöhnungsfähigkeit mehr oder weniger erheblich herabgesetzt sein, so dass also die ablenkende Wirkung einer Störung mit der Zeit immer wächst, anstatt sich abzuschwächen. Auf diese Weise können schliesslich ganz unbedeutende Reize in einem Grade störend einwirken, der dem Unbefangenen unbegreiflich erscheint.

Störungen des Selbstbewusstseins. Als Selbstbewusstsein bezeichnen wir die Summe aller jener Vorstellungen, aus denen sich für uns das Bild unserer körperlichen und geistigen Persönlichkeit zusammensetzt. Diese Vorstellungsgruppe bildet den dauernden Hintergrund unseres Seelenlebens und übt daher auf den Ablauf unserer gesammten geistigen Vorgänge einen massgebenden Einfluss aus. Ihr

Inhalt wie ihr Umfang wird wesentlich durch die Lebenserfahrungen
des Einzelnen bestimmt. Es ist daher erklärlich, dass alle Umstände, welche jene letzteren in krankhafter Weise beeinflussen, die
Auffassung der eigenen Persönlichkeit und ihres Verhältnisses zur
Aussenwelt in Mitleidenschaft ziehen müssen. Verfälschungen des
Selbstbewusstseins sind denn auch überaus häufige Störungen, deren
wichtigste Formen wir bei der Besprechung der Wahnideen bereits
gestreift haben.

Regelmässig wächst in der Krankheit die Bedeutung der eigenen
Person im Verhältnisse zur Umgebung, sei es in expansivem oder
depressivem Sinne. Wie jedes körperliche Leiden die Aufmerksamkeit des Kranken auf seine eigenen Zustände lenkt und alle sonstigen
Interessen desselben mehr oder weniger in den Hintergrund drängt,
so begünstigen auch psychische Störungen ganz allgemein die natürliche Neigung des Menschen, seiner Person eine ganz besondere
Wichtigkeit beizulegen. Namentlich bei traurigen und ängstlichen
Verstimmungen tritt das krankhafte Bestreben, alle Ereignisse und
Einrichtungen in der Umgebung in Beziehung zum eigenen Ich
zu setzen, meist sehr deutlich hervor. Eine eigenartige Verfälschung
des Selbstbewusstseins beobachten wir ferner in jenen Formen
psychischer Erkrankung, welche mit der Entwicklung zusammenhängender, innerlich verarbeiteter Wahnideen einhergehen. In solchen
Fällen kann durch krankhafte Einbildungen und Gedankengänge
das Verhältniss der eigenen Person zur Aussenwelt allmählich vollständig „verrückt" werden, so dass am Ende Denken und Handeln
des Kranken dem Unbefangenen ganz unverständlich erscheint,
während der Eingeweihte von dem krankhaft veränderten Standpunkte aus den inneren Zusammenhang des verfälschten Selbstbewusstseins vielleicht noch zu erkennen vermag.

Bei weit vorgeschrittener psychischer Schwäche geräth schliesslich auch das Selbstbewusstsein in Verfall, freilich meist ziemlich
spät. Es giebt Kranke, namentlich Epileptiker, deren Vorstellungsschatz schon eine hochgradige Verarmung aufweist, die sich in
irgendwie verwickelten Verhältnissen gar nicht mehr zurechtfinden,
aber dennoch über ein wohlerhaltenes Selbstbewusstsein verfügen,
über ihre eigenen Zustände Rechenschaft geben können und ihre
spärlichen Gedanken in vollkommener Ordnung erhalten. Namentlich die Dementia praecox pflegt vielfach zu einer Zertrümmerung

des Selbstbewusstseins zu führen; in der Paralyse bildet sie den regelmässigen Endzustand des geistigen Lebens. Hier sind es dann schliesslich oft nur noch kümmerliche, zusammenhangslose Reste früherer gesunder und krankhafter Vorstellungen, die meist in ziemlich einförmiger Weise einander ablösen, ohne dem Kranken mehr ein deutliches Bewusstsein seiner Umgebung und seiner eigenen Persönlichkeit zu vermitteln.

C. Störungen des Gefühlslebens.

Jeder Sinneseindruck, der seinem Inhalte nach in nähere Beziehungen zum Wohl und Wehe des Menschen tritt, wird im Bewusstsein desselben durch ein begleitendes Gefühl der Lust oder der Unlust betont, je nachdem er die allgemeinen Lebenszwecke zu fördern oder zu hemmen geeignet erscheint. Die Gefühle bezeichnen somit unmittelbar die Stellung, welche das Ich zu den Wahrnehmungen der Aussenwelt einnimmt. Unter krankhaften Verhältnissen, welche eine Umwälzung der psychischen Persönlichkeit hervorbringen, ist es daher sehr häufig gerade diese Gefühlsbetonung, das „Gemüthsleben" der Kranken, welches zunächst die auffallendsten Störungen darbietet. Die Beurtheilung dieser Krankheitserscheinung stösst jedoch deswegen auf gewisse eigenthümliche Schwierigkeiten, weil uns hier weit weniger, als auf dem Gebiete des Verstandes, eine feststehende Richtschnur gegeben ist, mit Hülfe derer wir die gradweisen Abweichungen vom gesunden Verhalten sicher bestimmen könnten. Verfälschungen der Sinneserfahrung, Verstösse gegen die Grundsätze des logischen Denkens werden auch vom Laien ohne weiteres als krankhafte Erscheinungen erkannt; die Lebhaftigkeit der Gefühlsäusserungen zeigt aber schon bei Gesunden unter verschiedenen Verhältnissen so weitgehende persönliche Verschiedenheiten, dass die Abgrenzung des Krankhaften gerade auf diesem Gebiete häufig recht schwierig wird. Der Laie (in forensischen Fällen der Richter) ist stets weit eher geneigt, Mängel des Verstandes, besonders Wahnideen, für krankhaft zu halten, als die eingreifendsten Störungen im Gemüthsleben.

Herabsetzung und Steigerung der gemüthlichen Erregbarkeit. Die einfachste und auch wol häufigste Abweichung im Bereiche der

Gefühle ist die Herabsetzung ihrer Stärke. Während sich im Gemüthe des Gesunden der innere Antheil, den er an seinen vielfachen Beziehungen zur Umgebung nimmt, in beständigen, leiseren oder stärkeren Schwankungen des Stimmungshintergrundes widerspiegelt, bedeutet die Abnahme dieser Gefühlsbetonung Gleichgiltigkeit und Theilnahmlosigkeit gegenüber den Eindrücken der Aussenwelt. Diese Störung ist eine allgemeine Begleiterscheinung der meisten Schwachsinnsformen. Nicht selten werden dabei die äusseren Erfahrungen noch recht gut aufgefasst und selbst verstandesmässig verarbeitet, ohne allerdings irgend einen bemerkbaren gemüthlichen Widerhall in dem Kranken wachzurufen. Dieses auffallende Missverhältniss zwischen Verstandes- und Gefühlsstörung tritt uns am ausgeprägtesten bei der Dementia praecox entgegen. Erst in den schwersten Krankheitszuständen pflegt hier auch die Auffassung und die Vorstellungsthätigkeit eine tiefgreifende Einbusse zu erleiden. Bei der Paralyse dagegen sehen wir einerseits die Verstandesleistungen in verhältnissmässig höherem, die gemüthlichen Regungen dagegen in geringerem Grade durch die Krankheit zerstört werden.

Die Abnahme der Gefühlsbetonung pflegt sich in der Regel nicht auf alle Gebiete des gemüthlichen Lebens gleichmässig zu erstrecken, sondern es kommt vielmehr zunächst zu einer Einschränkung der inneren Beziehungen des Kranken. Der Kreis der Vorgänge, die ihn noch innerlich berühren, wird enger, während nach gewissen Richtungen hin die Lebhaftigkeit der Gefühle die alte bleibt, ja sich unter Umständen sogar noch steigern kann. Am leichtesten gehen dem Kranken natürlich solche Gefühle verloren, welche nicht unmittelbar an die Veränderungen des eigenen Ich anknüpfen, sondern sich auf die Verhältnisse der weiteren Aussenwelt beziehen, und ferner diejenigen, welche die Eigenschaft des Sinnlichen verloren haben und als Begleiter gewisser allgemeiner Vorstellungen und Grundsätze nur durch die höheren geistigen und sittlichen Leistungen wachgerufen werden. Wie der Ideenkreis sich auf das Einfachste, Nächstliegende und persönlich Wichtigste beschränkt, so behalten auch die Gefühle ihre sinnliche Einfachheit und erstrecken sich nur auf jene Eindrücke, die in dem unmittelbarsten und einleuchtendsten Zusammenhange mit dem eigenen Wohl und Wehe stehen. Mit anderen Worten: die Antheilnahme

des Kranken zieht sich wesentlich auf die Zustände der eigenen
Person zurück, wird eine ausschliesslich selbstsüchtige, und er verliert die Freude an der Gedankenarbeit, an edleren künstlerischen
Genüssen, das Gefühl für die höheren Anforderungen des Anstandes,
der Sittlichkeit, der Religion. Fremdem Schicksale steht sein Herz
kalt und gleichgiltig gegenüber; allgemeinere und höhere Bestrebungen vermögen weder Verständniss noch Theilnahme in
seinem Innern anzuregen. Es fallen also für ihn wesentlich alle
jene Beweggründe und Hemmungen fort, welche dem Gesunden
aus der Rücksicht auf seine Umgebung, aus seinen Beziehungen
zur Familie, zu seinem Volke, endlich zur gesammten Menschheit
entspringen. Die Folgen dieser Umwandlung sind ungemein auffallende. Der Kranke wird theilnahmlos gegenüber seinen natürlichen Beziehungen, hat kein Gefühl mehr für seine Angehörigen,
sein Geschäft, seine Arbeit, seine Pflicht. Er verliert das Scham-
gefühl, wird rücksichtslos, lässt sich gehen, besitzt kein Verständniss mehr für die gewöhnlichsten Regeln des persönlichen Ver-
kehrs.

In mildester Form sehen wir eine derartige Veränderung schon
im gesunden Greisenalter, stärker im krankhaften Altersschwachsinn
sich vollziehen. Die gemüthliche Ansprechbarkeit für feinere und
weiterreichende Beziehungen verblasst, während die Regungen der
Eigenliebe und die Freude am sinnlichen Genusse sich lebhafter
geltend machen. Weiterhin bilden die Zeichen der gemüthlichen
Verblödung nicht selten die ersten auffallenden Erscheinungen der
Paralyse und namentlich der Dementia praecox, in deren Verlaufe
sie sich immer schärfer ausprägen. Endlich aber spielt das Fehlen
der gemüthlichen Ansprechbarkeit auch eine wichtige Rolle bei
manchen angeborenen Schwachsinnsformen, besonders bei dem sog.
moralischen Irresein. Gerade bei diesem letzteren verträgt sich mit
der Verkümmerung des Gemüthslebens ganz gut eine gewisse Findig-
keit in der Verfolgung des sinnlichen Genusses, eine handwerks-
mässige Gewandtheit in der Erreichung selbstsüchtiger Vortheile,
durch welche sich die Umgebung häufig über die tiefe geistige und
gemüthliche Unfähigkeit der Kranken hinwegtäuschen lässt. Aus
der Gesundheitsbreite gehören hierher jene gemüthsrohen und selbst-
süchtigen Naturen, die fremden Gefühlen theilnahmlos gegenüberstehen, durch keine Regung der Menschenliebe aus ihrer Ruhe auf-

gerüttelt werden und planmässig berechnend nur von den Antrieben
des gröbsten Eigennutzes sich leiten lassen.

Ein höchst bedeutsamer Unterschied zwischen den niederen,
sinnlichen und den höheren, allgemeinen (logischen, sittlichen, künstlerischen, religiösen) Gefühlen wird durch den Umstand bezeichnet,
dass die ersteren wol eine weit grössere augenblickliche Stärke, aber
eine ungleich geringere Erneuerungsfähigkeit besitzen, als die
letzteren. Ein sinnlicher Genuss oder Schmerz kann uns für kurze
Zeit in sehr lebhafte Erregung versetzen, aber er blasst in der Erinnerung rasch ab, während z. B. die leiseren, aber andauernden
sittlichen Gefühle unser Denken und Handeln durch das ganze Leben
hindurch fast unausgesetzt begleiten und bestimmen, wo sie nicht
durch leidenschaftliche Gemüthsschwankungen übertönt werden. Gerade die höheren Gefühle aber sind es, die unserem Stimmungs-
hintergrunde jene gleichförmige Ruhe, unserer geistigen Persönlichkeit jene Festigkeit und innere Geschlossenheit zu gewähren vermögen, die man mit Recht als die Eigenschaften eines gesunden,
voll entwickelten Mannes betrachtet. Da ferner die höheren Gefühle
eine Art Dämpfung für die raschen Gefühlsregungen des Augenblickes darstellen, pflegen sich mit dem Wegfalle dieser Dämpfung
plötzliche Leidenschaftsausbrüche von auffallender Heftigkeit, aber
geringer Nachhaltigkeit einzustellen.

Auch nach dieser Richtung hin wird sich daher die mangelhafte Ausbildung der höheren Gefühle in dem Krankheitsbilde des
Schwachsinns geltend machen müssen. Wo nicht hochgradige
Stumpfheit alle Gefühlsregungen überhaupt begräbt, sehen wir einerseits in der Ungleichförmigkeit der Stimmung, andererseits in ihrer
Abhängigkeit von äusseren Zufälligkeiten, in ihrer Beeinflussbarkeit, den Mangel der dauernden, höheren Gefühle sich kundgeben. Wo die festen Grundlagen für die Stimmung fehlen, genügt
oft eine Kleinigkeit, ein Wort, der Ton der Stimme, um den Kranken
aus glückseligster Selbstzufriedenheit in masslose Verzweiflung zu
versetzen. Diese Erscheinung pflegt namentlich in der Paralyse
sehr deutlich zu sein.

Unvermittelte Aufwallungen des Gefühls finden sich gelegentlich
bei den verschiedensten Formen des angeborenen und erworbenen
Schwachsinns. Aus der gesunden Erfahrung schon sind die Leidenschaftsausbrüche beschränkter Menschen, die Launenhaftigkeit und

Heftigkeit der Greise bekannt. Ausser gewissen Formen des angeborenen Schwachsinns zeigen ferner namentlich die Endzustände
der Dementia praecox regelmässig neben weitgehendster gemüthlicher
Stumpfheit kurzdauernde Erregungen von oft sehr grosser Lebhaftigkeit.
Meist kommt die Abstumpfung der Gefühlsbetonung dem Kranken
gar nicht zum Bewusstsein; er merkt es nicht, dass er gleichgiltiger
und theilnahmloser geworden ist, weil ihm eben auch Neigung und
Fähigkeit zur Beachtung der feineren gemüthlichen Regungen in
seinem Innern gänzlich verloren gegangen sind. Eine Ausnahme
von diesem Verhalten scheinen häufig die Depressionszustände des
circulären Irreseins zu machen. Hier beklagen sich die Kranken auf
das lebhafteste darüber, dass es ihnen so öde und leer in der Brust
sei, dass sie ihren eigenen Seelenvorgängen wie ganz unbetheiligte
Zuschauer gegenüberständen, und dass die Berührung ihrer sonst
heiligsten Beziehungen ihnen jetzt weder Freude noch Schmerz zu
bereiten im Stande sei. Gerade diese Unempfindlichkeit wird
dann als eine äusserst qualvolle Veränderung des eigenen Innern
empfunden. Allerdings handelt es sich hier gar nicht um eine wirkliche Abstumpfung der gemüthlichen Regungen, sondern wol um
einen Hemmungsvorgang.

Steigerung der gemüthlichen Erregbarkeit kennzeichnet
sich durch häufige und ausgiebige Schwankungen der Stimmung.
Wo jeder zufällige Eindruck sofort eine lebhafte Gefühlsbetonung
hervorruft, muss natürlich rascher Wechsel der Gemüthsbewegungen,
unvermittelter Uebergang aus einer Stimmung in die andere die
Folge sein. Wie der Vorstellungsverlauf des Tobsüchtigen oder
Delirirenden haltlos von einem Gegenstande auf den andern über-
springt, so wird auch die Gemüthslage nicht durch die Summe der
früheren Lebenserfahrung bestimmt und gleichmässig erhalten, sondern der Augenblick mit seinen wechselnden Eindrücken lässt die
Stimmung in bunter Folge die verschiedensten Töne der Gefühls-
reihe durchlaufen es entsteht das wichtige Krankheitszeichen des
Stimmungswechsels, wie er namentlich der manischen und
paralytischen Erregung eigenthümlich ist. Häufig ist dabei allerdings eine bestimmte Färbung der Gemüthsbewegungen vorherrschend,
aber dieselbe wird leicht und rasch durch entgegengesetzte Einflüsse
abgelöst, um dann ebenso unvermittelt wieder mit der früheren
Stärke hervorzubrechen.

Leichtere Grade von krankhafter Lebhaftigkeit der Gefühlsbetonung kommen bei Geisteskranken überaus häufig zur Beobachtung,
insbesondere bei gewissen Formen des angeborenen Schwachsinns
und bei Hysterischen, auch in der Genesungszeit nach Erschöpfungszuständen. Sie kennzeichnen sich durch häufigen, unvermittelten
Wechsel der Stimmung, Launenhaftigkeit, heftige Gefühlsausbrüche
auf geringe Anlässe, Neigung zu Schwärmerei und Schwarzseherei.
Als gesundes Beispiel derselben kann in gewissem Sinne das
Verhalten des weiblichen und kindlichen Gemüthslebens gelten,
wie es sich ja im allgemeinen durch eine grosse Stärke der Ge-
fühlswallungen einerseits, durch Vergänglichkeit derselben andererseits auszeichnet. Jäher Umschlag der Gemüthslage ohne besondere Veranlassung wird übrigens auch in der gesunden Erfahrung bisweilen beobachtet, wenn die gemüthliche Erregbarkeit
sehr gesteigert ist (z. B. durch Alkoholgenuss) und die herrschende
Stimmung ganz aussergewöhnliche Lebhaftigkeit erreicht hat (aus-
gelassenste Heiterkeit, Verzweiflung; Galgenhumor).

Krankhafte Gemüthsbewegungen. Während die allgemeine Steigerung der gemüthlichen Erregbarkeit ihrem Wesen nach regelmässig einen häufigen Wechsel verschiedener Stimmungen zur Folge
haben muss, handelt es sich bei den krankhaften Gemüthsbewegungen
um das Auftreten ganz bestimmter Gefühle, die entweder die Stimmung
längere Zeit hindurch gleichmässig beherrschen oder doch während
der Erkrankung vielfach in gleicher Weise dem Kranken sich aufdrängen. Bei weitem am häufigsten sind es traurige Verstimmungen,
mit welchen wir es hier zu thun haben. Die Wurzeln dieser Störung
liegen bereits in der bei Gesunden so häufig beobachteten Neigung
zur Schwarzseherei. Vorübergehend, im Anschlusse an trübe Lebenserfahrungen, neigt wol jeder Mensch dazu, gleichgültige und selbst
heitere Eindrücke wesentlich im Lichte der eigenen Verstimmung
aufzufassen; ja der Anblick fremder Freude kann uns in solchen
Augenblicken durch den Gegensatz unser Leid noch um so schmerzlicher empfinden lassen. Es giebt ferner Menschen, welche dauernd
die unglückliche Neigung haben, aus allen Lebenserfahrungen nur
das Unangenehme und Peinigende herauszufinden, denen jeder
Augenblick der Freude durch den Ausblick auf allerlei trübe Möglichkeiten verkümmert wird. Ohne Zweifel bewegen wir uns hier
bereits an der Grenze des Krankhaften. Es handelt sich um eine

gesteigerte Unlustempfindlichkeit, die wir bei gewissen Formen des Entartungsirreseins als angeborene persönliche Eigenthümlichkeit wiederfinden.

Dem Grade nach weit stärker ausgeprägt, dafür aber auch nur als vorübergehende Krankheitserscheinung tritt die gesteigerte Unlustempfindlichkeit in den verschiedenen Depressionszuständen auf. Jeder beliebige äussere Eindruck, ja der Vorstellungsverlauf selbst kann hier immer von neuem das Gefühl der lebhaftesten Unlust erzeugen. Der Kranke ist unfähig, sich über irgend etwas zu freuen; auch die gesunde Befriedigung am Dasein selbst wandelt sich in das Gefühl schmerzlichen Lebensüberdrusses um. Gerade diejenigen Beziehungen, die ihn früher am nächsten berührten, werden jetzt für ihn eine Quelle beständiger trüber Gemüthsverstimmung, weil an diesem Punkte die gesteigerte Empfindlichkeit besonders leicht und häufig Erschütterungen des inneren Gleichgewichts herbeiführt. Auch frohe Eindrücke steigern nur die Verstimmung, die eben nicht, wie ein gesunder Seelenschmerz, durch äusseres Glück gemildert wird, sondern umgekehrt den freudigen Anlass im Sinne der krankhaft veränderten Gefühlsbetonung färbt. So sah ich einen Knaben mit trauriger Verstimmung beim Anhören heiterer Musik in bitterliches Weinen ausbrechen. Regelmässig steht die gesteigerte Unlustempfindlichkeit in nahen Beziehungen zu Inhalt und Richtung des Vorstellungsverlaufes; es kommt zum Auftauchen „schwerer Gedanken" und Befürchtungen, zu misstrauischer Betrachtung und wahnhafter Verarbeitung der Umgebung wie der eigenen Persönlichkeit im Sinne der Verfolgung und der Versündigung.

Gewöhnlich geht die gesteigerte Unlustempfindlichkeit mit einer einfachen traurigen Verstimmung einher. Bisweilen jedoch gesellt sich eine zornige Gereiztheit hinzu, die sich in lebhaften Unlustäusserungen Luft zu machen sucht. Es entsteht auf diese Weise ein Zustand innerer Spannung, den jeder kleinste äussere Anlass zu heftigen Entladungen bringt. Die Kranken werden ungemein verdriesslich, missmuthig, mit allem unzufrieden, zerfallen mit sich und ihrer Umgebung, ärgern sich über jede Kleinigkeit und nörgeln, oft gegen ihre bessere Einsicht, in der unerträglichsten Weise, bis dann allmählich Reizbarkeit und gesteigerte Unlustempfindlichkeit sich beide verlieren. Diesen eigenthümlichen Zustand beobachten wir in der Uebergangszeit zwischen Verstimmung und Erregung beim manisch-depressiven Irresein: vielleicht handelt es sich dabei um eine Verbindung von trauriger Verstimmung mit beginnender Steigerung der psychomotorischen Erregbarkeit. Auch bei der Genesung nach Erschöpfungspsychosen und Melancholie kommen ähnliche reizbare Verstimmungen zur Beobachtung. Namentlich aber gehören hierher noch gewisse gemüthliche Schwankungen der Epileptiker und auch der Hysterischen, in denen die erhöhte zornmüthige Reizbarkeit sich am reinsten und schärfsten auszuprägen pflegt.

Bei weitem die mächtigsten Gemüthsbewegungen, die wir bei unseren Kranken beobachten, sind diejenigen der Angst. Dieselbe pflegt wie keines der anderen Gefühle den gesammten körperlichen und geistigen Zustand in Mitleidenschaft zu ziehen. Am häufigsten geht sie mit der Empfindung von Druck und Beklemmung in der Herzgegend einher (Präcordialangst); weit seltener wird ihr Sitz in den Kopf hinein verlegt. Ausserdem gesellen sich alle jene schon aus der gesunden Erfahrung bekannten nervösen Begleiterscheinungen der Angst hinzu, ihre Wirkung auf die Herzthätigkeit (Herzklopfen), auf die Gefässnerven (Blasswerden), die Athmung, die willkürlichen Muskeln (Zittern, Schlottern), endlich auf Schweiss-, Harn- und Darmabsonderung. Im Anfange ist die Angst gewöhnlich gegenstandslos; der Kranke fühlt sie, ohne zu wissen, warum, weiss sogar oft ganz genau, dass er gar keinen Grund hat, sich zu fürchten. Hecker hat darauf hingewiesen, dass die unbestimmte Angst, namentlich beim Entartungsirresein, oft ganz eigenthümliche Formen annimmt, deren ursprüngliche Bedeutung nicht immer leicht zu erkennen ist, als Gefühl des Heimwehs, der veränderten Auffassung, der Betäubung u. ähnl. Bei den acuten Geistesstörungen freilich verdichten sich in der Regel allmählich die unbestimmten ängstlichen Ahnungen zu mehr oder weniger klar ausgemalten Befürchtungen. In den höchsten Graden der Angst pflegt jedoch das Bewusstsein mehr oder weniger stark getrübt zu sein: sehr starke gemüthliche Erregungen lassen nur ganz unklare und verworrene Vorstellungen zu Stande kommen.

Den Ausdruck der Angst bildet die ängstliche Erregung, weit seltener die ängstliche Spannung. Im ersteren Falle kommt es zu Abwehr- und Fluchtbewegungen, zum Flehen um Gnade und Schonung, zu sinnlosem Fortdrängen, Selbstmordversuchen, Angriffen auf die gefürchtete Umgebung. Wo dagegen die freie Auslösung

willkürlicher Bewegungen gehemmt ist, suchen doch die Kranken
dem drohenden Unheil möglichst wenig Angriffspunkte darzubieten,
kauern sich zusammen, schliessen die Augen, pressen die Zähne aufeinander, machen sich steif. Jede Annäherung oder äussere Einwirkung pflegt die Angst zu vermehren und lebhaften Widerstand,
unter Umständen auch plötzliche verzweifelte Gegenwehr hervorzurufen.

In der Regel überfällt die Angst den Kranken in Anfällen, oder
sie zeigt doch wenigstens deutliche Nachlässe und Verschlimmerungen
letztere besonders in der Nacht. Nur ausnahmsweise hält die ängstliche Spannung Tage, Wochen, ja selbst Monate lang in voller Stärke
an. Als eigentlich kennzeichnende Krankheitserscheinung darf die
Angst für die Melancholie betrachtet werden; man wird sie hier
selten oder nie vermissen. Auch in den Depressionszuständen des
circulären Irreseins ist die Angst häufig, doch giebt es hier zahlreiche Fälle, in denen sie gänzlich fehlt. Ausserdem begegnen wir
der Angst in den Dämmerzuständen der Epileptiker, bei Deliranten,
im Beginne katatonischer Erkrankungen und nicht selten bei Paralytikern. Gerade bei diesen Letzteren kommen so scheussliche
ängstliche Aufregungen vor, wie sie sich vielleicht bei keiner anderen Form geistiger Störung wiederfinden.

Leichtere Grade der Angst in Form dauernder Aengstlichkeit
und Verzagtheit gehören zu den häufigsten und kennzeichnendsten
Begleiterscheinungen des Entartungsirreseins. Den Kranken fehlt
von Jugend auf das Selbstvertrauen, die innere Sicherheit und Freiheit. An jede Handlung knüpft sich ihnen die Befürchtung, etwas
verkehrt zu machen, ein Unheil anzurichten, ein Unrecht zu begehen. Hie und da, besonders im späteren Lebensalter, kommt es
zu sehr schleppend verlaufenden Verschlimmerungen mit stärkerem
Hervortreten der ängstlichen Verstimmung. Diese Veranlagungen
gehen ohne scharfe Grenze in jene zaghaften und furchtsamen Naturen über, die uns schon innerhalb der Gesundheitsbreite wohlbekannt sind.

Die zuletzt erwähnten angeborenen Eigenthümlichkeiten bilden
den günstigen Boden für die Entwicklung einer weiteren Gruppe
von Störungen, welche man als Zwangsbefürchtungen zu bezeichnen pflegt. Hierhin gehören zunächst die unsinnigen Angst-
anfälle, von denen gewisse, meist krankhaft veranlagte Personen

beim Anblicke oder der Berührung bestimmter Dinge, kleiner Thiere
(Spinnen, Frösche), stechender oder schneidender Geräthe (Messer,
Scheeren, Nadeln), beim Hineinsehen in den Spiegel und dergl. be-
fallen werden. Dabei sind sich die Betreffenden der Lächerlichkeit
ihrer Angst ganz klar bewusst, aber dennoch ausser Stande, dieselbe zu überwinden. Auf krankhaftem Gebiete ist die Ausbildung
solcher Zwangsbefürchtungen eine sehr mannigfaltige. Jeder Einzelne hat seine besonderen Anlässe, die bei ihm den Angstanfall auslösen. Dennoch finden sich eine Reihe häufiger wiederkehrender
klinischer Formen. Dahin gehört die sehr verbreitete Agoraphobie,
die ängstliche Unfähigkeit, allein über einen freien Platz, durch eine
menschenleere Strasse zu gehen, die Furcht vor dem Alleinsein,
vor menschenüberfüllten Räumen, vor offenen oder geschlossenen
Thüren und viele ähnliche Zwangsbefürchtungen, die wir später zum
Theil noch etwas näher zu betrachten haben werden.

Während hier überall die Angst einen ganz unbestimmten Inhalt hat und der Kranke gar keinen Grund für seine Erregung an-
zugeben im Stande ist, findet sich weiterhin auch eine besondere
Gruppe von Befürchtungen, die sich mit bestimmten Zwangsvorstellungen verknüpfen. Auch dabei bleibt sich übrigens der Kranke
der Unsinnigkeit jener Vorstellungen wie seiner Angst mehr oder
weniger klar bewusst. Hierhin gehören jene Kranken, die von der
Idee gequält werden, dass ihre Kleider nicht richtig sitzen, dass sie
sich beim Anfassen von Gegenständen beschmutzen oder vergiften,
dass sie Nadeln oder Glasscherben mit herunterschlucken könnten,
dass sie in einem beliebigen Fetzen Papier etwa ein werthvolles
Schriftstück vernichten könnten oder ähnliches. Bei ihnen pflegt
demgemäss die Angst jedesmal beim Ankleiden, bei der Nothwendigkeit einer Berührung, beim Trinken, Essen, Vernichten von Papier u. s. w. sich einzustellen.

Mit diesen Störungen nahe verwandt sind auch die überwälti-
genden Unlustgefühle, welche wir nicht selten bei krankhaft veranlagten Personen auftreten sehen, sobald sie irgendwie in Beziehung
zu anderen Menschen treten sollen. Schon aus dem täglichen Leben
ist uns die Hemmung bekannt, welche die Befangenheit auf unser
Denken und Handeln ausübt, und es giebt zahlreiche Gesunde, die
in Gegenwart Anderer nicht uriniren oder keinen Brief schreiben
können. Bei krankhafter Veranlagung können diese Hemmungen

eine gewaltige Ausdehnung gewinnen und die geistige Freiheit in
der empfindlichsten Weise beeinträchtigen. Um sich gegen die beständigen Einengungen durch zwangsmässige Unlustgefühle einigermassen zu schützen, umgeben sich die Kranken nicht selten mit
einem ganzen Netze absonderlicher Vorsichtsmassregeln, welche der
äusseren Einwirkung ebenso wenig Spielraum lassen wie der
eigenen freien Entschliessung.

Die Besprechung der krankhaften Lustgefühle knüpft vielleicht
am besten an gewisse Erfahrungen an, die wir über die Wirkung
einiger Arzneimittel auf die Stimmung zu machen Gelegenheit haben.
Vor allem ist es der Alkohol, der bekanntlich ausgeprägte Lustgefühle von bestimmter Färbung hervorbringt, das Gefühl erhöhter
Kraft, Begeisterung, Unternehmungslust. Als die Wurzel dieser
heiteren Stimmung kann höchstwahrscheinlich die Erleichterung der
Auslösung von Bewegungsantrieben im Gehirn angesehen werden,
wie sie sich im weiteren Verlaufe der Alkoholwirkung immer deutlicher durch das Auftreten von Reizbarkeit, lärmender Unruhe und
planlosem Thatendrang kundzugeben pflegt. Die gleiche Grundlage
der heiteren Verstimmung werden wir auch wol dort vorauszusetzen
haben, wo uns auf krankhaftem Gebiete die Verbindung von lebhaften Lustgefühlen mit grosser Reizbarkeit und starkem Bewegungsdrange begegnet, bei den manischen Aufregungszuständen. Die
Aehnlichkeit dieser letzteren mit dem Rausche ist oft genug betont
worden, und sie ist nach dem Ausweise psychologischer Versuche
eine mehr als äusserliche. Auch bei der Manie haben wir es mit
einer erleichterten Auslösung von Bewegungsvorgängen zu thun, die
sich klinisch in den gleichen Erscheinungen äussert wie der Rausch.
In beiden Zuständen fehlt nahezu oder vollständig das Bewusstsein
der Störung. Der Berauschte hält sich höchstens für ein wenig
angeheitert, und der leicht manisch Erregte kann sich überaus frisch
und leistungsfähig, ja so gesund fühlen wie niemals. Noch stärker
pflegt das Gesundheits- und Glücksgefühl in gewissen Formen der
Paralyse hervorzutreten; es nimmt hier nicht selten ganz über-
schwängliche Gestaltungen an. Der Kranke fühlt sich so unaus-
sprechlich selig, dass er oft gar keine Worte zur Schilderung
seines namenlosen Entzückens finden kann. Eine entfernte Verwandtschaft dieser Zustände mit manchen Formen des Rausches
lässt sich kaum verkennen, doch ist die Entstehung der Lustgefühle

jedenfalls nicht mehr einfach auf die früher besprochenen Umstände
zurückzuführen, um so weniger, als die motorische Erregung ganz
gering sein oder sogar fehlen kann. Vielleicht haben wir es im
Haschischrausche mit ähnlichen Zuständen zu thun.

Bei dauerndem Alkoholmissbrauche pflegt sich ebenfalls eine
ganz eigenthümliche Stimmungsänderung einzustellen, deren Entstehungsweise noch unklar ist, der Humor der Trinker. Sehr
deutlich zeigt sich derselbe regelmässig im Delirium tremens, aber
er ist auch sonst beim ausgebildeten Trinker fast immer leicht zu
erkennen und verliert sich mit dem Aussetzen des Alkohols erst
ganz allmählich. Vielleicht steht dieser eigenartige Humor in einer
gewissen Beziehung zu der Unempfindlichkeit gegen Demüthigung
und Missgeschick, welche der Alkohol erzeugt, zu der sittlichen
Stumpfheit, mit welcher der Trinker seinem Laster gegenübersteht.
Auch der wahre Humor wurzelt ja in dem Gefühle der Unverwund-
barkeit durch Leid und Missgeschick, freilich auf der Grundlage
höchster sittlicher Freiheit.

Eine etwas andere Färbung des dauernden Wohlbehagens sehen
wir während der paralytischen Verblödung sich entwickeln, jene
lächelnde, urtheilslose Zufriedenheit, die sich so oft noch in dem
Inhalte der letzten kümmerlichen sprachlichen Aeusserungen kundgiebt. Während sich dem Humor des Trinkers mehr oder weniger
deutlich noch das Bewusstsein der eigenen Schwäche beimischt,
ist die blöde Glückseligkeit des Paralytikers durch keine Spur von
Erkenntniss des wirklichen Elends mehr getrübt.

Auch im Verlaufe der Dementia praecox begegnen wir eigenartigen krankhaften Lustgefühlen. In den Erregungszuständen ist
es eine läppische, gegenstandslose Heiterkeit und Ausgelassenheit
mit unbändigen Lachausbrüchen, die sehr an die krampfhafte Lustigkeit übermüdeter Kinder erinnert. Sie steht in gar keiner Beziehung
zu dem Vorstellungsinhalte oder den Vorgängen in der Umgebung,
wie die Fröhlichkeit des Manischen, und ist anscheinend auch nicht
von wirklichem Glücksgefühl begleitet wie die freudige Erregung
des Paralytikers. Mit fortschreitender Verblödung entwickelt sich
in der Dementia praecox vielfach eine unbekümmerte Wunschlosig-
keit ohne Erwartungen und Hoffnungen, aber auch ohne Sehnsucht,
Furcht oder Reue.

Ausser dem Alkohol und dem in seiner Wirkung nach dieser

Richtung verwandten Cocaïn ist namentlich noch das Morphium geeignet, Wohlbehagen zu erzeugen. Man pflegt diese Wirkung des Morphiums zumeist einfach auf seine schmerzstillende Eigenschaft zurückzuführen, allein der Umstand, dass jenes Mittel auch dann das Gefühl des Wohlseins herbeiführt, wenn keinerlei Schmerz und Unbehagen vorher bestanden hat, spricht mit genügender Deutlichkeit dafür, dass die Wirkung nicht allein in der Beseitigung von Unlust, sondern vielmehr in der Erzeugung von Lust bestehen muss. Es wäre auch sonst wol undenkbar, dass Morphium und Opium in dem genugsam bekannten Maasse Genussmittel geworden wären. Möglicherweise knüpft sich das Wohlbehagen bei der Morphiumwirkung an die hier eintretende Erleichterung der Gedankenverbindungen an. Dafür würde auch die Erfahrung sprechen, dass Morphinisten sich nach der Einspritzung geistig frischer und leistungsfähiger fühlen, sowie dass die Opiumraucher sich mit Wonne den bunten Bildern hingeben, welche ihnen die lebhaft angeregte Einbildungskraft vorgaukelt. Vielleicht ist dem Traumleben des Opiumrausches jener Zustand verwandt, den wir als Verzückung oder Ekstase zu bezeichnen pflegen. Auch hier fehlt gänzlich der Bewegungsdrang, die Erleichterung des Handelns. Vielmehr zieht sich das Seelenleben auf einzelne traumhafte Trugwahrnehmungen und Gedankengänge zurück, die von Gefühlen des höchsten Glückes begleitet und fast immer religiösen Inhaltes sind. Wir beobachten solche Zustände namentlich bei Epileptikern, bisweilen auch bei Hysterischen.

Wieder ein wenig anders scheint sich das Wohlgefühl des Tabakrauchers zu verhalten. Nach den bis jetzt darüber vorliegenden Versuchen handelt es sich um eine leichte Einschläferung aller oder doch der meisten geistigen Vorgänge. Auf diese Weise entsteht ein Gefühl behaglicher Beschaulichkeit, welches durch keinerlei lebhafter sich aufdrängende Vorstellungen oder Willensantriebe gestört wird. Dem gegenüber haben wir es bei einem anderen Arzneimittel, dem Brom, dessen beruhigende Wirkungen unlängst genauer untersucht worden sind, höchst wahrscheinlich gar nicht mit der Erzeugung wirklicher Lustgefühle, sondern wol ausschliesslich mit der Beseitigung innerer Spannungszustände zu thun. Dem würde auch die Thatsache entsprechen, dass für das Brom gar keine oder doch nur eine sehr geringe Gefahr gewohnheitsmässigen Missbrauches besteht,

da es eben kein Genussmittel darstellt, sondern ausschliesslich dann
ein Wohlgefühl herbeiführt, wenn vorher eine unbehagliche innere
Erregung bestand.

Mit den hier angedeuteten Formen der krankhaften Lustgefühle
ist die Mannigfaltigkeit derselben nicht im entferntesten erschöpft.
Wir stehen nur überall vor der grossen Schwierigkeit, die einzelnen
Schattirungen dieser Zustände richtig zu kennzeichnen und wo möglich auch auf ihren Ursprung zurückzuverfolgen. Vielfach ist diese
Entstehungsweise überhaupt keine einheitliche, sondern es mischen
sich Gefühle verschiedenen Ursprungs mit einander. Nicht selten
mögen auch krankhafte Ueberlegungen und Vorstellungen die Stimmung beeinflussen, so dass die Störungen dieser letzteren nicht ursprüngliche, sondern als Folge von Verstandesstörungen zu betrachten
sind. Im ganzen allerdings ist es mir bei weitem am wahrscheinlichsten, dass fast immer Stimmung und Vorstellung einen einheitlichen Vorgang bedeuten, dessen verschiedene Seiten sich uns nur
in verschiedener Weise darstellen.

Endlich haben wir an dieser Stelle noch gewisser Lustbetonungen
zu gedenken, die nicht durch einen bestimmten Krankheitsvorgang
erzeugt werden, sondern persönliche Eigenthümlichkeiten des einzelnen Menschen bilden. Dahin gehört zunächst die allgemeine
Neigung zu einer heiteren Lebensauffassung, wie wir sie aus der
Gesundheitsbreite als eine sehr glückliche Naturanlage kennen. Von
hier giebt es indessen allmähliche Uebergänge zu den leichtsinnigen
Naturen, die auch das Ernste nicht ernst zu nehmen im Stande sind
und das Leben im wesentlichen als einen recht guten Witz betrachten.
Regelmässig verbindet sich damit schwache Ausbildung der sittlichen
Gefühle, Selbstsucht und häufig auch Haltlosigkeit des Wollens.
Eine Abart bilden jene Menschen, die eine Art dauernder leichtester
Tobsucht darbieten, Alles vortrefflich finden, an jedes Unternehmen
die grössten Hoffnungen knüpfen und ihr ganzes Leben in der
sicheren Erwartung irgend eines unerhörten Glücksfalles verbringen.
In allen diesen Veranlagungen haben wir die ersten Andeutungen
gewisser Formen des Entartungsirreseins vor uns. Dasselbe ist viel-
leicht in noch höherem Maasse der Fall mit der bei Gesunden und
Kranken so sehr häufigen Erscheinung des gesteigerten Selbst-
gefühls. Die besondere Lustbetonung der eigenen Leistungen und
Eigenschaften kann bekanntlich ausserordentlich hohe Grade er-

reichen, ohne dass wir geneigt wären, sie als krankhaft aufzufassen.
Sie tritt uns aber in der Form ungeheuerlichster Selbstüberschätzung
bei verschiedenen Gestaltungen des Irreseins entgegen, namentlich
bei der Verrücktheit mit ihrem eigenthümlichen Grössenwahn, der
vielleicht gerade in jener krankhaften Steigerung des Selbstgefühles
seine wichtigste psychologische Wurzel hat.

Störungen der Gemeingefühle. Als Gemeingefühle bezeichnen
wir diejenigen Gefühlsregungen, welche in engen und unverbrüchlichen Beziehungen zur Selbsterhaltung stehen. Sie haben die gemeinsame Eigenthümlichkeit, dass sie stets mit lebhaften Willensregungen verknüpft sind; ihre bestimmende Wichtigkeit für das
Triebleben tritt dadurch klar zu Tage. Am besten dürfen wir die
Gemeingefühle als Mahnungen und Warnungen auffassen, die sich
aus der Erfahrung zahlloser Geschlechter allmählich zu unwillkürlich
wirkenden Beweggründen des Handelns herausentwickelt haben. Im
gewöhnlichen Leben unterrichten uns diese Gefühle mit unfehlbarer
Sicherheit über die jeweiligen Bedürfnisse unseres Körpers, und sie
fordern gebieterisch diejenigen Handlungen, welche der Sachlage
angepasst sind. Die Ausführung jener Handlungen kann durch den
bewussten Willen zumeist gehindert werden, wenn auch oft nur
unter starker Selbstverleugnung; die Gefühle selbst dagegen werden
nur dadurch, aber dann auch mit Sicherheit, zum Schweigen gebracht, dass dem angezeigten Bedürfnisse auf irgend eine Weise
abgeholfen wird. Allerdings beobachten wir auch im gesunden
Leben bisweilen, dass ein Gemeingefühl wieder schwindet, wenn
wir demselben trotz längerer Mahnung keine Folge geben. Wir
sind im Stande, die Müdigkeit zu überwinden, wenn wir mit Auf-
gebot unserer Kräfte weiter arbeiten; der Hunger lässt nach, sobald
wir längere Zeit ausser Stande sind, ihn zu befriedigen. Tritt nun
endlich die Möglichkeit ein, dem Ruhe- oder Nahrungsbedürfnisse
nachzugeben, so vermissen wir zunächst peinlich Müdigkeit und
Hunger, die uns die Wiederherstellung unserer Kräfte so leicht
machen. Erst dann, wenn wir längere Zeit geruht haben, kehrt die
Müdigkeit wieder bei uns ein, und auch der Hunger beginnt erst
mit dem Essen allmählich sich wieder zu melden.

In krankhaften Zuständen können diese lebenswichtigen
Warnungszeichen sehr tiefgreifende Störungen erfahren. Während
die Müdigkeit beim Gesunden im allgemeinen ziemlich genau die

Grösse des wirklichen Ruhebedürfnisses, der Ermüdung, anzeigt,
kann sich dieser Zusammenhang bei unseren Kranken vollständig
lockern. So sehen wir namentlich bei manischen Kranken ein
dauerndes völliges Fehlen der Müdigkeit trotz hochgradigsten Kräfte-
verbrauches, also schwerster Ermüdung. Mit dem Nachlassen der
Erregung sehen wir dann freilich auch die Müdigkeit häufig mit
voller Gewalt den Genesenden überfallen. Ganz ähnlich steht es in
anderen, gleichartigen Aufregungszuständen, bei Paralytikern, in den
Erschöpfungspsychosen, bei Katatonischen u. s. w. In den Depressionszuständen pflegt das Gefühl der Müdigkeit dauernd vorhanden zu sein, auch dann, wenn von einer wirklichen Ermüdung
keine Rede sein kann, wie bei bettlägerigen Kranken ohne jede Beschäftigung. Allein vielfach handelt es sich hier nur um das Gefühl
einer Erschwerung jeder geistigen und körperlichen Regung und
nicht um jenes besondere Gefühl der Schläfrigkeit, welches wir als
die Einleitung der vollkommensten Erholung so hoch schätzen. Beide
Störungen, Müdigkeit ohne Ermüdung und Ermüdung ohne Müdigkeit finden sich nicht selten bei Neurasthenikern und namentlich
im Entartungsirresein in seltsamer Weise vereint. Die Kranken
fühlen sich dauernd oder anfallsweise ohne irgend genügenden
Anlass matt, abgespannt, arbeitsunfähig, finden aber andererseits
keine Ruhe, weil sich ihnen Abends, beim Schlafengehen, die den
Schlaf vorbereitende Müdigkeit nicht einstellen will.

Die gleichen Erfahrungen fast gelten auf gesundem wie auf
krankhaftem Gebiete von dem Begleiter des Nahrungsbedürfnisses,
dem Hunger. Auch der Hunger schweigt bei unsern aufgeregten
Kranken trotz dringendster Nothwendigkeit des körperlichen Ersatzes.
Schon nach kurzer Nahrungsverweigerung scheint er vollständig zu
schwinden, um sich allerdings dann oft mit grösster Gewalt wieder
Geltung zu verschaffen, wenn einmal das Fasten durchbrochen ist.
Umgekehrt sehen wir bei paralytischen und katatonischen Kranken
häufig eine sinnlose Gefrässigkeit sich einstellen, trotzdem bei den
wohlgenährten und trägen Kranken von einem wirklichen Nahrungsbedürfnisse anscheinend keine Rede sein kann. Im Entartungsirresein und bei der Hysterie endlich begegnet uns neben einander
ohne ersichtlichen Zusammenhang mit dem Ernährungsstande des
Körpers dauernder Mangel des Hungergefühls und ebenso unvermittelter plötzlicher Heisshunger.

In nahen Beziehungen zur Nahrungsaufnahme stehen die Ekel-
gefühle, die uns vor dem Genusse unverdaulicher, übel schmecken-
der oder riechender Dinge warnen. Schwerere Störungen auf diesem
Gebiete sind fast immer das Zeichen eines weit gediehenen geistigen
Verfalles. Wir beobachten Kranke, welche die ekelhaftesten Dinge,
sogar ihre eigenen Ausleerungen verzehren: auch Nägel, Steine,
Glasscherben, Thiere werden nicht selten verschluckt, sowol in selbst-
mörderischer Absicht, also mit bewusster Ueberwindung des Ekels,
als auch aus reiner Gefrässigkeit. Bei so tief verblödeten Kranken
verschwinden dann natürlich auch jene Gefühle, welche uns schon
die blosse Berührung mit Schmutz und Unrath unangenehm machen
und uns zur Sauberhaltung unseres Körpers und unserer ganzen
Umgebung antreiben. Wir sehen daher solche Kranke sich rücksichtslos beschmutzen, ja sich absichtlich mit ihren Speisen, mit dem
eigenen Speichel, mit Urin oder gar mit Koth einsalben!

Ein weiteres Warnungszeichen, dessen Fortfall wir nicht selten
bei Geisteskranken beobachten, ist der körperliche Schmerz. In
Aufregungszuständen, namentlich bei starker ängstlicher Erregung,
werden selbst schwere Verletzungen trotz voller Besonnenheit oft
gar nicht empfunden. Die gleiche Erfahrung wird bekanntlich vom
Soldaten auf dem Schlachtfelde gemacht. Auf diese Weise wird es
erklärlich, dass unsere Kranken sich bisweilen die scheusslichsten
Verletzungen beibringen können, ohne durch den Schmerz in ihrem
Treiben gestört zu werden. Ausreissen der Zunge, des Kehlkopfes,
der Augen, Aufschneiden des Bauches, Durchstemmen des Kehlkopfes und ähnliche bereits vorgekommene Selbstverstümmelungen
wären ja offenbar für einen Menschen mit gesunder Schmerzhem-
mung schlechterdings unmöglich. Auch bei blödsinnigen Kranken
findet sich diese Unempfindlichkeit gegen körperliche Schmerzen
häufig. Die verblüffendsten Beispiele dafür liefert die Paralyse,
bei welcher freilich die Zerstörung der Leitungsbahnen wesentlich mit
in Betracht kommt. Knochenbrüche, ausgedehnte Verbrennungen,
Aetzungen, alles pflegt von diesen Kranken ohne jede oder doch
ohne stärkere Schmerzensäusserung ertragen zu werden.

Wir haben hier endlich noch einer Gruppe von Gefühlen zu
gedenken, die zwar nicht mit der Selbsterhaltung, wol aber mit der
Arterhaltung in Beziehung stehen. Es sind das die geschlechtlichen Gefühle. Beim gesunden Menschen ist das Anwachsen des

geschlechtlichen Bedürfnisses und ebenso die Befriedigung desselben
von bestimmten lebhaften Gefühlen begleitet, die bei unseren Kranken
fehlen, gesteigert oder auch in falsche Bahnen gelenkt sein können. Geschlechtliche Kälte beobachten wir bei manchen Formen des Entartungsirreseins, namentlich auch bei der Hysterie. Ebenso pflegen bei
Morphinisten die Geschlechtsgefühle allmählich zu schwinden. Weit
häufiger aber ist Steigerung der geschlechtlichen Erregbarkeit; sie
findet sich bei gewissen Idioten, ferner sehr ausgeprägt in der
Dementia praecox, endlich in den Erregungszuständen der Paralyse
und in der Manie. Ganz besondere Beachtung hat in neuerer
Zeit das Auftreten geschlechtlicher Gefühle ausserhalb des gesunden Geschlechtsverkehrs gefunden, ihre Anknüpfung an Personen
des eigenen Geschlechts, an gewisse Gegenstände, ihre Verbindung
mit der Ausübung oder Erduldung von Misshandlungen. Da alle
diese Störungen in engster Beziehung zu krankhaften Richtungen
des Geschlechtstriebes stehen, werden wir ihrer am besten später
im Zusammenhange mit diesen letzteren selbst gedenken.

D. Störungen des Wollens und Handelns.

Ihren letzten und wichtigsten Ausdruck finden alle Störungen,
die das psychische Leben beeinflussen, im Wollen und Handeln
des Kranken. Den Ausgangspunkt einer Willenshandlung bildet die
Vorstellung eines bestimmten Zweckes, einer Veränderung an uns
selbst oder an unserer Umgebung. Diese Vorstellung wird von Gefühlen begleitet, die sich in Antriebe zur Erreichung jenes Zweckes
umsetzen. Die Richtung des Handelns ist demnach durch den Inhalt jener Vorstellung, die Kraft und Nachhaltigkeit desselben durch
die Stärke und Dauer der begleitenden Gefühle bestimmt.

Die krankhaften Störungen des Wollens und Handelns können
in der verschiedensten Weise und an den verschiedensten Punkten
des Willensvorganges angreifen. Die Stärke der Willensantriebe
kann herabgesetzt und erhöht, ihre Auslösung durch verschiedenartige Störungen erschwert oder erleichtert sein. Die Richtung
des Wollens sehen wir durch äussere und innere Beeinflussungen
krankhaft abgelenkt werden, bald in vielfachem Wechsel, bald in
einseitiger Starrheit. Krankhafte Antriebe können gewaltsam das

gesunde Wollen unterdrücken, triebartige Regungen können zu un-
überlegten und zwecklosen Handlungen drängen: die natürlichen
Triebe sehen wir krankhafte Formen annehmen. Endlich aber
wird natürlich das ganze Handeln unserer Kranken durch alle jene
Störungen beeinflusst, die sich auf anderen Gebieten ihres
Seelenlebens abspielen, auch wenn der Ablauf des Willensvorganges an sich dabei keine Abweichungen darbietet. Eine besondere
Besprechung werden die Ausdrucksbewegungen erfordern, da
sie es sind, die uns in erster Linie die Kenntniss der inneren Erlebnisse unserer Kranken vermitteln.

Herabsetzung der Willensantriebe. Dem gesunden Verständnisse
am nächsten liegt jene Lähmung des Willens, die durch die einfache Ermüdung herbeigeführt wird. Mit dem immer stärkeren
Anwachsen des Ruhebedürfnisses nimmt die Lebhaftigkeit der Willensantriebe, die Neigung zu raschem und ausgiebigem Handeln ab;
die Beweggründe müssen immer zwingendere werden, wenn sie uns
zu kräftiger That antreiben sollen. Aehnliche Wirkungen werden
durch manche Gifte erzeugt. In den höchsten Graden des Alkoholrausches, unter dem Einflusse des Chloroforms, des Chloralhydrates
erlöschen alle Willensantriebe, nachdem allerdings vielfach eine
Steigerung derselben voraufgegangen ist. Während aber diese
Mittel gleichzeitig in noch höherem Grade Auffassung und Denken
lähmen, kennen wir im Morphium und vielleicht auch im Tabak
Giftstoffe, die ganz vorzugsweise die Entstehung und Auslösung von
Willensantrieben zu hindern scheinen. Beim Alkohol, Morphium
und dem beiden verwandten Cocain wird die Willenslähmung durch
dauernden Missbrauch sehr deutlich. Es entwickelt sich ein folgen-
schwerer Mangel an Thatkraft. Die schlaffen Antriebe verpuffen
regelmässig, ohne weiterreichenden, richtunggebenden Einfluss auf
das Handeln zu gewinnen; auch die sonst stärksten Beweggründe,
die sittlichen Forderungen, die Rücksicht auf die Familie, auf das
eigene Lebensglück, vermögen den kraftlosen Willen nicht zu nachhaltiger Anspannung anzuspornen.

Eine ganz ähnliche Verödung des Wollens sehen wir vielfach
in den Endzuständen ungeheilter Geistesstörungen sich entwickeln.
So verlieren beim Altersschwachsinn zunächst die allgemeineren
Vorstellungen und Gefühle ihren Einfluss auf das Handeln. Die
Spannkraft des Willens, die Schaffensfreude, die schon im gesunden

Greisenalter merklich abzunehmen pflegt, erlahmt völlig; das Streben
richtet sich auf das Nächstliegende und verzichtet leicht auf die
Ueberwindung von Hindernissen. Statt dessen gewinnen jene Triebfedern das Uebergewicht, die aus den niederen Begierden entspringen.
Habsucht, Geiz, Gefrässigkeit, unter Umständen auch sexuelle Ge-
lüste sind allein noch im Stande, kräftigere Willensantriebe auszulösen. Oder die Kranken dämmern wunschlos und thatenlos dahin,
von ihrer Umgebung gelenkt und geschoben, ohne in zweckmässigem
Handeln oder Widerstreben die Spuren einer selbständigen Willens-
entschliessung erkennen zu lassen. Sehr tiefgreifend sind regelmässig auch die Willensstörungen bei der Dementia praecox. Die
Abstumpfung der Gefühle führt hier, namentlich in den Endzuständen,
gewöhnlich auch zu einer mehr oder weniger ausgesprochenen
Lähmung des Willens. Die Kranken verlieren die Fähigkeit, sich
aus eigenem Antriebe zu beschäftigen, etwas anzufangen. Sich selbst
überlassen, sitzen sie träge herum; nur die unmittelbaren körperlichen Bedürfnisse, besonders das Essen, vermögen sie noch in Bewegung zu bringen. Gerade hier wird die Eigenart der Willenslähmung dadurch so deutlich, dass die Kranken vielfach an sich
nicht die Fähigkeit zur Arbeit und zum Handeln, sondern nur den
Antrieb dazu verloren haben. Am weitesten schreitet die Vernichtung der Willensantriebe natürlich in der Paralyse fort. Mit
dem Schwinden der geistigen und gemüthlichen Regsamkeit verlieren sich auch die Willensäusserungen; der Kranke empfindet kein
Leid und kein Bedürfniss mehr, das ihn zu einer Handlung antreiben könnte. Schliesslich können sich alle Lebensäusserungen
auf die Fortdauer der unwillkürlichen und einiger reflectorischer
Bewegungen beschränken.

Was hier überall durch den Krankheitsvorgang zerstört ist,
kann auch von Jugend auf unentwickelt bleiben. Schon in der
Breite der Gesundheit ist die Stärke der Willensantriebe, die Leichtigkeit, mit der sich Denken und Fühlen in Handeln umsetzt, ausserordentlichen Schwankungen unterworfen. Von den trägen und
schwerfälligen Naturen führen uns Uebergänge allmählich zu den
stumpfen Formen des angeborenen Schwachsinns, bei denen nur
mühsam und selten ein Willensantrieb zu Stande kommt und zum
Handeln führt. Selbstverständlich sind es auch hier die sinnlichen
Gefühle, Hunger und Schmerz, die das Begehren am stärksten er-

regen und daher in erster Linie die Richtung der Willensäusserungen bestimmen.

Steigerung der Willensantriebe. Das allgemeine Zeichen einer Steigerung der Willensantriebe ist die motorische Erregung. Im einzelnen freilich haben wir uns das Zustandekommen derselben in sehr verschiedener Weise zu denken. Zunächst kann die Erregung sich einfach aus Vorstellungen oder Gefühlen herausentwickeln. Dahin gehören die durch bestimmte Anlässe hervorgerufenen Leidenschaftsausbrüche gesunder und kranker Menschen, die plötzliche Entladung überstürzter Willenshandlungen in einer bestimmten Lebenslage. In diesen Fällen ist offenbar das Handeln nur die nothwendige Folge der gegebenen psychologischen Vorbedingungen; in Krankheitszuständen liegt die Störung daher auch nicht auf dem Gebiete des Wollens selbst, sondern auf denjenigen, die dasselbe vorbereiten. Es sind eben mächtige Beweggründe vorhanden, die naturgemäss auch besonders lebhafte Willensantriebe zur Auslösung bringen müssen.

Von einer wirklichen Steigerung der Antriebe sind wir dagegen zu sprechen berechtigt, wenn ein Missverhältniss zwischen dem Gewichte der Beweggründe und der Heftigkeit der Erregung besteht. Vielleicht ist das bis zu einem gewissen Grade schon bei vielen delirirenden Kranken der Fall. Bei ihnen, namentlich bei Alkoholdeliranten, entwickelt sich meist eine deutliche Unruhe, die sich nicht genügend durch die Wahnvorstellungen, Sinnestäuschungen und Gemüthsbewegungen erklären lässt, sondern auf krankhafte Willenserregung hinweist. Die Kranken bleiben nicht im Bette, drängen zur Thüre hinaus und zeigen einen ausgeprägten Thätigkeitsdrang, allerdings in Beziehung zu ihren Täuschungen. Dass sie aber trotz ihrer oft grossen Hinfälligkeit überhaupt die lebhafte Neigung haben, sich im Sinne ihres Berufes zu beschäftigen, macht die Annahme einer selbständigen motorischen Erregung durchaus wahrscheinlich.

Eine weitere Form der hier besprochenen Störung lässt sich am besten durch die Betrachtung des Alkoholrausches erläutern. Wir sehen hier die Steigerung der Willensantriebe von der erwachenden Lebhaftigkeit in Reden und Ausdrucksbewegungen allmählich zum Lärmen, Schreien und schliesslich zu allen jenen zwecklosen Handlungen anwachsen, die den Berauschten so häufig

mit der öffentlichen Ordnung und mit dem Strafgesetze in Wider-
streit bringen. Ganz ähnliche Störungen scheint das Cocain zu erzeugen; wenigstens entsteht bei dauerndem Missbrauche des Mittels
zwecklose Unruhe, Geschwätzigkeit, Schreibseligkeit, die kaum anders
gedeutet werden können. Gerade diese Erregungszustände der
Cocainisten bilden den Uebergang zu jener eigenartigen Steigerung
der Willensantriebe, wie sie dem Bilde des manischen Irreseins
eigenthümlich ist, sich aber auch bei den Erschöpfungspsychosen
und bei der Paralyse vielfach entwickelt. Wir haben es hier mit
einem krankhaften Thatendrange zu thun, der sich bei den
leichteren, hypomanischen Zuständen zunächst in einer gewissen
Geschäftigkeit und Unstetigkeit, grosser Gesprächigkeit, Neigung
zum Prahlen, lebhaften Geberden kundgiebt, im Sammeln und Zu-
sammenkaufen unnützer Dinge, dem Inangriffnehmen zahlreicher
Pläne und Unternehmungen, in unsinnigen Ausschweifungen, in
zwecklosem Herumtreiben und Reisen. Diese Kranken erinnern
vielfach an jene gesunden Personen mit gelinder tobsüchtiger Veranlagung, die, von steter Unruhe getrieben, sich aus einer Ange-
legenheit in die andere stürzen, überall mit dabei sind, alles mit
Begeisterung ergreifen, aber in ihrer Zersplitterung und Unstetigkeit doch niemals etwas Brauchbares zum Abschlusse bringen.

Bei stärkerer Erregung werden die Antriebe zum Handeln immer
zahlreicher und mannigfaltiger. Da zugleich die Zweckvorstellungen
flüchtiger werden, lockert sich der Zusammenhang zwischen den
einzelnen Handlungen. Der Kranke ist nicht mehr im Stande, einen
bestimmten Plan zu verfolgen, sondern fängt alles nur an, indem
seine ursprüngliche Absicht sofort durch neu aufsteigende Antriebe
in den Hintergrund gedrängt wird. Schliesslich ist ein Zweck der
einzelnen Handlung kaum mehr erkennbar; wir bemerken nur noch
eine bunte Reihe wechselnder Kraftäusserungen. Es kommt zu beständigem Schreien und Singen, Laufen, Tanzen, zum Entkleiden,
Zerreissen der Kleidungsstücke mit mannigfacher Verwerthung der
Fetzen, Schmieren und Malen mit Koth, Waschen mit Urin, Zerstören aller erreichbaren Gegenstände, Trommeln und Klopfen mit
Händen und Füssen.

Ein wesentlich anderes Bild, als der manische Thatendrang,
bietet die katatonische Erregung dar. Dort ist auch in den unsinnigsten Handlungen eine psychische Verursachung wenigstens

ungefähr erkennbar; alle Antriebe führen doch immer zu Handlungen, so zwecklos und unsinnig dieselben auch erscheinen
mögen. Hier dagegen haben wir es wesentlich mit Bewegungen
zu thun, die meist durchaus keinen bestimmten Erfolg haben. Auf
diese Störung passt daher am besten die Bezeichnung „Bewegungsdrang", die sonst gerade für den manischen Thatendrang gebraucht zu werden pflegt. Obgleich die eigentliche Erregung beim
Katatoniker oft weit geringer ist, sind seine Bewegungen völlig
planlos und dienen nicht der Verwirklichung dieser oder jener
Absicht. Vielmehr bestehen sie einfach in Gesichterschneiden, Ver-
drehungen und Verrenkungen der Glieder, Auf- und Niederspringen,
Purzelbäumen, Wälzen, Händeklatschen, Herumrennen, Klettern und
Tänzeln, in dem Hervorbringen sinnloser Laute und Geräusche.
Von eigentlichem Wollen kann hier kaum noch die Rede sein, insofern wir es nicht mehr mit der Umsetzung von Zweckvorstellungen
in Handlungen zu thun haben. Auch die Kranken selbst versichern
uns nicht selten auf das bestimmteste, dass sie nicht wissen, wie
sie dazu kommen, solche Bewegungen auszuführen. Vielleicht
dürfen wir hier an die Erfahrungen erinnern, die man nach starken
körperlichen Anstrengungen bisweilen macht. Dabei kann sich eine
Muskelunruhe entwickeln, die sich in allerlei zwecklosen Bewegungen
entladet; wir können nicht still sitzen, springen alle Augenblicke
auf, spielen mit den Fingern, wechseln die Stellung. Auch hier
handelt es sich um Antriebe, die nicht der Ausdruck von Vorstellungen sind.

Störungen in der Auslösung der Willensantriebe. Die Kraft
und Schnelligkeit, mit der sich ein Willensantrieb in Handlungen
umsetzt, ist ausser von seiner eigenen Stärke auch von der Grösse
der Widerstände abhängig, die er zu überwinden hat. So wissen
wir, dass Schreck und Furcht der Ausführung unserer Absichten
innere Hindernisse entgegensetzen können, die wir nur mit der
grössten Willensanstrengung zu überwinden im Stande sind. Eine
derartige Steigerung der Widerstände, eine psychomotorische
Hemmung, ist vielleicht die wichtigste Grundstörung in gewissen
Depressionszuständen des circulären Irreseins. Die Kranken werden
unfähig zu den einfachsten Entschlüssen, müssen sich zu jeder
Handlung, sogar zum Sprechen, mühsam aufraffen, bedürfen fast
zu jeder Bewegung noch einer besonderen Willensanspannung.

Natürlich entsteht dadurch eine sehr ausgeprägte Verlangsamung und Abschwächung des Handelns. Nur ganz fest eingelernte Thätigkeiten gehen bisweilen noch ohne Hemmung von Statten; ebenso kann auch einmal eine heftige Gemüthserschütterung die Widerstände plötzlich durchbrechen. In schweren Fällen wird die Auslösung selbständiger Willenshandlungen fast gänzlich unmöglich. Trotz aller ersichtlichen Anstrengung bringen die Kranken kein Wort mehr hervor, sind unfähig, zu essen, aufzustehen, sich anzukleiden. Regelmässig empfinden sie dabei deutlich den ungeheuren Druck, der auf ihnen liegt und den sie nicht zu überwinden im Stande sind.

Zumeist pflegt man diese Störung unter dem Namen des „Stupors" mit einigen anderen, nur äusserlich ähnlichen Zuständen zusammenzufassen, von denen wir als wichtigsten den katatonischen Stupor herausheben wollen. Bei ihm ist die Auslösung der Bewegungen an sich keineswegs erschwert, wie wir aus gelegentlichen, sehr rasch und kräftig erfolgenden Handlungen leicht erkennen. Allein jeder Antrieb löst hier sofort einen Gegenantrieb aus, der mindestens ebenso stark, in der Regel sogar weit kräftiger ist. Auf diese Weise wird jede Bewegung im Entstehen unterdrückt, namentlich, wenn ihr eine äussere Anregung zu Grunde liegt. Nicht selten sehen wir daher die beabsichtigte oder verlangte Bewegung wol angefangen, aber sofort wieder unterbrochen und durch die entgegengesetzte abgelöst werden. Hier wird demnach nicht der Antrieb durch innere Widerstände gehemmt, sondern er wird durch einen Gegenbefehl einfach ausgelöscht. Während die Kranken mit psychischer Hemmung immer noch bemüht sind, den Widerstand zu überwinden, bis sie endlich erlahmen oder durchdringen, kehrt sich beim katatonischen Stupor der Antrieb selbst von vorn herein oder doch sehr bald in Widerstreben um. Dort wird der ganze Vorgang durch ein dauernd wirkendes Hinderniss verlangsamt und erschwert; hier wird er durch eine plötzliche Gegenströmung unterbrochen. Man kann daher im Vergleiche zu der Hemmung dort von einer „Sperrung" hier sprechen. Sobald die Sperrung fortfällt, der Gegenbefehl ausbleibt, geht die Handlung ohne die geringste Schwierigkeit von Statten. Wie wir bei jeder Muskelbewegung immer auch den Antagonisten in Thätigkeit setzen, so entsteht anscheinend hier neben der Vorstellung der angeregten Bewegung auch diejenige der entgegengesetzten, um sofort mit grosser Lebhaftigkeit die Antriebe zu beeinflussen.

Erleichterte Auslösung von Willensantrieben ist eine allgemeine Eigenthümlichkeit des Kindesalters und des weiblichen Geschlechtes. Auf krankhaftem Gebiete begegnet sie uns in der Erscheinung der gesteigerten Erregbarkeit, wie sie sehr verschiedenartigen Zuständen zukommt. Das Bild einer dauernd gesteigerten Erregbarkeit bieten namentlich die Hysterischen dar. Die vielfachen Hemmungen, die wir durch die Lebenserfahrung erworben, die Gegenvorstellungen, die aus dem Bedenken und Ueberlegen entspringen, spielen hier eine geringe Rolle; der auftauchende Antrieb setzt sich ohne wesentliches Hinderniss rasch und leicht in Handeln um. Wahrscheinlich ist es dabei gar nicht einmal eine besondere Heftigkeit der Antriebe, die ihnen so leicht die Herrschaft über den Willen verschafft, sondern eben der Mangel jener Widerstände, die beim Gesunden zahllose Antriebe schon im Entstehen unterdrücken. Dagegen scheint bei der erleichterten Auslösung von Willenshandlungen im Alkoholrausche nicht nur eine Erregbarkeitssteigerung, sondern zugleich eine wirkliche Erregung vorhanden zu sein, da der Angetrunkene, im Gegensatze zu den Hysterischen, auch unruhig wird, wenn jede äussere Anregung fehlt. Aehnlich verhalten sich manische, ferner manche paralytische und katatonische Kranke. Auch bei ihnen dürfte nicht nur die Auslösung der Willensantriebe erleichtert, sondern ausserdem die Stärke dieser letzteren erhöht sein. In gewissen Hemmungszuständen des circulären Irreseins hat sich andererseits eine Steigerung der psychomotorischen Erregbarkeit nachweisen lassen, obgleich hier nach aussen keinerlei Erregung zu Tage tritt.

Erhöhte Beeinflussbarkeit des Willens. Zwei Quellen sind es, aus denen die Beweggründe unseres Handelns entspringen, aus äusseren Anstössen und aus feststehenden allgemeinen Willensrichtungen, deren Inhalt ursprünglich allerdings auch durch die Lebenserfahrung erworben wurde. Beim gesunden Menschen führt jeder Anlass nur soweit wirklich zum Handeln, als ihm nicht wichtige, der eigenen Persönlichkeit angehörende Gegenströmungen im Wege stehen. Diese verhältnissmässige Unabhängigkeit des Wollens von äusseren Anstössen bildet die psychologische Grundlage der sogen. „Willensfreiheit". Nur Kinder und in geringerem Grade auch wol

Frauen, ferner die „leichtsinnigen" Naturen lassen sich mehr von
den Einflüssen des Augenblickes, als von festen „Grundsätzen"
leiten, weil sie solche noch nicht erworben haben oder überhaupt
nicht zu erwerben im Stande sind. Auf krankhaftem Gebiete wird
der bestimmende Einfluss dauernder Willensrichtungen auf das
Handeln beeinträchtigt oder vernichtet durch einfache Abschwächung
des Willens, durch Steigerung der psychomotorischen Erregbarkeit
und durch das Auftreten krankhafter Antriebe. Der erste dieser
Fälle ist verwirklicht in allen jenen Formen des angeborenen oder
erworbenen Schwachsinns, die mit einer Herabsetzung der Thatkraft einhergehen. Wo keine kräftigen Triebfedern des Handelns
vorhanden sind, wird dasselbe nicht durch die allgemeinen Eigenschaften der Persönlichkeit bestimmt, sondern durch zufällige Einflüsse. Es entwickelt sich also eine hülflose Abhängigkeit des
Wollens von allen möglichen Einwirkungen, eine krankhafte Bestimmbarkeit. Da kein selbständiger Plan den festen Grund des
Handelns bildet, geht seine innere Einheit und Folgerichtigkeit verloren. Am reinsten pflegt uns diese Störung in der Paralyse entgegenzutreten. Ein Wort genügt hier nicht selten, um den leicht
lenksamen Kranken ohne weiteres zu den widersprechendsten Entschlüssen zu veranlassen.

Eine zweite Form krankhafter Beeinflussbarkeit des Wollens
kann durch vorübergehende Unterdrückung der eigenen Willensantriebe zu Stande kommen. Ein gutes Beispiel für die so
entstehende Willenlosigkeit giebt uns die Hypnose. Es gelingt bekanntlich bei einer sehr grossen Zahl von Menschen
(80—90 %), durch verschiedenartige Hülfsmittel, namentlich durch
lebhafte Erweckung der Vorstellung des Einschlafens, eine Veränderung des Bewusstseins in dem Sinne zu erzielen, dass das
Seelenleben in eine mehr oder weniger vollständige Abhängigkeit
von dem Willen des Experimentators geräth. Bei den allerdings
nicht sehr häufig erreichbaren höchsten Graden dieses Zustandes
kann durch Suggestion, d. h. durch kräftiges Anregen dieser oder
jener psychischen Vorgänge mit Hülfe des Wortes oder geeigneter
Handlungen, nicht nur der Inhalt der Wahrnehmungen ganz nach
Belieben frei erzeugt oder abgeändert, nicht nur frei erfundene
Erinnerungen können mit allen Einzelheiten dem Beeinflussten ein-
gepflanzt werden, um bei ihm weitere selbständige Verarbeitung zu

finden, sondern vor allem stehen auch seine Handlungen, ja sogar
viele seiner unwillkürlichen Verrichtungen gänzlich unter dem Einflusse der gebieterisch die eigenen Willensregungen knebelnden
Eingebungen. Der Hypnotisirte vermag kein Glied zu rühren ohne
Erlaubniss des Hypnotiseurs; er verharrt in den Stellungen, die dieser
ihm giebt und begeht auf sein Geheiss unbedenklich unsinnige,
unter Umständen selbst verbrecherische Handlungen. In einzelnen
Fällen dauert dieser nur mangelhaft durch den Ausdruck Befehls-
automatie gekennzeichnete Zustand auch nach dem Erwachen aus
der Hypnose noch kürzere oder längere Zeit hindurch fort (Möglichkeit posthypnotischer Suggestionen), bis der eigene Wille wieder
die Herrschaft über den Ablauf der Seelenvorgänge gewinnt; zuweilen aber kann trotz völliger Rückkehr des Wachzustandes im
voraus für einen fernliegenden Zeitpunkt (anscheinend selbst bis zu
einem Jahre) das Eintreten suggerirter Wahrnehmungen und Handlungen erzwungen werden (Suggestion à échéance). In allen diesen
Fällen erscheint dem Beeinflussten selbst die pünktlich ausgeführte
Handlung als das Ergebniss des eigenen Entschlusses; meist macht
sich zu der bestimmten Zeit der immer klarer werdende Drang nach
Erfüllung der gestellten Aufgabe geltend, ohne dass jedoch die Entstehung desselben durch äussere Anregung irgendwie zum Bewusstsein käme. Hie und da kann die hypnotische Willensstörung sogar
ohne eigentliche Hypnose, wenigstens ohne irgend tiefere Bewusstseinstrübung, in anscheinend wachem Zustande erzielt werden.

Wenn uns das Wesen dieser vielumstrittenen Erscheinungen
zur Zeit noch in vielen Beziehungen räthselhaft ist, so lässt sich
ein psychologisches Verständniss für dieselben immerhin durch die
Annahme gewinnen, dass es sich dabei um die vorübergehende Beseitigung jenes leitenden Einflusses handelt, welchen der Wille durch
Unterdrückung dieser und Begünstigung jener Bewusstseinsvorgänge
fortdauernd auf unser Seelenleben ausübt. Die Aehnlichkeit der
hypnotischen mit den Traumzuständen ist gerade unter diesem Gesichtspunkte eine so handgreifliche, dass wir kaum erst des so häufig
beobachteten Ueberganges zwischen Hypnose und Schlaf oder umgekehrt bedürften, um eine tiefere Verwandtschaft beider anzunehmen.
Auch im Traume nehmen wir urtheilslos die widerspruchsvollsten
Wahrnehmungen und Vorstellungsverbindungen als baare Wirklichkeit hin; wir erfinden Erinnerungen und vergessen die alltäglichen

Erfahrungen; wir begehen ohne Gewissensbisse die zwecklosesten
und schändlichsten Handlungen, um uns andererseits auf das peinlichste in der Ausführung unserer einfachsten Absichten immer und
immer wieder gehemmt zu sehen. Nur ist es hier das unwillkürliche, höchstens zeitweise durch äussere Reize angeregte Spiel unserer
eigenen Vorstellungen und Gefühle, welches durch die Ausschaltung
der bestimmenden Einflüsse freie Bahn gewinnt, während bei der
Hypnose der fremde Wille gewissermassen in unser entfesseltes
Seelenleben hineingreift und nunmehr als unumschränkter Macht-
haber in dem herrenlosen Gebiete schalten kann. Ein solcher
Versuch, den Träumenden von aussen her zu beeinflussen und
dadurch ohne weiteres die Hypnose herzustellen, gelingt freilich nur unter besonders günstigen Umständen. Zumeist pflegt
der Schläfer dabei zu erwachen, wenn er überhaupt der Einwirkung zugänglich ist. Die Hypnose dagegen dauert trotz der
Wahrnehmungen von aussen fort: sie ist nichts als ein leichter
Schlaf mit der Autosuggestion, nicht ohne fremde Hülfe erwachen
zu können.

Einer ähnlichen vorübergehenden Ausschaltung des Willens
begegnen wir in gewissen Krankheitszuständen. Namentlich häufig
lassen sich die Glieder der Kranken ohne den geringsten Widerstand in jede beliebige Lage bringen und behalten dieselbe so lange
bei, bis man ihnen einen anderen Anstoss giebt oder bis sie in
Folge hochgradiger Muskelermüdung zitternd dem Gesetze der
Schwere folgen. Wir bezeichnen diese Störung als wächserne Biegsamkeit (Flexibilitas cerea) oder Katalepsie. Seltener gelingt es,
die Kranken durch die Einleitung einfacher, regelmässiger Bewegungen zur fortgesetzten Wiederholung derselben zu veranlassen
oder die Nachahmung lebhaft vor ihren Augen ausgeführter Geberden (rasches Erheben der Arme, Händeklatschen) zu erreichen
(Nachahmungsautomatie, Echopraxie). Hie und da sieht man auch
wol einen Kranken peinlich alles nachahmen, was sein Nachbar
thut, dieselben Bewegungen machen, ihm in gleichem Schritte folgen.
Häufiger beobachtet man willenloses Nachreden vorgesagter, Einflechten zufällig aufgefangener Worte (Echolalie). Ueberall lässt
sich hier übrigens zeigen, dass die anscheinend maschinenmässig
handelnden Kranken die Eindrücke dennoch verarbeiten. Der
Kranke, der zugerufene Zahlen echolalisch wiederholt hat, löst in

derselben zwangsmässigen Weise eine ebenso vorgesagte Rechen-
aufgabe. Andeutungen dieser Erscheinungen, besonders der wäch-
sernen Biegsamkeit, werden bei den verschiedenartigsten Krankheitszuständen gelegentlich beobachtet. Ich sah sie bei Hysterischen,
Epileptischen, Manischen, Paralytikern und Alkoholisten, bei
traumatischem Hirnabscess und bei einem mächtigen Hydrocephalus
mit Hemiplegie, hier aus begreiflichen Gründen nur auf der nicht
gelähmten Seite. Bei weitem am ausgesprochensten aber findet sich
die ganze Gruppe von Störungen bei der Dementia praecox, insbesondere bei jenen Formen, die wir als Katatonie kennen lernen
werden.

Auch die krankhafte Erleichterung der Willensantriebe pflegt
mit erhöhter Beeinflussbarkeit einherzugehen. Die Leichtigkeit, mit
der sich Gedanken in Handlungen umsetzen, lässt jeden neuen Eindruck, jeden Einfall sofort zu einer Macht werden, die ihren Einfluss auf den Willen siegreich geltend macht, um freilich alsbald
durch andere Antriebe wieder verdrängt zu werden. Auf diese
Weise entsteht das Krankheitszeichen einer erhöhten Ablenkbarkeit des Willens. Gemeinsam ist dieser und den bisher besprochenen
Störungen die Ohnmacht der dauernden Willensrichtungen. Während
aber bei der Bestimmbarkeit und der Willenlosigkeit wesentlich nur
äussere Einflüsse für das Handeln massgebend sind, hängt hier das
Wollen ebenso sehr von den stets wechselnden inneren Zuständen
und Einfällen ab. Wir begegnen dieser Störung, deren Gegenstück
wir in der Ablenkbarkeit des Vorstellungsverlaufes kennen gelernt
haben, namentlich in gewissen manischen und deliriösen Erregungszuständen. Als dauernde persönliche Eigenthümlichkeit begleitet
die Ablenkbarkeit des Wollens ferner die hysterische Veranlagung
und die ihr nahe stehenden Formen des Schwachsinns. Auch hier
wird jeder Antrieb, da er sich rasch und leicht in Handlung umsetzt, sehr bald durch neue Entschlüsse wieder verdrängt. Das
Thun und Treiben der Kranken erhält dadurch den Stempel der
Unstetigkeit und Planlosigkeit. Plötzliche Entschlüsse und sprung-
hafte Anläufe kommen und gehen; sie bleiben auf halbem Wege
stecken und werden leicht durch neue Anregungen verdrängt. Das
Beispiel in gutem und bösem Sinne, die gesammte Umgebung gewinnt grossen, aber ganz vergänglichen Einfluss. Von hier führen
stetige Uebergänge zu jenen leicht erregbaren Persönlichkeiten

hinüber, die mit Begeisterung, aber ohne Nachhaltigkeit alles Neue
ergreifen und nichts zu Ende führen, weil ihr Eifer lange vor Erreichung des Zieles bereits verraucht ist.

Sehr eigenartige Störungen entstehen dann, wenn die Ablenkbarkeit des Willens nicht nach den verschiedensten Seiten hin mit
gleicher Leichtigkeit erfolgt, sondern sich nur in einzelnen Richtungen
und in ganz unregelmässiger Weise geltend macht. Die früher be-
sprochene Willenssperrung lässt sich vielleicht als ein Beispiel dafür
betrachten, insofern dort der Antrieb im Entstehen nach der entgegengesetzten Richtung hin abgelenkt wird. Diese Deutung wird
durch die Erfahrung gestützt, dass bei den gleichen Kranken daneben
auch Durchkreuzungen des Handelns durch plötzlich auftauchende
andersartige Antriebe häufig sind. Es kommt dann, wie es Schüle
treffend ausgedrückt hat, zu einer „Entgleisung des Willens".
Der Kranke, der den Löffel ergriff, um zu essen, dreht ihn einige
Male im Kreise, um ihn dann wieder hinzulegen; die zum Trinken
an den Mund geführte Tasse wird plötzlich umgestülpt und auf den
Tisch gestellt; die zum Grusse gebotene Hand weicht auf halbem
Wege aus und fährt in die Tasche. Es scheint somit, dass die
Zweckvorstellungen dieser Kranken einander vielfach durchkreuzen
und verdrängen. Dadurch entsteht die eigenthümliche Unbegreiflich-
keit des katatonischen Handelns, der oft vollkommene Mangel eines
inneren Zusammenhanges der einzelnen Willensäusserungen unter
einander und mit der ganzen Sachlage, die Unsinnigkeit und Zweck-
losigkeit des gesammten Treibens bei nahezu völliger geistiger
Klarheit.

Man hat hierbei vielfach den Eindruck, als ob die ursprünglichen Zweckvorstellungen durch die Antriebe selbst in den Hintergrund gedrängt würden. Ueber dem Anlaufe zur Ausführung eines
Entschlusses wird dieser letztere selbst aus den Augen verloren.
Wir sehen die Kranken mit grösster Anstrengung ihren Willen einsetzen, wo sie auf einem kleinen Umwege mühelos zum Ziele gelangen könnten. Der Katatoniker, der sinnlos gegen die geschlossene
Thüre drängt, verlässt das Zimmer nicht durch den weit geöffneten
Nebenraum, ja, er benutzt meist nicht einmal den Schlüssel, den
man ihm in die Hand giebt, sondern wartet, bis die Thüre von
irgend Jemandem geöffnet wird. Aus derartigen Erfahrungen möchte
man den Schluss ziehen, dass hier nicht der von uns vermuthete

Zweck, sondern nur das Mittel selbst gewollt wird. Das kann aber wol schwerlich von vorn herein der Fall sein. Weit näher liegt jedenfalls die Annahme, dass der erste Antrieb zur Erreichung des Zweckes die Richtung des Wollens sofort festgelegt hat. Der Kranke verrennt sich, wie es scheint, in seine erste Absicht, so dass keine späteren Ueberlegungen ihn mehr von dem einmal eingeschlagenen Wege abzubringen vermögen.

Diese Erfahrungen sind vielleicht geeignet, uns den Schlüssel für eine weitere Gruppe von Willensstörungen zu liefern, die wir unter dem Namen der Stereotypie zusammenfassen. Es handelt sich dabei um die krankhafte Fortdauer eines einmal entstandenen Willensantriebes. Derselbe wird nicht, wie im gesunden Leben und noch mehr bei der Ablenkbarkeit, alsbald durch andere Regungen verdrängt, sondern er haftet fest und zwingt das Handeln unter Ausschliessung aller anderen Einflüsse in eine ganz einseitige Richtung. Auf diese Weise kommt es einmal zu lange dauernder Anspannung bestimmter Muskelgruppen, andererseits zu vielfacher Wiederholung derselben Bewegungen. So halten die Kranken trotz aller äusseren Einwirkungen eine und dieselbe Stellung Wochen, Monate, Jahre lang fast unverändert fest; sie stehen in der gleichen, oft sehr unbequemen Haltung stets in derselben Ecke, knieen auf einer bestimmten Stelle oder liegen mit gespannten Gliedern und erhobenem Kopfe im Bette, so dass man sie ohne Schwierigkeit an dem starr gekrümmten Arme in die Höhe heben kann. Andere halten dauernd einen Bettzipfel mit den Zähnen fest, pressen mit gespreizten Fingern ein Ohrläppchen zusammen, umklammern krampfhaft einen Brotrest oder einen abgerissenen Knopf. Der Gesichtsausdruck ist ebenfalls starr, maskenartig, die Stirne verwundert in die Höhe gezogen, der Lidschlag fast aufgehoben; die Augen sind bald weit geöffnet, bald fest zugekniffen, die Augäpfel oft seitwärts gedreht, die Lippen rüsselförmig vorgeschoben („Schnauzkrampf").

Weit mannigfaltiger gestalten sich naturgemäss die Bewegungsstereotypen (Zwangsbewegungen). Dahin gehören Purzelbäume, rhythmisches Klopfen, Herumgehen in absonderlichen Stellungen, Hüpfen, Aufspringen, Niederfallen, Herumrollen und Kriechen am Boden, regelmässige, gezierte und gespreizte Armbewegungen, Zupfen an den Kleidern oder Haaren, Knirschen und Klappen mit den Zähnen. Alle diese Bewegungen können sich zahllose Male

hintereinander wiederholen, bisweilen Wochen und Monate lang.
Dabei ist es meist ganz unmöglich, die Kranken in ihrem Beginnen
zu hindern; sie strengen sich dabei rücksichtslos an und verletzen
sich sogar nicht selten.

Eine besondere Gruppe dieser Stereotypen bilden diejenigen
Umwandlungen gewohnheitsmässiger Bewegungen, die durch Bei-
mischung einzelner absonderlicher Manieren entstehen. Die Kranken
gehen trippelnd oder feierlich, hüpfend, schleifen mit einem Fusse,
bewegen sich genau auf derselben geraden Linie oder im Kreise,
bevorzugen bestimmte Wege, machen auffallend plötzliche Wendungen.
Die Hand wird beim Grusse in steifer Haltung, mit einem aus-
gestreckten Finger, im Bogen gereicht, sofort wieder zurückgezogen.
Die Bettstücke werden in eigenthümlicher Weise angeordnet, die
Decke als Unterlage, das Kopfkissen zum Zudecken benutzt; der
Löffel wird beim Essen am äussersten Ende erfasst, der Inhalt des
Tellers in kleine Häufchen zerlegt, die Milch in ganz kurzen Zügen
mit regelmässigen Pausen getrunken, die eigene Mahlzeit verschmäht,
eine fremde gierig verschlungen. Diese festsitzenden Schrullen sind
überaus mannigfaltig und treten bei den verschiedensten Thätigkeiten hervor. Namentlich pflegt auch die Sprache sie zu zeigen.
Die Kranken lispeln, grunzen, sprechen geziert, in Fistelstimme, in
bestimmtem Tonfalle, mit rhythmischer Gliederung, gebrauchen
massenhafte Verkleinerungswörter, eigenthümliche Beiwörter, wiederholen mündlich und schriftlich ungezählte Male dieselben Wörter
und Wendungen.

Verminderte Beeinflussbarkeit des Willens. Die zuletzt be-
trachteten Erfahrungen der Stereotypie bilden den Uebergang zu
denjenigen Willensstörungen, die durch eine verminderte Beeinflussbarkeit entstehen. Wo irgend ein Antrieb das Wollen dauernd
in eine bestimmte Bahn zwingt, werden andere Einflüsse sich naturgemäss nicht mehr geltend zu machen vermögen. Die Erscheinungen
der Stereotypie mit ihrer zwangsmässigen Festlegung der Willensrichtung schliessen daher die Zugänglichkeit für andere Bewegungsantriebe von vorn herein bis zu einem gewissen Grade aus. Immerhin kann dabei gelegentlich einmal eine kleine Veränderung durch
zufällige Anstösse eintreten. In der Regel aber verbindet sich mit
der Stereotypie eine andere, auch selbständig auftretende Störung,
die nichts anderes bedeutet, als den starrsten Widerstand gegen jede

äussere Beeinflussung des Willens, der Negativismus. Wir haben schon früher darauf hingewiesen, dass bisweilen die Anregung einer Bewegungsvorstellung zugleich den Antrieb zu einer ganz entgegengesetzten Muskelthätigkeit erzeugt. Auf diese Weise entsteht ein Handeln, welches in allen Stücken das Gegentheil von dem erstrebt, was durch die natürlichen Beweggründe gefordert wäre. Die Kranken kommen den an sie gerichteten Aufforderungen nicht nach, sondern schliessen sich starr dagegen ab; sie pressen die Zähne zusammen, wenn sie die Zunge zeigen sollen, kneifen die Augen zu, sobald man die Pupillen prüfen will, sehen zur Seite, falls man anfängt, sich mit ihnen zu beschäftigen. Allen Anreden gegenüber bleiben sie völlig stumm (Mutacismus), auch wenn sie bisweilen aus eigenem Antriebe einzelne Aeusserungen machen, die freilich keine Beziehungen zur Sachlage zu haben pflegen. Jedem äusseren Eingriffe setzen sie den kräftigsten, aber fast immer rein passiven Widerstand entgegen, lassen sich nicht ankleiden oder ausziehen, nicht baden, nicht pflegen; auch beim Essen sträuben sie sich auf das äusserste, um dann plötzlich wieder aus freien Stücken mit Gier über die Nahrung herzufallen. Oefters wird Koth und Harn mit der grössten Anstrengung zurückgehalten, besonders, wenn man die Kranken auf den Nachtstuhl bringt; sobald sie dann aufgestanden oder wieder ins Bett gegangen sind, erfolgt sofort die Entleerung.

Es unterliegt nach meiner Ueberzeugung keinem Zweifel, dass dieses negativistische Verhalten der Kranken durchaus nicht auf bestimmte, verstandesmässig erfasste Beweggründe zurückgeführt werden kann. Abgesehen von seltenen Ausnahmen, in denen nachträglich irgend welche Vorstellungen oder Täuschungen als ganz unzulängliche Triebfeder für das unsinnige Benehmen vorgebracht werden, hört man von den Kranken regelmässig, dass sie sich selbst keine Rechenschaft über dasselbe zu geben vermögen, sondern einfach so handeln mussten. Anscheinend haben wir es demnach hier mit einer ganz unmittelbaren krankhaften Veränderung der Willensantriebe zu thun. Dennoch ist die Störung des Handelns nur eine unwillkürliche, nicht eine unbewusste. Das geht aus der geistigen Verarbeitung der äusseren Beeinflussung hervor. Der Befehl, liegen zu bleiben, wird mit Aufstehen, die Aufforderung, dazubleiben, mit Fortdrängen beantwortet.

Das Verständniss dieser höchst auffallenden Krankheitserscheinungen wird vielleicht durch die Erfahrung erleichtert, dass Negativismus, Stereotypie und Willenlosigkeit sich nicht nur in der Regel bei denselben Kranken finden, sondern sich auch nicht selten durch kleine Kunstgriffe unmittelbar in einander überführen lassen. Es gelingt, Katalepsie in Starre, negativistisches Widerstreben in Nachahmungsautomatie umzuwandeln und dazwischen die gleichförmige Wiederholung derselben Bewegungen anzuregen. Die Annahme liegt daher nahe, dass alle diese zunächst so verschiedenen Erscheinungen doch eine tiefere gemeinsame Wurzel haben. Ueberall erscheint der regelnde, richtunggebende Einfluss dauernder Zwecke und Willensneigungen auf das Handeln herabgesetzt, während die Stärke der Antriebe unverändert geblieben ist. Daher können sich die verschiedensten zufälligen Antriebe, äusseren Anstösse und auftauchenden Einfälle ungehindert geltend machen. Das Handeln wird nicht mehr den jeweils gegebenen Verhältnissen unter dem Gesichtspunkte bestimmter Pläne und Absichten angepasst, sondern erscheint zerfahren, sinnlos und widerspruchsvoll. Zweckmässige Antriebe werden von entgegengesetzten oder doch zwecklosen durchkreuzt und aufgehoben, oder sie dauern unverändert fort, auch wenn die Sachlage längst eine andere geworden ist. Plötzliche Willensregungen werden nicht gesichtet und unterdrückt, sondern brechen sich ohne weiteres Bahn und gewinnen für lange Zeit die unbestrittene Herrschaft, um dann ebenso unvermittelt von ganz anderen Antrieben wieder abgelöst zu werden.

Bei weitem am häufigsten findet sich die hier geschilderte Willensstörung bei der Katatonie. In geringerer Ausbildung treffen wir sie hie und da bei der Paralyse, gelegentlich auch wol beim Altersblödsinn an, also durchweg bei solchen Formen des Irreseins, denen schon nach unseren heutigen Kenntnissen schwerere Zerstörungen in der Hirnrinde zu Grunde liegen. Endlich aber beobachten wir einzelne Züge jenes Bildes auch bei manchen Idioten, namentlich gewisse, sehr einfache Bewegungsstereotypen (rhythmisches Hin- und Herwiegen, Händeklatschen, hartnäckige Selbstmisshandlungen, Pfauchen und Blasen).

Der katatonische Negativismus darf nicht verwechselt werden mit dem Widerstreben ängstlicher Kranker. Auch bei diesen letzteren entstehen Widerstände, sobald äussere Eingriffe erfolgen.

Indessen das ängstliche Widerstreben geht aus bestimmten Gefühlen und Vorstellungen hervor. Es führt daher immer zu mehr oder weniger zweckmässigen Abwehr- und Schutzbewegungen, zum Entfliehen, Zurückweichen, Verkriechen oder selbst zu verzweifelten Angriffen. Bei ängstlichen Kranken sind wir im Stande, durch freundliches Zureden allmählich den Widerstand zu überwinden; dieser letztere beginnt schon vor der körperlichen Einwirkung und wird um so stärker, je verdächtiger unsere Annäherung dem Kranken erscheint. Auf den negativistischen Kranken übt Zureden nicht den geringsten Einfluss; sein Widerstand beginnt erst dann, aber auch unfehlbar, sobald irgend eine Bewegung angeregt wird, ohne jede Beziehung zu einer möglichen Gefährdung. Im Gegentheil lassen sich die Kranken einfache, auch unsanfte Berührungen selbst sehr empfindlicher Theile, z. B. der Augen, meist ohne Sträuben gefallen, weil eben nicht die Angst, überhaupt keine bestimmte Ueberlegung, sondern eine ganz ursprüngliche Willensstörung die Grundlage ihres Verhaltens bildet. Daher pflegen auch die selbständigen Bewegungen ängstlicher Kranker weit freier und zweckmässiger zu sein, als diejenigen beim Negativismus.

Näher schon dürfte dem Negativismus der Eigensinn stehen, dem wir auch in Krankheitszuständen, besonders bei der Imbecillität, bei der Epilepsie und Hysterie, bei der Paralyse und beim Altersblödsinn, nicht selten in stärkster Entwicklung begegnen. Auch hier wird an einem Entschlusse zähe festgehalten, obgleich die veränderten Bedingungen ihn dem weiter blickenden Beobachter als sehr unzweckmässig, vielleicht als verderblich erscheinen lassen. Ja, wir sehen bisweilen, dass selbst trotz besserer Einsicht die Fähigkeit fehlt, von der einmal festgelegten Willensrichtung abzugehen. Immerhin pflegt das eigensinnige Handeln ursprünglich von gewissen Ueberlegungen seinen Ausgangspunkt zu nehmen, wenn dieselben auch späterhin mehr in den Hintergrund treten. Ferner ist der krankhafte Eigensinn meist doch bis zu einem gewissen Grade dem Zureden, der Beeinflussung durch Vorstellungen und Gefühlsregungen zugänglich, wenigstens vorübergehend, und endlich ist er regelmässig von einer ärgerlichen, gereizten Stimmung getragen, die nicht nur zum Widerstande, sondern auch zu kräftiger Abwehr gegen gewaltsame Eingriffe führt. Sehr deutlich wird gerade dieser Unterschied vom Negativismus in jenen Fällen, in denen die störrischen Kranken sich mit grösster Hartnäckigkeit gegen jede, auch die vernünftigste und wohlthätigste Massregel sträuben. Bei dieser allgemeinen Unlenksamkeit sind die Kranken stets zum Schimpfen und zum Kampfe geneigt und werden vielfach von feindseligen, wenn auch verworrenen Wahnvorstellungen beherrscht, im Gegensatze zu dem Gleichmuthe des negativistischen Kranken, der nur widerstrebt, selten abwehrt und noch weit seltener angreift.

Zwangshandlungen. Mit diesem Namen bezeichnen wir solche Handlungen, welche nicht aus dem gesunden Denken und Fühlen hervorwachsen, sondern dem Kranken selbst wie der Ausfluss eines fremden, sich ihm aufdrängenden Willens erscheinen. In der Regel allerdings bleibt es bei einem mehr oder weniger heftigen Kampfe mit den krankhaften Antrieben, die dann schliesslich doch noch überwunden werden. Einzelne Kranke besitzen ein so klares Verständniss für die Lage, dass sie ihre Umgebung vor sich warnen und beim Herannahen solcher Antriebe alle möglichen Vorsichtsmassregeln treffen, um sich selbst die Ausführung gefährlicher Handlungen unmöglich zu machen. Der vollbrachten That pflegt zunächst ein Gefühl grosser Erleichterung zu folgen, das erst im weiteren Verlaufe bei besonnenen Kranken durch die volle Einsicht in die Tragweite derselben und die bitterste Reue über das Geschehene verdrängt wird.

Einen gewissen Anhalt für das Verständniss dieser Störungen giebt uns allenfalls die bekannte Erfahrung aus dem gesunden Leben, dass uns bei gewissen Gelegenheiten, am Rande eines Abgrundes, auf einer Brücke, der Gedanke auftaucht, uns selbst oder unsere Begleiter hinabzustürzen, bei feierlichen Anlässen irgend eine lächerliche oder unpassende Handlung zu begehen, im Theater plötzlich „Feuer" zu rufen und ähnliches. Im gesunden Bewusstsein werden diese Antriebe ohne Schwierigkeit unterdrückt; unter krankhaften Verhältnissen dagegen vermögen sie eine unbezwingliche Macht über den Willen zu erlangen und den Kranken bisweilen trotz klarer Einsicht völlig zu überwältigen. Selbstmord, Mord und Brandstiftung können auf diese Weise zu Stande kommen.

Die hier geschilderten Zwangshandlungen sind immer von lebhaften gemüthlichen Erregungszuständen begleitet; sie stehen in nahen Beziehungen zu den früher besprochenen Zwangsvorstellungen und -befürchtungen, an die sie sich nicht selten unmittelbar an-

knüpfen. So sehen wir aus der Berührungsfurcht das zwangsmässige Waschen und Reinigen hervorgehen, aus der Kleiderfurcht
den zwangsmässigen Wechsel der Kleidung, aus der Papierangst das
Ansammeln von Zetteln und Fetzen u. s. w. In diesen letzteren
Fällen handelt es sich freilich nicht mehr um eigentliche Zwangshandlungen, wenn sich auch die Kranken des Lächerlichen und
Zwangsmässigen ihrer Handlungsweise klar bewusst sind. Der Antrieb zum Handeln entsteht hier nicht unmittelbar als solcher,
sondern er entwickelt sich erst als Folge aus der krankhaften Vorstellung oder Befürchtung. Gemeinsam ist indessen allen diesen
Störungen die Entstehung auf dem Boden einer angeborenen krankhaften Veranlagung; sie sind sämmtlich Theilerscheinungen des
Entartungsirreseins.

Triebhandlungen. Die Macht eines Willensantriebes hängt im
allgemeinen von der Lebhaftigkeit der Gefühle ab, die seine Triebfedern bilden. Am kräftigsten wirken sinnliche Gefühle, die uns
oft gebieterisch zu bestimmten Handlungen drängen, Schmerz,
Hunger, Durst, geschlechtliche Gefühle. Je heftiger aber die gemüthliche Erschütterung, je stärker der Drang zum Handeln, desto
geringer ist der Einfluss der Ueberlegung, desto schwieriger die
Hemmung der sich vorbereitenden That. Sehr leidenschaftliche Erregungen führen bekanntlich schon beim gesunden Menschen unter
Umständen zu einer mehr oder weniger ausgeprägten Trübung des
Bewusstseins. Immerhin sind wir zumeist im Stande, die allzu
grosse Heftigkeit der Gemüthsbewegungen, wie sie noch dem Kinde
eigenthümlich ist, zu dämpfen und damit die Herrschaft unseres
eigenen Willens über das Handeln aufrecht zu erhalten. Bei Geisteskranken nehmen, entsprechend der Häufigkeit eingreifender Willensstörungen, die Triebhandlungen mit grosser Stärke der Antriebe
und Unklarheit der Zweckvorstellungen einen sehr viel breiteren
Raum ein; wir begegnen ihnen in den verschiedenartigsten Erregungszuständen. Schon der Thatendrang der manischen Kranken
ist vielleicht unter diesem Gesichtspunkte aufzufassen. Sicher sind
hierher gewisse Handlungen der Epileptiker zu rechnen, das ziel-
lose Fortlaufen, die geschlechtlichen Vergehen (Exhibitionismus, geschlechtliche Angriffe), das Trinken der Dipsomanen. Aehnliches gilt
wol von dem mannigfachen krankhaften Treiben vieler Hysterischen,
von ihren Selbstverletzungen, ihren Diebstählen und Schwindeleien.

Von den Zwangshandlungen unterscheidet sich das Thun aller dieser
Kranken durch den wesentlichen Umstand, dass die auftauchenden
Antriebe im Augenblick durchaus nicht als aufgezwungene, sondern
als die natürlichen Aeusserungen ihres psychischen Gesammtzustandes
empfunden werden. Aehnlich steht es wol auch mit der Mehrzahl
jener unsinnigen Handlungen, die wir in der Katatonie beobachten.
Allerdings ist hier nicht ein bestimmtes Lust- oder Unlustgefühl
die Wurzel des Handelns, sondern ein mächtiger, ursprünglicher
Bewegungsdrang.

Von einem Widerstande gegen den Antrieb, von einem Kampfe
ist gar keine Rede; vielmehr folgt der Kranke blindlings seinen
Einfällen. Er ist nur von dem Bewusstsein beherrscht, dass er nun
dieses oder jenes thun müsse, ohne klare Begründung, ohne Nachdenken, wenn auch bisweilen mit dem deutlichen Gefühle der Unsinnigkeit des eigenen Treibens. Hie und da taucht auch wol die
Vorstellung auf, dass die Glieder von einer unsichtbaren Macht,
von Gott, dem Teufel, durch elektrische Beeinflussungen in Bewegung gesetzt werden. Auf diese Weise entstehen zahllose
verkehrte, absonderliche und oft recht gefährliche Handlungen,
in denen sich bei aller Mannigfaltigkeit doch gewisse gemeinsame
Züge darbieten. Dahin gehören die eigenthümlichen Stellungen und
Bewegungen, das Zerstören, Zerschlagen von Fensterscheiben, das
Entkleiden, das Kothessen, die sinnlosen Versuche, sich zu erdrosseln,
den Mund aufzuschlitzen, die Augen auszubohren, Zunge und Kehlkopf herauszureissen. Gerade diese Triebhandlungen zeigen besondere Neigung, stereotyp zu werden. Kennzeichnend für sie ist
ausser dem Mangel jedes verständlichen Beweggrundes die ungemeine
Schnelligkeit und Heftigkeit der Ausführung, welche auf das rück-
sichtsloseste jedes Hinderniss überwindet, während umgekehrt bei
den Zwangshandlungen schon eine geringe Unterstützung des lebhaft sich regenden gesunden Widerstandes genügt, um diesem
letzteren zum Siege zu verhelfen.

Krankhafte Triebe. Störungen im Verhalten der natürlichen
Triebe finden sich zunächst als Theilerscheinungen allgemeinerer Umwälzungen auf dem Gebiete der Lebensäusserungen. Bei der psychischen Lähmung und Hemmung pflegt auch das Nahrungs- und
Geschlechtsbedürfniss zu schweigen; umgekehrt sehen wir die Erregung vielfach mit starker geschlechtlicher Begehrlichkeit einher-

gehen. Dieselbe drückt sich seltener geradezu in geschlechtlichen
Angriffen, meist in zweideutigen Reden, Schimpfereien und Be-
schuldigungen aus, in mehr oder weniger rücksichtsloser Masturbation,
bei Weibern auch in schamlosen Entblössungen, äusserster Unreinlichkeit oder beständigen Waschungen mit Wasser, Speichel,
Urin, Kämmen und Auflösen der Haare, in leichteren Formen durch
Putzen und Schönthun, Wechsel zwischen herausforderndem und
verschämtem oder empfindsamem Wesen, durch Händedrücken,
Briefschreiben, verständnissvolle Blicke u. dergl. Weniger häufig
findet sich bei der manischen Erregung auch eine erhöhte Esslust;
jedenfalls werden die Kranken durch ihre Unruhe meist geradezu
an genügender Nahrungsaufnahme gehindert. Dagegen ist gierige
Gefrässigkeit eine nicht seltene Erscheinung bei Idioten, Paralytikern
und namentlich auch bei Katatonikern. Von derartigen Kranken
werden bisweilen die ungeniessbarsten und ekelerregendsten Dinge,
Sand, Steine, Seegras, Koth u. a. in unglaublichen Mengen verschlungen. In diesen letztgenannten Fällen kann man nicht wol
mehr von einer einfachen Steigerung gesunder Triebe sprechen,
sondern es handelt sich zweifellos bereits um gleichzeitige Abweichungen in Art und Richtung des Begehrens. Dasselbe gilt von
den bekannten, plötzlich mit grosser Heftigkeit auftauchenden Ess-
gelüsten der Schwangeren.

Weit mannigfaltiger aber, als hier, gestaltet sich die Reihe der
krankhaften Abweichungen auf dem Gebiete des Geschlechtstriebes, die in neuerer Zeit von verschiedenen Seiten her auf das
eingehendste bearbeitet worden sind. In erster Linie haben wir der
sogenannten conträren Sexualempfindung*) zu gedenken, jener
Störung, welche das geschlechtliche Fühlen und Begehren in un-
versöhnbaren Gegensatz zu der körperlichen Veranlagung des
Menschen bringt und ihn die geschlechtliche Befriedigung nur beim
eigenen Geschlechte finden lässt. Wir werden später Gelegenheit
haben, auf diese meist sehr früh sich zeigende Erscheinungsform
des Entartungsirreseins ausführlich zurückzukommen.

Ferner ist an dieser Stelle jene höchst eigenthümliche Störung
des Geschlechtstriebes zu besprechen, die man nach dem berüch-

---

*) Havelock Ellis u. Symonds, das conträre Geschlechtsgefühl, deutsch
Kurella. 1896; Raffalovich, uranisme et unisexualité. 1896.

tigten französischen Romanschriftsteller Marquis de Sade als „Sadismus" bezeichnet hat. Es handelt sich dabei um das Auftreten von geschlechtlichen Wollustempfindungen bei Handlungen der Grausamkeit. Die betreffenden Personen suchen entweder den Reiz der geschlechtlichen Vereinigung durch mehr oder weniger ernste Misshandlungen zu erhöhen, oder die grausame Handlung erweckt schon an sich die volle sinnliche Befriedigung, auch beim Fehlen aller gesunden Vorbedingungen für die geschlechtliche Erregung. Der letztere Fall stellt offenbar nur eine weitere krankhafte Entwicklungsstufe des ersteren dar. Was dort nebensächliches, vielleicht sogar entbehrliches Hülfsmittel war, ist hier zur Hauptsache geworden, neben welcher die eigentliche Hauptsache, die geschlechtliche Vereinigung, vollständig in den Hintergrund getreten ist. Thatsächlich finden sich zahlreiche Uebergangsformen von den leichtesten, noch in der Gesundheitsbreite liegenden Anwandlungen bis zu den schwersten, das Leben der Opfer fordernden krankhaften Verirrungen.

Unter den sadistischen Handlungen selbst kommen in erster Linie Geisselungen auf den entblössten Körper in Betracht, die häufiger zur Unterstützung und Vorbereitung der geschlechtlichen Erregung benutzt werden. Als wirklicher Ersatz des Beischlafs dienen sie weit seltener und wol nur in zweifellos krankhaften Fällen. Aehnlich mag es mit der Neigung zum Kneifen und Beissen stehen. Das Stechen und Schneiden tritt bei den von Zeit zu Zeit einmal beobachteten „Mädchenstechern" geradezu als Form der geschlechtlichen Befriedigung auf. Die Kranken suchen sich an hübsche junge Mädchen heranzudrängen und ihnen mit Dolch oder Messer, deren sie bisweilen eine grosse Auswahl besitzen, eine blutige, aber nicht gefährliche Wunde beizubringen, was ihnen lebhafte Wollustgefühle verursacht. Noch einen Schritt weiter gehen jene Kranken, welche sich die geschlechtliche Befriedigung durch Quälen und Tödten von Thieren zu verschaffen suchen. Dann kommen die Lustmörder, die ihr Opfer vor oder nach dem Geschlechtsacte erdrosseln und dann womöglich aufschneiden, zerreissen, zerstückeln. Gerade in solchen Fällen zeigt sich bisweilen ein buchstäblicher „Blutdurst", der zum Aussaugen des Opfers und zur wirklichen Menschenfresserei führen kann. Ueberall können eigentlich geschlechtliche Handlungen trotz heftigster geschlecht-

licher Erregung vollkommen fehlen. Als eine Abart der Lustmörder sind wol die glücklicherweise recht seltenen Leichenschänder
zu betrachten, unter denen der französische Sergeant Bertrand
eine traurige Berühmtheit erlangt hat, da er, von unwiderstehlicher
geschlechtlicher Begierde getrieben, mit grösstem Geschicke frisch
bestattete Leichen wieder ausgrub, schändete und zerstückelte.

Gewissermassen das Gegenstück zum Sadismus bildet die von
v. Krafft-Ebing*) unter dem Namen des „Masochismus" beschriebene Sucht, sich die geschlechtliche Befriedigung durch Erduldung von Schmerzen zu erhöhen oder überhaupt erst zu verschaffen. Die Bezeichnung ist hergenommen von dem Schriftsteller
Sacher-Masoch, der in seinen Romanen mit Vorliebe diese eigenthümliche Erscheinung schilderte. Wegen der bei beiden bestehenden
Verbindung von Schmerz und Wollust hat v. Schrenk-Notzing
für Masochismus und Sadismus die gemeinsame Bezeichnung „Algolagnie" (Schmerzgeilheit) vorgeschlagen; jener ist thätige, dieser
duldende Algolagnie.

Auch beim Masochismus begegnen wir vor allem der geschlechtlichen Erregung durch Geisselung, aber hier durch Erdulden derselben. Die unliebsamen Nebenwirkungen erziehlicher Züchtigungen,
namentlich der Schläge auf das Gesäss, sind lange bekannt, ebenso
die Auffrischung der gesunkenen geschlechtlichen Leistungsfähigkeit
durch ähnliche Massregeln. Auch das Flagellantenthum hat vielleicht eine seiner Wurzeln in der sinnlich aufreizenden Wirkung
der Geisselhiebe gehabt. In das Gebiet des Krankhaften gehören
die Fälle, in denen die geschlechtliche Erregung durch wirklich
rohe Misshandlungen, Gebissen-, Gestochen-, Getretenwerden und
ähnliches ausgelöst wird. Meist werden hier andere Personen vorher zur Ausführung der gewünschten Handlungen angelernt.

Aus naheliegenden Gründen führt die Algolagnie nur verhältnissmässig selten, bei ausgebildetem Schwachsinn und grosser sittlicher Stumpfheit, zu jenen wirklich gefährlichen Handlungen, welche
in der Entwicklungsrichtung des krankhaften Triebes liegen. Vielfach sind die Handlungen, welche ausgeübt oder gewünscht werden,
mehr Andeutungen, in der Weise, wie schon das Ritzen der Haut
ein Sinnbild des Tödtens, das Einpressen der Zähne ein solches

---

*) v. Krafft-Ebing, Psychopathia sexualis, 10. Aufl. 1898.

des Auffressens darstellt. Der sadistische Trieb kann sich in Handlungen Luft machen, welche ganz allgemein nur die unbeschränkte Herrschaft über das geschlechtliche Opfer ausdrücken (Beschimpfen, Beschmutzen, Fesseln), während der Masochist sich befriedigt fühlt, wenn er in möglichst lebhafter Weise die völlige Unterwerfung unter einen fremden Willen empfindet (Erdulden von Beschimpfung, Bedrohung, Missachtung, ekelhafter Besudelung). Bei der regen Mitarbeit der Einbildungskraft ist die Mannigfaltigkeit der Kunstgriffe, welche diese Kranken zur Vorbereitung oder zum Ersatze des Beischlafes anwenden oder von Anderen fordern, trotz mancher Gleichförmigkeit eine ausserordentlich grosse.

Wir sind im Vorstehenden wiederholt der Erscheinung begegnet, dass bei unseren Kranken ein ursprünglich das Zustandekommen der geschlechtlichen Erregung nur unterstützender Vorgang schliesslich ganz allein schon und ohne Verbindung mit eigentlichem Geschlechtsverkehre die angestrebte Befriedigung herbeizuführen vermag. Man könnte etwa daran denken, dass bei einer krankhaften Steigerung der geschlechtlichen Erregbarkeit bereits der begleitende Vorgang genügt, um dieselbe Wirkung zu erzielen, welche er im gesunden Leben höchstens in Verbindung mit den wirklichen Geschlechtsreizen erreichte, ähnlich wie dem Empfindlichen schon die Probesignale bei der Feuerwehrübung unangenehme Gefühle erwecken. Allein schliesslich kann es so weit kommen, dass nur noch der nebensächliche Reiz, nicht aber mehr der natürliche, oder doch jener unvergleichlich viel stärker als dieser, die geschlechtliche Befriedigung zu erzeugen im Stande ist. Ganz besonders häufig macht sich eine solche Verschiebung in verschiedenartiger Entwicklung dahin geltend, dass es einzelne bestimmte Körpertheile oder Kleidungsstücke sind, welche zunächst geschlechtlich anregend wirken, dann bei der Ausführung des Beischlafes eine herrschende Rolle spielen und endlich für sich allein in ganz absonderlicher Weise den Geschlechtsgenuss vermitteln. Man bezeichnet diese Störung als „Fetischismus" *). Von körperlichen Reizen dienen als Fetische bald Hände oder Füsse, bald Augen, Mund, Ohr, Haare, besonders Zöpfe. Die einfache Betrachtung, Berührung, Liebkosung der betreffenden Theile gewährt dem Fetischisten eine weit höhere geschlechtliche

---

*) Garnier, les fétichistes pervertis et invertis sexuels. 1896.

Befriedigung, als der wirkliche Beischlaf. Unter den Kleidungsstücken sind Schuhe und Stiefel sehr bevorzugt, nach v. Krafft-
Ebings Ansicht wegen der an sie sich knüpfenden masochistischen
Wollust der Unterwerfung, ferner Taschentücher und Unterkleider,
endlich Sammet- und Pelzstoffe. Wie die Erfahrung lehrt, werden
solche Dinge von den Kranken aus geschlechtlicher Begierde öfters
in grossen Mengen zusammengestohlen (Zopfabschneider!) und zu
einsamen masturbatorischen Vergnügungen benutzt.

Wenn die bis hierhei besprochenen Störungen sich der Hauptsache nach alle als Umwandlungen gesunder Triebe auffassen lassen,
so wäre endlich noch eine Gruppe von krankhaften Antrieben zu
erwähnen, welche, anscheinend wenigstens, in keinerlei Beziehung
zu den Regungen des gesunden Lebens stehen. In einzelnen Fällen
hat sich allerdings auch hier ein ganz unvermutheter Zusammenhang mit dem Geschlechtstriebe herausgestellt. Die beiden Hauptformen, mit denen wir etwa noch zu rechnen haben, sind der
Stehltrieb, die sogenannte Kleptomanie, und der Brandstiftungstrieb. Die erstgenannte Störung, die sich besonders beim weiblichen Geschlechte findet, besteht in der unwiderstehlichen Neigung,
sich ohne Noth selbst ganz unnütze, werthlose Dinge durch Dieb-
stahl anzueignen, die zudem meist nachher dem Bestohlenen wieder
zugestellt werden. Der Brandstiftungstrieb scheint häufiger auf eine
epileptische oder hysterische Veranlagung hinzuweisen; vielleicht ist
das übrigens auch bei dem Stehltriebe der Fall.

Die ganze Reihe dieser Abweichungen auf dem Gebiete der
Triebe deutet auf eine angeborene Entartung hin; sie sind insgesammt
nur Theilerscheinungen einer krankhaften Veranlagung. Sie bilden
besondere persönliche Eigenthümlichkeiten, die von ihren Trägern
nicht unmittelbar als etwas Fremdartiges, Krankhaftes empfunden
werden, auch dann nicht, wenn dieselben durch Erfahrung und
Ueberlegung den Gegensatz kennen gelernt haben, in welchem sie
zu ihren gesunden Mitmenschen stehen. Namentlich gilt dies für
die Umwandlungen des Geschlechtstriebes, am wenigsten für die zuletzt erwähnten krankhaften Triebe, deren Aeusserungen vielleicht
gerade deswegen mit gleichem oder gar besserem Rechte zu den
Zwangshandlungen zu zählen wären. Bei ihnen erscheint der Antrieb als ein aufgedrungener Zwang, dem daher so lange wie möglich Widerstand geleistet wird, während die Befriedigung der krank-

haften Triebe für den Kranken selbst zunächst nur die natürliche
Deckung seiner besonderen Bedürfnisse bedeutet. Die Ausführung
einer Zwangshandlung ist daher höchstens unmittelbar von einem
Gefühle der Befreiung begleitet, während die krankhafte Triebhand-
lung die gleichen, oft sogar weit stärkere Lustgefühle hervorruft wie
die Bethätigung der gesunden Triebe.

Störungen der Ausdrucksbewegungen. Eine der wichtigsten
Quellen für die Erkennung krankhafter Seelenzustände bilden die
Ausdrucksbewegungen im weitesten Sinne des Wortes, da wir aus
ihnen vor allem unsere Schlüsse auf die psychischen Vorgänge zu
ziehen haben, die sich in unseren Kranken abspielen. Eine genaue Schilderung aller dieser Bilder würde indessen die äusserlich erkennbaren
Hauptzüge sämmtlicher klinischer Krankheitsformen wiedergeben
müssen; wir beschränken uns daher hier auf wenige Andeutungen,
die in der späteren Einzelbeschreibung näher ausgeführt werden sollen.

Die Kranken mit Dementia praecox pflegen sich gar nicht um
ihre Umgebung zu kümmern, auch wenn sie thatsächlich recht gut
auffassen; sie beachten den Arzt nicht, liegen theilnahmlos, oft in
starrer, verzwickter Haltung da, geben keine Antwort, befolgen keine
Aufforderung, oder sie machen einförmige, zwecklose Bewegungen,
grinsen und lachen ohne Anlass, werfen plötzlich irgend einen Gegenstand ins Zimmer, rasen unaufhaltsam durch den Saal, drängen
sinnlos zur Thüre hinaus u. s. f. Die verblödeten Kranken werden
oft ganz unzugänglich, kauern oder stehen in irgend einer Ecke
herum und entziehen sich unter unverständlichem Gemurmel jedem
Versuche, sich mit ihnen in Beziehung zu setzen. Andere derartige Kranke mit Wahnbildungen putzen sich mit allerlei bunten
Lappen heraus und suchen sich durch geheimnissvolle Geberden
und Vorrichtungen vor feindlichen Beeinflussungen zu schützen.
Die Gehörshallucinanten stehen mit lauschendem Gesichtsausdrucke
in einer Ecke und bewegen nur hier und da zur Antwort die
Lippen oder rufen einige abgerissene Worte. Die vorgeschrittenen
Paralytiker erkennt man an ihren schlaffen Gesichtszügen und oft
an einer gewissen täppischen Freundlichkeit, an dem strahlenden
Ausdrucke, mit dem sie ihre schwachsinnigen Grössenideen vorbringen. Späterhin sieht man sie in tiefster Verblödung stumpf
daliegen, ohne jede Spur des Verständnisses oder der Antheilnahme
für ihre Umgebung.

Der Niedergeschlagene sitzt, schlaff in sich zusammengesunken, mit bekümmerten Zügen da; der Aengstliche wandert ruhelos, an den Nägeln kauend, das Gesicht zerzupfend oder die Hände ringend, unter lautem Jammern auf und ab, während der Gehemmte regungslos, mit starrem Ausdrucke im Bette liegt und nur mit der grössten Anstrengung den Blick erhebt, die Hand giebt oder eine leise, zögernde Antwort hervorbringt. Dagegen läuft der Manische mit lebhaften Ausdrucksbewegungen schwatzend, lachend, singend, geschäftig herum, sammelt alles mögliche in seinen Taschen an, redet überall drein, treibt Schabernack und sucht auf jede Weise dem Gefühle erhöhter Leistungsfähigkeit Luft zu machen. Die Hysterische bemüht sich, durch Kleidung und Haartracht, durch Sprödigkeit, Ausgelassenheit oder Hülfsbedürftigkeit Eindruck zu machen; sie beobachtet scharf, beherrscht sehr bald ihre Umgebung und weiss allerlei kleinen Schmuck des Lebens um sich anzuhäufen. Der Paranoiker endlich trägt mit einer gewissen Würde die „Gefangenschaft" der Irrenanstalt, in der Tasche die selbstverfassten Beweisstücke für seine hohe Stellung, die Abschriften seiner Beschwerden oder die Akten seiner Rechtsstreitigkeiten. Aus allen diesen, in grösster Mannigfaltigkeit wechselnden und dennoch vielfach wiederkehrenden Bildern vermag der erfahrene Irrenarzt oft schon beim ersten Anblicke die ungefähre Art der Störungen zu erkennen. Zahlreich aber sind die Fälle, die für die oberflächliche Beobachtung gar keine auffallenden Erscheinungen darbieten, ein Verhalten, welches die bekannte Erfahrung erklärt, dass laienhafte Besucher der Anstalt und selbst Wärter bei vielen Kranken das Vorhandensein einer Geistesstörung gar nicht aufzufinden vermögen.

Von grosser Wichtigkeit sind namentlich die durch die Geistesstörung bedingten Veränderungen in Sprache und Schrift. Abgesehen von dem Inhalt, der natürlich vielfach die Wahnideen oder Stimmungen des Kranken erkennen lässt, prägt sich oft schon in der Form der Grundzug der Psychose aus. Der Rededrang des Manischen äussert sich in unaufhörlichem, überstürztem Schwatzen mit sehr gelockertem Zusammenhange und der Neigung zu Wortspielen und Reimen. Dieselben Züge finden wir bei erregten Paralytikern wieder, verbunden mit den mehr oder weniger ausgeprägten Zeichen der Sprachstörung. In beiden Krank-

heitsformen wird nicht selten ein ganz unverständliches Kauder-
wälsch unter der Bezeichnung der verschiedensten fremden Sprachen
vorgebracht. Bei den gehemmten Kranken ist die Sprache leise,
mühsam und zögernd. Auch die Melancholiker sind meist wortkarg,
vermögen sich aber ohne Schwierigkeit zu äussern; sobald lebhafte
Angst vorhanden ist, kann es sogar zu ununterbrochenem, eintönigem
und sehr störendem Jammern kommen:

Ganz besondere Eigenthümlichkeiten pflegen die sprachlichen
Aeusserungen der Katatoniker darzubieten. Die Kranken sind oft
Wochen und Monate lang völlig stumm, um dann ganz unvermittelt geläufig zu sprechen oder einen Gassenhauer zu singen.
In ihren Reden pflegen sich geordnete Sätze mit durchaus be-
ziehungslosen Wendungen zu mischen. Namentlich bei längerem
Sprechen sieht man oft den anfänglich klaren Zusammenhang
völlig schwinden und jene merkwürdige Störung hervortreten,
die wir als Sprachverwirrtheit bezeichnen. Da die Kranken
vollkommen besonnen und orientirt sind, auch in ihrem Benehmen und Handeln vielfach gar keine auffalenderen Abweichungen darbieten, liegt die Vermuthung nahe, dass wir es hier
wesentlich mit einer Sprachstörung zu thun haben. Die Kranken
sprechen leicht und fliessend, aber der Inhalt ihrer Reden ist ein
fast völlig unverständliches Gewirr von zum Theil sinnlos
zusammengewürfelten Wörtern, deren allgemeiner Inhalt sich
höchstens ungefähr aus einzelnen, halbwegs verständlichen An-
klängen errathen lässt. Forel hat diese Reden sehr treffend als
„Wortsalat" gekennzeichnet. Ein Beispiel dafür giebt die folgende
Nachschrift:

„Ich frage in welches gegenüber der Persönlichkeiten. Was wollen Sie eigentlich gegenüber der Versammlung in dem Bild geschlossen, meine ich, so herzlos,
dass meiner der Persönlichkeiten, die Impflege in meiner des Körpers. Was wollen
Sie eigentlich mir gegenüber Vertretung. Ich frage jetzt nur ganz einfach. Her-
gebracht hat man mich wegen Jugend, und da hat man Versammlung geschlossen
im Bund. Von der Person gegenüber meiner Anhaltverpflegung, grossmüthig der
Erhaltungen der Führungen der Kräfte der Lebensmittel mir gemacht worden sind.
Irrititionen der Dunkelheiten, wozu sind denn eigentlich die Gesetze geschlossen
worden nach Stadt und Land von Ulfiterinen und die früheren Jahreszeiten und
die Hypotheken. Die Erzählungen der Bürgerschaften gegenüber sagen die Mitglieder Muth und Jugend anhold sein der Kräfte der Personen stehender Körper.
Freundlichkeiten und alle, der gesund es macht nach den Hippiationen die Führung
aller der Kräften der Verfolgnissen gelegt zu werden. Warum schliesst man hier

eigentlich den Kittoll, was soll nun dem Kittoll verfallen an meinem Körper, sein Abbild meine ich der Verfolgnissen" u. s. w.

Hier ist auch der Satzzusammenhang völlig zerstört, was keineswegs immer der Fall zu sein braucht. Man erkennt leicht, dass die Sprachverwirrtheit nur einen höheren Grad der früher besprochenen Zerfahrenheit darstellt. Ihre ersten Andeutungen begegnen uns in den verblüffend unpassenden Antworten, die wir oft schon im Beginne der Erkrankung erhalten, in den unbegreiflich sinnlosen Sätzen, die unsere Kranken mit voller Seelenruhe vorbringen. Sie erinnern in hohem Grade an die vielfach ganz ähnlichen Reden, die wir im Traume zu halten pflegen. Anscheinend handelt es sich dort wie hier um den dauernden oder vorübergehenden Verlust der Fähigkeit, Vorstellungen und deren sprachliche Zeichen in richtiger Weise mit einander zu verknüpfen.

In den Reden katatonischer Kranker tritt die Neigung zur Wiederholung derselben Wendungen und Wörter ebenso hervor wie die Stereotypie in ihrem sonstigen Handeln. Man beachte oben die Ausdrücke: „Ich frage", „gegenüber", „Persönlichkeiten", „was wollen Sie eigentlich", „Körper", „Pflege, Verpflegung", „Jugend", „Führung", „Kräfte", „geschlossen", „Verfolgnissen", „Kittoll", „Versammlung", „Bild, Abbild", „eigentlich". Vielfach aber wird diese Stereotypie so stark, dass dieselben Sätze ununterbrochen stunden- und selbst tagelang wiederholt werden. Es entsteht damit das von Kahlbaum zuerst beschriebene Krankheitszeichen der Verbigeration. Solche Sätze sind z. B. folgende:

„Ihr Kinderlin, Vögelin, Tüpfelin, der Ahnherr ist jetzt da, die Thüre ist auf; führ mich jetzt in den Eisgarten. Die ganze Nacht hab' ich im Bett gesessen und habe nichts gegessen; die Weck ist gefressen — Ihr Kinderlin, Vögelin, Tüpfelin" u. s. f.

„Ich muss ins Innum, ins Innum, ins Innum; lasst mich ins Innum. Ich muss im Innum mit der Matratze herumfahren; ich muss ins Innum" u. s. f.

Sehr häufig findet dabei eine stark rhythmische Betonung statt, wie in den folgenden Beispielen:

„Im Sätzerich, im Sätzerich, im Kimmichum" u. s. f. — „Was soll ich jetzt sägen, Zwidneikopf, was soll ich jetzt sägen, die Wäschschüssel hólen" u. s. f. — „Mütterle, Spáarmatz, ich müde und kránk und hungrig; ich bin verfróren und wátschel-watschelnáss" u. s. f.

Bisweilen löst sich der Inhalt solcher Reden in ein einfaches Silbengeklingel auf, z. B. „Ka, ka, metsch, metsch, ka, ka, metsch, metsch" u. s. f. Es lässt sich jedoch zeigen, dass solche sinnlosen

Aeusserungen hie und da nur Umbildungen ursprünglich verständlicher Wendungen darstellen. So rief eine Kranke tagelang: „I me zeh, i me zeh" u. s. f. Das war eine allmählich entstandene Abkürzung von: „Ich will mal sehen". Im Anfange war dieser Sinn noch deutlich, ging aber bei den zahllosen Wiederholungen nach und nach verloren. Ueberhaupt sind die verbigerirenden Reden trotz aller Stereotypie durchaus nicht unbeeinflussbar. Wir sehen oft, dass die Kranken im Laufe der Zeit nicht nur selbst kleine Veränderungen hineinbringen, sondern auch aufgefangene beliebige Eindrücke in ihre Sätze einflechten. Eine Kranke wiederholte drei Stunden lang den Satz:

„Liebe Emilie, gieb mir einen Kuss; wir wollen gesund werden, einen Gruss und 's wär' nichts. Wir wollen brav sein und schön folgen, folg' Mutter, dass wir bald heimkommen. Der Brief wär für mich; sorg', dass ich ihn bekomm'."

Nach dem inzwischen erfolgten Abendessen hatte sie nach „heimkommen" eingeschoben: „Linsen und zwei Würscht".

Eine wichtige Begleiterscheinung der Sprachverwirrtheit ist die Neubildung von Wörtern*). Auch dieser Vorgang ist uns aus dem Traumleben wohlbekannt. Genau wie dort bald kleine Buchstabenveränderungen an richtigen Wörtern angebracht, bald sinnlose Silbenzusammenstellungen als geläufige Wörter hingenommen werden, treffen wir auch bei unseren Kranken alle Stufen der Wortneubildung an. Leichtere Abweichungen finden wir in den obigen Ausdrücken Impflege, Anhaltverpflegung, Irrititionen, Tüpfelin, schwerere in Ulfiterinen, Hippliationen, Kittoll, Innum, Sätzerich, Zwidneikopf, Kimmichum. Man hat dabei den Eindruck, als ob die Kranken mit den Neubildungen gewisse, allerdings nicht immer feststehende Vorstellungen verbinden und sich der Ungeheuerlichkeit ihrer Ausdrücke ebensowenig bewusst sind wie wir im Traume. Unsere Annahme, dass es sich bei der Sprachverwirrtheit um eine Lockerung des Zusammenhanges zwischen Vorstellung und sprachlicher Bezeichnung handelt, gewinnt durch diese Erfahrungen eine neue Stütze.

Ein weiteres Beispiel solcher Wortneubildungen giebt die folgende, von einem Apotheker stammende Nachschrift:

„Der möchte gern als Student dicker gewidmet sein dem Volke, als dem Liefronten, dem Lieferanten der Deutschen Unschuld, der sie glücklich erreicht

---

*) Tanzi, Rivista sperimentale di freniatria, 1889, 4.

hat in den kleinen Kinderfüsschenanstalten der hiesigen Ober. Werden Sie mir die Zuckerliebhaber dicker ereignen, so erkundigen Sie Sich in dem Dasein des Glücks und Sie frieren weiter keinen exceptablen Borophon oder Kleinekinderanstalten des Unglücks. Sie werden lieber gesetzmässiger Körper in den natingalen Gefühlen der Unschlittpartei und werden fragen nach dem Gesetze der Unschuld. Dr. Dominus, Arsenalhengst, Dr. Schnidiceps, das brauchen Sie gar nicht zu notiren, sondern Sie werden etwas höher schreiben. Doctrinäre Eminenz als Weik der Deutschen Omnibuspartie, das ist ein Glazimmer, d. h. ein Gedanke, das Glied der Deutschen Lappländigkeit, das sind rothseidene Sonnenschirmrouleaux geworden in der Unschuld des Herzens" u. s. f.

Einzelne Wörter sind richtig gebildet, aber unsinnig, wie Unschlittpartei, Arsenalhengst, Lappländigkeit, Kinderfüsschenanstalten; andere zeigen nur geringfügige Abweichungen von bekannten Wörtern, so Liefronten, exceptabel; den Liefronten folgen überdies unmittelbar die „Lieferanten". Endlich aber finden sich auch hier eine Anzahl völlig erfundener Wörter, Borophon, natingal, Schnidiceps, Weik, Glazimmer. Die Wiederkehr bestimmter Wendungen „dicker gewidmet, dicker ereignen", „Deutsch", „kleine Kinder", „Unschuld", „Glück, glücklich, Unglück", „Gesetz", „das ist, das sind", ist auch hier sehr deutlich. Die Zwischenbemerkung über das Schreiben bezieht sich auf den Nachschreiber, ein Zeichen, dass der Kranke den Vorgang gut auffasste; er war übrigens auch in seinem Handeln vollkommen geordnet. Bisweilen kann man bei den Wortneubildungen sehr deutlich den Einfluss bestimmter Vorstellungskreise erkennen. Ein anderer kranker Apotheker bezeichnete seinen Napf voll Kartoffelmus als den „siliciumsauren Porzellannapf mit solaneensaurem Futterwickelmus", als „futterwickelmussaure Haubitz", „kerlsaures Kopfmus", sprach von seiner „kammersauren" oder „stangensauren" Wurst, vom „apfelsauren Seidenkranz" u. s. f.

In der Schrift der Geisteskranken finden sich inhaltlich und äusserlich ganz entsprechende Störungen wie in der Sprache. Der manische Kranke beschreibt Bogen über Bogen mit anspruchsvollen, mächtigen, aber flüchtig ausgeführten, schliesslich bis zur Unleserlichkeit sich beschleunigenden Schriftzügen. Die paralytische Schrift zeigt Auslassungen, Fehler, Versetzungen der Buchstaben und Worte, Kleckse, unsaubere Verbesserungen, Unsicherheit der einzelnen Linien; dazu gesellen sich bei Erregung noch die geschilderten Veränderungen durch den Bewegungsdrang. Der Querulant zeigt eine unheimliche Leistungsfähigkeit in der Erzeugung von Schriftstücken, die in endlosen Wiederholungen seine Klagen, Beschwerden, Schimpfereien enthalten und meist von dicken Unterstreichungen, Ausrufungs- und Fragezeichen, Anmerkungen und Randbemerkungen wimmeln, auch wol in verschiedenfarbigen Tinten ausgeführt werden. Ueberreichliche Anwendung der schriftlichen Betonungsmittel pflegt auch von den Hysterischen geübt zu werden. Traurige Verstimmungen verringern die Lust zum Schreiben; die Schriftstücke derartiger Kranker sind daher kurz, abgerissen, die Buchstaben meist klein, zusammengedrängt. Aehnlich wirkt die psychische Hemmung, die den Kranken sehr langsam und nur mit grösster Anstrengung einige Worte zu Papier bringen lässt. Katatonische Kranke liefern vielfach nur ein unentzifferbares Gekritzel, zeigen sich aber plötzlich im Stande, flott und ohne Störung zu schreiben. Andere bedecken viele Bogen mit unverständlichen Zeichen und einzelnen Wörtern in endloser Wiederholung mit geringen Abwandlungen (schriftliche Verbigeration). Auch verzwickte Zeichnungen, Abbildungen von fabelhaften Wesen, rohe, obscöne Bilder werden von ihnen angefertigt, oft ebenfalls in ungezählten gleichen oder ganz ähnlichen Exemplaren. Kranke mit Verfolgungsideen sieht man auch bisweilen Zeichnungen von den geheimnissvollen Maschinen entwerfen, mit denen sie gequält werden.

Leider ist die Schrift Geisteskranker mit feineren Hülfsmitteln noch wenig untersucht worden. Nur mit der von mir angegebenen „Schriftwage", die neben der Form der Schriftzüge auch in jedem Augenblicke Druck und Geschwindigkeit des Schreibens zu messen gestattet, sind einige Ergebnisse gewonnen worden. In ihnen lässt sich die motorische Erregung und die gesteigerte Erregbarkeit manischer Kranker ebenso deutlich erkennen wie die Schwäche und Langsamkeit der Willenshandlungen bei der Hemmung. In den Mischzuständen des manisch-depressiven Irreseins erscheint gesteigerte Erregbarkeit neben der Hemmung. Bei katatonischen Kranken sahen wir Schreiben ohne Störung regellos mit Schwächung der Antriebe ohne Verlangsamung wechseln; auch schrullenhaftes Ueberspringen einzelner Aufgaben kam vor. Jedenfalls ist es mit Hülfe dieser Untersuchungen möglich, noch eine Reihe feinerer Schriftstörungen aufzudecken.

Es hat nicht fehlen können, dass die Geisteskranken auch an

der Literatur und Kunst einen gewissen Antheil genommen haben. Unter den Schriftstellern*) treten am meisten hervor Verrückte, insbesondere Querulanten, Manische und Katatoniker. Die Leistungen der Ersteren sind meist Vertheidigungs- oder Anklageschriften in eigener Sache, Flugblätter, die sich an die Oeffentlichkeit wenden, um für vermeintlich erlittene Unbill Genugthuung zu erlangen, Nothschreie im Kampfe gegen wahnhafte Gefahren. Auch die manischen Erzeugnisse wenden sich häufig, aber mehr mit Spott und Witz, als in Verzweiflung und Entrüstung gegen bestimmte Personen, namentlich Irrenärzte, schildern in humoristischem Tone Anstaltserlebnisse gewandt und ideenflüchtig, mit Wortspielen und Versen gewürzt. Andere manische Kranke liefern Gedichtsammlungen in blühendstem Stil; ich selber besitze ein derartiges Büchelchen voll ideenflüchtigen Reimgeklingels von einem einfachen Bauern, der sich später in der Depression erhängte. Die katatonischen Werke, die immer auf Kosten ihrer Verfasser gedruckt werden, enthalten meist in verzwicktem Druck und eigenartiger Rechtschreibung unverständliche Sätze über die höchsten Fragen, das „Weltproblem", „Natur, Seele, Geist" und ähnliche. Neben den Spuren guten Gedächtnisses und grosser Belesenheit kann man hier die schönsten Beispiele der Sprachverwirrtheit durch ganze Bände hindurch finden. Bisweilen hat man Gelegenheit, in den Arbeiten bekannter Schriftsteller die allmähliche Entwicklung der geistigen Störung von den gesunden, hochstehenden Leistungen an zu verfolgen (Zöllner, Nietzsche).

In der Kunst spielen Geisteskranke im allgemeinen eine geringere Rolle, schon deshalb, weil es für sie kaum möglich ist, ihre Werke an die Oeffentlichkeit zu bringen. Nichtsdestoweniger sind sie auch hier thätig, wie die Erfahrung darthut, dass bei jedem grösseren künstlerischen Wettbewerbe immer auch eine Reihe von Entwürfen einzulaufen pflegen, die sofort krankhaften Ursprung verrathen. Ein sehr eigenartiges Beispiel krankhafter Kunstübung sind die schon von Goethe beschriebenen Bildwerke in der Villa Palagonia bei Palermo, abenteuerliche Zwittergeschöpfe der verschrobensten Art, die durchaus an gewisse Zeichnungen unserer Katatoniker erinnern.

---

*) Behr, Volkmanns klinische Vorträge, Neue Folge, Nr. 134.

Handeln aus krankhaften Beweggründen. Die Umwälzungen,
welche das Irresein in dem gesammten Seelenleben herbeiführt,
müssen das Handeln unserer Kranken nothwendiger Weise auch dann
nach vielen Richtungen hin in Mitleidenschaft ziehen, wenn die
eigentlichen Störungen zunächst auf ganz anderen Gebieten gelegen
sind. Ist doch das Handeln nichts anderes, als das Endergebniss
des jeweiligen seelischen Gesammtzustandes! Wir sehen daher in
der That, wie sich in der Beeinflussung des Handelns durch die
verschiedenartigsten und fernliegendsten Störungen die innere Einheitlichkeit und Untrennbarkeit unseres Seelenlebens auf das deutlichste offenbart. Bei keiner einzigen Handlung eines Geisteskranken,
wenn wir die alltäglichsten, rein gewohnheitsmässigen Verrichtungen
etwa ausnehmen, lässt sich mit einiger Sicherheit die Bedeutung ab-
schätzen, welche das Irresein für ihr Zustandekommen und ihre besondere Gestaltung gewonnen hat.

Die Art der krankhaften Handlungen wird hier in der Regel
durch Wahnvorstellungen bestimmt. Versündigungsideen und traurige
oder ängstliche Verstimmungen sind es, die den Kranken zu Thaten
der Verzweiflung, zum Kampfe gegen die eigene Person, zu Selbstmord und Selbstverstümmelung, Abhacken der Geschlechtstheile,
zu Nahrungsverweigerung oder zu Bussübungen treiben. Der Verfolgungswahn führt zu Wuthausbrüchen, zu Angriffen aller Art,
zum Verfassen von Zeitungsanzeigen, Flugschriften, Beschwerden,
zu Mord und Todtschlag oder zur Ersinnung der mannigfachsten
Schutzmassregeln gegen die vermeintlichen Verfolger, zu Be-
schwörungen, geheimnissvollen Massnahmen und Einrichtungen, zu
menschenfeindlicher Absperrung oder zu unstetem Herumwandern
in der Welt. Bei hypochondrischen Wahnvorstellungen wiederum
sind peinliche Eingriffe am eigenen Körper nicht selten. Salben
mit Urin und Koth, Verschmieren wunder Stellen mit Brotbrei und
ähnlichen Verbandmitteln, Herumstochern in Nase und Ohren,
Durchbohren der Ohrläppchen zur Ableitung der schlechten Säfte
vom Kopfe gehören noch zu den harmloseren Massnahmen. Dagegen
habe ich auch Versuche erlebt, sich den Leib aufzuschneiden, um
ein vermeintliches lebendes Thier herauszuholen, ferner das Essen
von Nägeln, um sich durch die „Schärfe" das Blut zu reinigen.
Aehnliche Handlungen Hysterischer, das Verschlucken von Nadeln,
Verletzungen und Einführen von Fremdkörpern in die Geschlechts-

theile, theatralische Selbstmordversuche gehen in der Regel aus ganz
anderen Beweggründen hervor, zumeist wol aus der krankhaften
Sucht, aufzufallen und das allgemeine Mitgefühl zu erwecken.

Die psychische Erregung führt zunächst sehr bald zu Streitig-
keiten und Kämpfen mit der Umgebung, zu Verfehlungen gegen
die öffentliche Ordnung, nicht selten auch zum Widerstande gegen
die Staatsgewalt. Die Kranken benehmen sich auffallend, rücksichtslos, werden unlenksam, reizbar, störend, schliesslich gewaltthätig,
sobald man ihnen entgegentritt. Das alles entwickelt sich um so
leichter, als die erregten Kranken sehr häufig beginnen, geistige
Getränke in grösserem Massstabe zu sich zu nehmen und dadurch
rasch noch unruhiger und gefährlicher werden. Dazu kommt meist
auch die Neigung zu geschlechtlichen Ausschweifungen, die sich
ohne Rücksicht auf Anstand und Sitte Luft zu machen pflegt. Tolle
Streiche aller Art, Zerstörungen, abenteuerliche Fahrten, Prügeleien,
öffentliches Aergerniss sind die regelmässigen Begleitereignisse
derartiger Erregungszustände. Gesellen sich Grössenideen hinzu,
so kommt es zu sinnlosen Einkäufen und Bestellungen, zur Einleitung fabelhafter Unternehmungen, zur Verschleuderung grosser
Geldsummen in unglaublich kurzer Zeit. Die Vorstellung, dass alle
Gegenstände der Umgebung sein Eigenthum seien, veranlasst den
Kranken, ganz harmlos von allem Besitz zu ergreifen, was ihm gefällt, Unterschlagungen, Betrügereien zu begehen.

Andere weniger schwachsinnige Kranke mit Grössenideen bereiten
planmässig und von langer Hand alles vor, um ihre vermeintlichen Ansprüche zu verwirklichen. Sie richten Briefe an hochgestellte Persönlichkeiten, suchen sich denselben zu nähern, die allgemeine Aufmerksamkeit
auf sich zu lenken, veröffentlichen Flugschriften, erscheinen plötzlich
mit Orden oder in Uniform. Selbst die Erregung öffentlichen Aerger-
nisses, Missachtung der Polizeivorschriften oder gar Angriffe auf
Geistliche, Beamte, Fürsten dienen ihnen mitunter, um ihre Lage
und ihre Ansprüche allgemein bekannt zu machen. Sehr häufig
sind die Annäherungsversuche an hochgestellte Personen des anderen
Geschlechtes, an die vermeintlichen heimlichen Verlobten. Fenster-
promenaden, Blumensendungen, Liebesbriefe, Heirathsanträge, Nach-
reisen, persönliche Ansprache werden zur Erreichung des Zieles ins
Werk gesetzt, wenn sich der Kranke nicht, was häufig der Fall ist,
mit geheimnissvollen, übersinnlichen Beziehungen zu dem geliebten

Gegenstande begnügt. Religiöse Grössenideen führen regelmässig
zu dem Bedürfnisse, eine Gemeinde zu gründen, die Satzungen der
herrschenden Kirche zu bekämpfen, die Märtyrerkrone zu erwerben.
Auffallende, an Christus erinnernde Tracht mit ungeschorenem Haupt-
haar, gesuchte Einfachheit der Lebensgewohnheiten, öffentliche Predigten und Vorträge, Auflehnung gegen die kirchlichen Gebräuche
bis zur Beschimpfung derselben, Heranziehung gleichgesinnter Schüler
pflegen die Schritte zu sein, die von solchen Kranken nach und nach
unternommen werden.

Es würde natürlich zu weit führen, wollten wir hier auch nur annähernd alle die verkehrten Handlungen aufzählen, die im Einzelfalle
aus Wahnvorstellungen hervorgehen können; so verschieden die Beweggründe, so verschieden die Persönlichkeiten sind, so mannigfaltig
gestaltet sich die Handlungsweise, wie sie sich als Ergebniss aus dem
Zusammenwirken dieser beiden Bedingungen schliesslich herausentwickelt. Nur darauf sei zum Schlusse noch hingewiesen, dass die
geistige, oft auch die körperliche Leistungsfähigkeit unter allen Umständen durch das Irresein eine schwere Einbusse erleidet. Es ist wahr,
dass es geisteskranke Künstler und Schriftsteller giebt, die auch nach
ihrer Erkrankung noch im Stande sind, ihre Thätigkeit fortzusetzen.
Allein wir sehen dabei ausnahmslos, dass der Werth des Geleisteten
bedeutend gesunken ist. Fast immer leidet auch die Stetigkeit und
Nachhaltigkeit der Arbeitskraft. Sehr häufig aber erlischt die Fähigkeit, Neues zu schaffen, mehr oder weniger vollständig. Nur das
handwerksmässig Eingelernte erhält sich; im übrigen bleibt es bei
Wiederholungen oder Verzerrungen früherer Schöpfungen. Mannigfache ausgesprochen krankhafte Züge mischen sich hinein, unbegreiflich absonderliche oder geradezu wahnhafte Zuthaten neben einzelnen
Resten aus gesunder Zeit. Auf dem Gebiete der körperlichen Arbeit
pflegt die Veränderung bei weitem weniger eingreifend zu sein.
Wir sehen zahlreiche Geisteskranke in den Anstalten nach dem Ablaufe der stürmischeren Krankheitserscheinungen äusserst brauchbare
und selbst erfinderische Arbeiter werden. Dennoch sind auch hier
die Fälle recht selten, in denen ein nicht genesener Geisteskranker
dauernd die volle Arbeitskraft des Gesunden zu entwickeln im
Stande ist.

Der praktischen Rechtspflege, die es ja gerade mit dem
Handeln der Menschen zu thun hat, haben die Störungen desselben

bei geistigen Erkrankungen nicht entgehen können. Das Bedürfniss jener Wissenschaft hat daher zur Aufstellung gewisser allgemeiner Eigenschaften der Persönlichkeit geführt, welche als Grundlage für die rechtliche Tragweite menschlicher Willensäusserungen angesehen werden. Diese Eigenschaften, die dem Gesunden ohne weiteres zugeschrieben werden, sind die Dispositionsfähigkeit und die Zurechnungsfähigkeit. Die psychologischen Voraussetzungen für die Dispositionsfähigkeit sowol wie für die Zurechnungsfähigkeit liegen zum Theil auf dem Gebiete des Verstandes, zum Theil aber in dem Bereiche des Wollens. Beide Zustände erfordern einmal eine klare Auffassung der thatsächlichen Verhältnisse, einen Einblick in die rechtliche oder sittliche Bedeutung der einzelnen Willenshandlung, andererseits die Möglichkeit einer freien Entschliessung in der Richtung jener Beweggründe, die der eigenen selbstbewussten Persönlichkeit angehören. Wie man leicht sieht, werden bei Geisteskranken in der Regel die beiden aufgestellten Bedingungen unerfüllt sein. Wo Wahnideen die Stellung des Ich zur Aussenwelt in krankhafter Weise verändern, ist für die richtige Beurtheilung des eigenen Handelns durch den Kranken keine Gewähr mehr gegeben, während der Verlust der dauernden, grundlegenden Willensrichtungen oder die Ueberwältigung derselben durch krankhafte Gefühle und Triebe dem Menschen zweifellos die Freiheit eigener Entschliessung im gebräuchlichen Sinne des Wortes rauben. Sowol die Fähigkeit, Rechtshandlungen zu vollziehen, wie die Zurechnungsfähigkeit und damit die rechtliche Verantwortlichkeit für gemeingefährliche Thaten sind demnach bei Geisteskranken grundsätzlich als aufgehoben zu betrachten. Eine allgemeine „Einsicht in die Strafbarkeit der begangenen Handlung", ja auch bisweilen die Möglichkeit, verbrecherische Antriebe bis zu einem gewissen Grade zu bekämpfen, kann trotzdem recht wol vorhanden sein. Die eingehendere Würdigung dieser rechtlichen Beziehungen der Irren bildet den Gegenstand einer besonderen Wissenschaft, der gerichtlichen Psychopathologie*).

---

*) v. Krafft-Ebing, Lehrbuch der gerichtlichen Psychopathologie, 3. Aufl. 1892. Maschkas Handbuch der gerichtlichen Medicin, Bd. IV. 1882; Cramer, Gerichtliche Psychiatrie. 1897; Delbrück, Gerichtliche Psychopathologie. 1897.

III. Verlauf, Ausgänge und Dauer des Irreseins.

Wie die Erscheinungen, so werden auch Verlauf, Ausgänge und Dauer des Irreseins im allgemeinen durch jene zwei grossen Gruppen von Ursachen bedingt, die wir in der Entstehungsgeschichte der Geistesstörungen kennen gelernt haben, einerseits durch die Art und Wirkungsweise der krankmachenden Einflüsse, andererseits durch die körperliche und geistige Eigenart der erkrankenden Person. Diese beiden Bedingungen sind es, die das Wesen und die klinischen Eigenthümlichkeiten des einzelnen Krankheitsvorganges bestimmen; je genauer daher der Antheil eines jeden derselben an der Entstehungsgeschichte des gegebenen Falles bekannt ist, mit desto grösserer Sicherheit wird es möglich sein, die zukünftige Gestaltung dieses letzteren vorauszusagen. Allerdings fehlt für jetzt derartigen Versuchen vielfach noch die nothwendige Grundlage völlig gesicherter, widerspruchsloser klinischer Erfahrung, namentlich aber die Möglichkeit eines tieferen Einblickes in den oft sehr verwickelten inneren Zusammenhang zwischen Ursache und Wirkung.

A. Verlauf des Irreseins.

Nach ihrem Verlaufe scheiden sich die Geistesstörungen vor allem in krankhafte Vorgänge und in krankhafte Zustände. Im ersteren Falle handelt es sich um den Ablauf bestimmter Veränderungen in einer umgrenzten Zeit, im letzteren dagegen um ein dauerndes, sich gleichbleibendes Verhalten der psychischen Persönlichkeit, das entweder angeboren (z. B. Idiotie, hysterische Veranlagung) oder als Wirkung einer voraufgegangenen Geisteskrankheit erworben sein kann („Endzustände"). Bei diesen krankhaften Zu-

ständen kann entweder nur der Grad oder auch die Art der seelischen Leistungen verändert sein. Zu beachten ist übrigens, dass
sie vielfach den günstigen Boden abgeben, auf welchem andersartige
Krankheitsvorgänge ihren abgegrenzten, gesetzmässigen Verlauf nehmen
können.

Den Vorgang der psychischen Störung fasste Griesinger im
Anschlusse an seinen Lehrer Zeller als einen einheitlichen auf,
dessen einzelnen Abschnitten die verschiedenen klinischen Formen
des Irreseins (Melancholie, Manie, Verrücktheit, Verwirrtheit, Blödsinn) entsprechen sollten. Die Grundlage dieser Anschauung hat
anscheinend namentlich die Dementia praecox, in gewissem Sinne
wol auch das manisch-depressive Irresein und die Paralyse geliefert.
Allein die Erfahrung hat die Annahme eines gesetzmässigen Ablaufes „der Geisteskrankheit" in bestimmten Abschnitten nicht bestätigt und zunächst durch den Hinweis auf die Thatsache einer
„primären" Verrücktheit das künstlich aufgebaute Schema durchbrochen. In der That lässt eben die Beobachtung der Formen psychischer Störung durchaus nicht den nach der angeführten Auffassung
erwarteten einheitlichen, sondern einen überaus verschiedenartigen
Verlauf derselben erkennen.

Beginn der Erkrankung. Der Beginn einer Geisteskrankheit ist
in der Regel ein allmählicher; weit seltener bricht die Störung plötzlich ohne alle Vorboten über den Menschen herein. Der Grund für
dieses Verhalten liegt in der allgemeinen Entstehungsweise des Irreseins. Es giebt hier nur verhältnissmässig wenige Ursachen, die
ganz rasch eine durchgreifende Schädigung der körperlichen Grundlagen unseres Seelenlebens hervorzubringen vermögen (Gifte, Schreck,
Fieber, Gebäract); meistens haben wir es mit stetig, aber langsam
wirkenden Einflüssen zu thun, die erst nach und nach stärkere Veränderungen erzeugen. Je geringer der Antheil äusserer Ursachen
an der Entstehung des Irreseins ist, desto allmählicher wird unter
sonst gleichen Umständen die Störung sich entwickeln, bis ihre Ausbildung endlich, wo die Bedingungen der Krankheit ganz in der
eigenthümlichen Anlage der Person gelegen sind, zuweilen Jahrzehnte
in Anspruch nimmt, sobald kein heftigerer Anstoss im Kampfe ums
Dasein den Ausbruch derselben beschleunigt. Namentlich in diesem
letzteren Falle knüpft sich der Beginn der Erkrankung gern an bestimmte Lebensalter, die wir anscheinend als Zeiten geringerer

Widerstandsfähigkeit betrachten dürfen. Dahin gehören in erster Linie die Entwicklungsjahre, ferner der Beginn des Greisenalters und bei Frauen das Klimakterium.

Bemerkenswerth ist es, dass regelmässig kleine Veränderungen im Gefühlsleben die ersten und bisweilen Wochen, Monate, selbst Jahre lang einzigen Anzeichen einer herannahenden Geisteskrankheit zu bilden pflegen. Ueberall, wo überhaupt eine Zeit der einleitenden Krankheitserscheinungen sich abgrenzt, spielen unter denselben erhöhte gemüthliche Reizbarkeit und Launenhaftigkeit, Unruhe, unbegründet heitere oder häufiger niedergeschlagene Stimmung die Hauptrolle, selbst wenn späterhin die Störungen der Gefühle ganz in den Hintergrund treten. Ausserdem sind Zerstreutheit, Interesselosigkeit oder auffallende Geschäftigkeit häufige Vorläufer der Krankheit. Zugleich lässt sich regelmässig eine mehr oder weniger tiefgreifende Beeinträchtigung des Schlafes, häufig auch eine Störung der Esslust und fortschreitendes Sinken der allgemeinen Ernährung beobachten. Bei den sehr langsam zur Entwicklung gelangenden Geistesstörungen ist der eigentliche Anfang häufig schwer festzustellen; der Zeitpunkt, an welchem von der Umgebung die erste Veränderung an dem Kranken wahrgenommen wurde, bietet oft nur einen sehr unzuverlässigen Anhalt für die Beurtheilung dar.

An die Zeit der ersten Andeutungen schliesst sich bisweilen eine solche des eigentlichen Krankheitsbeginnes an, in welcher zwar das Irresein bereits deutlich hervortritt, aber doch erst nach und nach zu jener vollständigen Ausbildung sich steigert, die man als die Höhe der Krankheit bezeichnen kann. In anderen Fällen erfolgt der eigentliche Ausbruch der Geistesstörung nach den vorangegangenen unbestimmten Erscheinungen mehr oder weniger plötzlich, besonders im Anschlusse an irgend eine äussere Veranlassung, welche die schon angebahnte Störung rasch zu ihrer vollen Höhe anwachsen lässt.

Höhe der Erkrankung. Der weitere Verlauf lässt je nach der Krankheitsform erhebliche Verschiedenheiten erkennen. Die Krankheit kann sich lange Zeit auf derselben Höhe erhalten: gleichmässiger Verlauf; oder sie kann vielfache Schwankungen in der Stärke ihrer Erscheinungen und selbst zeitweise völliges Zurücktreten derselben darbieten: schwankender oder anfallsweiser Verlauf. Die letzteren Formen des Verlaufes sind bei weitem die häufigeren. Die Nachlässe der Störung schliessen sich öfters mit

einer gewissen Regelmässigkeit an den Ablauf bestimmter körperlicher Vorgänge, des Schlafes, der Nahrungsaufnahme an, während
umgekehrt der Eintritt der Menses nicht selten eine vorübergehende
Verschlechterung des Zustandes hervorruft. Melancholiker erscheinen
sehr gewöhnlich in den Morgenstunden stärker niedergeschlagen, als
gegen Abend. Endlich werden Beobachtungen von sogenanntem
„doppeltem Bewusstsein" mitgetheilt, in denen eine förmliche Ver-
doppelung der Persönlichkeit stattfand. Die Kranken boten in
wechselnden Abschnitten ihrer Psychose nicht nur gänzlich verschiedene Zustände dar, sondern sie bewahrten auch die Erinnerung
jeweils immer nur für den gleichartigen Zustand, wie jener Pack-
träger, der sich in der Betrunkenheit an dasjenige erinnerte, was er
in früheren Räuschen gethan hatte, während ihm in nüchternen
Zeiten diese Erinnerung vollkommen fehlte. Anscheinend handelt
es sich hier um hysterische oder epileptische Zustände.

Sehr begreiflich ist der anfallsweise Verlauf einer Psychose, wo
dieselbe Gelegenheitsursache immer von neuem wirkt. Dahin gehören die Aufregungszustände der Trinker. Bei den epileptischen
Bewusstseinsstörungen beruht das anfallsweise Auftreten in dem
eigenthümlichen Kreislaufe der zu Grunde liegenden, noch nicht
näher bekannten Umwälzungen; ähnlich steht es mit den seltenen,
den Fieberverlauf nachahmenden und an seiner Stelle einsetzenden
Geistesstörungen in Folge von Malariavergiftung. Der Erkrankte ist
jedoch hier überall auch während der freien Zwischenzeiten nicht
als gesund zu betrachten, sondern die Krankheitserscheinungen sind
nur zurückgetreten. Die psychische Entartung der Trinker und
Epileptiker, die Unsicherheit ihres inneren Gleichgewichtes bildet
ebenso das Bindeglied zwischen den einzelnen Ausbrüchen des Irreseins, wie die Malariavergiftung mit ihren Zeichen die einzelnen
Fieberanfälle überdauert.

Ganz ähnlich sind diejenigen Geistesstörungen zu beurtheilen,
welchen man wegen ihres ausgesprochen anfallsweisen Verlaufes den
Namen des periodischen Irreseins beigelegt hat. Es handelt sich
dabei um einen ziemlich regelmässigen Wechsel krankhafter mit
nahezu gesunden Zuständen; die einzelnen Abschnitte können
Wochen, Monate, ja selbst eine Reihe von Jahren dauern. Die
wesentliche Ursache der Krankheit liegt hier offenbar in der Person
des Erkrankten selber, da sich häufig gar kein oder doch nur ein

sehr geringfügiger Anlass für den Ausbruch des Anfalles auffinden
lässt; in einzelnen Fällen spielen die Menses eine solche auslösende
Rolle. Es giebt indessen auch Uebergangsformen, in denen die
einzelnen Erkrankungen wesentlich oder ausschliesslich im Gefolge
ungünstiger äusserer Lebensereignisse auftreten, die allerdings bei
rüstigem Gehirn schwerlich eine solche Schwankung des psychischen
Gleichgewichts herbeigeführt haben würden; hier sind die Anfälle
meist seltenere und unregelmässigere. Auch sonst ist übrigens die
Dauer der freien oder annähernd freien Zwischenzeiten durchaus
keine gleichmässige; sie kann von einigen Wochen bis zu einer
grösseren Reihe von Jahren schwanken. Nicht ganz selten sind die
Fälle, in denen sogar nur 2—3 mal im Leben die Krankheit auftritt.
Von einer eigentlichen Periodicität kann man hier nicht mehr sprechen,
doch wird der innere Zusammenhang der einzelnen Anläfle durch die
Zugehörigkeit zu demselben klinischen Formenkreise dargethan. Aus
dieser Uebereinstimmung der Krankheitsbilder leiten wir auch die Berechtigung ab, jene ganz vereinzelten Fälle dieser Gruppe zuzurechnen,
in denen nur ein einziger ausgeprägter Anfall zu Stande kommt.

Allerdings ist der klinische Aufbau der Anfälle beim gewöhnlichen periodischen Irresein nicht immer ein so gleichmässiger, dass
jeder folgende genau das Bild der früheren wiederholt; häufiger
sehen wir verschiedenartige Gestaltungen mit einander abwechseln.
Nicht nur kann die Dauer und Stärke der Krankheitserscheinungen
eine sehr verschiedene sein, sondern auch die klinische Eigenart der
Krankheitsabschnitte kann bei demselben Falle grosse Verschiedenheiten zeigen. Am auffallendsten ist der mehr oder weniger
regelmässige Wechsel zwischen manischen und Depressionszuständen,
dem man den besonderen Namen des circulären Irreseins gegeben hat. Aber auch die Abschnitte von gleicher Färbung bieten
in dem stärkeren oder schwächeren Hervortreten von Erregung
und Hemmung oder der Mischung beider, in dem Auftauchen oder
Fehlen von Wahnideen und Sinnestäuschungen noch mancherlei
Verschiedenheiten. Dennoch ist es immer ein bestimmter Formen-
kreis, innerhalb dessen sich alle diese Bilder bewegen, so dass ihre
innere Einheit unschwer erkannt und damit von dem gegebenen
Anfalle auf die Wiederkehr anderer Anfälle aus derselben klinischen
Gruppe geschlossen werden kann.

Die Zahl und Dauer der Anfälle nimmt im Verlaufe der ganzen

Krankheit nicht selten allmählich zu. Die gesammte geistige Persönlichkeit pflegt dabei immer eine gewisse, wenn auch zunächst vielleicht nicht sehr stark bemerkbare Einbusse zu erleiden. Namentlich bei Häufung schwerer Anfälle mit kurzen Zwischenzeiten können sich tiefergreifende Schwächezustände herausbilden, unter Umständen mit fast ununterbrochener verwirrter manischer Erregung. Auch während der freien Zwischenzeiten sind übrigens die periodisch Kranken in der Regel nicht als völlig gesund zu betrachten; gewisse Eigenthümlichkeiten, verschlossenes oder sehr aufgeregtes Wesen, auffallende gemüthliche Reizbarkeit oder Stumpfheit, Schwäche oder Einseitigkeit in den geistigen Leistungen, namentlich aber der **Mangel einer ganz klaren Einsicht in die eigenen Krankheitszustände** lassen sich vielfach auch dann nachweisen, wenn der anscheinend Genesene wieder voll in seinen früheren Wirkungskreis eingetreten ist.

Eine wesentlich andere Bedeutung, als bei den periodischen Geistesstörungen, müssen wir wol endlich jenen Nachlässen der Krankheitserscheinungen zuerkennen, die wir so häufig bei der Paralyse und ganz ähnlich bei der Dementia praecox sich einstellen sehen. Hier haben wir es mit Krankheiten zu thun, die im allgemeinen zweifellos fortschreitender Natur sind. Trotzdem kommt es zu zeitweisem Stillstande, während dessen sich die bestehenden Krankheitszeichen ganz oder doch nahezu vollständig wieder ausgleichen können. Offenbar müssen also die zu Grunde liegenden Schädlichkeiten sich vorübergehend wieder beseitigen lassen. Freilich scheint die Krankheit, wenn auch oft erst nach vielen Jahren, doch meist von neuem wieder einzusetzen. Wir sind heute noch nicht im Stande, uns ein einigermassen klares Bild von dem Wesen der hier sich abspielenden Vorgänge zu machen; ich will mich daher mit dem Hinweise begnügen, dass wir ganz ähnliche Schwankungen in einem an sich fortschreitenden Verlaufe bei den schweren Stoffwechselerkrankungen, beim Diabetes, bei der Arthritis u. ähnl. beobachten.

Genesungszeit. Am häufigsten finden sich Schwankungen zum Bessern oder Schlimmern beim Schwinden der Krankheitsanfälle; sie sind daher im allgemeinen als ein günstiges Zeichen anzusehen. Allerdings kommt auch, besonders bei den sehr rasch entstandenen und sehr kurz dauernden Geistesstörungen (alkoholisches Irresein, epileptische Erregungszustände, Collapsdelirien, Fieberdelirien), ein fast

plötzliches Verschwinden der ganzen Krankheitserscheinungen vor,
z. B. nach einem tiefen Schlafe. In der übergrossen Mehrzahl der
Fälle jedoch geschieht die Abnahme einer psychischen Störung ganz
allmählich, im Laufe von Wochen und Monaten. Zuerst verlieren
sich, wie es scheint, Erschwerungen der Auffassung und des Denkens;
die Kranken beginnen sich in ihrer Umgebung zurecht zu finden,
Arzt und Mitkranke richtig zu bezeichnen, verstehen besser, sprechen
zusammenhängender. Weit später schwinden die Zeichen gemüthlicher Erregung, die heitere oder traurige Stimmung; die Kranken
werden ruhiger, freier, gleichmässiger in ihrem Benehmen. Anfangs
besteht diese Besserung vielleicht nur für kurze Zeit, Tage oder
Stunden, um einem abermaligen Hervortreten der Krankheitserscheinungen bald wieder zu weichen. Nicht selten beobachtet
man gerade in diesem Abschnitte der Krankheit einige Zeit hindurch
einen ziemlich regelmässigen Wechsel guter und schlechterer Tage.
Nach und nach aber werden die Besserungen ausgiebiger und gewinnen längere Dauer; die Rückfälle verlieren an Stärke, bis schliesslich nur noch leichte Verschlimmerungen bei besonderen Anlässen
den fortschreitenden Gang der Genesung unterbrechen.

Am längsten pflegt sich von den Krankheitserscheinungen die
Empfindlichkeit des gemüthlichen Gleichgewichts, die leichte
Erregbarkeit nach der traurigen oder heiteren Seite hin zu erhalten,
auch wenn die Störungen der Verstandesthätigkeit und die dauernden
Verstimmungen sich schon längere Zeit ausgeglichen hatten. So
lässt sich der Verlauf der Krankheit in seinen einzelnen Abschnitten
vielleicht am genauesten nach dem Verhalten der Gemüthsregungen
beurtheilen. Sind es doch aber auch gerade die Gefühle, in denen
sich unmittelbar die augenblickliche Stellungnahme der Person zu
den Eindrücken und Vorstellungen ihres Bewusstseinsinhaltes kundgiebt, die uns somit über den Zustand derselben jeweils am besten
aufzuklären vermögen, während die Verstandesarbeit weit mehr von
dem Erwerbe vergangener Tage, dem Schatze früher gebildeter Vorstellungen, Begriffe und Urtheile beherrscht wird. Eine Störung
ihres Ablaufes kommt daher erst verhältnissmässig spät zu Stande,
und sie gleicht sich unter dem Einflusse der gesammelten Erfahrung
früher wieder aus, als die Veränderungen im Bereiche des Gefühls.
Sie bleibt nur dann eine dauernde, wenn die Krankheit selbst eine
so tiefgreifende Umwandlung der psychischen Persönlichkeit hervor-

gebracht hat, dass dieselbe nicht mehr vollständig die Herrschaft
über den Niederschlag ihrer ehemaligen geistigen Arbeit wieder zu
gewinnen im Stande ist.

Sehr klare und darum praktisch überaus wichtige Beziehungen
zu dem Gesammtverlaufe des Irreseins pflegt das Körporgewicht
unserer Kranken darzubieten. Während alle krankhaften Zustände
nur insoweit erheblichere Schwankungen des Körpergewichtes erkennen lassen, als greifbare Ernährungsstörungen oder etwa vorübergehende Erregungen dasselbe beeinflussen, beginnt jeder eigentliche
psychische Krankheitsvorgang mit einem entschiedenen Sinken des
Körpergewichtes, welches unter Umständen 20, 30 Pfund und noch
mehr in wenigen Monaten und selbst Wochen betragen kann.
Während des Krankheitsverlaufes schreitet die Abnahme langsam
fort; im übrigen pflegen ohne besonderen Anlass nur geringfügige
Schwankungen vorzukommen.

Der weitere Gang des Körpergewichtes gestaltet sich je nach
der Art der Erkrankung verschieden. Jede wirkliche Genesung geht
mit einer bedeutenden Hebung der allgemeinen Ernährung einher.
Vielfach kündigt sich diese Wendung des Krankheitsverlaufes im
Verhalten des Körpergewichtes schon zu einer Zeit an, in der die
sonstigen Krankheitserscheinungen noch keinerlei Besserung erkennen lassen. Umgekehrt sehen wir bisweilen den Krankheits-
zustand sich günstig gestalten, ohne dass die Ernährung sich in
entsprechendem Maasse bessert. Derartige Wendungen sollten stets
so lange mit äusserstem Misstrauen betrachtet werden, bis die unbedingt nothwendige, aber zuweilen verzögerte Körpergewichtszunahme
endlich eingetreten ist. Am schönsten zeigt sich dieses gesetzmässige
Verhalten bei den Erschöpfungspsychosen und bei den einzelnen
Anfällen des manisch-depressiven Irreseins.

Bei ungünstigem Ausgange des Leidens stellt sich mit der
Beruhigung der Kranken, wie sie die Verblödung mit sich bringt,
oft ebenfalls eine Zunahme des bis dahin stark gesunkenen Körpergewichtes ein. Unter diesen Umständen kann die Entscheidung
ob die Wendung eine günstige oder ungünstige Bedeutung hat,
im einzelnen Falle zunächst recht schwierig werden. Meist werden
allerdings die allmählich deutlicher hervortretenden Zeichen der Genesung oder des Schwachsinns bald das Urtheil ermöglichen. Bei
manchen Altersblödsinnigen und Melancholischen, vielleicht auch bei

einigen anderen Formen des Irreseins kann übrigens die Ernährungs-
zunahme während der Verblödung ausbleiben.

Ganz besondere Beachtung verdient vielleicht die Erfahrung,
dass wir fast die stärksten überhaupt vorkommenden Schwankungen
des Körpergewichtes bei der Paralyse und der Dementia praecox
beobachten. Hier stellt sich häufig mit dem Eintritte einer
gewissen Beruhigung eine ungeheure Gefrässigkeit ein, die mit
ausserordentlichem Ansteigen des Körpergewichtes einhergeht. Die
Kranken werden unförmlich dick; ihre Gesichtszüge verändern sich
vollständig. An den plumpen, glänzenden Backen wie an den umfangreichen Oberarmen finden sich im Unterhautzellgewebe wulstige
Einlagerungen, die oft in ganz auffallender Weise an das Myxödem
erinnern. Späterhin sieht man diese Körperfülle meist schneller
oder langsamer wieder schwinden. Ich kann mich des Gedankens
nicht erwehren, dass es sich hier nicht um einen einfachen Fett-
ansatz in Folge der gesteigerten Nahrungszunahme handelt, zumal
wir andere derartige Kranke trotz grösster Esslust durchaus nicht
dicker werden sehen. Vielmehr bin ich geneigt, die Schwankungen
des Körpergewichtes hier für Theilerscheinungen der allgemeinen
Stoffwechselerkrankung zu halten, die mir jenen Erkrankungen zu
Grunde zu liegen scheint. Der Heisshunger könnte dabei, wie beim
Diabetes, etwa nur eines der Zeichen der krankhaften Umwälzung
in den Ernährungsvorgängen darstellen.

B. Ausgänge des Irreseins.

Heilung. Der Vorgang der Genesung geht ohne scharfe Grenze
in den Zustand der vollendeten Heilung über. Die wenigen Reste
der überstandenen Krankheit, vereinzelte Wahnideen oder Sinnestäuschungen, grundlose Verstimmungen, erhöhte Reizbarkeit verlieren
sich allmählich; die gesunden Anschauungen und Neigungen treten
neu hervor; die gewohnten Beschäftigungen werden wieder aufgenommen: die psychische Persönlichkeit mit ihrer ganzen Eigenart
knüpft über den krankhaften Zeitraum hinüber an die vor demselben
liegende gesunde Vergangenheit an, ganz ähnlich wie wir nach
wirrem Traume beim Erwachen sogleich, vielleicht auch erst nach
einigem Besinnen, mit den Erlebnissen vor dem Einschlafen wieder

Fühlung zu gewinnen suchen. Ist die Wiedereinsetzung der psychischen Persönlichkeit in die Herrschaft über ihren Erfahrungsschatz in allen Punkten vollzogen, wird der Ablauf der psychischen Vorgänge nirgends mehr durch krankhafte Gefühle oder Vorstellungen beeinträchtigt, dann haben wir das Recht, von einer völligen Genesung zu sprechen. Dieses Ereigniss ist nach der gewöhnlichen Annahme in etwa 30—40% jener Erkrankungsfälle zu verzeichnen, welche in die Anstaltsbehandlung kommen. Zur Würdigung dieser Zahlen ist zu beachten, dass einerseits viele chronisch verlaufende, unheilbare Fälle niemals in die Irrenanstalten gelangen, und dass andererseits zahlreiche leichte Erkrankungen ebenfalls in Familienpflege ihren günstigen Ablauf finden.

Unter Berücksichtigung dieser Verhältnisse würde es sich ergeben, dass die Prognose der Geistesstörungen sich nicht erheblich ungünstiger stellt, als diejenige schwerer körperlicher Erkrankungen. Erwägt man die beträchtlichen Zahlen der Schwindsüchtigen, Herzfehler, Krebskranken, der unheilbaren Hirn-, Nerven- und Nierenkranken auf grossen medicinischen Abtheilungen, so scheint der Unterschied der wirklichen Heilerfolge zwischen den letzteren und den Irrenanstalten wesentlich auf dem Umstande zu beruhen, dass man sich eben zum Eintritte in ein Krankenhaus auch schon bei geringfügigeren Anlässen zu entschliessen pflegt.

Allein eine genauere Kenntniss der Geistesstörungen lehrt uns, dass dieselben leider nicht nur immer schwere, sondern auch ihrer überwiegenden Mehrzahl nach unheilbare Krankheiten darstellen. Wirklich ganz vollständige Heilungen im strengsten Sinne des Wortes sind verhältnissmässig sehr selten. Eigentlich können wir von solchen nur bei den Fieberdelirien, bei Vergiftungen, ferner bei den Erschöpfungspsychosen und allenfalls bei einer Anzahl von Rückbildungspsychosen sprechen, während wir es bei allen anderen Formen des Irreseins mit unheilbaren Erkrankungen zu thun haben. Allerdings sehen wir überaus häufig sämmtliche auffallendere Krankheitserscheinungen für lange Zeit, selbst für viele Jahre, vollständig verschwinden, so dass derartige Fälle unbedenklich zu den wahren Heilungen gerechnet zu werden pflegen. Wir denken hier namentlich an das epileptische und das manisch-depressive Irresein, ferner an die Katatonie und die Paralyse. In der Regel jedoch setzt hier überall die Krankheit früher oder später wieder ein, sei es in ein-

facher Wiederholung des früheren Anfalles, sei es unter Fortschreiten
des schleichenden Grundleidens. Praktisch kommen die Zwischenzeiten oft einer Heilung nahezu gleich; von wissenschaftlichem Standpunkte aber müssen wir leider bekennen, dass bei genauer Sichtung
der Beobachtungen nur ein sehr kleiner Bruchtheil von Fällen übrig
bleibt, in welchen wir nach dem heutigen Stande unseres Wissens
überhaupt mit der endgültigen und vollständigen Heilung rechnen,
dürfen. Dabei soll jedoch ausdrücklich bemerkt werden, dass die
Aussicht keineswegs ausgeschlossen erscheint, vielleicht einmal für gewisse Formen des Irreseins Heilung zu finden, die heute noch jeder
wirklichen Behandlung unzugänglich sind.

Das wichtigste Kennzeichen der eingetretenen Genesung ist
ausser dem Schwinden der wahrnehmbaren Krankheitserscheinungen
die Einsicht in die krankhafte Natur des überstandenen Leidens
und damit zumeist das Auftreten einer gewissen Dankbarkeit für
die genossene Behandlung und Pflege. Jene Einsicht ist es ja
gerade, welche uns die Gewähr dafür bietet, dass der Genesende
die krankhaften Veränderungen seines psychischen Lebens als etwas
Fremdartiges empfindet, dass er mit anderen Worten auf den Boden
der Beurtheilung zurückgekehrt ist, auf dem er vor der Erkrankung,
in gesunden Tagen stand. Mangel der Krankheitseinsicht deutet
stets auf die Unmöglichkeit einer richtigen Beurtheilung der während
der Geistesstörung gesammelten Erfahrungen hin. Dieselbe hat ihren
Grund entweder in der Aufnahme krankhafter Vorstellungen, welche
den Standpunkt der Person gegenüber der Umgebung verrückt
haben und die geistigen Leistungen entscheidend beeinflussen, oder
aber in der noch bestehenden Unfähigkeit zu durchgreifendem Gebrauche der gesunden Urtheilskraft, deren Bethätigung einerseits
Ruhe und Gleichgewichtslage des Gemüthes, andererseits aber eine
gewisse Anstrengung und geistige Regsamkeit erfordert. Kein Kranker
ist als wirklich genesen zu betrachten, der nicht klare und volle
Einsicht in seine Krankheit besitzt, während umgekehrt ganz wol
ein Verständniss für die krankhafte Natur der psychischen Störung
bestehen kann, ohne dass darum immer die Heilung zu erwarten
wäre. Ja, gerade in manchen Fällen unheilbaren, tief in der ganzen
Anlage des Menschen wurzelnden Irreseins ist eine derartige Selbsterkenntniss nicht so selten vorhanden. Bei den anfallsweisen
Störungen aber bleibt die Krankheitseinsicht immer ein prognostisch

sehr günstiges Zeichen, namentlich bei gleichzeitigem Zurücktreten der stürmischeren Erscheinungen. In manchen Fällen kommt die Krankheitseinsicht erst sehr spät und zögernd zu Stande, nachdem im übrigen bereits sämmtliche Zeichen der Geistesstörung sich vollkommen verloren haben. Hier handelt es sich immer um einen gewissen Grad von angeborenem oder erworbenem Schwachsinn.

Ganz regelmässig, wenigstens bei allen länger dauernden Geistesstörungen, geht mit der fortschreitenden Genesung auch eine körperliche Erholung einher, ausser Zunahme des Gewichtes Besserung der Esslust, des Schlafes und das Gefühl des Wohlseins, Anzeichen, die bei gleichzeitigem Hervortreten günstiger psychischer Veränderungen einen bedeutenden prognostischen Werth besitzen und hauptsächlich mit einer Abnahme der gemüthlichen Erregung in innerem Zusammenhange zu stehen scheinen.

In einer kleinen Anzahl von Fällen hat man das Eintreten psychischer Genesung während oder nach einer fieberhaften Erkrankung (namentlich Typhus, Erysipel, Intermittens), seltener nach stärkeren Blutungen, schweren Eiterungen oder Kopfverletzungen beobachtet*). Am häufigsten handelt es sich dabei natürlich um verhältnissmässig frische Erkrankungen, Melancholie, Manie, Amentia, aber bisweilen tritt die günstige Wendung auch nach längerer Dauer und in anscheinend aussichtslosen Fällen ein. Freilich wird man in der Deutung solcher Beobachtungen stets mit äusserster Vorsicht verfahren müssen, da überraschende Genesungen oder doch Besserungen auch sonst nicht gerade selten sind, eine einfache Folge unserer mangelhaften klinischen Kenntniss der Geisteskrankheiten. Andererseits aber kann man ohne Zweifel selbst bei längst verblödeten und verwirrt gewordenen Kranken hier und da während einer gelegentlichen fieberhaften Erkrankung die Wahnideen zurücktreten und einer unerwarteten geistigen Regsamkeit Platz machen sehen, hier allerdings immer nur für kurze Zeit. Die Erklärung derartiger Erfahrungen ist dunkel; wir müssen uns mit der Erwägung begnügen, dass sich hier, wie ja auch die Entstehung geistiger Störungen aus den gleichen Anlässen darthut, offenbar mächtige Umwälzungen in der Ernährung der Hirnrinde vollziehen.

---

*) Fiedler, Deutsches Archiv f. klinische Medicin, 1880, XXVI, 3; Lehmann, Allgem. Zeitschrift f. Psychiatrie, 1887, XLIII, 3; Wagner, Jahrb. f. Psychiatrie, 1887, VII.

Vollständige Heilung einer Geisteskrankheit wird im allgemeinen
am leichtesten in den rüstigen Lebensaltern und dort zu Stande
kommen, wo ein vorübergehender, äusserer Anlass die Ursache
des ganzen Leidens bildete. Je weniger die Bedingungen der Erkrankung in dem erkrankten Körper selber liegen, desto rascher
und vollständiger wird derselbe unter sonst gleichen Umständen befähigt sein, die Störungen auszugleichen und in den gesunden Zustand zurückzukehren. In der That sehen wir daher namentlich
diejenigen Gruppen des Irreseins die günstigsten Genesungsaussichten
darbieten, welche durch stark wirkende, aber gewöhnlich keine
dauernde Veränderung hervorbringende Ursachen erzeugt werden
(Vergiftungen, fieberhafte Krankheiten, Wochenbett). Weit ungünstiger
schon liegen die Verhältnisse, wenn die Krankheitsursachen entweder
bleibende körperliche Veränderungen hinterlassen (Kopfverletzungen,
Syphilis, Typhus bisweilen), oder aber, wenn sie durch längere Zeit
hindurch stetig auf den Menschen einwirken und somit durch
Häufung ihres Einflusses nach und nach eine tiefere Umwandlung
in dem Gesammtzustande desselben herbeiführen (chronische Gemüthsbewegungen und Krankheiten, Alkoholismus, Morphinismus u. s. f.).
Durch derartige Ursachen wird nicht nur eine einzelne geistige Erkrankung, sondern eine dauernde Veränderung im psychischen Gesammtzustande erzeugt.

Unvollständige Heilung. Von der Grösse dieser dauernden
Störung und den Einflüssen, denen der Kranke weiterhin ausgesetzt
ist, hängt es hier ab, wie weit es möglich ist, eine Wiederherstellung des früheren gesunden Zustandes zu erzielen. Nimmt
daher auch der ausbrechende Krankheitsvorgang selbst einen günstigen
Ablauf, so ist damit doch die Wirkung der eigentlichen Grund-
ursache nicht aufgehoben. Es bleibt eine „Disposition", eine
Neigung zu weiteren Erkrankungen zurück, die namentlich dann
ihren verderblichen Einfluss geltend macht, wenn der Genesene sich
in den Bereich der alten Schädlichkeiten zurückbegiebt. Er fällt
jetzt weit leichter, bei dem ersten gegebenen Anlasse, in die über-
standene Krankheit zurück. Jeder Rückfall setzt wiederum die
Widerstandsfähigkeit für die Folgezeit herab, so dass immer gering-
fügigere Anstösse genügen, um die krankhaften Zustände aufs neue
herbeizuführen.

Ganz ähnliche Verhältnisse, wie sie sich auf diese Weise unter dem Einflusse dauernder oder häufig wiederkehrender Ursachen herausbilden können, finden sich bei ursprünglich krankhaft veranlagten Menschen als angeborene Schwächen der Persönlichkeit vor. Die Krankheitsbedingungen sind hier nicht mehr ausserhalb, sondern in der Person selber zu suchen. Es ist leicht begreiflich, dass unter solchen Umständen von einer Heilung geistiger Störungen nicht in dem Sinne einer völligen Rückkehr zur Gesundheit die Rede sein kann, da ja eben der Ausgangszustand selbst nicht als ein wirklich gesunder anzusehen war. Das wichtigste Erforderniss einer jeden Heilung, die Entfernung der Krankheitsursache, bleibt unerfüllbar, da diese letztere eben durch die ganze Eigenart des Menschen dargestellt wird. Trotzdem sehen wir bei solchen Personen nicht selten ausgeprägte und schwere psychische Krankheitserscheinungen mit derselben Geschwindigkeit sich wieder verlieren, mit welcher sie aus unbedeutenden Anlässen hervorgegangen sind.

Das eigentlich Auffallende ist dabei mehr die letztere, als die erstere Erscheinung. Die krankhafte Ausgiebigkeit der Gleichgewichtsschwankung auf geringfügige Reize lässt die ganze Erkrankung weit bedenklicher erscheinen, als sie wirklich ist. Würde es doch auch verfehlt sein, etwa aus dem Herzklopfen eines Herzkranken auf den gleichen Grad gemüthlicher Erregung schliessen zu wollen, den wir unter denselben Verhältnissen beim Gesunden vorauszusetzen hätten! Wir würden dann erstaunt sein, dort so rasch völlige Beruhigung zu beobachten, wo wir glaubten, es mit einer tiefen, dauernden Gemüthsbewegung zu thun zu haben. Umgekehrt aber wird in diesem Beispiele der leiseste Anstoss genügen, das Anzeichen der Krankheit sogleich in voller Stärke hervorzurufen, so dass es schliesslich vielleicht durch die blosse Lebensarbeit dauernd fortbesteht, während in anderen Fällen das eigentliche Leiden lange Zeit vorhanden sein kann, ohne gerade lebhafte Störungen zu verursachen. Ganz ähnlich haben wir es beim psychischen Krüppel mit einer Verminderung der Widerstandsfähigkeit zu thun, die schliesslich ohne besonderen Reizanstoss zur Entwicklung geistiger Leiden führen kann, die aber auch dann eine krankhafte Veränderung der ganzen Persönlichkeit bedeutet, wenn sie nicht gerade zur Ausbildung einer bestimmten Psychose Veranlassung giebt. Die Heilung der vorübergehenden Störungen ist daher etwa mit der Beseitigung eines Anfalles von Herzklopfen bei einem Herzkranken auf gleiche Stufe zu stellen; das eigentliche Grundleiden besteht dabei unverändert fort.

Die vorstehenden Erörterungen haben uns bereits einen weiteren Ausgang des Irreseins kennen gelehrt, den Ausgang in unvollständige Heilung, „Besserung" oder „Heilung mit Defect". Die eigentlichen Krankheitserscheinungen treten auch hier im wesentlichen zurück; die Stimmung wird ruhiger und gleichmässiger; Wahnideen und Sinnestäuschungen verschwinden nach und nach, aber es machen sich die mehr oder weniger ausgeprägten Anzeichen einer Herabsetzung der psychischen Leistungs- und Widerstandsfähigkeit, der Schwäche, bemerkbar. Der Genesende denkt zwar der Form nach richtig und hat auch eine gewisse Einsicht in seine Krankheit, aber er ist nicht mehr derjenige, der er früher war; er hat einen Theil seiner Persönlichkeit eingebüsst. „Gerade das Beste und Werthvollste ist," wie Griesinger sich treffend ausdrückt, „von der geistigen Individualität abgestreift." Die geistige Regsamkeit und Frische, die gemüthliche Tiefe, die selbständige Thatkraft sind unwiederbringlich verloren gegangen. Oft genug bleibt indessen der volle Umfang der psychischen Schwäche im Schutze des Anstaltslebens unbemerkt, weil an den Kranken in dem ruhigen, geregelten Tageslaufe gar keine besonderen Anforderungen herantreten. Der Versuch einer Entlassung aus der Anstalt ist daher die entscheidende Probe, die häufig genug schon nach kurzer Zeit die „mit Defect Geheilten" von den völlig Genesenen abzutrennen gestattet, auch wenn vorher ein abschliessendes Urtheil noch nicht möglich war.

Allerdings kommt hier wieder sehr viel auf die äusseren Umstände an. Ist die Häuslichkeit eine glückliche, die Vermögenslage und die Lebensstellung günstig, so vermag der Kranke auch wieder in seinen früheren Wirkungskreis zurückzukehren und in geordneten Verhältnissen leidlich seine Stellung auszufüllen. Allein die zielbewusste Festigkeit seines Willens hat er verloren; schwierigen Lebenslagen und drängenden Kämpfen ist er nicht mehr gewachsen. Dieser Zustand pflegt den Ausgängen des Altersirreseins, namentlich aber den Besserungen der Dementia paralytica und der Dementia praecox, selbst den weitgehendsten, eigenthümlich zu sein. Viele in unbegreiflicher Weise gescheiterte Lebensgänge, die schliesslich in bescheidenstem Wirkungskreise enden, dürften auf so entstandene Schwächezustände zurückzuführen sein. Als ganz natürlicher Abschluss endlich ist die unvollkommene Wiederherstellung dort zu betrachten, wo der ganze Krankheitsvorgang sich schon auf dem Boden einer von vornherein unzulänglichen Persönlichkeit abspielte. Hier pflegt meist selbst die frühere Höhe nicht wieder erreicht zu werden, sondern der Gebesserte geht noch mehr geschwächt aus dem Anfalle hervor, so dass bei häufigerer Wiederholung der Erkrankungen auch der psychische Verfall jedesmal eine gewisse Steigerung erfährt.

Unheilbarkeit. Schon die unvollständige Heilung bedeutet die Entstehung einer unheilbaren Veränderung in dem Gesammtzustande der Person, aber diese Veränderung besteht in einer einfachen, mehr oder weniger hochgradigen Herabsetzung der psychischen Leistungs- und Widerstandsfähigkeit, ohne eine Umwälzung in dem wesentlichen Inhalte des Denkens, Fühlens und Handelns zu bedingen. Man kann daher weiterhin noch einen Ausgang in Unheilbarkeit unterscheiden, der entweder das unveränderte Andauern der einmal vollzogenen krankhaften Wandlung oder aber den Fortschritt derselben bis zum völligen Zerfall der psychischen Persönlichkeit bedeutet. Das erstere ist der Fall bei manchen Kranken mit manisch-depressivem Irresein sowie bei der Verrücktheit, bei der ein langsam entwickeltes Wahnsystem ohne wesentliche Zunahme der psychischen Schwäche dauernd festgehalten wird. Von einem völligen Stillstande der Krankheit kann freilich auch hier nicht die Rede sein. Vielmehr wird einem aufmerksamen Beobachter die Abnahme der psychischen Leistungsfähigkeit innerhalb längerer Zeiträume kaum entgehen; schon der abstumpfende Einfluss des einförmigen Anstaltsaufenthaltes muss sich vielfach in dieser Richtung geltend machen. Auch nach der Dementia praecox beobachtet man sehr häufig die Rückkehr zu einer Art dauernden Gleichgewichtszustandes mit den Erscheinungen der psychischen Schwäche und einzelnen sonstigen Ueberbleibseln aus der Krankheitszeit. Sie bilden gewissermassen den Uebergang zu den unvollständigen Heilungen. Diese Kranken sind fähig, sich in einfachen Verhältnissen ohne erhebliche Schwierigkeit zurechtzufinden, sich zu beschäftigen, und besitzen auch eine gewisse oberflächliche Krankheitseinsicht, so dass sie von ihrer Umgebung zeitweise für nahezu gesund gehalten werden können. Von Zeit zu Zeit jedoch treten die alten Sinnestäuschungen wieder hervor, und nun lassen sich die Kranken vorübergehend gänz-

lich von ihnen beherrschen, bis nach einigen Stunden oder Tagen
die Aufregung vorüber und alles rasch wieder vergessen ist, ohne
irgendwie wahnhaft verarbeitet zu werden.

Allen diesen nur sehr langsam sich ändernden Zuständen kann
man mit Recht den eigentlich fortschreitenden Krankheitsverlauf
gegenüberstellen, wie er bei gewissen Formen des manisch-depressiven
und epileptischen Irreseins, bei der Dementia praecox, namentlich aber in der Paralyse regelmässig zur Beobachtung gelangt.
Diese Entwicklung wird meist dadurch eingeleitet, dass zunächst
die Stärke der dauernden gemüthlichen Erregung abnimmt, während
sich die begleitenden Störungen des Verstandes überhaupt nicht oder
doch nicht vollständig zurückbilden, sondern in Form tiefgreifender
Urtheilslosigkeit und geistiger Stumpfheit, widerspruchsvoller und
zusammenhangsloser Wahnideen oder völliger Verwirrtheit bis zum
tiefsten Blödsinn bestehen bleiben. Natürlich vollzieht sich dieser
Vorgang einer fortschreitenden Vernichtung der ursprünglichen Persönlichkeit, den man mit dem Namen der Verblödung zu bezeichnen pflegt, je nach der Form der Geistesstörung, welche er abschliesst, in etwas verschiedener Weise und namentlich in sehr verschiedenen Zeiträumen. Bei den melancholischen Erkrankungen
erhält sich die Kleinmüthigkeit und Verzagtheit, bei den Formen
mit manischer Erregung der Thatendrang und der Stimmungswechsel
auch in den unheilbaren Endzuständen. Die Verblödung nach Dementia praecox ist durch die mehr oder weniger hochgradige Stumpfheit und Gleichgültigkeit der Kranken neben einzelnen gut erhaltenen
Fähigkeiten und Kenntnissen ausgezeichnet. Zugleich finden sich gewöhnlich Andeutungen katatonischer Erscheinungen, Manieren, alber-
nes Lachen, Katalepsie, Stereotypen. Häufig sind auch Sinnestäuschungen und verworrene Wahnbildungen sowie zeitweise wiederkehrende kurzdauernde Erregungen. Indessen schwindet hier wie
bei der Paralyse oft binnen kurzer Zeit auch die letzte Spur der
früher vielleicht in Ueberfülle gelieferten Krankheitsäusserungen, die
von dem unaufhaltsamen geistigen Verfalle selbst mit vernichtet
werden. Dem gegenüber sehen wir bei der Verrücktheit die einmal
entwickelten Wahnideen nicht selten Jahre und selbst Jahrzehnte
haften.

Tod. Die letzte Form des Ausganges, den die Geistesstörung
nehmen kann, ist der Tod. Ohne Zweifel wird die Sterblichkeit

durch die psychische Erkrankung beträchtlich gesteigert; sie ist bei Irren etwa fünfmal so gross, als bei der erwachsenen geistesgesunden Bevölkerung. Diese Zahl wird verständlich, wenn man zunächst bedenkt, dass eine Reihe der mit Irresein verbundenen Erkrankungen sehr schwere körperliche Schädigungen erzeugen, die dann ihrerseits unmittelbar oder mittelbar zum Tode führen können. Der bei weitem wichtigste dieser Krankheitsvorgänge ist derjenige, welcher der Paralyse zu Grunde liegt. Die von ihm bewirkte fortschreitende Hirnlähmung kann geradezu unter den Erscheinungen äusserster Herzschwäche oder des Athmungsstillstandes dem Leben ein Ende machen. Ob auch die so häufig zum Tode führenden paralytischen Anfälle einfache Aeusserungen der Hirnerkrankung sind, wie man meist annimmt, lässt sich zur Zeit wol nicht mit Sicherheit entscheiden. Mittelbar erfolgt hier der tödtliche Ausgang durch die Entstehung von Druckbrand, Schluckpneumonien, Verletzungen, Blutvergiftungen u. dergl. Vereinzelt kommen neben der Paralyse die ihr verwandten Hirnerkrankungen als Todesursachen in Betracht, Gliose, arteriosklerotische Entartung, syphilitische Veränderungen, Geschwülste, Embolien, Blutungen, Thrombosen.

In der überwiegenden Mehrzahl der Fälle ist indessen das Leiden, welches die Geistesstörung erzeugt, kein tödtliches. Dagegen wird immerhin nicht allzu selten der Tod dadurch veranlasst, dass sich einzelne gefahrdrohende Krankheitserscheinungen entwickeln. Dahin gehört vor allem die Neigung zum Selbstmorde, wie sie sich so häufig an traurige Wahnideen oder Stimmungen anschliesst. In ihr haben wir es mit einer äusserst verhängnissvollen und praktisch überaus wichtigen Erscheinung des Irreseins zu thun, die bei schlechter Ueberwachung zahlreiche Opfer fordert. Nächstdem ist es die Nahrungsverweigerung, dann die bis zur äussersten Erschöpfung andauernde Unruhe und Schlaflosigkeit mancher Kranker, schwerer Verlauf chirurgischer Verletzungen wegen der Unmöglichkeit einer geeigneten Behandlung, die als Todesursachen bei Geisteskranken genannt werden müssen.

Endlich aber ist es eine sehr bemerkenswerthe Thatsache, dass auch die Ausbildung gewisser körperlicher Erkrankungen durch das Irresein' begünstigt wird. Namentlich die Tuberculose fordert in Irrenanstalten die fünffache Zahl von Opfern wie bei Geistesgesunden. Das kasernenhafte Leben, die häufig bestehende Ueberfüllung, die

ausgiebige Gelegenheit zur Ansteckung, namentlich aber die Stumpfheit so vieler Kranker und die damit verknüpfte Herabsetzung der
Athmungs- und Kreislaufsthätigkeit sind wol in erster Linie für
dieses Verhalten verantwortlich zu machen; ob sonst noch in den
Störungen der Hirnthätigkeit als solcher gerade Ursachen liegen,
welche eine besondere Neigung zu diesen oder jenen körperlichen
Erkrankungen („auf trophoneurotischem Wege") setzen, dürfte recht
zweifelhaft sein. Jedenfalls ist der Gesammtzustand und die Lebensweise der Kranken von weit erheblicherer Bedeutung.

C. Dauer des Irreseins.

Die Dauer psychischer Störungen bietet sehr weitgehende
Verschiedenheiten dar. Wo die Entstehungsbedingungen des Irreseins im Menschen selbst gelegen sind, da dauert dasselbe durch
das ganze Leben an; je mehr sie dagegen von äusseren Ursachen
abhängig sind, und je rascher und vorübergehender dieselben einwirken, desto kürzer ist die Dauer der Krankheit. Fieberdelirien,
Vergiftungsdelirien, Collapsdelirien können nach wenigen Tagen,
Stunden, ja Minuten schon wieder verschwinden. Aber auch bei
krankhafter Veranlagung, bei Epileptikern, Hysterischen werden „Anfälle" von psychischer Störung beobachtet, die nur eine äusserst
kurze Dauer aufzuweisen haben. Hier ist jedoch, wie schon früher
ausgeführt, zu beachten, dass dieselben gewissermassen nur vorübergehende Verschlimmerungen eines an sich schon krankhaften,
andauernden Zustandes darstellen, wenn dieser auch für gewöhnlich
nicht in auffallenden Krankheitserscheinungen hervortritt. Im allgemeinen zeigen die Psychosen trotz der genannten Ausnahmefälle
eine beträchtlich längere Dauer, als durchschnittlich körperliche
Krankheiten, so dass hier die Abgrenzung der acuten und chronischen Formen nach einem anderen Maassstabe zu geschehen pflegt.
Selbst bei frischen Erkrankungen zieht sich der Verlauf in der
Regel über eine Reihe von Monaten hin; Fälle bis zur Dauer eines
Jahres und selbst darüber werden daher häufig noch als acute oder
subacute bezeichnet. Immerhin pflegt die überwiegende Mehrzahl
der überhaupt heilbaren Psychosen innerhalb des ersten Jahres den
günstigen Ausgang zu nehmen. Heilungen nach mehr als zwei-

jähriger Dauer der Krankheit sind schon ziemlich selten, doch kommen solche Ausnahmefälle in sinkender Zahl selbst nach fünf, acht und zehn Jahren noch vor, ja es werden ganz vereinzelte Beobachtungen berichtet, in denen nach einem Anstaltsaufenthalte von zwei Jahrzehnten noch eine unerwartete Genesung sich einstellte*). In derartigen Fällen dürfte es sich allerdings wol nur um „Heilungen mit Defect" handeln, hauptsächlich bei Katatonikern. Ausser der Form der Psychose und der Persönlichkeit des Erkrankten ist auf die Dauer derselben zweifellos auch die Behandlung von Einfluss. Je früher Geisteskranke in eine geeignete Umgebung, in die Anstalt gebracht werden, desto rascher vollzieht sich unter sonst gleichen Umständen der Ablauf der psychischen Störung, und desto günstiger sind gleichzeitig die Aussichten auf eine möglichst vollständige Genesung.

---

*) Ventra, il manicomio, 1895, 2 u. 3.

IV. Die Erkennung des Irreseins.

Die Beantwortung der Frage nach dem Vorhandensein einer Geistesstörung im einzelnen Falle setzt vor allem die Kenntniss der Thatsachen voraus, die uns von der Geschichte und dem Zustande der gesammten Persönlichkeit ein möglichst klares und vollständiges Bild zu vermitteln geeignet sind. Die Gesichtspunkte für die Verarbeitung dieser Thatsachen liefert uns dann die klinische Erfahrung, und sie ist es auch, welche uns in den Stand setzt, die eigenthümlichen Fehlerquellen zu vermeiden, welchen gerade bei der Beobachtung und Beurtheilung krankhafter Geisteszustände nicht zu selten eine verhängnissvolle Rolle zukommt. Die Lehre von der Erkennung des Irreseins hat somit drei verschiedene, aber in innigem Zusammenhange mit einander stehende Aufgaben zu lösen: sie hat die klinischen Untersuchungshülfsmittel auszubilden, die allgemeinen Erkennungszeichen des Irreseins festzustellen und endlich die Aufdeckung der Simulation und Dissimulation zu ermöglichen.

A. Krankenuntersuchung*).

Den nächsten und wichtigsten Anhaltspunkt für die Erkennung einer Geistesstörung geben uns naturgemäss die Erscheinungen und der Verlauf derselben; für ein weitergehendes Verständniss ist aber immer auch die Kenntniss der äusseren und inneren Ursachen erforderlich, aus denen heraus sich die Erscheinungen entwickelt haben. Das Endziel der klinischen Untersuchung ist daher

---

*) Morselli, Manuale di semeiotica delle malattie mentali. 1885 u. 1895; Sommer, Diagnostik der Geisteskrankheiten. 1894.

nicht nur die Feststellung der etwa vorhandenen Anzeichen geistiger Störung, sondern auch die Auffindung derjenigen Anhaltspunkte, die in ursächlicher Beziehung von Bedeutung sein könnten. Die Hülfsmittel, die ihr für alle diese Zwecke zu Gebote stehen, sind einmal die rückschauende Betrachtung des Vorlebens bis in frühere Geschlechter hinein, die Anamnese, weiterhin die eingehende Prüfung des gesammten körperlichen und psychischen Verhaltens in einem gegebenen Augenblicke, die Aufnahme des Status praesens, ferner die fortgesetzte Beobachtung und endlich in gewissen Fällen auch die Erhebung eines Leichenbefundes.

Vorgeschichte. Die erste Frage richtet sich auf die Erblichkeitsverhältnisse im weitesten Sinne. Wer hier zuverlässige Angaben erhalten will, wird gut thun, mit seiner Prüfung möglichst in das Einzelne einzugehen und sich nicht mit allgemeinen Antworten zu begnügen. Ausserdem empfiehlt es sich, verschiedene Angehörige, vielleicht auch den Untersuchten selbst, gesondert auszufragen, da oft genug unabsichtlich, aus Unkenntniss oder Mangel an Verständniss bisweilen sogar absichtlich, wichtige Thatsachen verschwiegen werden. In nicht wenigen Fällen giebt die persönliche Bekanntschaft mit den verschiedenen Familiengliedern (absonderliche Vornamen!) dem geübten Beobachter schon an sich genügenden Stoff zur Beurtheilung der Erblichkeitsverhältnisse an die Hand. Völlige, dauernde Einsichtslosigkeit mit rührender Hoffnungsfreudigkeit bei den tiefgreifendsten Störungen ihrer Kranken, Urtheilslosigkeit gegenüber deren Wahnideen, übertriebene oder zur Schau getragene Aengstlichkeit, unsinniges Misstrauen gegen die Anstalt und deren Einflüsse, Neigung zu allen möglichen Quacksalbereien und kindischen Einmischungen in die Behandlung, auf der anderen Seite Gleichgültigkeit, ja Rohheit sind nicht selten kennzeichnende Züge bei den „Angehörigen" entarteter Kranker.

Bei der geschichtlichen Verfolgung des einzelnen Lebens wird man naturgemäss sein Augenmerk der Reihe nach auf alle jene Schädlichkeiten zu richten haben, die wir früher als mögliche Ursachen des Irreseins kennen gelernt haben. Für die Zeit des intrauterinen Daseins haben wir auf schwere Gemüthsbewegungen, erschöpfende Krankheiten oder sonstige Schädigungen des mütterlichen Körpers Rücksicht zu nehmen. Weiterhin sind von Wichtigkeit der Verlauf der Geburt, Infectionskrankheiten oder Gehirnleiden

(Krämpfe, Lähmungen) im ersten Kindesalter, Entwicklungsstörungen,
die Einflüsse der Erziehung und für das spätere Leben die ganze
Reihe jener persönlichen Schicksale, die das psychische Gleichgewicht zu erschüttern oder dauernd zu vernichten im Stande sind,
vor allem die mannigfachen physiologischen und krankhaften Umwälzungen auf körperlichem Gebiete, die Entwicklung der Geschlechts-
reife, das Fortpflanzungsgeschäft, Erkrankungen aller Art, endlich die
Ausschweifungen, die Entbehrungen, die niederdrückenden Gemüthsbewegungen. Oft genug freilich bleibt das Forschen nach einer be-
stimmteren Ursache vollkommen ergebnisslos, sei es, dass überhaupt
kein greifbarer äusserer Anstoss zur Entwicklung des Irreseins vorhanden war, sei es, dass er nicht beachtet wurde oder doch für die
Erklärung sich als durchaus ungenügend erweist. So werden von
der Umgebung nicht selten solche Vorkommnisse als Ursache der
Psychose angesehen, die sich bei näherer Betrachtung unzweifelhaft
als die Anzeichen der bereits ausgebrochenen Störung darstellen,
z. B. die Ausschweifungen des Paralytikers, die unglückliche Liebe
des erotisch Verrückten, die Selbstbeschuldigungen des Melancholikers,
die Trägheit oder die Onanie des Hebephrenen.

Ausser den Ursachen sind selbstverständlich die etwaigen Erscheinungen des Irreseins in der Vergangenheit und weiterhin deren
Verlauf und Dauer festzustellen. Auch zu diesem Zwecke wird man
bis in die erste Jugendzeit zurückgreifen. Die Schnelligkeit der
körperlichen und geistigen Entwicklung (Gehen, Sprechen, Lesen),
die geistige Befähigung (Schulzeugnisse) und sittliche Veranlagung,
die Gemüthsart, der Wille, die persönlichen Neigungen und deren
Ausbildung, namentlich auch das Verhalten im Entwicklungsalter
(Masturbation) haben unter diesem Gesichtspunkte für uns Wichtigkeit. Von der grössten Bedeutung aber ist natürlich die Feststellung desjenigen Zeitpunktes, an dem eine unverkennbar krankhafte Veränderung im Seelenleben sich einstellte. Gerade in dieser
Hinsicht ist der Arzt den allergröbsten, zumeist unabsichtlichen
Täuschungen ausgesetzt. Fast bei allen chronisch verlaufenden
Psychosen wird die Erkrankung längere Zeit hindurch verkannt
und ihr Beginn daher viel später angenommen, als er wirklich stattfand. Erst bei eingehendem Befragen erfährt man dann, dass doch
auch vor dem bezeichneten Zeitpunkte, oft Monate und Jahre vorher,
schon diese oder jene, nicht weiter beachteten Anzeichen der Störung

vorhanden waren, dass die ersten krankhaften Spuren vielleicht schon bis in die früheste Jugend zurückreichen. Gebildete Leute sind in dieser Beziehung vielfach nicht bessere Beobachter als Ungebildete.

Die genauere Aufklärung dieser Vorgeschichte des Irreseins setzt natürlich eine vollständige Kenntniss der einzelnen Krankheitsformen voraus. Schon aus den ersten allgemeinen Angaben über die ursächlichen Verhältnisse, über die langsame und schnelle Entwicklung, über das Bestehen von Sinnestäuschungen, Wahnideen, Gedächtniss- und Verstandesstörungen, traurigen und heiteren Verstimmungen, Abweichungen im Benehmen und Handeln, körperlichen und besonders nervösen Krankheitszeichen, über den gleichbleibenden, fortschreitenden, anfallsweisen, circulären Verlauf ergiebt sich zumeist bald der Verdacht auf eine bestimmte klinische Erkrankungsform, der dann durch Eingehen auf das Einzelne weiter begründet oder widerlegt werden kann. Für praktische Zwecke und in der Hand des Erfahrenen ist diese zunächst nach einem allgemeinen Ueberblick suchende Aufrollung der Vorgeschichte ungleich zweckmässiger, als die planmässige Erledigung eines bereiten Fragebogens, welcher alle überhaupt möglichen Erscheinungen des Irreseins umfasst. Weniger belangreich für die Erkennung, dafür aber um so wichtiger für die Behandlung der Krankheit sind endlich die nie zu unterlassenden Fragen nach der Neigung zu gemeingefährlichen Handlungen, zur Nahrungsverweigerung und namentlich zum Selbstmorde.

Zustandsuntersuchung. Wenn auch die Vorgeschichte vielfach schon hinreichende Anhaltspunkte liefert, um mit grosser Wahrscheinlichkeit nicht nur eine Geistesstörung überhaupt, sondern die besondere Form derselben feststellen zu können, so ist doch für die Abgabe eines ärztlichen Urtheils die persönliche Untersuchung auch in den anscheinend einfachsten Fällen ebenso unabweisliches Erforderniss wie bei irgend einer körperlichen Erkrankung. Der innige Zusammenhang zwischen psychischen und körperlichen Störungen wird uns dabei zur Berücksichtigung auch dieser letzteren veranlassen, da wir in ihnen nicht selten Aufschlüsse über die Ursachen des Irreseins oder aber klinisch wichtige Begleiterscheinungen desselben aufzufinden erwarten dürfen.

Die körperliche Untersuchung wird zunächst den allgemeinen

Zustand des Körpers ins Auge zu fassen haben. Missverhältnisse zwischen Lebensalter und Aussehen (jugendlicher Habitus, vorzeitiges Greisenthum), das Verhalten des Körperwachsthums (Zwergwuchs, Kyphosen, schmächtiger Bau, Akromegalie), der Ernährung (Anaemie, Fettpolster, Hautfarbe), der Kräfte (Musculatur), das Vorhandensein von Entwicklungsstörungen (Spina bifida, Hasenscharte, Wolfsrachen, steiler oder flacher Gaumen, Kryptorchismus, Polymastie, Missbildungen der Ohren, Zähne, Geschlechtstheile), Kropfbildung, Hautverdickungen, Spuren alter Rhachitis (Zähne, Rippen, Epiphysen) oder Syphilis (Knochenauftreibungen, Hautnarben, Drüsenschwellungen) u. dergl. können werthvolle Fingerzeige für die ursächliche Beurtheilung des Falles abgeben. Einige jener Bildungsfehler werden, wie früher angeführt, vielfach geradezu als „Entartungszeichen"*) angesehen. Allerdings wird man bei der Verwerthung derselben mit Vorsicht zu verfahren haben und ihnen nur in Verbindung mit anderen, gewichtigeren Beweisgründen eine weiterreichende Bedeutung zugestehen dürfen.

Unzweifelhaft der wichtigste Theil der körperlichen Untersuchung ist die Prüfung des Nervensystems, insbesondere des Gehirns, das freilich am Lebenden unserer Beurtheilung nur wenige Angriffspunkte darbietet. Von der Grösse des Gehirns kann uns die Schädelmessung, namentlich nach dem von Rieger**) ausgebildeten Verfahren, ein ungefähres Bild verschaffen, dem indessen alle jene Fehlerquellen anhaften, welche in dem unvollkommenen Parallelismus der Schädel- und Hirnoberfläche ihren Ursprung haben. Unmittelbare psychiatrische Wichtigkeit besitzen daher nur diejenigen Verbildungen des Schädels in Form und Grösse, die unzweifelhaft über den Bereich jener Fehlerquellen hinausgehen. Dabei ist zu berücksichtigen, dass es nicht allein auf die Schädel- oder Gehirngrösse an sich, sondern wesentlich auf das Verhältniss derselben zu der Grösse und Masse des ganzen Körpers ankommt. Unter Berücksichtigung dieses Umstandes können bisweilen Missverhältnisse aufgedeckt werden, die der einfachen Betrachtung entgehen. Im übrigen vermögen allerdings alle feineren, erst mit Hülfe genauer Messungen feststellbaren Abweichungen höchstens

---

*) Knecht, Allgem. Zeitschr. f. Psychiatrie, LIV, 876.
**) Rieger, Eine exacte Methode der Craniographie. 1885.

die allgemeine Vermuthung zu begründen, dass mit ihnen vielleicht auch Störungen in der Hirnentwicklung einhergehen. Sehr beachtenswerth sind dagegen die Spuren früherer Verletzungen, Narben, Eindrücke u. dergl., da sie bisweilen den einzigen Schlüssel für das Verständniss sonst räthselhafter Krankheitsbilder abzugeben im Stande sind.

Ueber die Kreislaufsverhältnisse des Gehirns vermag uns bis zu einem gewissen Grade die Betrachtung benachbarter Gefässbezirke, des Gesichtes und vor allem des Auges Aufschluss zu geben. Für die Hirnpathologie ist die Augenspiegeluntersuchung bekanntlich ein überaus wichtiges Hülfsmittel geworden. Bei Geisteskranken dagegen sind ihre Ergebnisse leider noch allzu unsichere geblieben, als dass man ihr heute einen wesentlichen Werth für die Diagnostik zuerkennen könnte. Ob hier andere Verfahren, die Thermometrie*) und die Auscultation des Kopfes, bessere Ergebnisse liefern werden, muss der Zukunft überlassen bleiben.

Von durchschlagender Bedeutung für die Beurtheilung des Gehirnzustandes ist dagegen die Prüfung seiner Verrichtungen. Sehen wir zunächst ab von den psychischen Erscheinungen, so werden wir in erster Linie die Sinnesgebiete zu untersuchen haben. Freilich ist es hier, namentlich beim Gehör, oft recht schwierig, ja unmöglich, Störungen in den reizaufnehmenden Sinneswerkzeugen von denjenigen der zugehörigen Hirnabschnitte zu trennen. Ausser eingehender Prüfung der Sinnesthätigkeit und der Besichtigung mit dem Spiegel kann insbesondere beim Ohr noch die elektrische Untersuchung der Gehörsnerven**) in Frage kommen, die' bisweilen bemerkenswerthe Abweichungen von der Brenner'schen Normalformel zu Tage fördert. Bereits weit in das geistige Leben hinein reichen jene Störungen der höheren Sinnesthätigkeit, die man als „Worttaubheit" und „Seelenblindheit" bezeichnet hat. Noch mehr ist das der Fall bei den aphasischen und den ihnen verwandten Störungen***), deren feinere Zergliederung sich noch immer in den ersten Anfängen befindet.

---

*) Mosso, Die Temperatur des Gehirns. 1894.
**) Chvostek, Beiträge zur Theorie der Hallucination. Jahrb. f. Psychiatrie, XI, 3.
***) Ballet, Die innerliche Sprache und die verschiedenen Formen der Aphasie, deutsch v. Bongers. 1890; Wolff, Zeitschrift f. Psychologie und Physiologie der Sinnesorgane, XV, 1.

Nach der motorischen Seite hin haben wir zunächst die Grösse und Beweglichkeit der Pupille, das Spiel der Augenmuskeln, der Gesichtszüge und der Zunge zu beachten. Fernerhin aber pflegen bekanntlich auch gewisse Formen des Krampfes (Rindenepilepsie, Athetose, Chorea) und der Lähmung (spastische Lähmung, Contractur), dann manche Coordinationsstörungen verwickelter Willkürbewegungen, des Gehens, Stehens, namentlich aber des Sprechens und Schreibens, mehr oder weniger bindende Rückschlüsse auf den Zustand des Nervengewebes, insbesondere des Gehirnes, zu ermöglichen. Noch deutlicher weisen uns die epileptischen und hysterischen Krämpfe, die hysterischen Lähmungen geradezu auf eine bestimmte, freilich auch nur symptomatische Krankheitsauffassung hin.

Der Untersuchung des Gehirns schliesst sich eng diejenige des Rückenmarkes, des Sympathicus und endlich der peripheren Nerven an, um so enger, als ja selbst heute noch nicht immer die Ursache einer krankhaften Erscheinung mit Sicherheit in einen der grossen Abschnitte des Nervensystems verlegt werden kann. Die Prüfung des Haut- und Muskelsinnes im weitesten Umfange, der Reizempfindlichkeit in ihren verschiedenen Gestaltungen, der Schmerzempfindlichkeit (Druckpunkte), der elektrischen und mechanischen Erregbarkeit der Nerven (Facialisphänomen) und Muskeln, der Ausgiebigkeit, Sicherheit und Kraft der Bewegungen, der Reflexe, endlich der vasomotorischen (Dermatographie), trophischen, secretorischen Vorgänge (Speichelfluss) wird daher regelmässig die Untersuchung des allgemeinen Hirnzustandes zu vervollständigen haben.

Nur mittelbar, auf dem Wege vielgliedriger Schlussfolgerungen, kann uns natürlich die Untersuchung des übrigen Körpers zu einer Erkennung krankhafter Vorgänge im Bereiche des Nervensystems verhelfen, insofern wir in den aufgefundenen Veränderungen entweder Ursachen oder aber einfache Begleiterscheinungen vor uns haben können. So werden wir uns erinnern, dass schwere allgemeine Ernährungsstörungen (fieberhafte Krankheiten, Blutentmischungen, chronische Infectionen und Vergiftungen) häufig genug die Grundlage psychischer Erkrankungen bilden, andererseits aber, dass jede rasch einsetzende Geistesstörung mit durchgreifender Beeinträchtigung der Esslust, des Schlafes und des gesammten Stoffwechsels einherzugehen pflegt.

Selbstverständlich kann aber auch die körperliche Veränderung im einzelnen Falle ganz zufällig mit dem Irresein zusammenfallen. Gleichwol wird zur vollen Würdigung der Sachlage eine möglichst sorgfältige Untersuchung aller zugänglichen Organe und ihrer Verrichtungen stets unerlässlich sein. Besondere Bedeutung hat man bisweilen der Form des Pulsbildes beigelegt, aus der man die weitgehendsten Aufschlüsse über Diagnose und namentlich Prognose des Irreseins überhaupt herauslesen wollte. Ohne Zweifel sind den feinen und überraschend vielseitigen Gestaltungen der Pulscurve noch so manche werthvolle Andeutungen für das Verständniss der Kreislaufsverhältnisse zu entnehmen, und wir begegnen in der That bei unseren Kranken auffallenden Störungen der Blutbewegung (Kleinheit, Beschleunigung, Unregelmässigkeit des Pulses, Stauungen, Wallungen) überaus häufig. Eine unverbrüchliche Beziehung zwischen Pulsbild und Irresein besteht indessen nicht, sondern jenes erstere kann im Verlaufe einer und derselben Erkrankung in Folge verschiedenartiger Einflüsse (Gemüthsbewegungen, Gefässspannung, Herzthätigkeit) mannigfaltigen Schwankungen unterliegen*).

Noch ganz in den ersten Anfängen befinden wir uns hinsichtlich der Untersuchung und Deutung der Blutveränderungen**) bei Geisteskranken. Wir besitzen freilich bereits eine ganze Reihe von Arbeiten über diese Fragen, allein zu bestimmten Schlüssen im einzelnen Falle reichen die vorliegenden Ergebnisse noch nicht aus. Es scheint mir jedoch zweifellos, dass wir gerade in dieser Richtung noch wichtige Entdeckungen zu erwarten haben, um so mehr, als die Bedeutung der allgemeinen Stoffwechselerkrankungen für einige der verbreitetsten Formen des Irreseins mir immer klarer sich herausstellen scheint. Ganz ähnlich steht es mit den Harnuntersuchungen. Aus den Ausscheidungen werden wir zwar immer nur ein sehr unvollkommenes Bild von den Störungen in der chemischen Zusammensetzung der Körpergewebe erhalten***), aber die Möglichkeit

---

*) Ziehen, Sphygmographische Untersuchungen an Geisteskranken. 1887; Sokalski, Untersuchungen über Puls und Blutdruck in acuten Geisteskrankheiten. 1897; Patrizi, Rivista sperim. di freniatria, XXIII. 1.
**) Vorster, Allgem. Zeitschr. f. Psychiatrie, L., 3 u. 4; Agostini, Rivista sperimentale di freniatria, XVIII, 483.
***) Belmondo, Rivista sperim. di freniatria, XXII, 657.

einer häufigen Untersuchung wird uns doch zu einer eingehenden
Berücksichtigung jenes Hülfsmittels veranlassen. Bisher wissen wir
freilich wenig mehr, als dass neben Eiweiss und Zucker gelegentlich noch eine Reihe anderer ungewöhnlicher Stoffe im Harn vorkommen können, ohne dass sich einstweilen eine genauere Beziehung zu bestimmten Erkrankungen feststellen liesse*). Auch die
Untersuchungen des Magensaftes haben die an sie geknüpften
Erwartungen noch nicht erfüllt; immerhin kann man ihren Ergebnissen vielleicht gewisse Gesichtspunkte für die Behandlung entnehmen.

Hat uns die körperliche Untersuchung gewisse Anhaltspunkte
für die ursächliche Auffassung eines Falles oder Beweise für das
Bestehen von Störungen in diesen oder jenen Abschnitten des Nervengewebes zu liefern, so muss das eigentliche Krankheitsbild durch die
Prüfung der psychischen Thätigkeit festgestellt werden. Leider
gehen die Hülfsmittel, die uns für die Klärung dieses wichtigen
Theiles des Krankheitszustandes zu Gebote stehen, bisher nur wenig
über diejenigen hinaus, die uns die gewöhnliche Lebenserfahrung an
die Hand giebt. Die Untersuchung des psychischen Zustandes liefert
uns zumeist keinerlei Zahl- und Maassbestimmungen. Sie begnügt
sich vielmehr mit der ursprünglichsten Art der Beobachtung und mit
dem einfachsten psychologischen Versuche, der Stellung von Fragen;
sie hält sich in ihrem Gange nicht an einen vorherbestimmten Plan,
sondern sie schreitet nach Belieben vom unmittelbar Vorliegenden
und Auffallenden zum Verborgenen und schwerer Auffindbaren fort.
Gerade gewisse motorische Aeusserungen sind es daher, die zumeist
den Ausgangspunkt für die Untersuchung zu bilden pflegen.

Aus der Körperhaltung, den Ausdrucksbewegungen, den Gesichtszügen können in der Regel schon von vornherein einige Aufschlüsse über das Verhalten der Aufmerksamkeit (Theilnahmlosigkeit, Interesse, Neugier) und die Stimmung des Kranken gewonnen
werden (Ausgelassenheit, Angst, Verzweiflung, Ruhe oder Stumpfheit). Durch einige einfache Fragen über Namen, Alter, Vorleben
wird weiterhin festgestellt, ob das Bewusstsein getrübt oder klar,
ob die Besonnenheit, die Fähigkeit der Auffassung und unmittel-

---

*) Köppen, Archiv f. Psychiatrie XX, 3; Schäfer, Monatsschr. f. Psych.
u. Neurol. II, 157.

baren Verwerthung von Sinneseindrücken, erhalten ist. Zugleich
wird sich dabei auch ein annäherndes Urtheil über die Schnelligkeit des
Vorstellungsverlaufes sowie über das Gedächtniss für die frühere
Vergangenheit ergeben. Im Fortgange unserer Unterhaltung werden
wir festzustellen suchen, ob die Erinnerung an die jüngste Zeit, die
Orientirung über Zeit und augenblickliche Umgebung (Aufenthalts-
ort wie Personen) und ob Krankheitsbewusstsein oder gar
Einsicht vorhanden ist; wir gewinnen dabei die Aufklärung, ob
wir es mit einem geordneten oder mit einem ideenflüchtigen, zerfahrenen, deliriösen, verwirrten, umständlichen, einförmigen Gedankengange zu thun haben. Inzwischen werden sich zumeist schon
allerlei weitere Anhaltspunkte für die Beurtheilung der übrigen
psychischen Leistungen ergeben haben, die uns als Wegweiser für
die Auffindung weniger unmittelbar zu Tage tretender Störungen
dienen können.

Nicht ganz leicht ist es bisweilen, über das Bestehen von
Sinnestäuschungen ins klare zu kommen. Die einfache Frage
über diesen Punkt wird uns vielfach nicht zum Ziele führen, sei es,
dass sich dem Kranken die Trugwahrnehmungen unterschiedslos der
sonstigen Sinneserfahrung einordnen, sei es, dass er aus irgend
welchen Gründen über dieselben eine misstrauische Zurückhaltung
bewahrt. Gleichwol pflegen die Bezeichnungen „Stimmen" und „Bilder"
vom Hallucinanten in der Regel sofort auf seine Täuschungen bezogen zu werden. Bisweilen sind die Trugwahrnehmungen trotz
alles Ableugnens des Kranken mit ziemlicher Sicherheit aus seinem
Benehmen zu erschliessen, aus der horchenden Stellung, in der er
längere Zeit verharrt, grundlosem Auffahren oder Lachen, lautem
Sprechen, plötzlicher Gereiztheit u. dergl. Umgekehrt ist aber die
Gefahr recht gross, zu der Annahme von Sinnestäuschungen zu
kommen, wo es sich nur um eigenthümlich aufgefasste und wieder-
gegebene wirkliche Wahrnehmungen handelt. Die Erfahrung hat
mir gezeigt, dass Vorsicht in dieser Beziehung sehr am Platze ist.

Auch die Erkennung von Wahnideen ist nicht immer ganz
leicht. Bisweilen treten dieselben bei der Versetzung in eine neue
Umgebung zeitweise in den Hintergrund. Eine ganze Zahl von
Kranken pflegt ferner ihre Wahnideen, namentlich im Beginne der
Erkrankung und vor Fremden, sehr sorgfältig geheim zu halten und
jedem Versuche tieferen Eindringens auszuweichen, bis irgend ein

Punkt getroffen wird, der sie in Erregung versetzt, oder bis es gelingt, durch allerlei verfängliche Fragen eine Anknüpfung zu finden, mit Hülfe deren sich anscheinend absichtslos das ganze zusammenhängende Netz krankhafter Vorstellungen entwickeln lässt. Nicht zu selten leitet auch hier schon das äussere Benehmen des Kranken auf die Spur. Scheues, misstrauisches Wesen wird uns geheime Feinde und Verfolgungen vermuthen lassen; eine gewisse gespreizte Selbstgefälligkeit, die sich bisweilen schon in der Tracht ausspricht, deutet auf Grössenideen, während häufiges Knieen, Händefalten, weinerlich verzagter Gesichtsausdruck das Bestehen von Versündigungswahn mit religiöser Färbung wahrscheinlich macht u. s. f. Trotz aller Mannigfaltigkeit im einzelnen pflegen dabei die Grundzüge solcher Wahnbildungen doch vielfach eine so weitgehende Uebereinstimmung mit einander aufzuweisen, dass ein erfahrener Beobachter auf Grund seiner aus Aeusserlichkeiten gezogenen Schlüsse dem verblüfften Kranken öfters mit überraschender Schnelligkeit das Zugeständniss seiner krankhaften Ideen zu entwinden vermag.

Ganz besondere Schwierigkeiten aber können dann erwachsen, wenn der Inhalt der Wahnideen nicht ohne weiteres, sondern nur auf Grund einer genaueren Kenntniss aller Verhältnisse als krankhaft erkennbar ist, z. B. beim Wahne rechtlicher Benachtheiligung, ehelicher Untreue. Hier kann vielfach das Urtheil erst nach längerer Beobachtung und auch dann bisweilen nur mit grösster Zurückhaltung abgegeben werden. Zudem pflegen gerade diese Kranken sehr geschickt ihre Wahnideen zu verbergen oder scheinbar vollkommen zutreffend zu begründen. Andererseits kann die Erkennung bestimmter Wahnideen auch dadurch erschwert werden, dass der Kranke benommen, verwirrt, ängstlich und dadurch ausser Stande ist, seine Gedanken zusammenhängend zu äussern. Hier können Monate vergehen, bevor sich einigermassen klar erkennen lässt, welche Vorgänge sich in seinem Bewusstsein abspielen. Wir sind bei dieser Beurtheilung ganz auf die nicht immer zuverlässige Deutung jener unwillkürlichen Aeusserungen angewiesen, in denen sich die Seelenzustände nach aussen kundgeben.

Die Untersuchung auf das Bestehen von Wahnideen bietet gleichzeitig Gelegenheit, in den Zustand der Verstandesthätigkeit und des Gedächtnisses überhaupt einige Einblicke zu gewinnen. Das urtheilslose Festhalten an widerspruchsvollen Vorstellungen ohne gleichzeitige Bewusstseinstrübung oder gemüthliche Erregung, ferner die Vermischung von Erinnerungen mit erfundenen Einzelheiten werden in dieser Richtung zu verwerthen sein. Im übrigen müssen uns hier die Regeln der alltäglichen Menschenkenntniss darüber belehren', wie die allgemeine geistige Veranlagung und Leistungsfähigkeit des Kranken beschaffen ist. Unter Berücksichtigung seiner Vergangenheit, seiner Erziehung und Bildungsmittel werden wir im Gespräche ungefähr den Umfang seiner Kenntnisse, seines Gesichtskreises, seiner Neigungen und seiner gegenwärtigen Urtheilsfähigkeit zu ermessen haben. Natürlich kann der so erreichte allgemeine Ueberblick die Gewinnung brauchbarer Gruppen und Abstufungen immer nur in den allergröbsten Umrissen gestatten. Unter Umständen kann die Lösung bestimmter Aufgaben, der Versuch der Beschreibung eines bis dahin unbekannten Gegenstandes, die mündliche oder schriftliche Schilderung und Beurtheilung der neuen Eindrücke in der Anstalt, die Ausdauer bei einer bestimmten geistigen Beschäftigung zur Krankenuntersuchung mit herangezogen werden.

Eine tieferdringende Prüfung der Verstandesleistungen unserer Kranken stösst zur Zeit noch auf Schwierigkeiten, die im Hinblick auf die Vielseitigkeit der Frage sowie auf den weitreichenden Einfluss der Erziehung und Bildung kaum überwindlich erscheinen. Einen glänzenden Versuch zur Eröffnung neuer Bahnen nach dieser Richtung hin hat indessen Rieger*) unternommen, indem er bei einem Kranken mit schwerer Hirnverletzung den Umfang des Vorstellungsschatzes und der geistigen Leistungen genau bestimmte. Das von ihm angewandte und eingehend beschriebene Verfahren ist ohne Zweifel auch auf eine Reihe anderer Formen geistiger Störung, namentlich auf Schwächezustände übertragbar. Dabei wird sich voraussichtlich allmählich das besonders Wichtige von dem weniger Bedeutsamen abscheiden und damit die jetzt noch ungemein mühsame und zeitraubende Methode praktisch verwerthbarer werden.

Nicht viel anders steht es mit den Gefühlen, Gemüthsbewegungen und Strebungen. Was wir bei der einmaligen Untersuchung auf diesen Gebieten überhaupt zu erkennen vermögen, zeigt sich meist bereits bei der äusseren Betrachtung, in den

---

*) Beschreibung der Intelligenzstörungen in Folge einer Hirnverletzung, nebst einem Entwurf zu einer allgemein anwendbaren Methode der Intelligenzprüfung. 1889.

Ausdrucksbewegungen. In ihnen offenbaren sich der Thatendrang und die Redelust des manischen, die Unruhe des deliriösen, der Bewegungsdrang, die Manieren und Stereotypien des katatonischen, die Unstetigkeit der hysterischen Kranken. Auch über die Herabsetzung oder Steigerung der psychomotorischen Erregbarkeit, die Hemmung, die Sperrung und Entgleisung des Willens werden sich bei der Beobachtung des Kranken allmählich mehr oder weniger klare Aufschlüsse gewinnen lassen. Bei dem Versuche körperlicher oder psychischer Einwirkung zeigt sich die wächserne Biegsamkeit, der Negativismus, das ängstliche Widerstreben, die Unlenksamkeit, der Eigensinn, die Bestimmbarkeit. Ueber diese Erfahrungen hinaus sind wir wesentlich auf die nicht immer ganz zuverlässigen Selbstschilderungen angewiesen, die uns von dem Zustande des eigenen Innern entworfen werden. Natürlich vermag uns aber der Lauf der Untersuchung über die grössere oder geringere gemüthliche Reizbarkeit, über Gleichmässigkeit oder häufigen Wechsel der Stimmung, endlich über auffallende Gefühlsäusserungen nach bestimmten Richtungen hin, grundlosen Hass, religiöse Schwärmerei und dergleichen mannigfache gewichtige Aufschlüsse zu liefern. Auf etwa vorhandene krankhafte Neigungen, Selbstmorddrang, gesteigerte geschlechtliche Begierde, Sucht zu kaufen, zu trinken, werden wir ebenfalls bei unserer Prüfung Rücksicht nehmen müssen; was sich aber hier nicht schon unwillkürlich in dem gesammten Benehmen verräth, werden wir häufig genug durch Ausfragen der Kranken auch nicht erfahren, und wir müssen daher zur Vervollständigung unseres Bildes nach dieser Richtung hin die Berichte der Umgebung mit zu Hülfe nehmen.

Es wird kaum in Abrede gestellt werden können, dass für die wissenschaftliche Betrachtung und auch im Vergleiche mit anderen medicinischen Gebieten das Verfahren, nach dem wir den Seelenzustand unserer Kranken feststellen, ein äusserst unvollkommenes genannt werden muss; es hat fast mehr Aehnlichkeit mit dem Vorgehen des Untersuchungsrichters, als mit einer naturwissenschaftlichen Erforschung. Leider ist es weniger schwer, diesen Mangel zu erkennen, als ihm abzuhelfen. Nicht nur setzt das Gebiet der psychischen Vorgänge an sich der Einführung wirklich zuverlässiger Beobachtungshülfsmittel den grössten Widerstand entgegen, der nur allmählich überwunden werden kann, sondern es ist auch nur allzu

häufig gar nicht möglich, einen Geisteskranken der Reihe nach planmässig allen den Prüfungen zu unterwerfen, die man etwa für
wünschenswerth erachtet. Oft genug ist unsere Versuchsperson eine
widerwillige, unzugängliche oder fast unverständliche, so dass selbst
eine ungefähre Erkenntniss derselben nur durch sehr grosse Geduld,
ein feinfühliges Geschick und eine genaue Vertrautheit mit allen den
mannigfachen Erscheinungsformen erreicht werden kann, in denen
sich krankhafte Vorgänge zu offenbaren pflegen. Trotz oder vielmehr gerade wegen aller dieser Schwierigkeiten will ich es nicht
unterlassen, hier, wenn auch nur in kurzen Andeutungen, auf einige
der Wege hinzuweisen, welche in absehbarer Zeit uns doch vielleicht
gestatten werden, wenigstens bei manchen chronischer verlaufenden
Formen des Irreseins Messung und Zählung psychischer Grössen zur
Gewinnung eines tieferen Einblickes in die Art der Störungen zu
verwerthen. Alle diese Wege sind bereits betreten und praktisch
erprobt worden*).

Als Gang für eine feinere psychische Untersuchung würde ich
im allgemeinen die Verfolgung jener Bahn empfehlen, welche unsere
gesammte Erfahrung gegangen ist. Zuerst wären somit der Wahrnehmungsvorgang, das Gedächtniss, dann die Verbindungen der Vorstellungen, die logischen Leistungen, das Selbstbewusstsein, kurz die
Verstandesthätigkeit, endlich die niederen und höheren Gefühle, die
Stimmung, die Gemüthsbewegungen und deren Umsetzung in un-
willkürliches und willkürliches Handeln zu berücksichtigen. Von allen
diesen Abschnitten sind es nur einige wenige, welche für jetzt
einer genaueren Prüfung bei Geisteskranken zugänglich erscheinen:
sie liegen fast sämmtlich auf dem Gebiete der Verstandesleistungen.

Für die Lösung der hier gestellten Aufgaben wird es nothwendig
sein, vor allem die Untersuchung so zu gestalten, dass sie mit möglichst einfachen Hülfsmitteln durchgeführt werden kann, und dass
sie recht geringe Anforderungen an die Mitwirkung der Versuchsperson stellt. Die Vereinigung dieser Bedingungen mit dem Streben
nach genauen, zahlenmässigen Ergebnissen erscheint fast unmöglich,
doch lässt sich ein grosser Theil der entgegenstehenden Schwierigkeiten sicherlich überwinden. Für manche Zwecke freilich vermögen

*) Vergl. Kraepelin, Der psychologische Versuch in der Psychiatrie, Psycho-
logische Arbeiten, 1895, I, 1. Eine Reihe von weiteren Arbeiten über diese Fragen
enthalten die folgenden Hefte.

wir heute die Anwendung feinerer und schwieriger zu handhabender
Werkzeuge noch nicht zu entbehren; ebenso wenig wird man erwarten können, dass sich alle oder auch nur ein sehr grosser Theil
der Geisteskranken zu eindringenderen Untersuchungen ihres Seelenlebens werden heranziehen lassen. Immerhin kann man auch so
eine Fülle von neuen Thatsachen gewinnen, deren Kenntniss weiterhin auch dort das Verständniss erleichtern wird, wo die unmittelbare Untersuchung nicht durchführbar erscheint.

Die nächstliegende geistige Leistung, mit welcher wir uns zu
beschäftigen hätten, ist die Auffassung äusserer Eindrücke.
Zur Prüfung dieses Vorganges haben wir uns mit gutem Erfolge
grosser, mit Wörtern oder sinnlosen Silben beklebter Trommeln be-
dient, die mit gleichmässiger Geschwindigkeit sich vor einem engen
Spalte um ihre Axe drehten. Bei einer bestimmten Drehungs-
geschwindigkeit ist man gerade noch im Stande, durch den Spalt
eine Anzahl der vorüberziehenden Eindrücke zu erkennen, während
bei längerer Dauer der Leseübung die einzelnen Wörter allmählich
verschwimmen oder falsch aufgefasst werden. Man kann demnach
auf diese Weise nicht nur ein Maass für die Auffassungsgeschwindig-
keit finden, sondern namentlich auch einen Einblick in die Art der
begangenen Fehler gewinnen. Die Erfahrung hat gezeigt, dass gerade
diese letzteren uns vielfache Aufschlüsse geben, über die Grösse des
inneren Blickfeldes, über die Zuverlässigkeit der Auffassung, die
Neigung zu willkürlicher Ergänzung und zu kritischer Sichtung der
Wahrnehmungen, über die Rolle der Gesichtsbilder und der Be-
wegungsempfindungen in den Sprachvorstellungen. Auch die Verhältnisse der Uebung und Ermüdung auf dem Gebiete der Wahrnehmung können nach dem angegebenen Verfahren festgestellt
werden.

Zu Zwecken der Untersuchung am Krankenbette haben wir in
der letzten Zeit eine Platte mit veränderlichem Spalte benutzt, die
mit Hülfe einer Feder vor den Gesichtsreizen (Zahlen, Buchstaben-
gruppen, Silben, Wörter, Bilder) vorbeigeschnellt wurde. Die Anzahl der erkannten Reize giebt ein Maass für die Auffassungsfähigkeit; die Fehler sind in ähnlicher Weise zu verwerthen wie bei dem
früher angeführten Verfahren. Noch einfacher sind die von Bonhöffer bei Deliranten benutzten Verfahren, die sich an die gewöhnliche neurologische Untersuchung anlehnen, Prüfung der Berührungs-

und Schmerzempfindlichkeit mit Hülfe von Nadeln, des Gehörs durch
Flüsterstimme, des Gesichts durch Schriftproben und Perimeter, der
Farbenwahrnehmung durch Wollproben und gefärbte Quadrate, des
Ortssinnes der Haut mit dem Zirkel. Das Vorlegen von einfachen
und verwickelteren Bildern gewährt Einblick in die weitere geistige
Verarbeitung der Wahrnehmungen und deckt unter Umständen auch
das Vorkommen von illusionären Vorgängen auf. Bei schweren
Auffassungsstörungen kann auch das Erkennen der Zahl rasch vor-
gehaltener Finger, die Zählung schnell aufeinander folgender Klopf-
geräusche als Aufgabe für den Kranken gewählt werden.

Ein anderer Weg zur Untersuchung des Wahrnehmungsvorganges ist uns in den sogenannten psychischen Zeitmessungen
gegeben. Das Verfahren bei solchen Messungen, für die das Hipp-
sche Chronoskop ein unvergleichlich bequemes und zuverlässiges
Hülfsmittel darstellt, ist nach den verschiedensten Richtungen hin
auf das sorgfältigste durchgearbeitet, so dass sie in der Hand des
Erfahrenen eine sehr werthvolle Bereicherung unseres wissenschaftlichen Rüstzeuges bilden. Leider sind allerdings die meisten der
bisher an Geisteskranken angestellten und veröffentlichten Versuche
wegen mangelhafter Anordnung vollkommen werthlos. Dagegen
haben zahllose, von mir oder unter meiner Leitung ausgeführte
Messungen mir gezeigt, dass sich auch bei Geisteskranken ohne
nennenswerthe Schwierigkeit auf diesem Wege wichtige Ergebnisse
erzielen lassen. Man kann so z. B. die Auffassungszeit für zugerufene oder gelesene Worte und Buchstaben bestimmen. Auch
bei diesem Verfahren stellt sich ausser der Verlängerung oder Verkürzung der Zeiten das Auftreten von Wahrnehmungsverfälschungen
heraus, die geeignet sind, ein besonderes Licht auf den Ablauf des
gemessenen Vorganges zu werfen.

Bei allen Auffassungsversuchen wird das Ergebniss sehr wesentlich durch das Verhalten der Aufmerksamkeit beeinflusst. Die
Schwankungen der gewonnenen Werthe geben daher auch ein
gewisses Maass für die grössere oder geringere Gleichmässigkeit
der Aufmerksamkeitsspannung. Genauer lassen sich dieselben bei
fortlaufender geistiger Arbeit (Addiren) mit Hülfe einer kleinen
Schreibfeder verfolgen, die beim Unterstreichen jeder addirten
Zahl einen elektrischen Strom schliesst und auf diese Weise die
Dauer jeder einzelnen Rechnung aufzuzeichnen gestattet. Wir er-

18*

halten so ein genaues Bild von den Schwankungen in der Rechen-
geschwindigkeit, namentlich auch, wie sich herausgestellt hat,
von dem Einflusse, den das Eingreifen des Willens auf die Lösung
der Aufgabe ausübt. Für gröbere Prüfungen hat sich ebenfalls
das fortlaufende Addiren oder Subtrahiren derselben Zahl zweckmässig erwiesen. Lässt man z. B. von 100 fortlaufend 7 ab-
ziehen, so gewähren die Schwankungen in der Geschwindigkeit und
besonders die Entgleisungen ein gutes Bild von der Stetigkeit der
Aufmerksamkeitsspannung. Durch willkürlich hineingetragene Störungen kann man zugleich ein Urtheil über die äussere Ablenkbarkeit gewinnen.

Die Untersuchung des Gedächtnisses hat sich einmal auf die
Festigkeit zu erstrecken, mit welcher früher erworbene Vorstellungen
in unserem Innern haften, dann aber auf die Fähigkeit, jetzt noch
neue Vorstellungen aufzunehmen und aufzubewahren. Auf Störungen
in der ersteren Richtung pflegen wir gewöhnlich zu fahnden durch
die Frage nach gewissen, als selbstverständlich vorausgesetzten Kenntnissen, seien es persönliche Erlebnisse, seien es anderweitig erlernte
Vorstellungsreihen, namentlich die Rechnungsarten. Man kann hier
durch reihenartig fortlaufende, planmässige Rechenversuche ein Maass
für die Leichtigkeit gewinnen, mit welcher der Kranke noch über
die in der Kindheit erlernten einfachen Zahlenverbindungen verfügt.
Ich bediene mich seit Jahren zu diesem Zwecke des fortlaufenden
Addirens einstelliger Zahlen in besonders dazu gedruckten Heften.
In regelmässigen kürzeren Pausen wird auf ein Glockenzeichen
durch einen Strich das bis dahin Gearbeitete abgegrenzt, so dass die
Grösse der Leistung in den einzelnen Zeitabschnitten unmittelbar
aus der Menge der addirten Zahlen erkannt werden kann. Am
Krankenbette wird man kürzere derartige Reihen, z. B. das fort-
laufende Addiren oder Subtrahiren von 3, 7, 12 u. s. f. ausführen
lassen und die Zeiten mit einer Sporuhr messen können.

Auf ganz ähnliche Weise lässt sich die augenblickliche Aufnahmefähigkeit des Gedächtnisses, die „Merkfähigkeit", durch Auswendiglernen langer Zahlen- oder sinnloser Silbenreihen ohne erhebliche Schwierigkeit prüfen. Dabei ergiebt sich, dass verschiedene
Personen die zu lernenden Reihen mit persönlich bestimmter, aber
sehr verschiedener Geschwindigkeit aufsagen. Wahrscheinlich handelt
es sich hier um Abweichungen in der Art des Lernens. Berück-

sichtigt man, dass sich beim Lernen einer Zahlenreihe die Auffassung
des Sinneseindruckes mit dem Aussprechen der Bezeichnungen verbindet, so liegt die noch durch allerlei andere Beobachtungen ge-
stützte Annahme nahe, dass sich bei langsamem Hersagen die Aufmerksamkeit vorzugsweise auf die sinnlichen und associativen, bei
schnellem Hersagen dagegen besonders auf die motorischen Bestandtheile der Gesammtvorstellung richtet. Erstere werden bei langsamer Einprägung, letztere bei häufiger Wiederholung besser in
unserem Gedächtnisse befestigt. Die Geschwindigkeit des Hersagens
gestattet demnach einen Schluss auf die gewohnheitsmässige Bevor-
zugung dieser oder jener Seite unserer Vorstellungen, zunächst bei
der vorliegenden Arbeitsleistung. Es ist indessen nicht unwahrscheinlich, dass diesen Verschiedenheiten eine weit über das einzelne
Gebiet hinausreichende Bedeutung zukommt. Einfachere und daher
für die Untersuchung Geisteskranker brauchbarere Verfahren zur
Prüfung der Merkfähigkeit sind von anderen Forschern, so von
Bonhöffer, in Anwendung gezogen worden. Den Kranken wurde
die Aufgabe gestellt, mehrstellige vorgesagte Zahlen, Silbenzusammenstellungen, unbekannte Wörter nach einer gewissen Zeit mündlich
oder schriftlich zu wiederholen. aus einer Anzahl vorgelegter Bilder
ein bestimmtes wiederzuerkennen. Wir bedienen uns jetzt für solche
Zwecke der oben bereits erwähnten Spaltplatte, die verschiedenartige
Gesichtseindrücke für kurze Zeit sichtbar werden lässt. Die Versuchsperson hat dann nach bestimmter Zeit über das Gesehene
Rechenschaft zu geben.

Das Studium der Vorstellungsverbindungen lässt sich nach
sehr verschiedenen Richtungen hin ausdehnen. Zunächst wird es
möglich sein, die Geschwindigkeit zu messen, mit welcher sich die
einzelnen Glieder an einander knüpfen. Ein sehr ungefähres Urtheil über diesen Punkt liesse sich allenfalls schon aus den oben
erwähnten Rechenversuchen gewinnen. Genauere Aufschlüsse aber,
auch über die grossen Verschiedenheiten je nach der Art der Verbindung, liefert uns die Messung mit Hülfe des Chronoskopes.
Eigenartige Ergebnisse erhält man ferner, wie mir umfangreiche
Versuchsreihen gezeigt haben, bei der Untersuchung der Associationszeiten unter planmässiger Wiederholung derselben Versuche mit denselben Reizworten. Namentlich der Einfluss der Uebung auf die
Schnelligkeit und Festigkeit der Vorstellungsverbindungen lässt sich

dabei sehr gut verfolgen. Allein auch ohne Zeitmessungen sind Associationsversuche nicht nur von mannigfachem Interesse, sondern auch ungemein leicht ausführbar. Indem man einfach irgend ein Wort ausspricht und die erste daraufhin im Kranken auftauchende Vorstellung niederschreibt, kann man in kurzer Zeit das Material für eine Statistik der Associationen sammeln, die Aufschlüsse liefert über das gewohnheitsmässige Verhältniss der inneren zu den äusseren Vorstellungsverbindungen, die Häufigkeit der eingelernten, der Klangassociationen und der „Fehlassociationen", die in gar keiner Beziehung zu der Art des Reizwortes mehr stehen. Auch auf diese Weise lassen sich Werthe für die Festigkeit der einzelnen Associationsgruppen gewinnen. Als Maass für dieselbe habe ich das Verhältniss der bei einer Wiederholung neu auftretenden Associationen zur Gesammtzahl der Versuche benutzt.

Weiterhin kann man der Versuchsperson die Aufgabe stellen, eine bestimmte Zeit lang die in ihr auftauchenden Vorstellungen mit oder ohne Anknüpfung an ein gegebenes Ausgangswort niederzuschreiben. Hier erhält man einen Durchschnittswerth für die Geschwindigkeit der Vorstellungsbildung, die regelmässig geringer ist, als diejenige des Schreibens. Dann aber lässt sich auf diese Weise ein Urtheil über die Neigung zu einzelnen Arten der Vorstellungsverbindungen gewinnen, namentlich zu den psychiatrisch so wichtigen sinnlosen und Klangassociationen. Endlich aber ergiebt sich bei diesem Verfahren ein Urtheil über die Einheitlichkeit oder Zerfahrenheit des Gedankenganges, über die Reichhaltigkeit des Vorstellungsschatzes, die Neigung zu sprunghaftem Abbrechen, zu zähem Festhalten oder zu beständigem Wiederholen.

Beschränkt man der Versuchsperson die Auswahl der niederzuschreibenden Worte auf bestimmte Gruppen, etwa solche Gegenstände, die durch das Auge, durch das Ohr wahrnehmbar sind, die Lust oder Unlust erregen, allgemeine Begriffe u. s. f., so ist man im Stande, aus den Leistungen einer gegebenen Zeit Schlüsse auf die grössere oder geringere Bereitschaft aller der genannten Vorstellungsgruppen und damit auf die Gestaltung des Vorstellungsschatzes überhaupt zu ziehen. Wie mir Versuche gezeigt haben, lassen sich diese Ergebnisse nach verschiedenen Richtungen hin verwerthen. Schwierigere associative Aufgaben, die Bildung von Urtheilen und Schlüssen, kann man in ganz ähnlicher Weise untersuchen, hinsichtlich ihrer Richtigkeit, ihrer Schnelligkeit, ihrer Festigkeit.

Zur Untersuchung der Auslösung von Willensantrieben steht uns zunächst die Messung der Wahlzeiten zu Gebote. Wenn man die Aufgabe stellt, dass auf einen Reiz durch eine Bewegung mit der rechten Hand geantwortet werden soll, auf einen andern dagegen mit der linken, so enthält dieser Vorgang ausser der Unterscheidung zwischen den beiden Reizen noch denjenigen der Wahl zwischen zwei Bewegungen. Wie die Erfahrung gelehrt hat, besitzen wir in diesen „Wahlreactionen" ein sehr werthvolles Mittel zum Nachweise solcher Erregungszustände im Gehirn, welche mit einer Erleichterung der Auslösung von Willensbewegungen einhergehen. In diesem Falle nämlich erfolgt sehr leicht die verlangte Bewegung, bevor der Reiz noch recht aufgefasst, bisweilen sogar, bevor er überhaupt erzeugt wurde. Dabei wird die ausgelöste Bewegung natürlich vielfach unrichtig ausfallen: es kommt zur Entstehung von „Fehlreactionen", deren Zahl ein gutes Maass für den Grad der Bewegungserleichterung abgiebt. Weitere Aufschlüsse über den gleichen Punkt erhalten wir durch Prüfung der Lese-, Schreibe- oder Sprechgeschwindigkeit, die man nach einem ähnlichen Verfahren feststellen kann wie die Schnelligkeit des Rechnens, durch Lösung fortlaufender, sich reihenweise an einander schliessender, gleichartiger Aufgaben. Für die Untersuchung der Schrift habe ich seit einiger Zeit auch die genauere Messung der Dauer und Geschwindigkeit einzelner Schriftzüge sowie des in jedem Augenblicke auf die Unterlage ausgeübten Druckes mit Hülfe einer dafür gebauten „Schriftwage" herangezogen. Schwerere Störungen in der Auslösung von Willensantrieben lassen sich schon in der Verlangsamung einfacher Bewegungen, des Handgebens, Armhebens, mit der Uhr messen; auch das Aussprechen geläufiger Reihen, der Zahlen oder des Alphabets, ist für diesen Zweck geeignet.

Den Ablauf reflectorischer Muskelbewegungen, insbesondere des Kniesehnenreflexes, hat Sommer neuerdings unter Beseitigung des Unterschenkelgewichtes eingehender studirt; auch aus diesen Beobachtungen lassen sich, wie es scheint, gewisse Schlüsse über den psychischen Gesammtzustand ableiten. Derselbe Forscher hat ferner mit Hülfe besonderer Vorrichtungen unwillkürliche Bewegungen (Zittern) in ihre drei Hauptrichtungen zerlegt und so

aufgezeichnet. Endlich können wahrscheinlich auch die Ergo-
graphenversuche, wie sie zuerst von Mosso und seinen Schülern
ausgeführt wurden, zur Erkenntniss krankhafter Geisteszustände
herangezogen werden. Sie geben uns zwar zunächst nur über die
Ermüdungserscheinungen im Muskel Aufschluss, allein es unterliegt
kaum einem Zweifel, dass die Versuchsergebnisse in sehr bedeuten-
dem Maasse durch die Zustände des Gehirns beeinflusst werden.

Wir haben in dieser Aufzählung die Gemüthsbewegungen
ganz bei Seite gelassen. In der That vermögen wir bisher kaum,
diese Seite unseres Seelenlebens irgendwie der Messung zugänglich
zu machen. Allerdings sind wir im Stande, künstlich Stimmungen
zu erzeugen. Wenn wir absehen von den Unlustregungen, die
etwa durch körperlichen Schmerz oder unangenehme Reize anderer
Art herbeigeführt werden können, so wissen wir, dass durch gewisse
Gifte die ganze Gemüthslage in entscheidender Weise verändert
wird. Leider können wir erst bei wenigen dieser Gifte die psychische
Wirkung soweit in ihre Bestandtheile zerlegen, dass eine Vermuthung über die besonderen Ursachen der Stimmungsbeeinflussung
möglich ist. Wie früher ausgeführt, scheint beim Alkohol die Erleichterung der Bewegungsauslösung, beim Morphium die Anregung
der Einbildungskraft zu der Stimmungsänderung in näherer Beziehung zu stehen, während die vom Thee erzeugte Behaglichkeit
mit der Erleichterung der Verstandesthätigkeit bei gleichzeitiger
motorischer Beruhigung, die stille Befriedigung des Rauchers mit
der leicht lähmenden und beruhigenden Wirkung des Tabaks zusammenhängen dürfte. Das Brom endlich erzeugt an sich keine
besondere Stimmung, aber es vermag innere Spannungszustände zu
beseitigen und auf diese Weise lebhafte Unlustregungen zu mildern.
Alle diese Wirkungen auf das Gemüthsleben vermögen wir nun
zwar nicht als solche zu messen; wol aber sind wir in der Lage,
die Art und Grösse der mit ihnen verbundenen Aenderungen im
Ablaufe der verschiedenen psychischen Vorgänge jederzeit feststellen
zu können. Vielleicht wird es daher möglich sein, die Ausgiebigkeit jener Aenderungen geradezu als Maass für die Stärke der gemüthlichen Einflüsse zu benutzen. Weiterhin aber können wir daran
denken, aus den Wirkungen, welche die Gifte ausüben, Schlüsse auf
die besondere Art des bestehenden Gemüthszustandes abzuleiten.
Die ganz verschiedene Wirkung, die z. B. Alkohol und Brom auf

die Verstimmung des Epileptikers ausüben, berechtigt uns dazu. Der Unterschied zwischen der Erregung des Manischen und des Epileptikers wird durch die gänzlich abweichende Beeinflussung Beider durch Brom in helles Licht gesetzt. Thatsächlich ist das Hülfsmittel der Giftwirkung zur genaueren Zergliederung gegebener Seelenzustände bereits mit gutem Erfolge von uns in Anwendung gezogen worden.

Wir kommen nunmehr noch zu einer letzten, aber gewiss nicht der unwichtigsten Seite der psychischen Untersuchung, zur Feststellung der psychischen Grundeigenschaften. Mit Hülfe der fortlaufenden Lösung gleichartiger Aufgaben sind wir nämlich im Stande, die Aenderungen unserer geistigen Leistungsfähigkeit auf verschiedenen Gebieten dauernd zu verfolgen. Aus den Schwankungen der Arbeitsfähigkeit können wir aber ein Maass gewinnen für alle früher besprochenen Grundeigenschaften der geistigen Persönlichkeit, vorausgesetzt, dass alle Messungen unter bestimmten, vergleichbaren Versuchsbedingungen vorgenommen werden. So wird sich die Uebungsfähigkeit durch die Zunahme der Leistungsfähigkeit unter dem Einflusse der Arbeit messen lassen. Man wird etwa die Anfangsleistung zweier, in gewisser Zwischenzeit auf einander folgender Versuche vergleichen. Allerdings kann dabei der inzwischen erfolgte Uebungsverlust nicht mit berücksichtigt werden, obgleich er wahrscheinlich auch für verschiedene Personen nicht gleich gross ist. Die Uebungsfestigkeit lässt sich aus der Erhöhung der Arbeitsleistung erkennen, die nach längerer Zwischenzeit von der früher festgestellten Uebungswirkung noch übrig geblieben ist. Die Anregbarkeit kann gemessen werden durch die Abnahme der Leistungsfähigkeit, die durch kürzere Arbeitspausen gegenüber dem ununterbrochenen Fortarbeiten herbeigeführt wird. Als Maass der Ermüdbarkeit darf die Abnahme der Leistungsfähigkeit nach bestimmter, längerer Arbeitszeit gelten. Ueber die Erholungsfähigkeit gewinnt man ein Urtheil aus dem Stande der Leistungsfähigkeit nach einer Pause im Anschlusse an ermüdende Arbeit. Zur Bestimmung der Schlaftiefe stellen wir für jeden Abschnitt der Nacht die Stärke der Reize fest, die gerade genügt, um den Schläfer zu erwecken. Die Ablenkbarkeit messen wir aus der Herabsetzung der Leistungsfähigkeit unter der erstmaligen Einwirkung bestimmter Störungen, während die Gewöhnungsfähigkeit aus der Aenderung der Leistungs-

fähigkeit während längerer Einwirkung jener Störungen erkannt
wird.

Mit diesen kurzen Andeutungen muss ich mich an dieser Stelle
begnügen. Eine ausführlichere Darlegung und Begründung der hier
erwähnten Messungen psychischer Grössen habe ich in meinem oben
angeführten Aufsatze über den psychologischen Versuch in der
Psychiatrie gegeben. Umfassende Einzeluntersuchungen haben mir
den Beweis erbracht, dass die Mehrzahl dieser Bestimmungen schon
mit den heute zur Verfügung stehenden Hülfsmitteln und dass
sie in grösserem oder geringerem Umfange auch an so manchen
Geisteskranken ausführbar sind. Wenn es demnach auch nur unbedeutende Anfänge sind, die hier vorliegen, so liefern sie doch
immerhin den Beweis, dass es möglich ist, selbst auf unserem
schwierigen Forschungsgebiete für genauere naturwissenschaftliche
Beobachtungsmethoden allmählich Boden zu gewinnen.

Beobachtung. Es ist leicht verständlich, dass in einigermassen
schwierigen Fällen die einfache Untersuchung eines Kranken niemals
ausreicht, sondern zur grösseren Sicherheit immer eine mehr oder
weniger lang bemessene Beobachtungszeit gefordert werden muss.
Die Befangenheit bei der ungewöhnlichen Prüfung, der Eindruck
der Versetzung in neue Verhältnisse kann das Bild für einige Zeit
völlig verändern, ganz abgesehen von jenen Krankheitsformen, die
ihrer Natur nach mit freieren Zwischenzeiten verlaufen oder nur
anfallsweise hervortreten. Als Ort für die Beobachtung dient am
besten die Irrenanstalt, weil nur in ihr eine dauernde, sachverständige Ueberwachung gesichert erscheint. Sehr häufig fördern
hier die ersten Tage der Einbürgerung, die man ohne besonderen
Eingriff verstreichen lässt, gar keine auffallenden Beobachtungen zu
Tage; erst nach und nach treten die krankhaften Erscheinungen,
falls solche überhaupt vorhanden, deutlicher hervor. Alle jene einzelnen Züge des psychischen Bildes, die bei der einmaligen Untersuchung nur angedeutet waren, prägen sich nun bei längerer Beobachtung deutlicher aus: das Wesentliche sondert sich vom Unwesentlichen und Zufälligen. Der ausserordentliche Unterschied zwischen
einmaliger und wiederholter Prüfung eines Geisteskranken wird
ganz besonders deutlich, wenn man sich daran gewöhnt, in jedem
Falle schon bei der ersten Untersuchung eine bestimmte Diagnose
zu stellen. Man begreift dann oft nach wenigen Tagen die Schwierig-

keiten nicht mehr, die man anfänglich mit der Beurtheilung gehabt
hat. Dazu kommt, dass sich der Beobachtete Seinesgleichen gegenüber und bei längerer Bekanntschaft mit dem Arzte unbefangener
giebt, sich mehr gehen lässt und achtlos Eigenthümlichkeiten, Gedanken, Gefühle verräth, mit denen er bei der einmaligen Untersuchung zurückbielt. Von besonderer Bedeutung in dieser Beziehung pflegen Briefe und andere Schriftstücke zu sein, die oft mit
einem Schlage ein kaum erwartetes Licht über den Zustand ihres
Verfassers ausbreiten.

Weiterhin aber ist man nun in den Stand gesetzt, sein Handeln
kennen zu lernen, freilich nur in dem engen Rahmen der Anstalts-
verhältnisse, der aber für den Untersuchten doch noch der Gelegenheiten genug zu krankhaften Willensäusserungen darbietet. Lebhaftigkeit oder Gleichgültigkeit, Zerstreutheit oder Versunkenheit,
Leistungsfähigkeit oder Schwäche, Selbstüberschätzung oder Klein-
muth, Reizbarkeit oder Stumpfheit, Thatkraft oder Unentschlossenheit,
Bestimmbarkeit oder Unlenksamkeit, Arbeitslust oder Trägheit —
alle diese Eigenschaften und viele andere werden sich in den täglich
beobachteten kleinen Zügen nach und nach auf das unverkennbarste
herausstellen müssen. Endlich ist es nur auf dem Wege fortgesetzter
Beobachtung möglich, den fortschreitenden oder gleichbleibenden
Verlauf des vermuthlichen Leidens, das Vorkommen von Besserungen,
Verschlimmerungen, „Anfällen" aller Art, das Verhalten des Schlafes,
der Esslust, der Verdauung und vor allem des Körpergewichtes in
gesicherter Weise festzustellen. Soweit daher im einzelnen Falle
überhaupt eine Aufklärung über das körperliche und psychische
Verhalten möglich ist, wird sie durch die mannigfachen Erfahrungs-
quellen, welche die klinische Beobachtung gewährt, in der Regel
erreicht werden können.

Leichenbefund. Wenn wir in der übrigen Medicin gewöhnt
sind, als letzte Bestätigung unserer Krankheitsauffassung den Leichenbefund anzusehen, so können wir in der Psychiatrie der Untersuchung nach dem Tode bis jetzt nur einen sehr beschränkten Werth
zugestehen. Wo die Diagnose einer Geistesstörung nicht aus den
Erscheinungen am Lebenden gestellt werden konnte, vermag die
Hirnuntersuchung heute ganz gewiss keine Entscheidung herbeizuführen. Der Grund dafür liegt indessen nicht darin, dass etwa das
Irresein zumeist gar nicht auf körperlichen Veränderungen beruht.

Vielmehr stellt sich mehr und mehr heraus, dass auch kürzer
dauernde und wenig beachtete Störungen, wie die Bewusstseinstrübungen des Todeskampfes, fast immer mit erkennbaren Veränderungen in den Hirnrindenzellen einhergehen. Es ist aus diesem Grunde
ungemein schwer, menschliche Hirnrinden mit durchaus gesunden
Zellen zu bekommen. Gerade diese Empfindlichkeit der Rindenbestandtheile ist es, die uns die Deutung der Bilder bei Geisteskranken so schwierig macht; es lässt sich im einzelnen Falle zunächst oft kaum entscheiden, ob die aufgefundenen acuten Veränderungen die Grundlage des Irreseins gebildet haben oder erst
durch die tödliche Erkrankung erzeugt wurden. Untersuchung sehr
zahlreicher Fälle mit den besten und zuverlässigsten Hülfsmitteln
wird hier allmählich Klarheit schaffen.

Voraussetzung ist dabei allerdings, dass unsere klinischen
Kenntnisse zur Aufstellung wirklich gesicherter Krankheitsbilder
fortschreiten. Wir können nicht auf einheitliche Hirnbefunde
rechnen, so lange wir völlig verschiedene Krankheitsvorgänge zu
einer Gruppe zusammenfassen, so lange wir nur Zustandsbilder und
keine Krankheiten diagnosticiren. Immerhin kennen wir bereits für
eine Anzahl von Irreseinsformen bestimmte Befunde in der Hirnrinde. Dahin gehört die Paralyse und eine Reihe verwandter Krankheitsbilder, der Altersblödsinn, verschiedene Formen der Idiotie;
vereinzelte, freilich noch schwer zu deutende Befunde liegen auch
schon für das Delirium tremens und die Dementia praecox vor.
Weitere Ausbeute ist mit Bestimmtheit in absehbarer Zeit zu erwarten. Der Thierversuch hat uns endlich bei einer Reihe von
Vergiftungen, die mit psychischen Störungen einhergehen (Alkohol,
Morphium, Cocain, Trional, Phosphor, Blei), heute schon ganz
verschiedene Erkrankungsvorgänge an gewissen Hirnrindenzellen
kennen gelehrt, für andere (Strychnin, Arsen, Silber) wenigstens
solche im Rückenmark. Wir dürfen daher darauf rechnen, nach
und nach auch jene Unterschiede in den Erkrankungen der menschlichen Hirnrinde auseinanderhalten zu lernen, die den einzelnen
Formen des Irreseins zu Grunde liegen. Dann wird der Leichenbefund auch in der Psychiatrie im Stande sein, die Diagnose des
Klinikers umzustossen oder zu bestätigen.

B. Grenzen des Irreseins.

Das Bedürfniss nach einer strengen Begriffsbestimmung der Geisteskrankheit, nach einer Abgrenzung dieser letzteren von der Breite des Gesunden, ist in der Geschichte der Psychiatrie der Ausgangspunkt zahlloser, angestrengter Bemühungen, scharfsinniger Auseinandersetzungen und spitzfindiger Beweisführungen gewesen, bis endlich die unvermeidliche Erkenntniss sich immer mehr Bahn zu brechen begann, dass die Fragestellung von vornherein eine falsche war, dass es hier wirklich scharfe Grenzen und unfehlbare Kennzeichen der Natur der Sache gemäss ebensowenig geben kann wie bei der Unterscheidung von körperlicher Gesundheit und Krankheit. Die Anzeichen des Irreseins sind eben durchaus nicht gänzlich fremdartige und durch das Irresein neu erzeugte Erscheinungen, sondern sie haben ihre Wurzeln in gesunden Vorgängen und verdanken ihre Eigenartigkeit nur der einseitigen, masslosen Ausbildung oder dem Untergange dieser oder jener Verrichtungen sowie der besonderen Verbindung der verschiedenartigen Einzelstörungen.

Verhältnissmässig leicht wird indessen die Erkennung einer Geistesstörung dann, wenn es gelingt, den Nachweis zu führen, dass die verdächtigen Erscheinungen nicht von jeher bestanden haben, sondern etwas Gewordenes sind. Zwar kommen auch wol im gesunden Leben Wandlungen vor, die bis in das innerste Wesen der Persönlichkeit eingreifen, aber im allgemeinen legt dennoch die Beobachtung einer auffallenden Veränderung im Denken, Fühlen und Handeln eines Menschen den Gedanken an eine krankhafte Natur derselben sehr nahe. Zur Gewissheit wird diese Vermuthung, wenn die hervortretenden Erscheinungen sich widerspruchslos in eines der bekannten klinischen Krankheitsbilder einordnen, und wenn vielleicht auch Ursachen sich auffinden lassen, die erfahrungsgemäss jene Gruppe von Störungen häufiger zu erzeugen pflegen.

Es darf mit allem Nachdrucke betont werden, dass in solchen Fällen die genaue Erhebung der Vorgeschichte, sorgfältige Ausnutzung aller Untersuchungsmethoden und eine gewisse Zeit fortlaufender Beobachtung bei wirklichem Sachverständniss regelmässig zum Ziele führen wird. Die Psychiatrie ist in der Erkennung von

Krankheitsvorgängen, auch solchen sehr langsamen Verlaufes, in keiner Weise hülfloser, als etwa die innere Medicin oder die Nervenheilkunde, die ja ebenfalls oft genug erst nach längerer Beobachtung ein sicheres Verständniss schwieriger Krankheitsfälle erreichen. Nur die kühnste Unwissenheit kann sich daher zu der häufig wiederholten Behauptung versteigen, dass der Irrenarzt wegen der Unvollkommenheit der Psychiatrie vielfach Geistesgesunde als krank betrachte und sie daher widerrechtlich ihrer Freiheit beraube. Allerdings sieht der Sachverständige auch hier überall tiefer, als der meist von ganz abenteuerlichen Vorstellungen über das Irresein erfüllte Laie.

Die unerbittliche Forderung, uns niemals mit dem Nachweise einer Geistesstörung im allgemeinen zu begnügen, sondern unter allen Umständen zu einer bestimmten klinischen Diagnose zu gelangen, wird uns namentlich vor dem verhängnissvollen Fehler bewahren, einzelne Erscheinungen als entscheidend zu betrachten und darüber das Gesammtbild des vorliegenden Falles ausser Acht zu lassen. Früher hat man z. B. viel darüber gestritten, ob Sinnestäuschungen auch bei geistiger Gesundheit vorkommen könnten, und ob der Selbstmord unter allen Umständen als Krankheitserscheinung aufgefasst werden müsse; jetzt wissen wir, dass beides Ereignisse sind, die im einzelnen Falle nur durch den Zusammenhalt mit anderweitigen Beobachtungsthatsachen richtig gewürdigt werden können. Wenn z. B. Esquirol den Selbstmord einfach als eine besondere Form des Irreseins beschrieb, so habe ich in Uebereinstimmung mit den Erfahrungen Anderer durch die Beobachtung geretteter Selbstmörder feststellen können, dass nur 30% derselben wirklich klinisch ausgeprägte geistige Störungen darboten.

Recht schwierig kann sich die Entscheidung über psychische Gesundheit oder Krankheit gestalten, wenn nicht über das Bestehen eines krankhaften Vorganges, sondern über das Vorhandensein eines krankhaften Zustandes entschieden werden soll. Im ersten Falle war uns die Richtschnur der Beurtheilung in dem Verhalten des Kranken selber vor der eingetretenen Veränderung gegeben; hier dagegen sind wir gänzlich auf die Abgrenzung nach den allgemeinen Begriffen angewiesen, die sich in der Wissenschaft als Gradmesser des Krankhaften niedergeschlagen haben. Dazu kommt, dass wir ein ausgedehntes Uebergangsgebiet zu verzeichnen haben, auf dem es sich lediglich um die Abschätzung gradweiser Unterschiede handelt, so dass es vielfach dem Belieben und dem Standpunkte des Beobachters überlassen bleibt, wie weit oder wie eng er die Grenze der Geisteskrankheit stecken will. Dies ist der Grund, warum so häufig die Gutachten selbst wissenschaftlich hochstehender Sachverständiger bei der Beurtheilung solcher Fälle vollständig auseinandergehen; die allgemeinen Grundsätze versagen hier bisweilen durchaus und lassen einzig dem persönlichen Ermessen die Entscheidung zufallen.

Der Irrenarzt ist demnach hier etwa in derselben Lage wie der Kassenarzt bei der Beurtheilung der Erwerbsfähigkeit, nur mit dem Unterschiede, dass die Tragweite seines Ausspruches eine häufig viel grössere ist. Es erscheint daher ganz unvermeidlich, dass gelegentlich sein Urtheil als Härte empfunden und von Kranken oder Angehörigen angefochten wird, zumal den Ersteren immer, den Letzteren häufig das Verständniss für die in Betracht kommenden Zustände völlig abgeht. An diesem Punkte liegt wol die Hauptquelle für die namentlich in neuerer Zeit mit ebenso viel Unkenntniss wie Gehässigkeit betriebene Bewegung gegen die Thätigkeit der Irrenärzte*). Natürlich würde Niemand froher sein, als diese Letzteren selbst, wenn man sie von der leidigen Verantwortlichkeit für die Beurtheilung der Uebergangsformen zwischen geistiger Gesundheit und Krankheit befreien wollte. Leider ist dazu wenig Aussicht, da sich schwerlich Jemand finden dürfte, der ihnen diese undankbare Aufgabe dauernd abnimmt.

Das grosse, sicher noch viel zu wenig gekannte Gebiet klinischer Formen, mit dem wir es hier zu thun haben, ist dasjenige des angeborenen Schwachsinns. Die Erscheinungen desselben treten uns in allen Richtungen des psychischen Lebens entgegen, und wir müssen daher wenigstens einen kurzen Blick auf die Grenzgebiete werfen, nicht sowol, um die vorhandenen Schwierigkeiten zu lösen, sondern um auf die Unmöglichkeit einer grundsätzlichen Lösung derselben hinzuweisen.

Im Bereiche des Verstandes lassen sich der Hauptsache nach zwei Formen der psychischen Schwäche auseinanderhalten, unge-

---

*) Man vergleiche nur die durch ihre naive Unwissenheit und Unverfrorenheit geradezu erfrischenden Bücher des Herrn E. A. Schröder: Das Recht im Irrenwesen. 1890; Zur Reform des Irrenrechtes. 1891.

nügende geistige Regsamkeit einerseits, dann aber Urtheilslosigkeit
in Folge von Ueberwuchern der Einbilduugskraft. Der ersteren
Form, die sich durch das Fehlen allgemeinerer Begriffe, Enge des
Gesichtskreises, Gedankenarmuth, Stumpfheit kennzeichnet, entspricht
in der Gesundheitsbreite jene Form der Dummheit, die man als
Beschränktheit zu bezeichnen pflegt. Die höchsten Grade dieser
Beschränktheit fallen aber mit den leichteren Fällen des Schwachsinns
unterschiedslos zusammen: es giebt kein einziges Merkmal, welches
eine andere als gradweise Abtrennung gestattete.

Auch die zweite Form der psychischen Schwäche findet ihr
Gegenstück in der Gesundheitsbreite. Es sind das die erregbaren,
leichtgläubigen Geister, die überall die Welt mit eigenen Augen ansehen, Luftschlösser bauen und sofort Beziehungen und Zusammenhänge ahnen, abenteuerlichen Gedanken und Plänen nachjagen. In
gewissem Sinne können wir sogar den Aberglauben unmittelbar als
eine gesunde Form der Wahnbildung bezeichnen, insofern er aus
derselben Wurzel des Gemüthsbedürfnisses herauswächst. Es kann
daher unter Umständen ungemein schwierig werden, bei unseren
Kranken Aberglauben und Wahnbildung von einander zu trennen.
Den Uebergang zum Krankhaften bildet die Gruppe der Schwärmer
und Schwindler, bei denen sich vielfach geradezu die Züge der
Entartung, namentlich der epileptischen oder hysterischen Veranlagung,
nachweisen lassen. Den vereinzelten Beispielen einseitiger Begabung
bei Schwachsinnigen und Idioten lassen sich manche der sogenannten
verkannten Genies, Erfinder und Entdecker, Religionstifter an die
Seite stellen, bei denen die mangelnde Einheitlichkeit der Gesammtanlage auch den hervorragenden Eigenschaften ihrer Persönlichkeit
die freie und segensreiche Entfaltung verkümmert. Es ist endlich
kein Zweifel, dass auch das wirkliche Genie nicht selten eine gewisse Verwandtschaft mit der oben zuletzt genannten Form des
Schwachsinns erkennen lässt. Die überraschende Kühnheit der Gedankenverbindungen, die Lebhaftigkeit der Einbildungskraft, der
Blick auf das Ganze bei Vernachlässigung der Einzelheiten sind
Züge, welche beiden Veranlagungen gemeinsam sind, aber sie werden
beim Genie durch die gleichzeitige Ausbildung des abwägenden,
prüfenden Verstandes in sicheren Grenzen gehalten, während sie
dort die ungezügelte Herrschaft über das geistige Leben an sich
reissen. Gleichwol deutet sich doch auch bei unseren Kranken hie

und da durch treffende Einfälle oder künstlerische Lichtblicke jene
Verwandtschaft an, wie ja andererseits auch das Genie neben glänzenden Leistungen fast regelmässig unbegreifliche Schwächen erkennen
lässt. Sehr wichtig ist es für diese Frage, dass höchste Begabung
und krankhafte Belastung sich nicht selten in den gleichen Familien
neben einander vorfinden.

Von grosser Tragweite und darum von jeher am eifrigsten versucht worden ist die Abgrenzung des Krankhaften von der Gesundheitsbreite auf dem Gebiete des Gefühlslebens und des Handelns, die
wir hier gemeinsam in's Auge fassen wollen. Hier gilt es ganz besonders, jene Handlungen, die aus krankhaften Voraussetzungen
hervorgegangen sind, abzutrennen von denjenigen, die ihre Quelle in
unsittlichen Beweggründen haben. Man wird hier nicht lange im
Zweifel sein, wenn es gelingt, eine Wahnidee, eine Sinnestäuschung
oder auch ein unklares Angstgefühl, einen triebartigen Drang als
die Ursache der That aufzufinden. Die allergrössten Schwierigkeiten indessen beginnen sofort, sobald nicht Veränderungen in der
Art der Gefühle, sondern nur gradweise Abstufungen der ärztlichen Beurtheilung unterliegen. Jede menschliche Handlung kommt
dadurch zu Stande, dass die Triebfedern das Uebergewicht über die
hemmenden Gegengründe erlangen. Eine unsittliche Handlung kann
somit entweder auf einer starken Ausbildung der unsittlichen Antriebe oder aber auf einem Mangel der sittlichen Hemmungen beruhen,
und endlich kann sowol jene übermässige wie diese ungenügende
Entwicklung aus krankhaften Ursachen hervorgegangen sein. Nun
geht aber die krankhafte Zornmüthigkeit ganz allmählich in die Erregbarkeit des Leidenschaftsverbrechers über, und die wechselnden
Verstimmungen des angeboren Neurasthenischen sind nur Steigerungen
der oft ebensowenig sachlich begründeten weltschmerzlichen Anwandlungen des Schwarzsehers, die ihn an dem Werthe des Daseins
verzweifeln lassen. Der Selbstmord in den letzteren, der Mord in
den ersteren Fällen sollte je nach der Krankhaftigkeit oder der gesunden Beschaffenheit des Gemüthszustandes eine gänzlich verschiedene sittliche Beurtheilung erfahren, aber auch die genaueste
Zergliederung vermag hier oft die Grenze nicht zu finden, aus dem
triftigen Grunde, weil eine solche überhaupt nicht vorhanden ist.

Noch überzeugender tritt uns diese Schwierigkeit entgegen, wo
der krankhafte Mangel der sittlichen Gefühle von der „sittlichen

Schlechtigkeit" abgegrenzt werden soll. So wenig wie das Fehlen
einer Niere in einem Falle krankhaft sein kann, im andern nicht,
so wenig geht es an, eine gesunde sittliche Verwilderung neben einer
krankhaften aufzustellen. Bei der Beurtheilung der Unzulänglichkeit einer Leistung kann es nicht in erster Linie massgebend sein,
ob sie angeboren, erworben oder wie immer sie entstanden ist; nur
nach der Ausdehnung derselben kann man gesunde und krankhafte Grade unterscheiden, wie ja auch die Kleinheit der Niere erst
unter einer gewissen, ziemlich willkürlichen Grenze anfängt, krankhaft zu werden. Wenn der Verlust der höheren sittlichen Gefühle
als Theilerscheinung gewisser Krankheitsvorgänge vorkommt (z. B. der
Dementia paralytica), so schliesst dieser Umstand nicht aus, dass auch
der durch sittliche Verwahrlosung erzeugte Ausfall, sobald er ein
gewisses Maass erreicht hat und nicht beseitigungsfähig ist, als
krankhaft zu betrachten sei. Jedes Werkzeug unseres Körpers bedarf der Uebung und Ausbildung, um die von ihm geforderte Arbeit leisten zu können: der unerzogene Taubstumme bleibt aner-
kanntermassen auf der geistigen Entwicklungsstufe des Schwachsinns stehen — sollte allein der sittlich Unerzogene eine Ausnahme machen, sollte nicht bei ihm ebenfalls eine Unvollkommenheit der gemüthlichen Ausbildung vorhanden sein, die unter Umständen eine krankhafte Ausdehnung erlangen kann? Eine naturwissenschaftliche Betrachtung der Unsittlichkeit führt uns unabwend-
bar zu dem Schlusse, dass auch der Mangel sittlicher Gefühle nicht
nur zweifellos der Begleiter bestimmter klinischer Krankheitsformen
ist, sondern in seinen höheren Graden überhaupt ohne scharfe Abgrenzung in das Gebiet des Krankhaften hinüberspielt und als ein
Anzeichen der Schwäche im Gemüthsleben zu betrachten ist, welchem
nach anderer Richtung die Unzulänglichkeit der Verstandeskräfte
genau entspricht.

Es bleibt daher in derartigen Fällen bei der gerichtlichen Feststellung der Geistesstörung bis zu einem gewissen Grade häufig
Sache der persönlichen Ansicht, ob die gestellte Frage bejaht oder
verneint werden soll. So zuverlässig es fast stets gelingen wird,
wenigstens bei längerer Beobachtung das Bestehen einer Manie,
Melancholie, Verrücktheit, einer Dementia praecox oder paralytica mit
Sicherheit zu erweisen oder auszuschliessen, so rathlos steht selbst
der ausgezeichnetste Scharfsinn den gradweisen Abstufungen des

angeborenen Schwachsinns gegenüber. Die Schuld dafür trifft gewiss nicht die Psychiatrie, sondern lediglich die richterliche Fragestellung, die nur scharfe Grenzen zwischen Zurechnungsfähigkeit und Unzurechnungsfähigkeit kennt, alle die zahllosen Uebergangsformen aber wesentlich vernachlässigt. Vielleicht wird auch uns noch eine eingehendere Erforschung des Schwachsinns zu einer schärferen Umgrenzung der krankhaften Erscheinungen verhelfen; die Ueberwindung der grundsätzlichen Schwierigkeiten aber und die Gewinnung allgemeiner, unzweideutiger Gesichtspunkte kann sicherlich nur durch eine andere Fassung der richterlichen Fragen an den ärztlichen Sachverständigen erreicht werden.

C. Verstellung und Verleugnung.

Erheblich einfacher liegt die Aufgabe dort, wo nicht allgemein die Entscheidung über das Bestehen geistiger Gesundheit oder Krankheit gefällt werden soll, sondern wo es sich um die Aufdeckung einer Verstellung*) handelt. Hier ist eine sichere Richtschnur der Beurtheilung durch die Erwägung gegeben, dass die vorliegende Gruppe von Erscheinungen sich mit einem der erfahrungsgemäss feststehenden Krankheitsbilder decken muss. Bei der Mannigfaltigkeit psychischer Störungen erfordert es ziemlich weitgehende fachmännische Kenntnisse, ein widerspruchsloses, in sich wahrscheinliches, einheitliches Krankheitsbild zusammenzusetzen, ausserdem aber noch eine ganz ungewöhnliche Geschicklichkeit und Ausdauer, die angenommene Rolle wirklich durchzuführen und festzuhalten. Die Anschauungen über Geisteskrankheiten unter Laien weichen fast durchgehends so sehr von dem wahren Verhalten ab, dass es in der Regel für den Irrenarzt ein Leichtes ist, die Verstellung zu erkennen und zu entlarven. Am häufigsten werden tiefer Blödsinn oder Aufregungszustände ("Tobsucht") nachgeahmt; dabei ist es überall die Sucht der Simulanten, zu übertreiben und ihre Geisteskrankheit möglichst glaubhaft zu machen, die sie widersprechende Erscheinungen durcheinander mischen lässt und auf diese

---

*) Fürstner, Archiv f. Psychiatrie, XIX, 3; Fritsch, Jahrb. f. Psychiatrie, VIII, 1 u. 2.

Weise die Unterscheidung von wirklich Kranken ermöglicht. Häufig gelingt es auch, durch allerlei Vexirversuche, durch hingeworfene Bemerkungen gewisse Krankheitserscheinungen zu suggeriren, namentlich völlige Unempfindlichkeit gegen Nadelstiche, Lähmungen, Ohnmachten u. dergl. Ueberaus selten sind die Fälle, in denen selbst bei längerer Beobachtung die Verstellung nicht zweifellos festgestellt werden kann.

Indessen, so leicht und sicher die absichtliche Täuschung als solche erkannt zu werden pflegt, so schwierig ist es oft genug, das Bestehen einer Geistesstörung ausser der Verstellung auszuschliessen. Neumann fordert mit Recht, dass überhaupt kein Arzt jemals das Zeugniss geistiger Gesundheit ausstellen solle; bei Simulanten ist in dieser Hinsicht doppelte Vorsicht geboten. Die erfahrensten Irrenärzte theilen mit, dass wirklich geistig gesunde Menschen unter den Simulanten nur in verschwindend geringer Zahl vorkommen, wenn auch die eigentliche Störung eine ganz andersartige ist, als die nachgeahmte. Namentlich Verrückte, Querulanten, Hysterische, Schwachsinnige sind hierher zu rechnen. Die Mittel und Verfahren, welche die Aufdeckung von Verstellung im einzelnen Falle ermöglichen, die Schlüsse, die man aus dem Benehmen eines Menschen vor, während und nach einer verbrecherischen That auf seinen Geisteszustand ziehen kann, und eine Reihe ähnlicher Punkte müssen wir hier übergehen, da sie den Aufgaben der gerichtlichen Psychopathologie angehören.

Wir haben endlich noch der Verleugnung von Krankheitserscheinungen zu gedenken, die namentlich von Verrückten bisweilen mit grosser Gewandtheit geübt wird, um die Entlassung aus der Irrenanstalt oder die Aufhebung der Entmündigung zu erreichen. Es giebt unheilbare Irre, die Jahre lang ihre äussere gesellschaftliche Haltung zu bewahren wissen und das Nest ihrer Wahnideen tief in ihrer Brust verschliessen, bis eine unbedachte Aeusserung, eine gelegentliche gemüthliche Erregung plötzlich der erstaunten Umgebung die Augen öffnet und ihr die Erklärung für so manche Sonderbarkeiten des Benehmens giebt, die man so lange für „berechtigte Eigenthümlichkeiten" gehalten hatte. Wer nicht mit dem geheimen Zusammenhange und den Anknüpfungspunkten der Fäden bekannt ist, aus denen sich das Wahngewebe zurechtspinnt, dem kann die tiefe Störung manches Verrückten völlig verborgen bleiben, auch wenn sie gar nicht besonders verleugnet wird. Selbst dem Arzte begegnet es bisweilen, dass er trotz seines allgemeinen, bestimmten Verdachtes sich lange vergebens abmüht, in das Innere eines Kranken einzudringen, und dass ihm erst die Nachrichten über das Vorleben, das Benehmen in der Freiheit eine klare Einsicht in die wirkliche Ausdehnung der krankhaften Störung verschaffen. Solche Kranke zeigen sich dem Arzte gegenüber ungemein harmlos und ungefährlich, stellen alle Berichte der Angehörigen, alle Wahnideen völlig in Abrede und wissen ihre auffallenden Handlungen so ungezwungen und schlau zu begründen, dass es recht schwierig wird, die krankhaften Züge klar zu erfassen. Unerfahrene lassen sich daher oft vollständig von ihnen täuschen. Auf diese Weise pflegen die Gesundheitszeugnisse zu Stande zu kommen, die sich manche Geisteskranke von verschiedenen Halb- und Nichtsachverständigen zu verschaffen wissen. Kein erfahrener Irrenarzt wird in strittigen Fällen nur auf Grund einiger Unterredungen, ohne genaueste Kenntniss aller Verhältnisse und ohne Anstaltsbeobachtung das Urtheil abgeben, dass eine geistige Störung nicht vorhanden ist, schon deswegen, weil er weiss, dass fast ausnahmslos nur solche Personen das Bedürfniss haben, sich ihre geistige Gesundheit bescheinigen zu lassen, die wirklich krank sind.

Man wird daher gut thun, jene die öffentliche Meinung immer wieder beunruhigenden Flugschriften mit grösster Vorsicht aufzunehmen, in denen das Justizunrecht der willkürlichen Freiheitsberaubung, die Gefahren der geistigen Ermordung in den grellsten Farben ausgemalt zu werden pflegen. Allerdings ist die Aufklärung derartiger Fälle häufig nicht leicht, sondern erfordert höchste Sachkenntniss und vollkommenen Ueberblick über alle einschlägigen Thatsachen und Persönlichkeiten. Wir dürfen es aber nicht verschweigen, dass nicht ganz selten schwere Fehler von Aerzten begangen werden, die mit Unrecht als Sachverständige gelten. Wie es scheint, sind von solchen Aerzten hie und da Personen als geisteskrank bezeichnet worden, die es im strengen Sinne nicht waren; namentlich hat man mehrfach streitsüchtige Menschen fälschlich für Querulanten gehalten. Ein ganz alltägliches Vorkommniss aber ist es, dass zweifellos geisteskranke Personen, unter Umständen zu ihrem grössten Schaden, für gesund erklärt werden. Solche Missgriffe verschuldet indessen nicht die Psychiatrie, die sich nach Kräften

bemüht, ihr schwieriges Gebiet zu bearbeiten, sondern wesentlich
der Staat, der fast überall nicht nur die Entwicklung der klinischen
Psychiatrie, sondern vor allem die psychiatrische Ausbildung der
Aerzte, auch der beamteten, dauernd in der verhängnissvollsten
Weise vernachlässigt.

Schliesslich sei hier noch auf die Krankheitsverleugnung besonnener selbstmordsüchtiger Kranker hingewiesen, die bisweilen
mit grossem Geschick ihre krankhaften Vorstellungen und Gefühle
zu verbergen, Besserung und heitere Stimmung vorzutäuschen wissen,
um den stillen Vorsatz des Selbstmordes bei weniger sorgfältiger
Ueberwachung zur Ausführung bringen zu können. Selbst die genaueste Vertrautheit mit dieser höchst beachtenswerthen Gefahr und
unausgesetzte Wachsamkeit vermag nicht immer vor bitteren Erfahrungen zu schützen.

V. Behandlung des Irreseins*).

Leitende Gesichtspunkte für eine zweckmässige Behandlung sind die Bekämpfung der Ursachen und die Beseitigung oder wenigstens Milderung der Erscheinungen. Die erstere Aufgabe beginnt schon mit der Vorbeugung.

A. Vorbeugung.

In dieses Gebiet gehört bei der grossen Bedeutung der Erblichkeit für die Verbreitung des Irreseins zunächst die Beantwortung der Frage, ob ein Geisteskranker heirathen darf oder nicht. Namentlich in manchen Formen der hysterischen Psychosen hat man wegen ihrer vermeintlichen Entstehung aus unbefriedigtem Geschlechtsbedürfnisse bisweilen die Ehe geradezu für ein Heilmittel gehalten. Die Erfahrung hat indessen gezeigt, dass zwar gesunde Eheleute anscheinend eine etwas geringere Neigung zu Geistesstörungen besitzen, als Ledige, dass aber bei schon bestehender Krankheit die Ehe vielfach geradezu schädlich wirkt. Dazu kommt die Gefahr einer Vererbung der krankhaften Anlage auf die Nachkommenschaft. So erscheint denn der ziemlich allgemein angenommene Grundsatz gerechtfertigt, vom ärztlichen Standpunkte aus bei schon bestehender Geistesstörung, besonders bei jenen Formen, die auf eine psychische Entartung hinweisen, die Ehe unter allen Umständen zu widerrathen, während der einfache Ursprung aus einer belasteten Familie, wenn nicht bereits Krankheitserscheinungen

---

. *) Penzoldt und Stintzing, Handbuch der speciellen Therapie, Bd. V, Abth. IX: Behandlung der Geisteskrankheiten, von Emminghaus (Allgemeiner Theil) und Ziehen (Spezieller Theil). 1896; Snell, Grundzüge der Irrenpflege. 1897.

zu Tage treten, trotz der immerhin drohenden Gefahren, doch kein unbedingtes Verbot der Ehe begründen kann.

Ein weiterer bedeutsamer Punkt, an dem die Vorbeugung des Irreseins einzusetzen hat, ist die Erziehung. Gerade etwas absonderlich angelegte Eltern vermögen häufig nicht die rechte Mitte zwischen grillenhafter Strenge und weichlicher Verzärtelung zu halten, Einflüsse, die nur ein sehr kräftig geartetes Kind ohne dauernden Schaden für die Entwicklung seiner Persönlichkeit zu ertragen im Stande ist. Der ärztliche Berather wird hier nicht so selten Gelegenheit zu warnendem Eingreifen finden.

Allgemeine Aufmerksamkeit hat in letzter Zeit auch die Ueberbürdungsfrage*) der Schuljugend erregt. Es darf als wahrscheinlich gelten, dass kein jugendliches Gehirn wirklich in strengem Sinne das zu leisten im Stande ist, was zahlreiche Stundenpläne fordern. Wenn schon ein Erwachsener einer sehr einfachen geistigen Arbeitsleistung nicht länger als etwa eine Stunde zu folgen vermag, ohne deutliche, sich rasch steigernde Ermüdungserscheinungen zu zeigen, so tritt in jüngerem Lebensalter und bei den schwierigeren Aufgaben des Schulunterrichtes die Erschlaffung natürlich noch sehr viel rascher ein. Allerdings ist die Ermüdung an sich noch keine Gefahr, da jede Thätigkeit nothwendig einen Verbrauch von Arbeitskraft mit sich bringt, andererseits aber durch Uebung die Leistungsfähigkeit steigert und die Ermüdbarkeit herabsetzt. Wir wissen indessen, dass ein Uebermaass von Ermüdung zur Erschöpfung und damit zu Störungen führen kann, die sich erst langsam und in längerer Ruhe wieder ausgleichen. Wann die schädigende Wirkung der Ermüdung im einzelnen Falle beginnt, entzieht sich heute noch unserer Kenntniss. Wir können nur allgemein sagen, dass dieser Punkt erreicht ist, sobald sich die Arbeitsermüdung nicht mehr regelmässig von einem Tage zum anderen wieder ausgleicht. Dass es wirklich Schüler giebt, die in den Zustand der Dauerermüdung gerathen, wird durch die Ergebnisse gewisser Versuche an Schülern wahrscheinlich. Es kann jedoch zugegeben werden, dass die grosse Mehrzahl der gesunden und kräftig veranlagten Schüler Spannkraft genug besitzt,

*) Griesbach, Energetik und Hygiene des Nervensystems in der Schule, 1895; Kraepelin, Zur Ueberbürdungsfrage. 1897; Schiller, der Stundenplan. 1897; Wagner, Unterricht und Ermüdung. 1898.

um auch über ungewöhnlich hohe Anforderungen ohne bleibende
Nachtheile hinwegzukommen. Ebenso sicher ist es aber auch, dass
sich in jeder Schule eine Reihe von Kindern befinden, die bei sonst
guter Begabung eine ganz besonders hohe Ermüdbarkeit besitzen
und daher der sorgfältigen Beobachtung durch den Hausarzt bedürfen. Ueberall haben wir nicht nur mit Kindern aus krankhaft
entarteten Familien, sondern auch mit solchen zu rechnen, die späterhin selbst mehr oder weniger schwer psychisch erkranken. Eines
der Zeichen der Entartung aber ist zweifellos grosse Ermüdbarkeit,
die sich, wie es scheint, vielfach mit grosser Uebungsfähigkeit
verbindet und durch sie bis zu einem gewissen Grade verdeckt
werden kann.

In der Schule werden die Gefahren der Uebermüdung durch
das Einschieben von Erholungspausen zwischen die einzelnen Unter-
richtsabschnitte einigermassen wieder ausgeglichen. Freilich ist die
Dauer dieser Pausen wahrscheinlich viel zu kurz bemessen, als dass
sie eine ausreichende Erholung bieten könnten, namentlich gegen
Ende des Tagesunterrichtes. Glücklicherweise indessen giebt es ein
Sicherheitsventil, welches verhindert, dass nicht in Folge der geistigen
Ueberanstrengung schwere Gefahren über das heranwachsende Geschlecht heraufgeführt werden — das ist die Unaufmerksamkeit,
die gerade dann hülfreich eintritt, wenn die Anspannung nothwendig zu einer Erholung drängt. Leider versagt dieses Ventil,
sobald von dem Schüler nicht blos Stillsitzen, sondern wirkliche
Arbeitsleistung gefordert wird. Das ist der Fall einmal bei der
Hausarbeit, die eben überwältigt werden muss, gleichgültig, ob sie
dem Schüler viel oder wenig Zeit kostet, ob er müde und erschöpft
oder frisch ist. Sodann aber ist es bekanntlich möglich, durch
kräftigen Antrieb das Gefühl der Müdigkeit zu unterdrücken und
den Schüler zu einer Anspannung seiner Kräfte zu veranlassen, die
sonst durch das Schutzgefühl der Müdigkeit unbedingt verhindert
würde. Gerade die guten, tüchtigen Lehrer können daher unter
Umständen für ihre Schüler schädlich werden, weil sie deren Aufmerksamkeit auch dann noch zu fesseln verstehen, wenn im Laufe
der ausgedehnten Unterrichtsstunden die Ermüdung schon lange das
zulässige Maass überschritten hat.

Wir werden aus diesen Gründen vom Standpunkte des Irrenarztes aus eine Umgestaltung des Unterrichtes nach verschiedenen

Richtungen hin anzustreben haben. Vor allem ist zu berücksichtigen, dass die Ermüdungseinflüsse eine fortschreitende Abnahme der geistigen Leistungsfähigkeit und schliesslich auch ein Sinken des Uebungswerthes der Arbeit bedingen. Darum müssen wir vor einer Häufung der Arbeitsstunden warnen; viel besser würde die Vertheilung derselben auf zwei tägliche Hauptabschnitte sein, deren erster bald nach dem Erwachen aus dem Schlafe gelegen sein muss, während der zweite etwa zwei Stunden nach der Hauptmahlzeit zu beginnen hätte. Das sind die beiden Tageszeiten, zu denen die Ermüdbarkeit am geringsten ist. Jeder dieser Abschnitte soll durch Pausen von verschiedener Länge in Unterabschnitte zerlegt werden, in denen ein Wechsel zwischen schwererer und leichterer Arbeit stattfindet, der ein zeitweises Nachlassen der geistigen Anspannung ermöglicht. Die schwierigsten Lehrstoffe werden dabei zuerst zu behandeln und die sogenannten häuslichen Arbeiten bei der Bemessung der Gesammtarbeitszeit sorgfältig mit zu berücksichtigen sein.

Da das mechanisch Erlernte, wie der Versuch lehrt, sehr rasch wieder aus unserem Gedächtnisse schwindet und zudem nur in äusserst geringem Maasse begrifflich verarbeitet wird, so ist das einfache Auswendiglernen zielbewusst und unerbittlich aus dem Lehrplane zu verbannen. Jene Arbeitsleistung ist nicht nur völlig unnütz, sondern zugleich ungemein anstrengend. Es darf sogar als nicht unwahrscheinlich bezeichnet werden, dass massenhaftes Auswendiglernen geradezu ein Hemmniss der höheren geistigen Ausbildung werden kann, sowol dadurch, dass es die Arbeitskraft in Anspruch nimmt und damit die Empfänglichkeit nach anderen Richtungen hin vermindert, als auch durch allzustarkes Betonen der motorischen Sprachvorstellungen und der rein gewohnheitsmässigen Ideenverbindungen in unserem Seelenleben.

Bei alledem darf selbstverständlich nicht ausser Acht gelassen werden, dass nur in einem gesunden Körper eine gesunde Seele wohnen kann. Die ausgiebigste Pflege und Entwicklung der körperlichen Kraft und Gewandtheit durch Leibesübungen aller Art, reichliche Bewegung im Freien, Baden, Handfertigkeitsunterricht u. dergl. wird das beste Gegengewicht gegenüber den Gefahren abgeben, die aus der einseitigen und übertriebenen Anspannung der geistigen Kräfte erwachsen können. Zu berücksichtigen ist dabei indessen, dass auch körperliche Ermüdung die geistige Leistungsfähigkeit herabsetzt, dass daher anstrengende körperliche Uebungen nicht in die Mitte, sondern nur an das Ende des eigentlichen Schulunterrichtes gelegt werden dürfen.

Eine Reihe dieser Forderungen finden sich vielfach, annähernd wenigstens, bereits erfüllt, oder ihre Durchführung wird doch von einsichtigen Schulmännern planmässig erstrebt. Was aber am wichtigsten, leider auch am schwersten erreichbar erscheint, wäre eine immer weiter gehende Sonderung der verschiedenen Schülergruppen nach ihrer Eigenart, namentlich nach ihrer Ermüdbarkeit. Durch diese Massregel könnten die Gefahren der Ueberbürdung sehr wesentlich vermindert werden. Wollte man sich einmal dazu entschliessen, über diesen Punkt umfassende Untersuchungen anzustellen, so würde die Wichtigkeit einer solchen Abtrennung für alle Theile klar vor Augen liegen. Durch die Einrichtung von besonderen Klassen für Unbefähigte ist übrigens in einer Reihe von Städten schon ein erster Schritt in der Aussonderung der durch den Unterrichtsbetrieb gefährdeten und zugleich diesen selbst hemmenden Schüler gethan.

Im späteren Leben fällt der Vorbeugung des Irreseins die doppelte Aufgabe zu, einmal den Einzelnen vor den nach seiner besonderen Anlage drohenden Gefahren zu schützen, andererseits jene allgemeineren Ursachen zu bekämpfen, die erfahrungsgemäss bei der Entstehung geistiger Erkrankungen eine hervorragende Rolle spielen. Nach der ersteren Richtung hin wird ein einsichtsvoller Hausarzt ohne Zweifel sehr segensreich wirken können. Hier gilt es vor allem, die persönliche Eigenart zu berücksichtigen. Da die Leistungs- und Widerstandsfähigkeit der Menschen überaus ungleich vertheilt ist, so wird es Sache des Arztes sein, unter sorgfältiger Abschätzung dieser beiden Eigenschaften die Wahl des Berufes und die gesammte Lebensführung nach Möglichkeit zu überwachen. Namentlich dort, wo eine krankhafte Veranlagung besteht, sind alle Berufsarten, welche die Gefahren geistiger oder gemüthlicher Ueberanstrengung, grosser Verantwortlichkeit in sich schliessen, auf das entschiedenste zu widerrathen. Hier passen nur Beschäftigungen, die ein ruhiges, gleichmässiges Leben ohne Aufregungen und Kämpfe, am besten mit reichlichem Aufenthalte im Freien gestatten. Ebenso muss bei gefährdeten Personen von vornherein auf die Fernhaltung von Ausschweifungen, auf die Sorge für ausreichende Erholung und Ernährung sowie für guten Schlaf in

besonderer Weise Bedacht genommen werden. Natürlich kann sich
das ärztliche Handeln im einzelnen Falle hier überaus mannigfach
gestalten; die zuverlässigste Richtschnur desselben wird dabei immer
aus einer genauen Kenntniss der ursächlichen Verhältnisse des Irreseins zu entnehmen sein.

Die allgemeine Vorbeugung der Geisteskrankheiten bietet
zwar ebenfalls vielfache Angriffspunkte, aber zumeist sehr weitaus-
sehende und über den Bereich der ärztlichen Thätigkeit hinausgehende
Aufgaben. Alle Massregeln, welche die aufreibende Gewalt des Daseins-
kampfes zu mildern, welche Noth, Elend und Krankheit zu lindern
vermögen, dienen auch zugleich der Verhütung des Irreseins. Eine
besondere ärztliche Wichtigkeit haben von denselben vor allem der
Kampf gegen Trunksucht und Syphilis, der gerade vom ärztlichen
Stande mit allen zu Gebote stehenden Mitteln geführt werden müsste.
Die Gleichgültigkeit, mit welcher die grosse Masse der Aerzte, der
berufenen Hüter der Volksgesundheit, den hier erwachsenden Aufgaben gegenübersteht, trägt einen wesentlichen Theil der Schuld an
dem namenlosen Unglück, das alljährlich durch Alkoholsiechthum
und Paralyse über unser Volk gebracht wird. Könnten wir Trunksucht und Syphilis aus der Welt schaffen, so würden wir die Zahl
der Geisteskranken mindestens um ein Viertel, in den Grossstädten
um die Hälfte und noch mehr verringern. Leider aber tragen wir
Aerzte, abgesehen von Unterlassungssünden, auch noch unmittelbar
zur Vermehrung des Irreseins bei. Die erschreckende Ausbreitung
des Morphinismus, des Cocainismus und anderer ähnlicher Vergiftungen, welche uns die letzten Jahrzehnte gebracht haben, ist
ausschliesslich auf Rechnung des ärztlichen Standes zu setzen.
Wir haben jene Geisseln der Menschheit geflochten und geben
sie ihr noch heute Tag für Tag in die Hand — wir haben daher
auch die heilige Verpflichtung, alles zu thun, was in unseren
Kräften steht, um das von uns verschuldete Unheil wieder aus der
Welt zu schaffen!

Eine weitere Aufgabe, zu deren Lösung wir Aerzte in erster
Linie beizutragen berufen sind, ist die Einrichtung und Fortbildung
einer schnell und umsichtig arbeitenden Irrenfürsorge, die nicht
nur die Uebertragung der psychischen Entartung auf die Nachkommenschaft bis zu einem gewissen Grade beschränken kann,
sondern sicherlich auch vielfach im Stande ist, die Entwicklung

schwererer Krankheitsformen durch rechtzeitiges Eingreifen zu verhüten. Ungeheures geradezu hat unser Jahrhundert nach dieser
Richtung hin geleistet, aber es giebt doch noch immer genug und
übergenug zu thun, um dem unheimlich anwachsenden Bedürfnisse
wenigstens einigermassen gerecht zu werden. Verbreitung richtiger
Vorstellungen über Geisteskranke und Irrenanstalten, verständige
Hülfe bei der ersten Fürsorge in Krankheitsfällen, rechtzeitige Erkennung der Gefahr, endlich Mitwirkung bei der Heranziehung
geeigneter Kräfte zur Pflege unserer Kranken — das alles sind
Richtungen, in denen auch derjenige Arzt für die Verhütung und
Bekämpfung des Irreseins eine segensreiche Thätigkeit entfalten kann,
der nicht die Behandlung Geisteskranker zu seinem Lebensberufe
gemacht hat.

Zum Unglücke werden dieser ganzen umfassenden Thätigkeit
unserer Aerzte vom Staate selbst die Wurzeln dadurch abgegraben,
dass man sich bis auf den heutigen Tag nicht hat entschliessen
können, nach dem Beispiele der Schweiz, Italiens, ja Russlands jeden
Arzt bei seiner Zulassung zur ärztlichen Praxis auch auf seine
Kenntnisse in der Psychiatrie zu prüfen. Der Widersinn, ungezählte
Millionen jährlich für Irrenanstalten und Kliniken auszugeben, ohne
die Ausbildung der Aerzte in der Psychiatrie irgendwie zu überwachen, würde hochkomisch wirken, wenn nicht leider das Wohl
so vieler Unglücklicher durch die staatlich verbriefte Unbekanntschaft
der Aerzte mit unserer Wissenschaft auf das schwerste geschädigt
würde. Man darf gespannt sein, wie weit sich die Bedeutung der
Geisteskrankheiten in unserem öffentlichen und Familienleben noch
steigern muss, bis man einsehen lernt, dass es doch vielleicht nicht
dem guten Willen der Studirenden allein überlassen bleiben sollte,
ob sie auch einmal einen Blick in die Klinik der Geisteskrankheiten
werfen. Dann endlich wird auch der empörende Unfug aufhören,
dass tagtäglich Aerzte als Sachverständige auftreten und gehört
werden in Fragen, von deren Bedeutung sie auch nicht die leiseste
Kenntniss haben, dass sie für befugt erachtet, ja unter Umständen
gezwungen werden, ohne weiteres über die Einbringung in Irrenanstalten, über Entmündigungen, über Zurechnungsfähigkeit rechtsgültige Gutachten abzugeben.

B. Körperliche Behandlung.

Arzneimittel. Unter den Arzneimitteln sind es besonders die
Narkotica, die wegen ihrer beruhigenden Wirkung eine hervorragende Stelle in dem Heilapparate der Geistesstörungen einnehmen.
Seit alter Zeit ist das Opium im Gebrauch. Es wirkt auf gewisse
Verrichtungen unseres Grosshirns lähmend, besonders, wie es scheint,
bei ungenügender Blutzufuhr zu demselben. Eine genaue Kenntniss
seines Einflusses auf die verschiedenen psychischen Leistungen fehlt
bisher noch. Wie die Erfahrung lehrt, sind Aufregungen, vor allem
Angstzustände oder solche, die durch schmerzhafte Reizungen erzeugt
oder unterhalten werden (Neuralgien, krankhafte Empfindungen,
Präcordialangst), seiner Einwirkung am meisten zugänglich; hier wird
(durch nicht zu kleine Gaben) Beruhigung und mittelbar Schlaf
erzielt. Auch bei sehr lange sich hinziehenden manischen Erregungszuständen scheint das Mittel gute Dienste zu leisten. Dagegen ist
das Opium nicht am Platze bei starken Stauungen im Gehirn (an-
dauerndes hohes Fieber), grosser körperlicher Hinfälligkeit und
namentlich Herzschwäche. Als unangenehme Nebenwirkungen sind
die Verdauungsstörungen (Appetitlosigkeit, hartnäckige Verstopfung)
zu beachten. Im allgemeinen wird das Opium von Geisteskranken
meist recht gut vertragen. Es giebt jedoch zweifellos Fälle, in
denen bei sehr hohen Opiumgaben die bekämpften ängstlichen Aufregungszustände geradezu schlimmer werden; Vorsicht ist also unter
allen Umständen gerathen. Das gebräuchliche Präparat ist Tinctura
Opii simplex innerlich (oder eine Lösung von Extr. Opii aquos
1:20 subcutan, zur Vermeidung von Abscessen oft frisch zu bereiten),
bei planmässiger Anwendung in steigender Gabe von 10—20 Tropfen
(0,05—0,1 Extract) 2—3mal täglich, bis zum doppelten oder selbst
3fachen, wenn nicht schon früher die erstrebte Beruhigung eintritt;
später allmähliches Heruntergehen mit der Gabe.

Wegen der grösseren Gleichmässigkeit der Wirkung, der
sicheren Abmessung und der bequemeren (subcutanen) Handhabung
ist an die Stelle des Opiums in neuerer Zeit vielfach das Morphium getreten, welches im übrigen wesentlich dieselben Vorzüge
und Nachtheile besitzt wie jenes Mittel. Das Morphium erzeugt
nach den bisher vorliegenden Versuchen in mässigen Gaben wesent-

lich eine Herabsetzung der centralen Schmerzempfindlichkeit sowie
eine Lähmung des Willens bei gleichzeitiger Erleichterung des Vorstellungsverlaufes. Es ist kein Schlaf-, sondern nur ein Beruhigungsmittel; bei dauerndem Missbrauche stellt es vorübergehend die verloren gegangene geistige Frische und Leistungsfähigkeit wieder her.
Die Morphiumbehandlung ist ebenfalls zu einer planmässigen
Cur ausgebildet worden, die bei chronisch-melancholischen, besonders
ängstlichen Zuständen mit Parästhesien, Schmerzen u. dergl. in der
That oft gute Dienste zu leisten scheint. Im ganzen muss indessen
unser Bestreben dahin gehen, den Gebrauch des Morphiums soweit
wie nur irgend möglich einzuschränken. Abgesehen davon, dass
bei einzelnen Kranken, namentlich bei Frauen, schon auf sehr kleine
Gaben Morphium (0,01 und weniger) recht unangenehme Störungen
(Erbrechen, Aufregung, Ohnmachten, Harnverhaltung) auftreten, und
dass bei Anwendung grösserer Mengen auch nach Stunden noch
unvermuthet schwere, selbst tödtlich ausgehende Vergiftungserscheinungen sich einstellen können, ist vor allem an die kaum hoch
genug anzuschlagende, schwere Gefahr des chronischen Morphinismus
zu erinnern, mit der wir uns später eingehend zu beschäftigen
haben werden.

Von den übrigen Bestandtheilen des Opiums ist noch das
Codein*) empfohlen worden. Es soll ähnlich, aber viel schwächer
wirken, als das Morphium, und selbst bei längerer Anwendung nicht die
schwere Allgemeinerkrankung erzeugen wie jenes. Im wesentlichen
scheint es sich um einen minderwerthigen, aber schwerlich ungefährlichen Ersatz des Morphiums zu handeln.

Dagegen können wir als ein für die irrenärztliche Behandlung
werthvolles Mittel das von Gnauck**) zuerst bei Geisteskranken
angewandte Hyoscin (Ladenburg) bezeichnen. Dieses Alkaloid
(Chlor-, Brom- oder Jodverbindung) erzeugt in subcutaner Gabe von
0,0005—0,001 gr mit nicht übertroffener Sicherheit einen nach 10 bis
15 Minuten eintretenden tiefen Schlaf. Bei innerlicher Anwendung,
die wegen der völligen Geschmacklosigkeit des Mittels keine Schwierig-

---

*) Fischer, Correspondenzbl. f. Schweizer Aerzte 1888, 19.
**) Charité-Annalen VII; Sohrt, Pharmakotherapeutische Studien über das
Hyoscin. Diss. 1886; Konrad, Erlenmeyers Centralbl., 1888, 18; Klinke,
ebenda, 1889, 7; Dornblüth, Therap. Monatshefte, 1889, 8, S. 361; Serger.
Allgem. Zeitschr. f. Psychiatrie, XLVII. S. 308.

keiten hat, kann die Gabe auf das Doppelte steigen. Die Nebenerscheinungen sollen dabei schwächer ausfallen, als bei der Einspritzung unter die Haut.

Die Vergiftung wird eingeleitet durch Eingenommenheit des Kopfes, Trockenheit im Halse, Schwere der Zunge, Unsicherheit beim Gehen und eine mehrere Tage, selbst Wochen lang andauernde, hochgradige Pupillenerweiterung. Bei grösseren Gaben scheinen Uebelkeit, Unregelmässigkeit des Pulses, Athmungsbehinderung, Gesichtstäuschungen, selbst Delirien und Collapszustände auftreten zu können, doch haben hier vielleicht gelegentlich Verunreinigungen eine gewisse Rolle gespielt. Ich selbst konnte wenigstens niemals bedrohlichere Erscheinungen beobachten, obgleich ich wegen ungünstiger äusserer Verhältnisse das Mittel durch eine Reihe von Jahren überaus häufig habe in Anwendung ziehen müssen. Nur besteht nach dem Erwachen gewöhnlich das Gefühl von Abgeschlagenheit und ein leichter Druck im Kopfe, der sich meist bald verliert. Das Hyoscin ist demnach ein äusserst kräftig wirkendes Mittel, welches überall dort, wo die dringende Nothwendigkeit besteht, rasch Beruhigung und Schlaf zu verschaffen, zuverlässig und meist ohne erhebliche Nachtheile seine Wirkung thut. Schwere tobsüchtige oder deliriöse Erregungszustände bei periodischen Erkrankungen, Paralyse, Epilepsie, Katatonie, unter Umständen auch im Delirium tremens oder Collapsdelirium kommen hauptsächlich in Betracht. Gegen die Angst leistet das Hyoscin nichts. Dagegen scheint hier bisweilen eine Verbindung kleiner Gaben von Hyoscin mit Morphium gute Dienste zu thun. Bei längerem Gebrauche tritt allmählich eine gewisse Gewöhnung ein, die zu langsamer Erhöhung der Gabe führt. Besondere Störungen, wie etwa Appetitlosigkeit, Rückgang der Ernährung oder dergl. haben sich mir dabei niemals herausgestellt; ebensowenig führt das Aussetzen des Mittels zu Entziehungserscheinungen. Da aber auf der anderen Seite auch keine dauernde Beruhigung erzielt wird, sondern nach dem Verschwinden der Ermattung die Aufregung in alter Weise wiederzukehren pflegt, so dürfte sich das Hyoscin wegen seiner gewaltigen Wirkung nur für die gelegentliche, wurfweise Anwendung eignen. Ferner wird man gut thun, bei sehr heruntergekommenen Kranken und beim Bestehen von Kreislaufsstörungen das Mittel zu vermeiden oder doch mit grosser Vorsicht zu handhaben.

Auf Beimengungen von Hyoscin ist wahrscheinlich auch die schlafmachende Wirkung des früher viel angewendeten Hyoscyamin zurückzuführen. Das Mittel ist jetzt wol ziemlich allgemein verlassen worden, da es recht gefährliche Nebenwirkungen mit sich führen kann (Delirien, Collapse, Sinken des Körpergewichtes).

Neuerdings ist zum Ersatz des Hyoscin das Duboisinum sulfuricum*) mehrfach empfohlen worden, da es weniger gefährlich sei. Es wird in Gaben von 1—2 Milligramm unter die Haut gespritzt, scheint ziemlich sicher zu wirken, aber nach den vorliegenden Berichten doch nicht so ganz harmlos zu sein. Ein wesentlicher Vortheil vor dem gut erprobten Hyoscin lässt sich bisher nicht erkennen.

Ueber das Haschisch sind nur wenige verwerthbare Beobachtungen bekannt geworden, ein Umstand, der seinen Grund hauptsächlich in der Unsicherheit und Verschiedenheit der zugänglichen Präparate haben dürfte. Von den Bestandtheilen desselben hat das Cannabinon**) am meisten praktische Verwerthung gefunden. Leider ist das gebräuchliche Präparat keineswegs rein. Man giebt dasselbe als Schlafmittel in Dosen von 0,1—0,2 gr, am besten in Pillen oder mit fein zerriebenem Kaffeepulver. Die schlafmachende Wirkung tritt nach etwa 2—3 Stunden ein, am sichersten in Bettruhe und wenn das Mittel in den leeren Magen gebracht wurde. In einzelnen Fällen werden unangenehme Nebenerscheinungen, Schwere in den Gliedern und in der Zunge, Uebelkeit, Trockenheit im Halse, Schwindelgefühl, Kopfdruck, Gehörstäuschungen, selbst leichte Ohnmachten beobachtet, doch pflegen sich diese Störungen meist bald und ohne üble Folgen wieder zu verlieren. Nicht selten bleibt indessen die Wirkung oder doch der Schlaf ganz aus. Am sichersten scheint das Mittel bei hysterischer und „nervöser" Schlaflosigkeit sowie in leichten manischen Aufregungszuständen zu wirken; es ist hier bisweilen ein willkommener Ersatz, wo andere Arzneien versagen oder nicht vertragen werden.

Eine zweite Gruppe von Arzneimitteln, welche in der Behand-

---

*) Ostermeyer, Allgem. Zeitschr. f. Psychiatrie, XLVII, S, 278; Preiuinger, ebenda, XLVIII, S. 134; Belmondo, Rivista sperimentale di freniatria, 1892.

**) Richter, Neurolog. Centralblatt, III, 21; IV, 1.

lung des Irreseins hervorragende Wichtigkeit erlangt haben, ist diejenige der eigentlichen Schlafmittel*). Vor mehr als zwei Jahrzehnten wurde von Liebreich das Chloralhydrat**) empfohlen,
welches mit grosser Sicherheit in Gaben von 2—3 gr, meist ohne
andere Nachwehen, als eine gewisse Benommenheit des Kopfes,
einen länger dauernden, ruhigen Schlaf herbeiführt. Da es ebensowenig wie die übrigen Schlafmittel Schmerzen stillt, so hat man es
bisweilen mit Morphium verbunden. Wegen seiner ätzenden Eigenschaften und seines unangenehmen Geschmackes giebt man das
Chloralhydrat in stark verdünnter, schleimiger Lösung im Klysma,
oder innerlich unter Zusatz von Aqua Menthae piperitae, Syrupus
Liquiritiae oder corticum Aurantii. Seine Anwendung findet das
Mittel bei schwerer Schlaflosigkeit in den verschiedensten Formen
des Irreseins. Leider pflegt sich bei längerem Gebrauche nach und
nach eine wachsende Unempfindlichkeit gegen das Mittel einzustellen,
die zur Darreichung höherer Gaben verführt. Nach dieser Richtung
hin ist indessen grosse Vorsicht geboten, da die fortgesetzte Anwendung des Chloralhydrats Verdauungsstörungen und Gefässläh-
mungen nach sich ziehen kann. Das häufigste Zeichen der chronischen
Chloralvergiftung ist der sog. „Rash“, eine namentlich beim Genusse
von Alkohol oder heissen Flüssigkeiten auftretende fliegende Röthe
und Hitze mit starker Pulsation, besonders am Kopfe und Halse;
ferner hat man Hautausschläge, Neigung zu Oedemen und Druckbrand, endlich Zustände von dauernder stumpfer Benommenheit in
Folge des Chloralmissbrauches beobachtet, die erst nach dem Aussetzen des Mittels langsam wieder schwinden. Gefährlich und
darum gänzlich zu vermeiden ist die Anwendung des Chloralhydrats
bei Herz- und Gefässerkrankungen (Fettherz, Myokarditis, Klappen-
fehler, Atherom u. s. f.); schon nach 5 gr wurden plötzliche Todes-
fälle gesehen.

Einen ausgezeichneten Ersatz für das Chloralhydrat in allen den
Fällen, wo dasselbe bedenklich erscheint oder schlecht ertragen wird,

---

*) Würschmidt, Ueber einige Hypnotica, deren Anwendung und Wirkung
bei Geisteskranken. 1888; v. Krafft-Ebing, Wiener Klinische Wochenschrift
1890, 2 und 3.

**) Schüle, Allgem. Zeitschrift für Psychiatrie, XXVIII, 1; Archiv für
Psychiatrie V, S. 271; Arndt, ebenda III, S 673.

haben uns Cervello und Morselli im Paraldehyd*) kennen
gelehrt. Das Mittel bewirkt in mittleren Gaben von 5 gr, die man
ohne Bedenken auf das Doppelte und selbst Dreifache steigern kann,
schon nach 10 bis 12 Minuten sehr regelmässig einen tiefen, ruhigen,
dem natürlichen durchaus gleichenden, mehrstündigen Schlaf. Die
Müdigkeit tritt mit fast unwiderstehlicher Gewalt ein, geht aber,
wenn äussere Störungen, Schmerzen und dergl. vorhanden sind, rasch
wieder vorüber, so dass wesentlich das Einschlafen, weniger der
spätere Schlaf unter dem Einflusse des Mittels steht. Unangenehme
Nachwirkungen, Eingenommenheit des Kopfes sind hier äusserst selten,
wirkliche Gefahren anscheinend ausgeschlossen. Muss demnach das
Paraldehyd als ein überaus werthvolles Schlafmittel bezeichnet werden,
so hat es den recht störenden Nachtheil eines sehr widerlichen, kaum
zu verdeckenden Geschmackes und Geruches, der wegen der Ausscheidung durch die Lungen noch 12—24 Stunden nach dem Einnehmen zurückbleibt. Die verhältnissmässig angenehmste Form der
Darreichung ist die Vermischung mit Wein oder mit einer aroma-
tischen Tinctur, Syrup und Wasser (Umschütteln!). In sehr vereinzelten Fällen wird es übrigens vom Magen in jeder Form zurück-
gewiesen; man wird dann allenfalls die Darreichung im Klysma (in
Oelemulsion) oder als Stuhlzäpfchen (mit 20% Paraffin im Wasser-
bade vereinigt) versuchen können. Bei längerem Gebrauche kann
der Appetit leiden; auch scheint dann eine Gewöhnung an das Mittel
einzutreten, die zur Anwendung höherer Gaben nöthigt, ohne jedoch
ernstere Nachtheile im Gefolge zu haben. Nur bei ganz ausserordentlichem Missbrauche des Mittels stellen sich Zittern, Abnahme
der allgemeinen Ernährung, des Gedächtnisses und der geistigen
Leistungsfähigkeit ein, wie v. Krafft-Ebing an Kranken feststellen
konnte, die über ein Jahr täglich 30—40 gr Paraldehyd genommen
hatten. Einige Male sind auch Zustände beobachtet worden, die
genau dem Delirium tremens glichen**).

Das letzte Jahrzehnt hat uns in rascher Folge noch mit einer
Reihe mehr oder weniger brauchbarer Schlafmittel bekannt gemacht.
Gewisse Vorzüge vor dem Paraldehyd scheint das von v. Mering

---

*) Morselli, gazetta degli ospedali 1883, 4, 5, 6; Referat im Neurolog.
Centralblatt II, 9; Berger, Breslauer ärztl. Zeitschr., 1883; Gugl, Zeitschr. f.
Therapie, 1883; v. Krafft-Ebing, Zeitschr. f. Therapie, 1887, 7.
**) Reinhold, Therap. Monatshefte, 1887, Juni.

zuerst empfohlene Amylenhydrat*) zu haben, da es entschieden
den Magen weniger belästigt, als jenes, und auch nicht unangenehm
riecht, während der Geschmack nach meinen Erfahrungen bei den
Kranken mindestens auf den gleichen Widerwillen stösst. Die wirksame Gabe beträgt 2—5 gr in Schüttelmixtur mit Himbeersyrup,
Rothwein oder Extract. Liquiritiae.

Alle die genannten Nachtheile fallen fort bei dem von Kast
eingeführten Sulfonal**), welches rasch eine sehr grosse Verbreitung
gefunden hat. Das Mittel ist in der That geruchlos, fast geschmack-
los und beeinträchtigt die Verdauung erst bei längerem Gebrauche.
Dagegen wird es wegen seiner Schwerlöslichkeit verhältnissmässig
langsam aufgesogen und wirkt darum nach, so dass grosse Müdigkeit
und Schwäche in den Beinen am folgenden Tage nicht seltene Erscheinungen sind. Diese Nachwirkung, die bisweilen noch in der
nächsten Nacht Schlaf bringt, kann unter Umständen, bei dauernd
erregten Kranken, die man an die Bettruhe gewöhnen will, geradezu
erwünscht sein. Bei fortgesetzten hohen Gaben kann nach anfänglich sehr geringer Wirkung bisweilen plötzlich tagelange Schlafsucht
auftreten, wahrscheinlich durch raschere Lösung angesammelter
Mengen des Mittels. Jedenfalls ist vor dauernder Darreichung unge-
lösten Sulfonals zu warnen, zumal dabei die Gefahr von Magen- und
Darmblutungen, vielleicht auch einer schweren chronischen Blutzer-
setzung nahe liegt. Grosse Schläfrigkeit, Unsicherheit der Bewegungen,
Blässe, Uebelkeit, Erbrechen, Durchfälle und besonders Rothfärbung
des Harns durch Hämatoporphyrin***) sind wichtige Warnungszeichen.
Es erscheint daher gerathen, das Sulfonal, namentlich bei Verstopfung,
niemals längere Zeit hintereinander und nicht in Gaben über 2 gr in
Anwendung zu bringen. Am besten giebt man das Mittel 1 bis
2 Stunden vor dem Schlafengehen in grösseren Mengen heisser
Flüssigkeit (Thee, Suppe) gelöst.

---

*) Lehmann, Neurolog. Centralblatt, 1887, 20; Schlöss, Jahrb. f. Psy-
chiatrie, 1888, 1, 2; Avellis, Deutsche Medicin. Wochenschr., 1888, 1.

**) Kast, Berl. Klin. Wochenschr., 1888, 16; Therapeutische Monatshefte,
1888, Juli; Cramer, Münchener Med. Wochenschr., 1888, 24; Therapeutische
Monatshefte, 1888, 24; ebenda, 1888, 8; Otto, Allgem. Zeitschr. f. Psychiatrie,
XLV, 4; Vorster, ebenda XLII, 1; Schedtler, ebenda XL, 3 u. 4.

***) Schulz, Neurol. Centralblatt, 1896, 866; Stokvis, Zeitschr. f. klinische
Medicin, XXVIII, 1.

Vor dem Sulfonal hat das Trional*) den Vorzug etwas leichterer Löslichkeit. Es wirkt daher schneller und nicht ganz so lange nach, doch lässt sich sein Einfluss durch feinere Messungen am Abende des nächsten Tages noch deutlich nachweisen. Die psychischen Wirkungen des Trionals bestehen wesentlich in einer bedeutenden Erschwerung der Auffassung und in einer Störung der Bewegungsantriebe, während die Vorstellungsverbindungen und die Muskelkraft nicht beeinflusst werden. Vielleicht haben wir in der angeführten Verbindung von Wirkungen eine gemeinsame Eigenthümlichkeit der Schlafmittel überhaupt vor uns; manche Erfahrungen bei den schon genauer untersuchten Mitteln würden dafür sprechen, ebenso die Thatsache, dass auch das beste Schlafmittel, die Ermüdung selbst, die Auffassung wie die Auslösung von Bewegungsantrieben erschwert. Die Wirkung des Trionals ist in Gaben von 1—2 gr (in heisser Milch oder warmem Rothwein) eine recht sichere. Die unangenehmen Folgeerscheinungen sind verhältnissmässig geringe, doch scheinen nicht nur Belästigungen des Magens und Darms, sondern in vereinzelten Fällen auch ernstere Vergiftungen**) vorzukommen, über deren Zeichen (Ataxie, Zittern, Unbesinnlichkeit, Depression, Reizbarkeit) allerdings noch wenig bekannt ist.

Eine ganze Reihe weiterer Schlafmittel, die sich im ganzen wenig bewährt haben, noch zu wenig erprobt oder durch andere, bessere ersetzt sind, sollen nur noch kurz erwähnt werden. Dahin gehört das schwach und milde wirkende Urethan (3—5 gr in Pfeffermünzwasser), das unzuverlässige und ätzende Hypnon (5 bis 10 Tropfen mit Spermacet in Gelatinekapseln), das Ural (2—3 gr), das Chloralamid (2—3 gr), das Tetronal, das Somnal (4—6 gr), die Chloralose (0,5—1 gr), das Pellotin (0,02—0,04 gr), endlich das Methylal, das zwar den Vorzug der subcutanen Anwendbarkeit besitzt, sich aber bisher noch keine weitere Verbreitung in der Behandlung der Schlaflosigkeit zu verschaffen vermocht hat.

Dagegen haben wir als eines sehr milden, in gesunden wie

---

*) Schäfer, Berl. Klin. Wochenschr. 1892, 29; Schultze, Therapeutische Monatshefte, 1891, October; Hänel, Kraepelins Psychologische Arbeiten, II, S. 326; v. Mering, Therap. Monatshefte, 1896, August.
**) Gierlich, Neurol. Centralblatt, 1896, 770.

krankhaften Zuständen häufig genug in Anwendung gezogenen
Schlafmittels endlich noch des Alkohols zu gedenken. In nicht
zu kleinen, beim Einzelnen natürlich sehr verschiedenen Gaben
(etwa 40—60 gr) erzielt er dort, wo die Schlaflosigkeit durch erhöhte Reizbarkeit und Uebermüdung des Gehirns bedingt wird,
nicht selten recht befriedigende Erfolge. Auch bei Zuständen innerer
Spannung und Niedergeschlagenheit werden die erleichternden und
beruhigenden Wirkungen des Alkohols den Eintritt des Schlafes zu
unterstützen geeignet sein. Bei hysterischer, neurasthenischer, bisweilen auch bei der Schlaflosigkeit des Greisenalters ist daher zunächst ein Versuch mit diesem Mittel sehr am Platze. Man giebt
es je nach den Lebensgewohnheiten und Neigungen des Kranken in
Form von Bier, Grog oder Schlummerpunsch. Ausgezeichnete Dienste
leistet der Alkohol endlich im Collapsdelirium, namentlich bei
Nahrungsverweigerung, schwerer Unruhe und schwachem Pulse.
Hier passen die stärkeren Lösungen, namentlich der Cognac, wenn
nöthig, als Zusatz zur künstlichen Fütterung.

　　Sehr heftige, allen anderen Mitteln widerstehende Aufregungszustände, die aus irgend einem Grunde (Verletzungen, Nothwendigkeit eines Eingriffes und dergl.) rasche Beruhigung verlangen,
können gelegentlich auch zur Anwendung des Chloroforms führen.
Schwächliche, nervöse Personen, Hysterische, Trinker sind jedoch
davon ausgeschlossen, weil bei ihnen der Zweck einer Beruhigung
nicht erreicht zu werden pflegt und die Betäubung nicht selten
grosse Gefahren über sie heraufführt. Weniger gefährlich, aber
auch weniger wirksam ist der Ersatz des Chloroforms durch Aether.
Die planmässige Anwendung dieses Mittels bei erregten Kranken hat
mir indessen, in Uebereinstimmung mit dem psychologischen Versuche, gezeigt, dass die erzielte Beruhigung die eigentliche Betäubung kaum zu überdauern pflegt und somit der Nutzen durchaus
nicht die Gefahren und Unannehmlichkeiten für Kranken und Arzt
aufzuwiegen vermag. Auch die von Berger zur Bekämpfung von
Erregungszuständen empfohlene Einathmung von Bromäthyl (täglich 5—10 gr) hat wegen des unsicheren Erfolges und des abscheu-
lichen Bromgestankes keine weitere Verbreitung gefunden.

　　Eine letzte Gruppe das Gehirn unmittelbar beeinflussender Arzneimittel wird durch die Bromsalze (Bromkalium, —natrium, —am-
monium, —rubidium, —strontium) gebildet. Die eigentliche Wirkungs-

weise derselben ist noch recht dunkel. Umfassende, bei uns ausgeführte Versuche*) haben gelehrt, dass der Einfluss des Broms
auf psychische Vorgänge jedenfalls ein ungemein scharf abgegrenzter
ist. Entgegen der von mir gehegten Erwartung scheint der Vorstellungsverlauf wenig, die Auslösung von Willenshandlungen gar
nicht beeinflusst zu werden, ebenso wenig der Ablauf von Muskelarbeit. Dagegen wird die Leistungsfähigkeit des Gedächtnisses entschieden herabgesetzt. Vor allem aber wurden innere Spannungszustände gemildert oder beseitigt, die im Versuche absichtlich erzeugt
worden waren. An diesem Punkte scheint die noch näher aufzu-
klärende psychische Hauptwirkung des Broms zu liegen. Mit diesem
Ergebnisse steht auch in allgemeiner Uebereinstimmung die Erfahrung, dass die Bromsalze namentlich auf dem Gebiete der Epilepsie und Neurasthenie sehr werthvolle Dienste leisten. Bei
der Epilepsie wirken sie allerdings in der überwiegenden Mehrzahl
der Fälle nur während der Dauer ihrer Anwendung, indem sie die
Zahl und Stärke der Anfälle verringern; mit dem Aussetzen des
Mittels pflegt die Krankheit in der früheren Heftigkeit, bisweilen
sogar in verstärktem Maasse wieder hervorzutreten. Der Erfolg wird
in der Regel mit der Sicherheit des wissenschaftlichen Versuches
erreicht; verhältnissmässig selten bleibt das Leiden gänzlich unbeeinflusst. Ausserdem giebt es indessen, wie ich wiederholt erfahren,
auch vereinzelte Fälle, in denen eine sehr entschiedene und sogar
gefahrdrohende Verschlimmerung und Häufung der Anfälle sich einstellt; schon aus diesem Grunde sollte die Anwendung der Mittel
nicht ohne dauernde ärztliche Ueberwachung durchgeführt werden.
Die sorglose Versendung derselben im grossen an beliebige Laien,
wie sie von der Bielefelder Anstalt aus geschieht, ist jedenfalls in
hohem Maasse gefährlich.

Sehr ausgedehnte Anwendung finden die Bromsalze ferner bei
der einfachen Neurasthenie und der sie so oft begleitenden „nervösen" Schlaflosigkeit; die Beseitigung der inneren Spannung
genügt hier oft, um eine dauernde Beruhigung und Erholung zu
Stande kommen zu lassen. Man giebt die einzelnen Salze oder
die drei erstgenannten in gleichem Verhältnisse gemischt (Erlen-
meyer'sches Gemisch) entweder als Schlafmittel in einmaliger voller

---

*) Löwald, Kraepelins Psychologische Arbeiten I, S. 489.

Gabe (3—6 gr) oder aber planmässig steigend und wieder fallend
zu 2—6 gr täglich (Pulver in Oblaten oder Lösung). Eine sehr be-
queme, den stark salzigen Geschmack verdeckende Form der Anwendung haben wir in dem kohlensauren Bromwasser gewonnen, welches gewöhnlich in einer Flasche 10 gr Bromsalz
enthält. Wo die Anfälle zu bestimmten Zeiten (Menses) hervorzutreten pflegen, wird man zweckmässig die höchsten Gaben gerade
in diesen Abschnitt fallen lassen, um während der Zwischenpausen
herunterzugehen und wo möglich ganz auszusetzen (intermittirende
Anwendung). Grössere Gaben der Bromsalze können nämlich bei
längerer, ununterbrochener Anwendung schwere Gehirnerscheinungen
hervorrufen (Abnahme des Gedächtnisses, Unsicherheit der Bewegungen, Stumpfheit). Das Auftreten von Acneknötchen und
Furunkeln sowie starker foetor ex ore giebt das Zeichen zur Unterbrechung; sonst folgen Verdauungsstörungen, fortschreitende Abmagerung, Bronchitis und allmählich die übrigen Erscheinungen des
Bromismus. Allerdings hat Féré von Kranken berichtet, die seit
Jahren täglich nicht weniger als 16—21 gr Brom zu sich nehmen;
auf diese Weise sollen sogar besondere Heilerfolge erzielt worden
sein. Ich würde ein derartiges Vorgehen keinesfalls verantworten
mögen; vielmehr bin ich der Ansicht, dass auch der Gebrauch mitt-
lerer und kleinerer Gaben nicht länger als einige Monate lang ohne
Unterbrechung fortgesetzt werden sollte.

Neuerdings ist statt der gebräuchlichen Bromsalze das Brom-
äthylformin*) („Bromalin" Merck) empfohlen worden, welches
weder Furunkel erzeugen noch die Verdauungsorgane schädigen soll.
Die Gabe ist die doppelte der übrigen Bromsalze.

In ähnlicher Weise wie die Krampfanfälle vermögen die Bromsalze auch bisweilen periodisch auftretende Aufregungszustände ab-
zuschneiden, namentlich dann, wenn sie mit den Menses in Beziehung
stehen und von kurzer (1—2 wöchentlicher) Dauer sind. Der Erfolg tritt nicht überall, in einzelnen Fällen aber mit grosser Sicherheit ein. Von Wichtigkeit ist hier namentlich die rechtzeitige Darreichung bei den ersten Anzeichen des beginnenden Anfalles, dann
aber die Anwendung sehr grosser Gaben. Man giebt 12—15 gr pro
die eine Reihe von Tagen hintereinander und geht dann langsam

---

*) Laquor, Neurologisches Centralblatt, 1895, 1.

herunter, natürlich unter beständiger Ueberwachung des Zustandes,
im Hinblicke auf die Gefahr plötzlicher Collapse oder bronchitischer
Erkrankungen.

Die Bedeutung der Blutversorgung für die Entstehung von
Geistesstörungen hat auch einigen Mitteln in die Behandlung des
Irreseins Eingang verschafft, die vorwiegend auf das Herz und die
Gefässe wirken. So hat man das Amylnitrit wegen seines auffallenden Einflusses auf das Gefässgebiet des Kopfes in solchen Zuständen angewendet, in denen man einen Gefässkrampf vermuthete.
Leider hat das Mittel die gehegten Erwartungen nicht gerechtfertigt,
da die Wirkungen selbst im günstigsten Falle sehr rasch vorüber-
gehen. Ferner kommt der Digitalis, namentlich in Verbindung
mit Opium oder Morphium, nicht selten dort eine beruhigende
Wirkung zu, wo Aufregungszustände mit unregelmässigem, frequen-
tem Pulse und Herzschwäche einhergehen (Herzfehler, alte Perikarditis u. s. f.). Wichtiger freilich noch wären Mittel, welche die
Beschaffenheit des Blutes zu verbessern vermöchten. Bis heute
haben wir von solchen nur das Thyreoidin zu nennen, welches
sich durch seine geradezu zauberhafte Wirkung auf das Myxödem
rasch so grossen Ruf verschafft hat. Bei anderen psychischen Störungen
sind die Erfolge bis jetzt zweifelhaft geblieben. Ich wenigstens habe
trotz sehr ausgedehnter Versuche keine ermuthigenden Ergebnisse
zu verzeichnen*). Nur beim Kretinismus kann man die übermässige
Körperfülle bedeutend und, wie es scheint, auch dauernd herabsetzen; im übrigen beobachtet man höchstens einige verkleinernde
Wirkung auf manche Kröpfe. Die psychischen Zustände werden
nicht entscheidend beeinflusst, vielleicht bisweilen etwas verschlechtert
(Aufregungen), doch lassen sich hier Zufälligkeiten zu schwer aus-
scheiden.

Brauchbare Erfahrungen über die Behandlung mit anderen Organ-
theilen liegen auf dem Gebiete der Geistesstörungen bis jetzt nicht vor.
Dagegen sollen an dieser Stelle kurz die Bestrebungen Wagners**)
erwähnt werden, durch künstlich erzeugtes Fieber Besserung oder
Heilung von Geistesstörungen zu erreichen. Die Versuche knüpfen an
die Erfahrung an, dass bisweilen Psychosen durch zufällige fieber-

---

*) Amaldi, Rivista sperim. di freniatria, XXIII, 311.
**) Boeck, Jahrbücher f. Psychiatrie XIV, 1, und 2.

hafte Erkrankungen, namentlich das Erysipel, auffallend günstig beeinflusst werden. Um diese gelegentlichen Erfahrungen planmässig
nachzuahmen, wurden an einer grösseren Reihe von Kranken Ein
spritzungen mit fiebererregenden Toxinen, vor allem mit Tuberculin,
vorgenommen. Meistens soll es sich um Amentia gehandelt haben.
Die Erfolge schienen einigermassen ermuthigend. Allerdings werden
alle derartigen Versuche wenig Beweiskraft haben, so lange wir über
die Auffassung der behandelten Psychosen und besonders über ihren
muthmasslichen weiteren Verlauf noch so im unklaren sind wie
heute. Dasselbe dürfte von den neuesten Bemühungen Binswangers
gelten, seine „Erschöpfungspsychosen" durch Bakteriengifte (Bouillon-
culturen von Bakterium coli) zu heilen, ebenso von Albertottis Vor-
schlag, durch Einspritzungen von Terpentinöl Abscesse und Fieber
zur günstigen Beeinflussung geistiger Störungen zu erzeugen.

Fast gänzlich aus der Behandlung der Geisteskranken verbannt
sind die früher viel geübten Blutentziehungen, namentlich die
allgemeinen, seitdem man erkannt hat, dass psychische Störungen
nicht durch „Plethora", sondern weit eher durch Blutentmischungen
bedingt werden. Wo starke Wallungen oder Entzündungserscheinungen
eine Entlastung des Schädelinhaltes nothwendig erscheinen lassen,
können allenfalls einige Blutegel an den Warzenfortsätzen oder an
der Nasenscheidewand in Anwendung kommen. Ebenso sind auch
die einst sehr beliebten ableitenden Mittel (Blasenpflaster, Un-
guentum tartari stibiati, Drastica) fast völlig veraltet.

Physikalische Heilmethoden. Unter den physikalischen Heilverfahren, die in die irrenärztliche Thätigkeit Eingang gefunden
haben, steht obenan die Wasserbehandlung, insonderheit die Anwendung der Bäder. Zwar sind die barbarischen Douchen und die
kalten Sturzbäder, wie sie früher als „revulsive" Mittel beliebt waren,
lange ausser Gebrauch gekommen, aber der grosse Werth besonders
verlängerter, viele Stunden und selbst Tage dauernder warmer Bäder
für die Behandlung erregter Kranker ist ganz unzweifelhaft. Für die
manischen und paralytischen, auch für manche katatonischen Erregungszustände kenne ich kein Mittel, das auch nur annähernd sich
den Dauerbädern vergleichen liesse. Es ist mir in den letzten Jahren
wesentlich mit Hülfe dieser Massregel gelungen, zahlreiche äusserst
unruhige Kranke dauernd vor der Isolirung, dem Schmieren und
dem Zerreissen zu bewahren; das Bedürfniss nach sog. unzerreissbaren

Kleidern und unausziehbaren Schuhen ist damit bei uns vollständig verschwunden. Allerdings begegnet man öfters der grossen Schwierigkeit, dass die Kranken, besonders im Anfange, nicht ruhig im Bade bleiben, sondern hinausdrängen. Durch wiederholte Versuche und anfängliche Anwendung von Sulfonal oder Hyoscin gelingt es jedoch allmählich fast immer, die Kranken soweit zu beruhigen, dass sie gern im Bade verweilen. Die behagliche Wärme des Wassers, die Freiheit von allen beengenden Kleidungsstücken, endlich das sich beim Herausgehen sogleich einstellende Unbehagen wirken hier zum gleichen Ziele zusammen. Bei ängstlichen Kranken pflegen solche Bäder nichts zu nützen, eher zu schaden, besonders wenn die Kranken durch Wärterhände festgehalten werden. Mit den durch ausgeschnittene Deckel oder Segeltuchüberzüge verschliessbaren Wannen habe ich mich nicht befreunden können. Die Wasserwärme muss natürlich in den Dauerbädern gleichmässig erhalten werden (etwa 34° C.), was keinerlei Schwierigkeiten bietet. Man kann die Kranken zu ihrer grösseren Bequemlichkeit im Bade auf durchgespannte Decken lagern, sie auf kleinen Tischchen essen oder sich sonstwie beschäftigen lassen (weibliche Kranke in Badehemden). Bäder von kürzerer, bis etwa halbstündiger Dauer pflegen bei Verstimmungen und leichten Angstzuständen beruhigend, gegen Abend auch schlafmachend zu wirken. Wo Röthung und Hitze des Kopfes auftritt, verbindet man sie zweckmässig mit gleichzeitiger kühler Berieselung desselben, mit kalten Umschlägen oder der Anwendung des Eisbeutels. An das Bad selbst schliesst sich dann zur Anregung der Hautthätigkeit zweckmässig ebenfalls eine kühle Berieselung mit folgender Abreibung an.

Bei gewissen Kranken werden die Vollbäder oft mit Erfolg ersetzt durch feuchtwarme Einwickelungen des ganzen Körpers, die indessen ohne Unterbrechung nicht mehr als einige Stunden ausgedehnt werden sollten (Collapsgefahr). Namentlich in den schweren katatonischen Aufregungszuständen ist diese Massregel nicht selten das einzige, sofort und allmählich auch nachwirkende Beruhigungsmittel; die Kranken lassen sich überraschender Weise meist ohne Sträuben einpacken. Sanfte Regendouchen, kalte Abreibungen empfehlen sich für nervöse und hysterische Kranke, besonders auch Onanisten, bei denen noch kalte Sitzbäder hinzugefügt werden. Von den medicamentösen Bädern sind hauptsächlich nur noch die Senf-

fussbäder im Gebrauch, die bei Neigung zu Blutwallungen nach
dem Kopfe bisweilen einen schlafmachenden Einfluss auszuüben im
Stande sind. Dem gleichen Zwecke dient die örtliche Anwendung
der Kälte am Kopfe in der Form des Eisbeutels. Die Einfachheit
und Volksthümlichkeit dieser Massregel spricht entschieden zu ihren
Gunsten, wenn man auch gerade in der Psychiatrie vielleicht häufiger
von ihrem psychischen (Zwang der Bettlage), als von dem physikalischen Einflusse Erfolg hoffen darf. Beim Bestehen von Menstruations-
beschwerden mit Empfindlichkeit der Wirbelsäule hat man auch die
Kältebehandlung dieser letzteren mit Hülfe des eisgefüllten Chap-
mann'schen Schlauches empfohlen.

Verhältnissmässig beschränkte Anwendung hat die Elektrotherapie*) in der Behandlung der Geisteskrankheiten gefunden.
Die vorliegenden Erfahrungen sind daher sehr lückenhaft und kaum
zur Aufstellung allgemeiner Grundsätze geeignet. Der faradische
Strom scheint vorzugsweise als Erregungsmittel zu wirken. Dem
gegenüber erwartet man von der Galvanisation des Rückenmarkes,
des Sympathicus, des Gehirns (schwache Ströme, kurze Sitzungen,
grosse Elektroden, Leitung längs oder schräg durch den Kopf) namentlich eine „katalytische" Einwirkung auf die feineren Vorgänge
im Nervengewebe und einen Einfluss auf das Gefässsystem. Man
hat daher vorgeschlagen, bei Zuständen mit erhöhter nervöser Reizbarkeit, Gefässkrampf und dergleichen die Anode (absteigende
Ströme), bei bestehenden Lähmungserscheinungen, Stauungen, Oedemen dagegen die Kathode (aufsteigende Ströme) auf Hirn und
Rückenmark einwirken zu lassen.

Im allgemeinen werden es natürlich vorzugsweise die mit nervösen Beschwerden einhergehenden Fälle sein, in denen man von der
elektrischen Behandlung Erfolg hoffen darf. Hier mag es bisweilen
gelingen, durch Beseitigung peripherer Reizursachen, durch Herabsetzung der Erregbarkeit zu nützen. Hysterische Dämmerzustände
werden unter Umständen durch planmässige Faradisation günstig
beeinflusst; es empfiehlt sich die Anwendung stärkerer Ströme an
verschiedenen Stellen der Körperoberfläche oder die allgemeine

---

*) Arndt, Archiv f. Psychiatrie, II; Allgem. Zeitschr. f. Psychiatrie, XXVIII,
XXXIV; Erb, Elektrotherapie II, 2. Auflage 1886; Tigges, Allgem. Zeitschr. f.
Psychiatrie, XL.

Faradisation. Galvanisation und Faradisation des Kopfes (elektrische Hand) können wegen ihrer hypnotischen Wirkung auch zur Bekämpfung der Schlaflosigkeit gelegentlich in Anwendung gezogen werden. Die besten Dienste leistet die elektrische Behandlung (Galvanisation des Kopfes, allgemeine Faradisation mit der Rolle, elektrische Bäder) unzweifelhaft bei hysterischen und neurasthenischen Kranken. Gerade hier aber wird die Ausscheidung des sicherlich nicht geringen Antheils, welcher dem psychischen Einflusse des Verfahrens zugeschrieben werden muss, vollkommen undurchführbar.

Die zeitgemässeste unter den physikalischen Heilmethoden, die Massage, hat sich ebenfalls nur ein kleines Gebiet der irrenärztlichen Thätigkeit zu erobern vermocht, das sie zudem noch mit der Elektricität bis zu einem gewissen Grade theilen muss. Bei der grossen Mehrzahl der Geistesstörungen passt die Massage nur dort, wo eine selbständige körperliche Anzeige für sie vorliegt. In gewissen Formen des hysterischen und neurasthenischen Irreseins indessen sowie nach manchen Erschöpfungs- und Depressionszuständen vermag die Massage, am besten in Verbindung mit der allgemeinen Faradisation, durch Kräftigung der Muskulatur und Anregung des Stoffwechsels oft recht schätzbare Dienste zu leisten Ihre Rolle in der sogenannten Mastcur wird weiter unten Erwähnung finden.

Diätetische Massregeln. Zwar von langsamerer und weniger durchgreifender, aber darum nicht weniger werthvoller Wirkung, als die aufgeführten Arzneien und Heilverfahren, sind jene allgemeinen diätetischen Massregeln, die keinem besonderen Behandlungszwecke dienen, sondern die Befriedigung der täglichen Lebensbedürfnisse zum Ziele haben. Obenan steht die Sorge für eine passende Ernährung. Jeder Geisteskranke, auch der anscheinend „Vollblütige", bedarf einer regelmässigen, gut bemessenen Zufuhr kräftiger Nahrungsmittel, die nicht selten den wichtigsten Punkt des Behandlungsplanes bildet. Durchaus in den Vordergrund tritt diese Rücksicht, wo schwächende Ursachen, Wochenbett, Blutverluste, fieberhafte Krankheiten der geistigen Störung vorausgegangen sind, und wo Wage und körperliche Untersuchung gesunkene Ernährung, Blutleere, Schwäche, Abmagerung erkennen lassen. Namentlich ist es von Wichtigkeit, schon im Anfange des Leidens, wo der Kranke, von lebhaften Gemüthsbewegungen beherrscht und ohne Esslust, die

Nahrungsaufnahme vernachlässigt, auf ein regelmässiges Einhalten
der Mahlzeiten zu achten und jeder beginnenden Verdauungsstörung
sogleich entgegenzuarbeiten. Diese Sorge erstreckt sich oft in gleicher Weise über den ganzen
Verlauf der Krankheit fort, wo Verstimmung, Unruhe oder Negativis-
mus den Kranken hindern, das Nahrungsbedürfniss selbst zu befriedigen. Geduldiges, häufig wiederholtes Anbieten des Essens,
wenn auch immer nur kleine Mengen genommen werden, führt
hier meist zum Ziele. Stets muss die Kost leicht verdaulich und,
namentlich in schwierigeren Fällen, möglichst nahrhaft sein, um
durch ihren Nutzwerth die Unmöglichkeit einer reichlicheren Zufuhr
auszugleichen (Fleischbreisuppen). Unter Umständen ist aus diesem
Grunde der Zusatz von Pepton, Nutrose, Somatose oder ähnlichen
Stoffen angezeigt. Die so überaus häufige Verstopfung bekämpft
man nur durch ganz milde Mittel, namentlich durch Klystiere (Gly-
cerin, Oel), Eingiessungen, nach Umständen durch Massage und
Faradisation des Bauches. Unterstützt werden diese Massnahmen
durch sorgfältige Regelung der gesammten Lebensweise,
mässige Bewegung in frischer Luft, körperliche, keine geistige Anstrengung erfordernde Beschäftigung, vorzüglich Gartenarbeit u. dergl.
Sehr zweckmässig erscheint es mir, den Alkohol als Genussmittel
aus der Irrenanstalt gänzlich auszuschliessen, da stets eine grössere
Zahl von Kranken vorhanden sind, die dieses Schutzes mehr oder
weniger dringend bedürfen, namentlich Trinker und Epileptiker, aber
auch Paralytiker, Hypomanische, Hebephrene. Nach meinen etwa
6 jährigen Erfahrungen kann ich jene Massregel nur auf das wärmste
empfehlen; sie ist leicht durchführbar und wirkt günstig auf den
ganzen Geist der Anstalt.

Eine eigenartige Ausbildung hat die Sorge für die Körper-
ernährung in der von Weir Mitchell und Playfair*) eingeführten
„Mastcur" (feeding-cure) erhalten. Den leitenden Gesichtspunkt
dieses Verfahrens bildet die möglichste Beschleunigung des Stoff-
umsatzes durch überreichliche Ernährung bei gleichzeitiger lebhafter
Muskelarbeit ohne eigene Anstrengung. Den in Bettruhe gehaltenen

---

*) Weir Mitchell, fat and blood, 3. Aufl. 1884; Playfair, Die systema-
tische Behandlung der Nervosität und Hysterie, deutsch von Tischler. 1883;
Burkart, Volkmanns Klinische Vorträge, 245.

Kranken werden in sehr kurzen Zwischenräumen grosse Mengen nahrhafter, leicht verdaulicher Esswaaren (Milch, Fleisch, kräftige Suppen) zugeführt, während durch regelmässige, ausgiebige Massage und faradische Reizung die gesammte Körpermuskulatur bearbeitet wird. Dazu kommt als wichtigster Punkt des Heilplanes die völlige Entfernung des Kranken aus den gewohnten Verhältnissen und die bedingungslose Unterordnung unter den ärztlichen Willen. Zweifellos spielt dieser psychische Eingriff bei der ganzen Cur eine äusserst bedeutsame Rolle. Die Erfolge sind in geeigneten Fällen staunenswerthe; man darf solche aber nur auf dem Gebiete der eigentlichen Hysterie und zwar dort erwarten, wo keine tiefgreifende psychische Störung, sondern wo wesentlich dauernde grosse Willensschwäche (Lähmungen) besteht und die Ernährung tief gesunken ist. Es erscheint aber wol möglich, dass der Grundsatz der Ueberernährung in geeigneter Anpassung auch für einzelne Formen des Irreseins, namentlich die Erschöpfungszustände, mit Vortheil in Anwendung gezogen werden kann; so manche Erfahrungen sprechen dafür.

Ganz besondere Berücksichtigung erfordert die diätetische Behandlung der frisch Erkrankten. Hier handelt es sich vor allem um Beruhigung. Das beste Mittel zur Erreichung dieses Zweckes ist die Bettlagerung, die bisweilen schwierig, unter einigermassen günstigen Verhältnissen (ausreichendes, gut geschultes Personal) aber doch meistens durchführbar ist, in manchen Fällen erst nach einer vorbereitenden Badebehandlung. Bei einiger Geduld kann man durch diese harmlose Massregel, welche die Unterschiede in der Behandlung psychisch und körperlich Kranker mehr und mehr verwischt, ganz ausserordentliche Erfolge erzielen. Alle frisch Erkrankten gehören zunächst und unter Umständen für längere Zeit ins Bett. Ferner wird man jene blutleeren und schwächlichen Kranken, die durch ängstliches Herumlaufen ihre Kräfte zu erschöpfen drohen, die Nahrungsverweigerer, endlich die Unruhigen und Erregten so lange wie irgend möglich im Bett zu erhalten suchen, natürlich sämmtlich unter dauernder Ueberwachung. Ohne jeden Zweifel verlaufen die Aufregungszustände aller Art weit milder im Bette, als ausserhalb desselben. In schwierigeren Fällen sinnloser Unruhe, namentlich im Collapsdelirium, in epileptischen und paralytischen Dämmerzuständen, erweisen sich die Betten mit hohen gepolsterten Seitenwänden als ungemein zweckmässig. Ruhige

Kranke, die der Bettruhe bedürfen (Melancholische, Gehemmte, Negativistische), wird man nach einiger Zeit für Stunden täglich aufstehen, in den Garten gehen, im Freien ruhen lassen, um ihnen den Genuss frischer Luft zu gewähren und den erschlaffenden Wirkungen langen Bettliegens entgegenzuarbeiten. Ganser lässt solche Kranke regelmässig massiren.

Allein es giebt immerhin, namentlich in mangelhaft eingerichteten und überfüllten Anstalten, Kranke, bei denen Bett und Bad versagen oder nicht in Anwendung gezogen werden, und die wegen sehr starker Unruhe oder rücksichtsloser Gewaltthätigkeit auch nicht wol in der Gesellschaft Anderer gelassen werden können, ohne sich und ihre Umgebung schweren Gefahren auszusetzen. Andere wiederum (Epileptiker, Katatoniker) werden zeitweise durch ihre Mitkranken derart erregt, dass sie deswegen zweckmässig von ihnen getrennt werden. In solchen Fällen greift man zu dem Nothbehelf der Isolirung im offenen, unter Umständen auch im geschlossenen Zimmer, womöglich nur unter steter Ueberwachung von aussen. Hie und da erscheint auch wol einmal ein Polsterzimmer erwünscht, doch hat diese Einrichtung im ganzen den an sie geknüpften Erwartungen nicht entsprochen, namentlich wegen der Unmöglichkeit, bei unreinen Kranken den Gestank fernzuhalten. Mit der Vertheilung von Matratzen an Boden und Wänden wird man meist auskommen. Die Isolirung ist unter allen Umständen ein Uebel, das man, namentlich Nachts, zum Schutze ruhebedürftiger Kranker vor ihren lärmenden Nachbarn nicht immer wird umgehen können, dessen Dauer aber so kurz wie nur irgend möglich bemessen werden soll. Die Frage, ob sie grundsätzlich und ausnahmslos, auch als vorübergehende Massregel, zu verwerfen ist, wird zur Zeit noch verschieden beantwortet*).

Längere Isolirung wirkt fast immer sehr schädlich und begünstigt die Verblödung der Kranken sowie das Einwurzeln von üblen Angewohnheiten, namentlich Unreinlichkeit, Onanie, Zerreissen und Gewaltthätigkeit. Mit unermüdlicher Geduld müssen daher in jedem Falle immer und immer wieder Versuche gemacht werden, der Isolirung baldigst ein Ende zu bereiten. Sie ist es in erster Linie,

---

*) Wattenberg, Allgem. Zeitschr. f. Psych., LII, 928; Heilbronner, ebenda, LIII, 717; Hoppe, ebenda, LIV, 910.

welche die „Anstaltsartefacte" erzeugt, jene Kranken, die wegen
ihrer Verwilderung nach den verschiedensten Richtungen hin den
Schrecken der Anstalten bilden. Ich glaube, diese Züge bei periodisch
Kranken in neuen Anfällen noch nach Jahren als Andenken an
frühere dauernde Isolirung erkannt zu haben.

In dem Heilapparate der älteren Anstalten spielte zur Unschäd-
lichmachung der Kranken und zur Bekämpfung der Aufregung eine
grosse Rolle die mechanische Beschränkung durch die Zwangsjacke,
Zwangsstühle, Zwangsbetten u. s. f., alles Vorrichtungen, die dazu
dienten, den Kranken an dem freien Gebrauche seiner Glieder zu
hindern und ihn in einer bestimmten Lage festzuhalten. Es ist
namentlich das Verdienst des Engländers Conolly*), auf die Un-
zweckmässigkeit, ja Gefährlichkeit dieser Zwangsmassregeln mit
allem Nachdrucke hingewiesen zu haben. Sie steigern die Unruhe
und Aufregung des Kranken, der sich abmüht, sich frei zu machen;
sie erbittern ihn gegen seine Aerzte und Pfleger, die meist erst
nach hartem Kampfe die verhasste Beschränkung durchzuführen
vermögen, und sie verderben das Pflegepersonal, welches im Vertrauen auf die rohe Gewalt kein Bedürfniss empfindet, selbst engere
Fühlung mit den Kranken zu gewinnen und dieselben nicht sowol
durch die Furcht, als vielmehr durch die kleinen Kunstgriffe des
hülfsbereiten Wohlwollens beherrschen zu lernen. Aus diesem Grunde
spielt das „Restraint", die mechanische Beschränkung, zwar in schlecht
eingerichteten Krankenhäusern und in den häuslichen Verhältnissen,
zumal bei der weit verbreiteten übertriebenen Angst vor Geisteskranken, leider noch eine gewisse Rolle — das mustergiltige An-
staltsleben kennt sie so gut wie gar nicht mehr. Wir dürfen heute
ohne weiteres sagen, dass die häufigere Anwendung von Zwangs-
mitteln irgend welcher Art in einer Anstalt mit Bestimmtheit entweder auf schlechte Einrichtungen oder aber auf schlechte Aerzte
zurückweist. Nur dort, wo die peinliche Durchführung des No-restraint-
verfahrens ein grösseres Uebel bedeuten würde, als die Beschränkung
selbst, wo z. B. das Leben des Kranken in Gefahr schwebt, wie
bei schweren chirurgischen Erkrankungen, unter Umständen auch
bei schwierigen Reisen mit sehr gefährlichen und aufgeregten Kranken,

---

*) Die Behandlung der Irren ohne mechanischen Zwang, deutsch von Brosius.
1860; Klinke, Allgem. Zeitschr. f. Psychiatrie, XLIX, 5.

kann die menschliche und ärztliche Berechtigung der Zwangsmittel
nicht zweifelhaft sein.

In der Regel wird man mit dem einfachen Festbinden durch
Betttücher, Handtücher und dergl. auskommen, manchmal auch mit
dem Anlegen eines oder zweier fester, durch Schrauben verschliess-
barer Handschuhe. Bei wirklich grosser Gefahr wird man endlich
nicht zögern, zur Anwendung der Zwangsjacke zu greifen, doch
kann ich z. B. mittheilen, dass ich in den letzten 11 Jahren keinen
Fall mehr erlebt habe, in dem diese Massregel nothwendig geworden wäre. Nur ein einziges Mal während dieser Zeit war ich
genöthigt, einen sehr unruhigen Kranken wegen lebensgefährlicher
Blutungen nach einer Operation mit Tüchern mit Bett festbinden
zu lassen. Die Zwangsjacke ist eine vorn geschlossene, hinten
verschnürbare Jacke von starkem Segeltuche mit langen Aermeln
ohne Oeffnungen, mit Hülfe deren die Arme über der Brust ge-
kreuzt festgehalten werden können. Bei sehr fester Anlegung und
langem Liegen derselben entstehen leicht Hautabschürfungen und
Druckbrand an den gefährdeten Stellen; sie muss daher öfters gelockert und womöglich täglich einige Stunden abgelegt werden. Kein
mechanisch beschränkter Kranker darf ohne beständige
Aufsicht gelassen werden; es kommt vor, dass er sich selbst
befreit oder gar erdrosselt.

C. Psychische Behandlung.

Besonders der Kampf um die Anwendbarkeit der mechanischen
Beschränkung ist es gewesen, der die Ausbildung einer planvollen
psychischen Behandlung*) der Geisteskranken angebahnt hat.
Je weniger Arzt und Pflegepersonal gegenüber den Aufregungszuständen ihre Zuflucht zur nackten Gewalt nehmen konnten, desto
mehr mussten sie darauf bedacht sein, sich durch das Mittel der
psychischen Einwirkung Macht über ihre Pflegebefohlenen zu
verschaffen. Die Aufgaben dieser Behandlungsweise sind es, einerseits die Krankheitserscheinungen zurückzudrängen, andererseits die

---

*) Reil, Rhapsodien über die Anwendung der psychischen Curmethode auf
Geisteszerrüttungen. 1803; Löwenfeld, Lehrbuch der gesammten Psychotherapie.
1897.

gesunden Vorstellungen und Gefühle zu kräftigen und ihnen schliesslich zum Siege über die krankhaften Störungen zu verhelfen. Es liegt auf der Hand, dass sich für die Lösung dieser Aufgaben bei der Mannigfaltigkeit der Persönlichkeiten, die den Angriffspunkt des irrenärztlichen Handelns bilden, ins Einzelne gehende Vorschriften nicht geben lassen, sondern dass jenes Ziel in jedem Falle wieder auf anderem Wege erreicht werden muss, dessen Auffindung und geschickte Verfolgung jeweils der Einsicht und Erfahrung des Arztes überlassen bleibt.

Mit Recht wird daher wegen dieser grossen persönlichen Verantwortlichkeit vom Irrenarzte noch eine Summe besonderer geistiger Eigenschaften gefordert: „wohlwollender Sinn, grosse Geduld, Selbstbeherrschung, eine besondere Freiheit von allen Vorurtheilen, ein aus einer reichen Weltkenntniss geschöpftes Verständniss der Menschen, Gewandtheit der Conversation und eine besondere Neigung zu seinem Beruf, die ihn allein über dessen vielfache Mühen und Anstrengungen hinwegsetzt"*). So ausgerüstet, wird er im Stande sein, dem Kranken nicht nur ein Arzt, sondern zugleich ein Erzieher und Freund zu werden, nicht nur den körperlichen Grundlagen der Geistesstörung seine Aufmerksamkeit zuzuwenden, sondern durch die Macht seiner Persönlichkeit verständnissvoll auch die krankhaften psychischen Erscheinungen selbst zu bekämpfen. Wirkt schon bei körperlichen Erkrankungen der Arzt häufig genug ebenso sehr durch seine persönlichen Eigenschaften wie durch die Arznei, so erweitert sich hier das Feld der psychischen Behandlung selbstverständlich in ganz ausserordentlichem Maasse.

Der oberste Grundsatz in der psychischen Behandlung der Geisteskranken ist Offenheit und unbedingte Wahrheitsliebe. Gerade hier wird von Laien und Aerzten immer wieder schwer gefehlt. Man scheut sich in ganz unsinniger und ungerechtfertigter Weise, einem Geisteskranken zu sagen, dass man ihn für krank hält, während diese Erkenntniss doch die erste Grundlage für die ganze Behandlung und nicht selten für den Leidenden selbst geradezu eine Erlösung bedeutet. Freilich giebt es viele Kranke, die sich selbst für völlig gesund halten, aber auch hier hat das unselige Versteckspiel, welches so häufig mit ihnen getrieben wird, schlechterdings keinen

---

*) Griesinger, Pathol. u. Therapie der psych. Krankheiten, 4. Aufl., S. 533.

Nutzen, da die Kranken ja doch durch die Art, wie man sie behandelt, zu der Erkenntniss kommen müssen, dass man bei ihnen eine geistige Störung vermuthet. Es muss unter allen Umständen für verwerflich erklärt werden, einen Geisteskranken, in welcher Absicht immer, zu täuschen, um ihn zu irgendwelchen nothwendigen Maassregeln zu bewegen (Einnehmen von Arzneien, Verbringung in die Anstalt), zu denen man seine Zustimmung nicht erreichen zu können glaubt. Weit besser ist es, ihm ruhig und freundlich, aber fest zu erklären, was man von ihm will und zu welchem Zwecke. Man wird dabei fast immer sein Ziel schliesslich erreichen. Im äussersten Nothfalle greife man lieber zur Gewalt, der sich besonnene Kranke regelmässig fügen, wenn sie keinen andern Ausweg sehen. Sie werden ein derartiges Vorgehen stets leichter verzeihen, als die List, deren unvermeidliche Aufdeckung sehr gewöhnlich ein unausrottbares Misstrauen im Gefolge hat. Ebenso nothwendig ist es, dem Kranken niemals eine Versprechung zu machen, die man nicht zu halten gesonnen oder im Stande ist. Andernfalls verscherzt man dauernd sein Vertrauen und verliert damit die Grundlage jeder weiteren Behandlung.

Den Wahnideen der Kranken gegenüber wird sich der Arzt stets einfach ablehnend verhalten. Er wird ihnen weder durch scheinbares Zustimmen neue Nahrung geben, noch sie in langen Auseinandersetzungen ausführlich bekämpfen, noch viel weniger aber etwa sie ins Lächerliche ziehen und dadurch die Kranken erbittern. Der Beantwortung in gereiztem Tone gestellter, herausfordernder Fragen weiche man in ruhiger Weise aus, ohne aber dabei den ärztlichen Standpunkt irgendwie zu verleugnen. Ich brauche kaum hinzuzufügen, dass der Grundsatz unbedingter Offenheit durchaus nicht dahin führen darf, ohne zwingenden Anlass hartnäckig jeder krankhaften Aeusserung zu widersprechen, die der Kranke etwa fallen lässt. Vielfach, namentlich bei schwachsinnigen (paralytischen) oder sehr gereizten Kranken wird man sich auf die gelegentliche Feststellung der Krankhaftigkeit des Zustandes beschränken, die geäusserten Wahnideen übergehen, unbeachtet lassen und nur den krankhaften Handlungen entgegentreten, soweit sie eine Schädigung des eigenen oder des Wohles der übrigen Kranken in sich schliessen.

Auch in Bezug auf diesen letzteren Punkt wird es sich in der

Hauptsache darum handeln, nach Möglichkeit die schlimmen Wirkungen derjenigen Krankheitsäusserungen abzuschwächen, die man
durch die Behandlung nicht verhüten kann. Zu diesem Zwecke versetzt man den Kranken in eine Umgebung, in welcher die Gefahr
des Selbstmordes, der Selbstbeschädigung, der Gewaltthätigkeit, der
Zerstörungssucht, Unreinlichkeit u. s. f. durch Ueberwachung und
besondere Einrichtungen, so weit irgend angängig, eingeschränkt ist.
In dieser Eingeschlossenheit ist der Kranke in Wirklichkeit viel
freier, als zu Hause, wo jeder seiner Handlungen wegen der möglichen schweren Folgen sogleich entgegengetreten werden muss.
Abgesehen von der Durchführung unumgänglicher ärztlicher Massnahmen lasse man den Kranken recht frei gewähren und erbittere
ihn nicht durch kleinliche Bevormundung oder häufige Ermahnungen.
Nur die Rücksicht auf ernstere Missstände oder Gefahren wird
den Arzt veranlassen, dem Treiben des Kranken freundlich, aber
mit Entschiedenheit entgegenzutreten. Er wird dann, wenn es
durchaus sein muss und alles gütliche Zureden umsonst geblieben
ist, auch vor der Anwendung der Gewalt nicht zurückschrecken, um
eine als nothwendig erkannte Massregel durchzuführen. Natürlich
soll auch jetzt so schonend wie irgend möglich vorgegangen und
jede Anknüpfung zu gütlicher Erreichung des Zieles benutzt werden.
Unter keinen Umständen soll irgend eine vom Arzte angeordnete
oder durchgeführte Massregel den Anschein der Disciplinirung
tragen. Die Versetzung auf eine andere Abtheilung, die Entziehung
des Ausganges, die Isolirung soll durchaus immer nur aus rein
ärztlichen Gründen geschehen, um drohendem Unheil zu begegnen.
Sobald diese Gründe hinfällig geworden sind, werden auch die
durch sie bedingten Anordnungen fallen müssen. Gerade darum ist
es verwerflich, die Gewährung kleiner harmloser Vergünstigungen,
die Verabreichung von Tabak oder besonderen Verordnungen aufgeregten Kranken zu entziehen oder gar sie mit kalten Bädern und
Douchen zu behandeln, um sie zu geordneterem Benehmen zu veranlassen. Solche Erziehungsversuche nützen gar nichts, erbittern
aber die Kranken und nähren im Personal die ohnedies noch allzu
fest wurzelnde Vorstellung, dass die Kranken schon artig sein könnten,
wenn sie nur wollten.

Bei allen mehr oder weniger rasch sich abspielenden Formen
der Geistesstörung ist die Aufgabe der psychischen Behandlung

wesentlich eine abwartende. Ueberall handelt es sich hier um krankhafte Erregungszustände des Gehirns, die vor allen Dingen Ruhe und immer wieder Ruhe fordern. Der Arzt hat daher in erster Linie für die möglichste Fernhaltung aller äusseren und inneren Reize zu sorgen. Dahin gehören namentlich der Verkehr mit den nächsten Angehörigen, die lebhaften Gefühlsbeziehungen, die aus der täglichen Umgebung, dem Berufe der Kranken, aus langen Unterredungen, Vorhaltungen, ja oft auch aus wohlgemeinten Trostworten entspringen. Auf jede eigentliche Thätigkeit muss verzichtet werden, da das kranke Gehirn zu seiner Genesung durchaus der sorgfältigsten Schonung bedarf. Vielfach erfüllt sich diese Vorschrift ganz von selbst, weil der Kranke zu jeder geordneten oder andauernden Beschäftigung unfähig ist. Bei manischen und erregten paralytischen Kranken, bei denen man die Aeusserungen des Thätigkeitsdranges nicht abschneiden kann, hat man wenigstens dafür Sorge zu tragen, dass alle jene Reibungen und Kämpfe wegfallen, die mit der Berufsthätigkeit unzertrennlich verbunden sind.

Ferner versteht es sich ganz von selbst, dass alle aufregenden Auseinandersetzungen und Mittheilungen in dieser Zeit vollständig vermieden werden müssen. Auch ohne dass man den Kranken geradezu täuscht, wird es fast immer möglich sein, ihn vor allen Nachrichten zu bewahren, die voraussichtlich eine stärkere Erschütterung seines gemüthlichen Gleichgewichtes herbeiführen könnten. Man wartet mit solchen unliebsamen Eröffnungen bis zum Eintritte der Beruhigung, um auch dann den Boden vorher sorgfältig und schonend vorzubereiten. Nur dann, wenn dringende Gefahr besteht, dass dem Kranken eine schmerzliche Nachricht auf keine Weise vorenthalten werden kann, ist es natürlich angezeigt, ihm dieselbe rechtzeitig in der richtigen Form zu überbringen, um einer unvorhergesehenen Entdeckung durch einen unglücklichen Zufall vorzubeugen.

Völlig unmöglich ist es, woran man zunächst denken könnte, den krankhaften Gefühlen und Vorstellungen auf demselben Wege beizukommen, auf dem man die Verstimmungen und Irrthümer der Gesunden bekämpft. Der Traurige, den man auf Bällen und Concerten, auf Reisen oder in lustiger Gesellschaft aufzuheitern versucht, wird nur desto schmerzlicher und peinvoller von allen äusseren Eindrücken berührt; die Bemühungen, aufsteigende Wahnideen durch Vernunftgründe zu widerlegen, bleiben ohnmächtig gegenüber der

Gewalt der inneren Vorgänge, aus denen jene letzteren sich immer
von neuem erzeugen. Versetzung des Kranken in eine fremde, ihm
gleichgültige und darum reizlose, ruhige Umgebung, in der man ihm
Verständniss ohne Neugier, Wohlwollen ohne Aufdringlichkeit ent-
gegenbringt, ist daher das erste Erforderniss für die Besserung seines
Zustandes.

Auch im weiteren Verlaufe ist ein entscheidender Einfluss der
psychischen Behandlung auf den Verlauf der Krankheit meist nicht
erkennbar. Dennoch steht es fest, dass freundlicher, verständiger
Zuspruch das Herz des Aengstlichen und Niedergeschlagenen erleichtern, geduldiges, gleichmässiges Entgegenkommen den Gereizten
und Erregten beruhigen kann, wenn auch immer nur vorübergehend,
ohne Nachhaltigkeit. Vielleicht sind aber diese fortgesetzten Bemühungen nach Ausgleichung der psychischen Schwankungen doch
bis zu einem gewissen Grade geeignet, den natürlichen Heilungs-
vorgang zu unterstützen. Wir dürfen das wenigstens schliessen
aus der Erfahrung, dass verkehrte psychische Behandlung, wie sie
bisweilen durch Angehörige, schlechtes Personal oder andere Kranke
geübt wird, ohne jeden Zweifel die Krankheitszustände nachhaltig
verschlimmern kann.

Erst mit dem Beginne einer deutlichen Beruhigung des Kranken
erfährt die Aufgabe der psychischen Behandlung eine gewisse
Aenderung. So lange die Aufmerksamkeit desselben zwangsweise
durch die Störung selbst in Anspruch genommen wird und nur für
krankhafte Gefühle und Vorstellungen im Bewusstsein Raum gegeben ist, pflegt er für die Vorgänge der Aussenwelt meist wenig
Sinn zu haben. Trotzdem er, der früher vielleicht keine Stunde
müssig sein konnte, nun Wochen und Monate lang die Hände in
den Schooss legt oder sich in zwecklosem Bewegungsdrange erschöpft, empfindet er doch keine Langeweile, da ihm mit der Fähigkeit auch der Antrieb zu nützlicher Thätigkeit verloren gegangen
ist. Jeder Versuch, ihn in diesem Zustande wieder den gesunden
Vorstellungen und Bestrebungen zugänglich zu machen, bleibt in
der Regel ergebnisslos und kann sogar durch die Erregung, in die
er den Kranken versetzt, geradezu schädlich wirken. Allmählich indessen tauchen auch die früheren, gesunden Gefühle und Gedankenkreise wieder hervor, und es gilt daher, ihnen die Aufmerksamkeit
des Kranken mehr und mehr zuzuwenden. Je nach seiner Per-

sönlichkeit gestalten sich dabei die Hülfsmittel und die Richtung der Heilbestrebungen natürlich äusserst verschieden.

Vor allem handelt es sich um die Auswahl einer passenden, wol anregenden, aber nicht anstrengenden Beschäftigung, da sie am meisten geeignet ist, die Gedanken des Kranken von den Zuständen des eigenen Innern abzuziehen und in ihm die Theilnahme an der Aussenwelt, an der gewohnten Thätigkeit wieder zu erwecken. Unterhaltender Lesestoff, die Lösung leichter geistiger Aufgaben, Spiele aller Art, Musikübungen, andererseits körperliche Arbeit, die sich den früheren Beschäftigungen möglichst anpasst, Handwerkerei, Garten- und Feldarbeit, Leibesübungen, bei Weibern Nähen, Waschen, Kochen u. dergl. in mannigfachster Abwechselung, dienen in gleicher Weise der Erfüllung des Behandlungszweckes. Damit können sich weiterhin Zerstreuungen, Besuche, Spaziergänge, gelegentliche kleine Festlichkeiten in vortheilhafter Weise verbinden, während geräuschvolle Vergnügungen, Bälle, Theateraufführungen nach meiner Erfahrung weit mehr Schaden als Nutzen stiften und zu dem Wesen eines Krankenhauses herzlich schlecht passen.

Ganz die gleichen Aufgaben erwachsen der psychischen Behandlung schon von vornherein bei den langsam sich entwickelnden Geistesstörungen. Allerdings ist es auch hier häufig nöthig, die Kranken erst ein wenig zur Ruhe kommen zu lassen, da nicht selten allerlei Kämpfe und Beunruhigungen der Entdeckung des Irreseins voraufgegangen sind, aber doch wird es hier immer in erster Linie darauf ankommen, das Denken und Fühlen des Kranken aus seinen verkehrten Bahnen abzulenken und für eine gesunde Thätigkeit wiederzugewinnen. Leider gelingt die vollkommene Lösung dieser Aufgabe nur allzu selten. Aber auch dann, wenn wir keine Genesung erzielen, bei der ungeheuren Masse der geistigen Krüppel, ist sorgfältig geleitete, den Kräften des Einzelnen angepasste Beschäftigung das einzige Mittel, welches den Eintritt des geistigen Verfalles aufzuhalten und dem Kranken noch ein gewisses bescheidenes Maass von geistiger Regsamkeit zu retten vermag.

Weit weniger Erfolg kann man sich von dem Versuche versprechen, irgendwie durch besondere psychische Einwirkungen das Zurücktreten der krankhaften Störungen zu beschleunigen und die gesunden Vorgänge zu unterstützen. Durch scharfsinnige Ueberredungskünste wird man dabei kaum mehr erreichen, als durch das

Leuret'sche „Intimidations-System", welches einstmals jede krankhafte Aeusserung durch die Douche zu unterdrücken und so das Irresein zu heilen suchte. So pflegte Gudden von einem Kranken Jacobis zu erzählen, der sich für Gott hielt und durch planmässige Einschüchterung zur Ableugnung dieses Wahnes gebracht worden war. Als er „geheilt" die ersten Schritte aus der Anstalt gethan hatte, drehte er sich um und bedrohte alle seine Peiniger mit den furchtbarsten Strafen, die auf seines, Gottes, Wink unfehlbar hereinbrechen würden. Wo die Fähigkeit einer gesunden Beurtheilung durch die Krankheit dauernd oder vorübergehend aufgehoben ist, wird natürlich selbst die. Verweisung auf den Augenschein machtlos, da sie ja eben das Urtheil anruft. Aus diesem Grunde beruhen denn auch die in der Jugend der Psychiatrie bei Hypochondern bisweilen vorgenommenen Scheineingriffe, um ihnen Thiere und dergl. aus dem Leibe zu holen, durchaus auf einer naiven Verkennung des Wesens der Geistesstörung.

Allein es giebt ohne Zweifel Kranke, denen es ein Bedürfniss und eine Beruhigung ist, sich immer und immer wieder vom Arzte die krankhafte Natur ihrer Vorstellungen und Gefühle versichern zu lassen. Da gilt es denn, diesen schwachen Gemüthern den begonnenen Kampf mit der Krankheit zu erleichtern, die Kraftlosen durch die Aussicht auf kleine Belohnungen zur Arbeit anzuregen und durch beruhigende Massregeln den Aufgeregten die Selbstbeherrschung zu erleichtern. Geduld, liebevolles Eingehen auf die einzelne Persönlichkeit, Nachgiebigkeit ohne Schwäche auf der einen, gleichmässige Festigkeit ohne Starrheit auf der anderen Seite geben hier die leitenden Gesichtspunkte für die ärztliche Thätigkeit ab.

Ein überaus verführerischer Ausblick schien sich in neuerer Zeit der psychischen Behandlung des Irreseins durch die staunenerregenden Thatsachen der suggestiven Beeinflussung in der Hypnose*) eröffnen zu wollen. Wenn es auf dem angedeuteten Wege gelingt, über die Wahrnehmungen, die Gedanken, den Willen eines Menschen nicht nur für den Augenblick, sondern auch für längere Zeit und sogar ohne sein Wissen eine fast unumschränkte Herr-

---

*) Wetterstrand, Der Hypnotismus und seine Anwendung in der praktischen Medicin. 1891; Bernheim, Neue Studien über Hypnotismus, Suggestion und. Psychotherapie, deutsch von Freud. 1893; Lloyd Tuckey, Psychotherapie oder Behandlung mittelst Hypnotismus und Suggestion, deutsch v. Tatzel. 1895.

schaft zu erlangen, so muss ein solches Verfahren gerade für den
Irrenarzt, dem die Beseitigung krankhafter Erscheinungen auf allen
jenen Gebieten anheimfällt, von kaum hoch genug zu schätzendem
Werthe sein. Leider hat die Erfahrung diese Erwartung bisher nur
in geringem Maasse gerechtfertigt. So leicht es gewöhnlich gelingt,
geistig gesunde Menschen dem Einflusse der Hypnose zu unterwerfen
und sie dabei von allem möglichem Schmerz und Unbehagen zu
befreien, so wenig zugänglich erweisen sich zumeist Geisteskranke
für jenes Heilmittel. Die Macht der Suggestion ist hier, wahrscheinlich wegen der häufigen Aufmerksamkeitsstörungen und lebhaften Eigensuggestionen, offenbar eine weit geringere, als unter
gewöhnlichen Verhältnissen. Aus diesem Grunde fällt es nicht nur
im allgemeinen schwerer, Geisteskranke zu hypnotisiren, sondern
der Einfluss des Arztes wird auch fast niemals ein so wirksamer
und namentlich nachhaltiger. So ist es z. B. nicht möglich, in der
Hypnose etwa eingewurzelte Wahnideen auszureden, die wir ja
gewissermassen als dauernde Eigensuggestionen auffassen können.
Dagegen scheinen Sinnestäuschungen, Appetit- und Schlafstörungen
immerhin der hypnotischen Behandlung bis zu einem gewissen
Grade zugänglich zu sein. Ebenso lassen sich bei der Entziehung
des Alkohols und Morphiums so manche Beschwerden überraschend
leicht beseitigen; ausserdem jedoch wird in dem Kampfe gegen
die eingewurzelte Neigung durch das Gebot des einschläfernden
Arztes ein unsichtbarer, aber um so mächtigerer Bundesgenosse gewonnen.

Am nächsten liegt es natürlich, die Suggestionen bei jenen
Formen des Irreseins in Anwendung zu bringen, bei welchen erfahrungsgemäss psychische Wirkungen ohnedies eine herrschende
Rolle im Krankheitsbilde spielen, bei den hysterischen und neurasthenischen Störungen. Ohne Zweifel ist es hier möglich, gelegentlich überraschende Erfolge zu erzielen, wie schon die Paradefälle der
„Heilmagnetiseure" lehren; im ganzen aber scheinen doch vorzugsweise diejenigen Formen jener Erkrankungen Vortheil von der hypnotischen Behandlung zu ziehen, bei denen die eigentlich psycho-
pathischen Erscheinungen gegenüber den nervösen Beschwerden im
Hintergrunde stehen. Zudem sind gerade hier hindernde Eigensuggestionen sehr häufig, und es besteht immerhin die Gefahr der
Entwicklung autohypnotischer Zustände, wenn dieselbe auch durch

grosses Geschick des Arztes und geeignete Handhabung des Verfahrens meiner Ueberzeugung nach völlig vermieden werden kann. Bei den übrigen Formen des Entartungsirreseins, namentlich den Angstzuständen und dem Zwangsirresein, sind wol oft vorübergehende, aber nur hie und da und nur bei grösster Geduld und Sachkenntniss dauernde Erfolge zu erzielen; auch die bis dahin für unheilbar geltende conträre Sexualempfindung ist in neuerer Zeit nicht ohne Nutzen auf diese Weise behandelt worden.

Wenn nach diesen Erwägungen der Wirkungsbereich der hypnotischen Beeinflussung bei Geisteskranken heute auch ein weit beschränkterer genannt werden muss, als zunächst erwartet werden konnte, so liegt in dem bisher Erreichten doch die dringende Mahnung für den Irrenarzt, sich mit der Anwendung dieses Heilverfahrens auf das eingehendste vertraut zu machen, sei es auch nur, um nicht durch unsachgemässes Vorgehen Schaden anzurichten. Die zweckmässigste und anscheinend ungefährlichste der bisher bekannten Anwendungsformen des Hypnotismus ist ohne Zweifel diejenige der mündlichen Suggestion, wie sie von Bernheim und seinen Schülern geübt wird. Von einer eingehenderen Beschreibung derselben muss hier unter Hinweis auf die angeführten Werke abgesehen werden, vor allem deswegen, weil das ganze Verfahren nicht unbedeutende Anforderungen an die persönliche Gewandtheit und Geistesgegenwart des Arztes stellt und deshalb im einzelnen nur durch die Anschauung erlernt werden kann.

D. Behandlung einzelner Krankheitserscheinungen.

Ein Rückblick auf die ganze Reihe der Behandlungsmittel so verschiedener Art, die dem Irrenarzte zu Gebote stehen, lässt leicht erkennen, dass seine Thätigkeit sich im wesentlichen gegen die Krankheitszeichen richtet, wie das ja bei der ungenügenden Ausbildung unserer Ursachenlehre und den Schwierigkeiten, die Ursachen, selbst wo wir sie kennen, zu beseitigen, kaum anders erwartet werden darf. Nur in den wenigen Fällen, in denen als Entstehungsbedingungen des Irreseins Fieber, örtliche oder allgemeine Krankheiten, Vergiftungen, Neuralgien, Magen- und Darmleiden, Erkrankungen der Nieren oder Geschlechtswerkzeuge, der Schilddrüse, Syphilis u. s. w.

gegeben sind, kann unter Umständen von einer wirklich ursächlichen
Behandlung die Rede sein, auf deren Einzelheiten wir hier natürlich
nicht einzugehen haben. Dagegen ist es von Wichtigkeit, noch die
Behandlung gewisser besonderer, bei verschiedenen Formen des Irre-
seins wiederkehrender Krankheitserscheinungen einer kurzen
Besprechung zu unterziehen.

Zunächst haben wir der psychischen Erregung zu gedenken,
deren nachdrückliche Behandlung namentlich dann nothwendig wird,
wenn sie eine Erschöpfung des Kranken herbeizuführen droht. Vor
allem wird man hier versuchen, die dauernde Bettruhe unter fortgesetzter Ueberwachung durchzuführen. Erweist sich das als unmöglich, so wird man bei manischen und meist auch bei paralytischen
Kranken durch die Anwendung warmer Dauerbäder zum Ziele
kommen, unter Umständen auch durch feuchtwarme Einwicklungen.
Hie und da empfiehlt es sich, die Durchführung solcher Beruhigungs-
massregeln durch Arzneimittel vorzubereiten und zu unterstützen.
Zu den schwierigsten Aufgaben kann die Behandlung katatonischer
Erregungszustände gehören. Bei der Unbeeinflussbarkeit, dem sinnlosen Fortdrängen und dem oft sehr gefährlichen Selbstverletzungs-
drange der Kranken misslingt nicht selten die Behandlung im
Bette oder im Bad. Gerade hier haben uns bisweilen regelmässige,
mehrstündige feuchte Wicklungen zum Ziele geführt, die nach Bedarf in angemessenen Pausen oder mit der Wiederkehr der Unruhe
angewendet wurden. Die ersten Male empfiehlt sich eine Vorbereitung durch Betäubungsmittel, besonders durch Trional (1 gr);
späterhin lassen sich die Kranken meist gern wickeln und bleiben
ruhig liegen. Versagt auch dieses Mittel und werden die Kranken
in der Packung unruhig, so bleibt nichts übrig, als sie unter Ueberwachung in ein mit Matratzen ausgelegtes oder gepolstertes Zimmer
zu bringen. Arzneimittel pflegen dann ziemlich wirkungslos zu sein,
doch mag man Hyoscin mit oder ohne Morphium oder auch Sulfonal, Trional versuchen. Da solche Kranke sich vielfach absichtlich
oder unabsichtlich schwer beschädigen, ist unausgesetzte Ueberwachung
unerlässlich. Handelt es sich um Angstzustände, so ist Opium
und Morphium am Platze, besonders wo unangenehme Empfindungen,
Schmerzen und dergl. bestehen. Bromkalium eignet sich mehr für
die Zustände innerer Beunruhigung und erhöhter gemüthlicher Reizbarkeit (epileptische Verstimmungen, Neurasthenie, leichte Depressions-

zustände). Nicht selten leistet gerade die Verbindung beider Mittel recht gute Dienste. Bei sehr heruntergekommenen Personen sieht man womöglich von einer Arzneiverordnung überhaupt ab. Bisweilen wirkt hier als bestes Beruhigungsmittel möglichst reichliche Ernährung, wenn es sein muss, durch die Schlundsonde. Ist die Erregung hauptsächlich die Folge von äusseren erregenden Einwirkungen, so hilft oft schon die Versetzung in eine andere Umgebung, schlimmstenfalls eine vorübergehende Isolirung; in leichteren Fällen kommt man vielleicht mit der einfachen Ablenkung der Aufmerksamkeit, ja unter Umständen mit einem scherzhaften Worte, der Gewährung einer kleinen Vergünstigung über drohende Ausbrüche hinweg. Sehr wichtig ist es für Arzt und Pflegepersonal, derartige Kranke genau zu kennen und sie nach ihrer Eigenart zu behandeln. Bei den meist rasch verlaufenden Erregungen verblödeter Kranker genügt in der Regel die sofortige Bettlagerung; nur ausnahmsweise wird einmal eine Hyoscineinspritzung nöthig.

Für die Behandlung der Schlaflosigkeit wird man regelmässig zunächst mit einfach diätetischen Massregeln auszukommen suchen. Bei chronischen Erkrankungen und kräftigem Körper ist ausgiebige Bewegung im Freien (Holz- und Gartenarbeit), Turnen, Massage am Platze, während bei frischen und leicht erregbaren Kranken stärkere körperliche Anstrengungen meist gerade ungünstig auf den Schlaf wirken. Hier wird man verlängerte laue Bäder mit gleichzeitiger Abkühlung des Kopfes, feuchte Einpackungen, Galvanisation des Kopfes, in geeigneten Fällen vielleicht hypnotische Beeinflussung ins Feld führen können. Mitunter ist auch schon durch Einführung einer Nachmittagsruhe, Sorge für leicht verdauliches, frühzeitiges Abendessen, Vermeidung des Lesens am Abend, Beseitigung von Thee und Kaffee, abendliche Darmentleerung, rechtzeitiges Schlafengehen, ausgiebiges Lüften des Schlafzimmers u. dgl. viel zu erreichen. Muss man zu Arzneien greifen, so versuche man zuerst den Alkohol, dann die Bromsalze in mittleren Gaben; nur im äussersten Nothfalle und nur bei vorübergehenden Erkrankungen soll zu anderen Schlafmitteln, bezw. bei grosser Angst oder lebhaften Schmerzen zu den Narkoticis übergegangen werden, da es sonst sehr schwierig werden kann, die viel mit solchen Mitteln behandelten Kranken wieder an den natürlichen Schlaf zu gewöhnen.

Sehr sorgfältige Beachtung seitens der gesammten Umgebung

erheischt die Neigung zum Selbstmorde, die so häufig bei Angstzuständen, besonders bei gleichzeitiger Bewusstseinstrübung, aber auch
bei ganz einfachen Verstimmungen ohne auffallendere Störung der
Besonnenheit in den Vordergrund tritt. Diese Fälle sind es, welche
die höchsten Anforderungen an die Wachsamkeit und Umsicht des
Anstaltspersonales stellen. Die Gelegenheiten, die dem bisweilen
mit voller Berechnung handelnden Kranken zur Ausführung seines
selbstmörderischen Planes dienen können, sind so überaus zahlreich
und mannigfaltig, dass nur eine gereifte und mit allen Möglichkeiten
vertraute Erfahrung die Aussicht hat, mit Erfolg dem krankhaften
Streben entgegenzuarbeiten. Jeder Nagel, jede Glasscherbe, jedes
Stück Blech kann zum tödtlichen Werkzeuge in der Hand des verzweifelten Kranken werden; jeder unbewachte Augenblick kann Erhängen, Zusammenschnüren des Halses, Verschlucken gefährlicher
Gegenstände, kann die schwersten Verstümmelungen, Herausreissen
der Augen, der Zunge, der Hoden zu Stande kommen lassen, ja ich
habe das Abbeissen der Zunge und ferner Bruch der Halswirbel-
säule in Folge eines mächtigen Stosses mit dem Kopfe gegen die
Wand in Gegenwart des Pflegepersonales erlebt. Glücklicherweise
sind derartige Vorkommnisse nicht häufig, ja es scheint, dass durch
die Anstalt 90°/₀ und sogar noch mehr der sonst wahrscheinlichen
Selbstmorde verhütet werden, aber es ist wünschenswerth, sich der
Unglücksfälle zu erinnern, damit sie auch nicht häufiger werden.
Am gefährlichsten sind Melancholiker, da sie ihr Ziel oft mit grosser
Hartnäckigkeit und vieler Ueberlegung zu erreichen suchen, sodann
die Kranken mit manisch-depressivem Irresein ohne stärkere Hem-
mung; aber auch Paralytiker und Katatoniker können, unter Um-
ständen ganz unvermuthet, schwere Selbstmordversuche machen.
Bei den letzteren pflegen diese Versuche mit ausserordentlicher
Thatkraft und ohne jede Rücksicht auf die Umgebung, bisweilen
tagelang fast ununterbrochen, ausgeführt zu werden, während die
Paralytiker gewöhnlich ohne Nachdruck und sehr unüberlegt ans
Werk gehen.

Der Neigung zum Zerstören begegnet man, wo eine Ablenkung durch angemessene Beschäftigung nicht möglich ist, einfach
durch recht widerstandsfähige Ausführung aller beweglichen und
unbeweglichen Gegenstände, die dem Kranken zugänglich sind. Die
Technik hat in dieser Richtung viele zweckmässige Einrichtungen

geschaffen (Fensterscheiben aus ganz dickem Glase, feststehende, un-
zerstörbare Möbel, Geschirre aus Leder, Hartgummi, Pappe u. dgl.),
die hier nicht einzeln besprochen werden können. Freilich lehrt die
Erfahrung, dass es bei alten Anstaltsbewohnern einen einigermassen
zureichenden Schutz gegen das Zerstören nicht giebt; jeder ab-
gebrochene Löffelstiel, jedes aufgelesene Drahtstückchen, ja jeder im
Munde oder in anderen Verstecken aus dem Garten eingeschleppte
Kieselstein wird in ihren Händen zum vielseitigen Werkzeuge, mit
Hülfe dessen binnen unglaublich kurzer Zeit Löcher in die cemen-
tirten Wände gegraben, die festesten Schrauben gelockert, dicke
Scheiben zersplittert und tiefe Rinnen in die Balken des Fussbodens
gemeisselt werden.   Hier hilft nur die Vorbeugung, die durch rechtzeitige, dauernde Ueberwachung und Bettruhe jede längere Isolirung
vermeidet und die Ausbildung derartiger Zerstörungskünstler nach
Möglichkeit verhindert. Gegen das Zerreissen schützt einigermassen,
aber nicht vollständig, die Anwendung von Anzügen, Decken und
Matratzen aus starkem Segeltuch. Kranke, die sich entkleiden,
bringt man am zweckmässigsten ins Dauerbad, welches weit besser
wirkt, als die vielfach noch gebrauchten Kleidungsstücke mit besonderen Verschlüssen; dasselbe Auskunftsmittel wird auch fast
immer die nackte Isolirung mit Seegras oder Stroh unnöthig
machen, zu der man früher bisweilen bei sehr erregten, zer-
störungssüchtigen, gewaltthätigen und körperkräftigen Kranken genöthigt war.

Eine höchst lästige Begleiterscheinung der psychischen Erregung
ist bisweilen die Unreinlichkeit und namentlich das Herum-
schmieren mit den Ausleerungen, weil daraus grosse gesundheits-
widrige Missstände hervorgehen. Auch hier ist dauernde Ueberwachung nöthig, die es ermöglicht, den Kranken recht häufig zur
Befriedigung seiner Bedürfnisse anzuhalten, andererseits aber sofort
einzugreifen, wenn trotzdem eine Verunreinigung geschehen ist.
Weiterhin sind reichliches Baden und sorgfältigste Reinigung der
Zimmer mit desinficirenden Mitteln die hauptsächlich zu erfüllenden
Aufgaben. Ein aufmerksames Wartpersonal kann hier sehr viel
leisten. Der sehr üblen Gewohnheit des Schmierens kann durch
Vermeidung jeder Isolirung, sorgfältige Beaufsichtigung und durch
Dauerbäder vorgebeugt werden. In schwierigen Fällen lässt sich
durch passende Auswahl der Kost (möglichst wenig Koth gebende

Nahrungsmittel, besonders keine Pflanzenkost) und regelmässige entleerende Klystiere noch etwas ausrichten.

Besondere Mühe hat man sich vielfach gegeben, die Masturbation zu bekämpfen. Oft verschwindet dieselbe mit der Abnahme der psychischen Erregung von selbst; in anderen, chronischen Fällen bleibt meist jede Behandlung erfolglos. Nicht ohne Werth ist vielleicht die Anwendung des Bromkalium; wichtiger bleibt indessen die diätetische Behandlung, Sorge für ruhigen Schlaf, Vermeidung müssiger Bettruhe, Regelung der Darmentleerung, ablenkende Beschäftigung, ausgiebige Bewegung im Freien bis zur Ermüdung, ferner kalte Waschungen, besonders Sitzbäder, endlich eine aufmerksame, geduldige Ueberwachung und Erziehung.

Zum Schlusse haben wir noch einer äusserst wichtigen Krankheitserscheinung zu gedenken, deren Behandlung nicht selten recht grosse Schwierigkeiten verursacht, der Nahrungsverweigerung (Sitophobie). In erster Linie wird man hier nach körperlichen Ursachen zu suchen haben, namentlich Magen- oder Mundkatarrhen oder Darmträgheit, die man durch geeignete Massregeln, Auswahl der Speisen, Ausspülen des Magens, Mundes oder Darmes, unter Umständen auch durch Arzneimittel zu bekämpfen hat. Nicht viel Erfolg habe ich von dem anscheinend auch nicht ganz ungefährlichen Orexin gesehen, welches zur Anregung der Esslust empfohlen worden ist.

Am häufigsten hat die Nahrungsverweigerung ihren Grund in gemüthlicher Verstimmung oder in mannigfachen Wahnideen, Vergiftungsfurcht, Glauben, nicht bezahlen zu können, das Essen nicht werth zu sein, Wunsch zu verhungern. Der beste Bundesgenosse ist immer der Hunger, der bisweilen nach einigen Tagen der Nahrungsverweigerung sein Recht so stark geltend macht, dass der Kranke dann mit wahrer Gier über die vorgesetzten Speisen herfällt. Er wirkt am verführerischsten, wenn man sich um den Kranken scheinbar gar nicht kümmert, ihn mit dem Essen allein lässt und seine Nahrungsverweigerung möglichst wenig beachtet. Vieles Zureden oder gar Versuche, die Nahrung einzugeben, pflegen den Widerstand rasch sehr erheblich zu verstärken. In anderen Fällen ist es mehr eine gewisse Willenlosigkeit, die den Kranken hindert, die wahnhaften Gegenvorstellungen zu überwinden; er isst, sobald man ihm den Löffel an den Mund führt. Anwendung von Gewalt dabei ist hier wie dort regelmässig vom Uebel. Noch andere Formen der Nahrungsverweigerung kommen durch den Negativismus der Katatoniker sowie durch die Unruhe erregter Kranker zu Stande, welche die Arbeit des Essens fortwährend mit andersartigen Bewegungsantrieben durchkreuzt. Bisweilen wechseln diese Zustände sehr rasch, und derselbe Kranke, der jetzt auf keine Weise zum Essen zu bringen war, nimmt vielleicht nach einer Viertelstunde freiwillig seine Nahrung zu sich, um kurze Zeit darauf wieder allen Versuchungen eigensinnig zu widerstehen. Unermüdliche Geduld und genaue Ausnutzung aller kleinen Vortheile (z. B. Anregung der Nachahmung und des Appetits durch Mitessen) sowie möglichst sorgfältige Auswahl und Abwechselung der Speisen helfen meist über die aufgezählten Schwierigkeiten hinweg.

Allein es giebt Fälle, in denen alle Bemühungen des Arztes nach dieser Richtung hin fehlschlagen und in denen schliesslich, um der drohenden Gefahr der Erschöpfung und des Hungertodes zu begegnen, zur künstlichen, zwangsmässigen Einbringung der Nahrung geschritten werden muss. Der Zeitpunkt, an welchem man zu diesem Auskunftsmittel greift, wird am besten durch die Körperwage bestimmt, weil sie den zuverlässigsten Anhaltspunkt für die Beurtheilung des Ernährungsstandes liefert. Alle Kranken, die ungenügende Nahrung zu sich nehmen, müssen daher häufig, am besten jeden Tag gewogen werden, damit man die Schnelligkeit der Gewichtsabnahme überwachen kann. Am schlimmsten sind diejenigen Fälle, in denen die Kranken von langer Hand anfangen, immer weniger und weniger zu essen, um allmählich ganz aufzuhören; hier ist rasches Einschreiten dringend geboten, weil sonst leicht ein unaufhaltsamer Zusammenbruch erfolgt. Je nach dem Zustande des Kranken wird man spätestens 2—3 Tage nach Beginn der völligen Nahrungsverweigerung, bisweilen auch schon noch früher, mit der künstlichen Fütterung vorzugehen haben. Ist der Kranke kräftig, gut genährt und hört er plötzlich auf, zu essen, so kann man ruhig 6—8 Tage zuwarten. Der grimmige Hunger, der allerdings bei langem Fasten schliesslich ausbleibt, wird dann demselben häufig ohnedies ein Ende machen. Ist die Nahrungsverweigerung keine vollständige, geniesst der Kranke wenigstens noch Wasser, so hat man unter steter Berücksichtigung seines Ernährungszustandes selbst 10—12 Tage ohne Gefahr Zeit, bevor Zwangsmassregeln nöthig sind.

Das Verfahren der künstlichen Fütterung selbst besteht in der Einführung einer Sonde in den Magen, durch welche mittels eines einfachen Trichters lauwarme, passend zusammengesetzte, nährende Flüssigkeiten in denselben befördert werden. Die Einführung geschieht durch den Mund oder durch die Nase, die vorher möglichst von Krusten und Schleim gereinigt werden. Das erstere Verfahren zwingt bei starkem Widerstande des Kranken zu gewaltsamer Eröffnung und Offenhaltung der Zahnreihe durch keilartige Werkzeuge (Heister'sche Mundsperre), die sogar zu Verletzungen führen kann; letzteres Vorgehen macht den Arzt vom Widerstande des Kranken wesentlich unabhängig, misslingt aber leichter. Bei jeder Fütterung muss der Kranke durch sichere Hände zuverlässig festgehalten werden, um unvermuthete störende Bewegungen zu verhindern; die Einführung der aus weichem, biegsamem Stoffe bestehenden Sonde (Jacques Patent oder dickwandiger Gummischlauch) geschieht langsam und ohne die mindeste Gewalt. In der Regel gleitet dieselbe dabei mit Hülfe einer reflectorisch ausgelösten Schluckbewegung glatt in die Speiseröhre hinein; bei sehr widerstrebenden Kranken kann es indessen vorkommen, dass sie von ihrer Bahn nach vorn zu abgelenkt wird und sich im Munde zusammenknäuelt. Hier muss man geduldig wiederholt von neuem versuchen, zum Ziele zu kommen; im Nothfalle bleibt dann immer noch der Weg durch den Mund unter der sicheren Führung des durch eine Metallhülse vor Bissen geschützten Fingers.

Von grosser Wichtigkeit ist es, sich davon zu überzeugen, dass die Sonde den richtigen Weg genommen hat und nicht in den Kehlkopf gelangt ist. Bei gelähmten und sehr unempfindlichen Kranken können nämlich die sonst das Eindringen eines Fremdkörpers in die Luftwege begleitenden Erscheinungen der höchsten Athemnoth und der stürmischen Reflexbewegungen gänzlich fehlen; die Sonde gleitet ohne Störung bis an die Gabelung der Luftröhre, wo sie auf Widerstand stösst. Man hört nun die Athemluft durch die Sonde streichen, doch können bei Luftansammlung im Magen auch Ausathmungsgeräusche entstehen, wenn das Rohr glücklich in diesen letzteren gelangt ist. Das unfehlbare Mittel, sich über die Lage der Sonde zu vergewissern, ist die Auscultation des Magens beim Einblasen von Luft.

Bevor man nun die Nahrung eingiesst, ist es vielfach zweck-

mässig, den Magen auszuspülen, um die in ihm angesammelten
Mengen von zersetztem Schleim und Speichel zu entfernen. Als
Nahrungsflüssigkeit wählt man zweckmässig Milch oder Fleisch-
brühe mit gequirlten rohen Eiern, Zucker und Butter, nach Umständen Zusätze von Wein, Cacao, Fleischpepton, Fleischsaft, Somatose u. dergl.; auch Arzneien können natürlich auf diese Weise
mit eingeführt werden. Das Zurückziehen der Sonde geschieht
anfangs langsam, in der Gegend des Kehlkopfeinganges schnell; zugleich wird die obere Oeffnung des Rohres verschlossen gehalten,
damit nicht unten anhängende Tropfen bei dieser Gelegenheit in die
Luftröhre gelangen.

Die künstliche Ernährung wird täglich wenigstens zweimal vorgenommen, am besten Mittags und Abends; jedesmal führt man anfänglich etwas weniger, später aber ungefähr einen Liter Flüssigkeit
ein, der man einen möglichst hohen Nährwerth zu geben bemüht
sein muss. Man wechselt dabei öfters mit der Zusammensetzung,
um Einförmigkeit zu vermeiden. Es gelingt auf diese Weise,
nahrungsverweigernde Kranke Wochen, Monate, selbst Jahre lang
am Leben zu erhalten, wenn auch natürlich damit nur ein unvollkommener Nothbehelf für die freiwillige Nahrungsaufnahme gewonnen
ist. Man wird daher nebenbei immer fortfahren, auf alle Weise die
Beseitigung der Nahrungsverweigerung anzustreben.

Eine sehr unangenehme Begleiterscheinung der Fütterung ist
das bisweilen auftretende Erbrechen. Schleunige Entfernung der
Sonde ist hier wegen der Gefahr des Erstickens durch die herauf-
gewürgte Nährflüssigkeit durchaus nothwendig. Durch häufigere
Wiederholung des Verfahrens, im Nothfalle durch Abstumpfung der
Rachenempfindlichkeit mit Hülfe von Narkoticis (Bromkalium, Be-
pinseln mit Cocain- oder Morphiumlösung), Voranschicken von Eis-
wasser und Cognac kann man diese Schwierigkeit meist überwinden.
Man begegnet indessen, allerdings glücklicherweise selten, nahrungs-
verweigernden Kranken, die willkürlich erbrechen können und so
schliesslich jede Fütterung unmöglich machen. Bei ihnen pflegt begreiflicher Weise auch die Ernährung durch Klystiere, an die man
etwa denken könnte, trotz aller Schutzmittel (hohes Einführen der
Sonde, Wattetampons) ungenügend zu bleiben.

In neuester Zeit ist die Reihe unserer Kampfmittel gegen die
Nahrungsverweigerung noch durch die Einführung der subcutanen

22*

Kochsalzinfusion bereichert worden*). Zunächst ist natürlich dieses
aus der chirurgischen Klinik herübergenommene Verfahren geeignet, bei erschöpften Kranken den drohenden Kräfteverfall aufzuhalten. Es erscheint darum überall dort angebracht, wo die Zufuhr anregender Nahrungs- und Arzneimittel aus körperlichen
Gründen (schwere Mund- oder Magenleiden) unmöglich ist oder wo
eine sehr rasche und ergiebige Füllung des Gefässsystems nothwendig erscheint. Das Verfahren ist das gewöhnliche: 5—700 gr
0,75 %iger, auf 37—39° C. erwärmter, sterilisirter Kochsalzlösung
lässt man unter geringem Druck mittels Hohlnadel oder Troikart in
die subcutanen Lymphräume einfliessen. Meist sind zwei Einstiche
(Brust, Rücken, Oberschenkel) erforderlich, die jedoch auch mehrmals
wiederholt werden können; die Geschwulst wird durch vorsichtiges
Kneten vertheilt. Bei den Versuchen mit diesem Eingriffe hat sich
herausgestellt, dass im Gefolge der Kochsalzinfusion mit der regelmässigen Besserung des Allgemeinbefindens auch ein erhöhtes
Hunger- und Durstgefühl aufzutreten pflegt, welches die Kranken
unter Umständen zu freiwilliger Nahrungsaufnahme veranlasst,
namentlich dann, wenn die Verweigerung nicht durch klar verarbeitete Wahnideen, sondern nur durch Verwirrtheit und Unruhe
bedingt war. Auf Grund solcher Erfahrungen haben wir in Fällen,
in denen keine grosse Gefahr im Verzuge war, statt der Infusionen
auch schon Kochsalzklystiere in Anwendung gezogen. Der Erfolg
ist kein so plötzlicher und durchgreifender, dafür aber das Verfahren ein wesentlich einfacheres. Kleine Mengen gut erwärmter
physiologischer Kochsalzlösung, etwa ein viertel Liter zur Zeit, lässt
man unter geringem Drucke langsam möglichst hoch in den Darm
hineinlaufen; die Aufsaugung geschieht dann seitens des wasser-
armen Körpers regelmässig rasch und vollständig. Auch bei diesem
Verfahren pflegt sich ein lebhaftes Durst- und Hungergefühl einzustellen, welches die Besiegung des Widerstandes gegen die Nahrungsaufnahme bisweilen sehr erleichtert.

Weniger erprobt ist bisher das hie und da bereits angewandte
Verfahren, auch wirkliche Nährlösungen (Traubenzuckerlösungen,
Olivenölemulsionen, mit Formol behandeltes Eiweiss) unter die Haut
einzuspritzen, doch erscheint es nicht aussichtslos, unter Umständen

---

*) Ilberg, Allgem. Zeitschr. f. Psychiatrie, XLVIII, S. 620.

auch auf diesem Wege einen verhungernden Kranken wenigstens eine Zeit lang am Leben zu erhalten.

E. Die Irrenanstalt.

Die Gesammtheit aller körperlichen und psychischen Heilmittel findet sich zu einheitlichem Zusammenwirken vereinigt in den mannigfaltigen Einrichtungen der Irrenanstalt. Die Irrenanstalt in ihrer heutigen Gestaltung ist eine Errungenschaft unseres Zeitalters*). In früheren Jahrhunderten liess man harmlose Kranke einfach herumlaufen und begnügte sich damit, die störenden Irren über die nächste Grenze zu treiben oder in Gewahrsam zu nehmen; sie wurden dann in Klöstern, häufiger in Gefängnissen und Zuchthäusern, zusammen mit allem möglichem Gesindel untergebracht, in Käfigen („Dorenkisten") oder aber auch in eigenen, menagerieartigen „Narrenthürmen" eingesperrt, welche meist in der Stadtmauer lagen und an gewissen Tagen von der Menge zur Belustigung besucht wurden. So mancher Kranke endlich fiel wol auch den Hexenprocessen zum Opfer und wurde auf die grausamste Weise zu Tode gemartert oder verbrannt**).

Leider besserte die Ueberwindung dieses finsteren Aberglaubens mehr als ein Jahrhundert lang in dem Loose der unglücklichen Geisteskranken nur wenig. Da man das Irresein im allgemeinen für unheilbar hielt, so waren die Irren nichts, als eine Last, deren man sich auf möglichst einfache Weise zu entledigen suchte. Selten nur wurde einmal ein Geisteskranker in einem Spitale wirklich ärztlich behandelt; meist dienten die an Kranken-, Siechenhäuser u. dergl. angebauten „Tollhäuser" nur zur Aufbewahrung. So wurden sie denn vielfach in schmutzigen, licht- und luftlosen Verliessen zusammengepfercht, an Ketten geschlossen, hungernd und ohne Kleidung der Willkür und der Peitsche roher Wärter (vielfach entlassener Verbrecher!) schutzlos preisgegeben, bis der Tod, barmherziger als die Mitwelt, sie von ihren Leiden erlöste. Selbst nachdem gegen die Mitte des vorigen Jahrhunderts in England die erste eigentliche

---

*) Kirchhoff, Grundriss einer Geschichte der deutschen Irrenpflege. 1890; Snell, Zur Geschichte der Irrenpflege. 1896.

**) Snell, Hexenprocesse und Geistesstörung. 1891.

Irrenanstalt zur Behandlung von Geisteskranken eingerichtet worden
war, fand dieses Beispiel nur langsame Nachahmung. Noch um die
Wende des Jahrhunderts, als Pinel in Paris das Schicksal der
verwahrlosten Geisteskranken zu lindern bemüht war, herrschten fast
überall, auf dem Festlande wie in England, in den Narrenhäusern
die entsetzlichsten Zustände. Ja, noch 1817 sah sich Hayner, der
ehrwürdige Vorkämpfer für die menschliche Behandlung der Irren
in Deutschland, veranlasst, auf das feierlichste gegen die Ketten, die
Zwangsstühle, die körperlichen Züchtigungen öffentlich Verwahrung
einzulegen*).

Nach und nach jedoch kam die Erkenntniss von der Nothwendigkeit einer völligen Neugestaltung der Irrenfürsorge auf ärztlicher Grundlage mit immer wachsender Gewalt zum Durchbruch,
und es trat daher in den ersten Jahrzehnten dieses Jahrhunderts in
den meisten vorgeschrittenen Ländern an Stelle der einfachen Aufbewahrung die Errichtung wirklicher Heilanstalten, die endlich auch
den unglücklichen Irren die Wohlthaten einer ärztlichen, auf die
Beseitigung ihres Leidens gerichteten Behandlung zu vermitteln bestimmt waren.

Auch jetzt aber noch krankte die praktische Irrenfürsorge an
der Unvollkommenheit der wissenschaftlichen Erkenntniss von dem
Wesen der Geistesstörungen. Hauptsächlich der Einfluss gewisser
speculativ-psychologischer Auffassungen des Irreseins führte zur
Ausbildung eines Behandlungssystems, in welchem eine Reihe aus-
gesuchter Marterwerkzeuge, der Sack, die Drehschaukel, das Tretrad,
der Sarg, die Douchen u. s. w. die Hauptrolle spielten. Die Kranken
wurden in der verschiedensten Weise gemisshandelt und gequält,
aber nicht mehr aus Rohheit, sondern in der wohlgemeintesten Absicht ärztlicher Beeinflussung**).

Glücklicherweise ist diese Verirrung verhältnissmässig rasch
überwunden worden, und die Behandlungswerkzeuge wanderten
bald in die Rumpelkammern; dagegen erschien die Anwendung einfacher mechanischer Beschränkung zum Schutze gegen erregte

---

*) Aufforderung an Regierungen, Obrigkeiten und Vorsteher der Irrenhäuser
zur Abstellung einiger schweren Gebrechen in der Behandlung der Irren. 1817.
**) Schneider, Entwurf zu einer Heilmittellehre gegen psychische Krank-
heiten. 1824.

Kranke oder auch zu ihrer psychischen Beeinflussung noch Jahrzehnte hindurch als selbstverständliche Massregel. Lange und schwere Kämpfe hat es gekostet, bis allmählich Conolly's kühne Neuerung mit ihren weitreichenden Folgen für die gesammte Gestaltung der Irrenanstalten überall als selbstverständliche Forderung betrachtet wurde.

Wir dürfen es aber mit Stolz aussprechen, dass die Widerstände gegen den Fortschritt weit weniger bei den Irrenärzten gelegen haben, als in den äusseren Verhältnissen, in der Verständnisslosigkeit und Gleichgültigkeit der Massen, in dem Mangel an verfügbaren Hülfsmitteln. Jahrhunderte lang haben Regierungen und Volk dem Elende der Geisteskranken theilnahmlos zugesehen, und erst, seitdem es Irrenärzte giebt, ist endlich die Bewegung in Fluss gekommen, die uns auf die jetzige Höhe geführt hat. Was wir heute noch hie und da etwa an Missbräuchen und Uebelständen sehen, ist zumeist nicht das Ergebniss von sträflicher Pflichtvergessenheit und Vernachlässigung, sondern es sind die letzten Ueberreste eines kaum überwundenen Zeitalters, in welchem nur die höchsten und erleuchtetsten Geister für die Menschenrechte der Geisteskranken eintraten. Dieselben Irrenärzte, die man jetzt in merkwürdiger Verkennung der geschichtlichen Entwicklung gewissermassen als die geborenen Feinde der Kranken und Gesunden zu brandmarken beliebt, sind es gewesen, welche in mühseliger, aufopferungsreicher Berufsarbeit ihren Pflegebefohlenen die Ketten gelöst haben, in welche sie Rohheit und Unkenntniss so lange geschmiedet hatte.

Die heutige Irrenanstalt ist ein Krankenhaus wie jedes andere, mit dem einzigen, durch den Zustand ihrer Bewohner geforderten Unterschiede, dass Eintritt, Behandlungsart und Austritt nicht vom Belieben des Kranken, sondern unter gewissen Einschränkungen vom Urtheile des sachverständigen Arztes abhängen. Jede Einrichtung der Anstalt dient daher in erster Linie dem Heilzwecke, dessen Erreichung mit allen durch Wissenschaft und Erfahrung gelieferten Hülfsmitteln erstrebt wird. Diese Aufgabe sucht die Anstalt zu lösen, indem sie zunächst den Kranken mit einem Schlage der Einwirkung jener täglichen Reize entzieht, wie sie nur allzu oft in seinem Berufsleben, in der Sorge für das tägliche Brod, in der verfehlten und verständnislosen Behandlung seitens der Angehörigen und Freunde, ja in dem Spotte und den Neckereien einer

rohen Umgebung auf ihn einstürmen. Er findet sich wieder in einem
geordneten, vom Geiste der Menschenliebe und des Wohlwollens
durchdrungenen Hauswesen, in dem ihn theilnehmendes Verständniss für seinen Zustand, liebevolle Fürsorge für seine Bedürfnisse
und vor allen Dingen Ruhe erwartet. Sehr häufig ist daher auch
eine sofortige Beruhigung der rasche Erfolg seiner Versetzung in
die Anstalt.

Leider verhindern auch heute die immer noch in der Menge
und selbst bei Aerzten bestehenden Vorurtheile gegen die Anstalt
vielfach die rechtzeitige Durchführung dieser segensreichen Massregel. Es erscheint kaum glaublich, wenn trotz der jetzigen Entwicklung unseres Irrenwesens in weiten Kreisen die ebenso unsinnige wie verhängnissvolle Vorstellung fortlebt, dass ein Kranker
erst „reif" für die Irrenanstalt werden müsse, dass sein Zustand sich
bei vorzeitiger Aufnahme verschlechtern, dass ihn die Erkenntniss,
in der Anstalt zu sein, das Zusammensein mit anderen Kranken
rasend machen werde. Damit verbindet sich dann weiter die aller
Erfahrung Hohn sprechende Meinung, dass ein Gesunder, der etwa
versehentlich in eine Anstalt eingesperrt werde, nun in Folge der
schrecklichen Eindrücke sehr bald in Geisteskrankheit verfallen
müsse u. s. f. Von einsichtslosen Kranken hören wir diese Ueberlegungen alle Tage vorbringen; sie sind nur der Widerhall jener
verderblichen Bestrebungen, die das glücklicherweise schwindende
Misstrauen gegen die Irrenanstalten durch urtheilslose Schauer-
geschichten von neuem aufzuregen suchen. Indem sie dahin drängen,
die Aufnahme in die Anstalten durch weitläufige Förmlichkeiten, ja
durch Anstrengung eines eigenen „Irrenprocesses" mit Instanzen-
zug nach Möglichkeit zu erschweren, betrügen sie Tausende hülfs-
bedürftiger Kranker um die Wohlthat rechtzeitiger Behandlung, ja
um die Möglichkeit der Genesung. Denn das hat die Erfahrung auf
das unzweifelhafteste erwiesen, dass die Aussicht auf Heilung oder
doch Besserung bei Geistesstörungen sich um so günstiger gestaltet,
je früher die Verbringung in eine geeignete Anstalt stattfindet.

Nur bei ganz leichten Formen psychischer Verstimmung, bei
harmlosen Verrückten, chronischen Schwächezuständen und dergl.,
und wenn die häuslichen Verhältnisse eine sehr gute Ueberwachung
und Pflege gestatten, ist es gerathen, von der Anstaltsbehandlung
abzusehen. In allen schwereren, namentlich acuten Erkrankungen

jedoch, und ganz unbedingt dann, wenn in der Umgebung des Kranken selbst Schädlichkeiten gelegen sind, oder wenn sich Selbstmordideen, Nahrungsverweigerung, stärkere Aufregung, Unreinlichkeit, Neigung zu Gewaltthätigkeiten einstellen, ist die schleunigste Versetzung aus der Familie in die Irrenanstalt geboten. Das, was die Irrenanstalt derartigen Kranken bietet, kann in der Häuslichkeit nur dann wenigstens annähernd erreicht werden, wenn diese letztere selbst zu einer Irrenanstalt im kleinen umgestaltet wird, wie das vielleicht bei sehr grossen Mitteln ausnahmsweise einmal möglich ist.

Sehr dringend muss vor den vielfachen unverständigen Versuchen gewarnt werden, die herannahende Geistesstörung durch „Zerstreuungen", anstrengende Reisen, Entziehungs- und Kaltwassercuren abschneiden zu wollen, bevor man sich zu dem einzig richtigen, lange verworfenen Schritte der Verbringung in die Anstalt entschliesst. Die beste Zeit zum erfolgreichen ärztlichen Handeln ist dadurch verloren gegangen, die krankhafte Reizbarkeit zu immer grösserer Höhe und vielleicht zur völligen, unheilbaren Erschöpfung gesteigert worden, so dass der Kranke nach allen den missglückten Versuchen schliesslich schon als geistige Ruine in die Hände des Irrenarztes gelangt. Trotzdem der Schwerpunkt der Behandlung Geisteskranker in der Irrenanstalt gelegen ist, bleibt es daher eine überaus wichtige Aufgabe des Hausarztes, rechtzeitig die Entwicklung der Störung zu erkennen und ohne viel Zeitverlust mit nutzlosem und häufig schädlichem Herumprobiren die Versetzung des Kranken in die für ihn geeignete Umgebung zu veranlassen. Von besonderem Werthe wird es dabei sein, wenn er durch eine sachverständige Krankengeschichte dem Anstaltsarzte Aufschlüsse über den Beginn und bisherigen Verlauf des Leidens zu geben vermag, da ja die Aussagen des Kranken und selbst der Angehörigen über diesen Punkt nicht selten recht wenig zuverlässig sind.

Ueber die Förmlichkeiten, unter denen die Verbringung des Kranken in die Anstalt zu geschehen hat, bestehen in den einzelnen Ländern verschiedenartige Bestimmungen. Regelmässig wird dabei die Einwilligung der nächsten Angehörigen oder die Einweisung durch eine Behörde verlangt, ausserdem ein oder mehrere ärztliche oder amtsärztliche Zeugnisse über das Vorhandensein einer Geistesstörung und die Nothwendigkeit der Anstaltsbehandlung. Vielfach

besteht dabei der Grundsatz, dass in Nothfällen die Aufnahme des
Kranken durch das Fehlen eines oder des anderen schriftlichen
Nachweises nicht verzögert werden soll, sondern der Anstaltsarzt
nach Befinden das Recht hat, den Kranken fürsorglich, gegen Nach-
lieferung der Papiere, aufzunehmen. Im grossen und ganzen geht
das Bestreben aller Einsichtigen dahin, die Aufnahmeförmlichkeiten
in allen unzweifelhaften Fällen geistiger Störung nach Möglichkeit
zu erleichtern. Ich habe sogar Gelegenheit gehabt, 6 Jahre hindurch
alle meine Kranken ohne irgendwelche Papiere aufzunehmen, und
ich habe keine nennenswerthen Unzuträglichkeiten daraus erwachsen
sehen. Freilich ist die Verantwortlichkeit für den Irrenarzt selbst
unter diesen Umständen eine viel grössere, als wenn er sich überall
auf gesetzliche Vorschriften berufen kann, aber er ist als Sachverständiger auch am meisten dazu befähigt, sie zu tragen, und die
Kranken befinden sich dabei ohne Zweifel am wohlsten.

Trotzdem ist natürlich in allen schwierigeren Fällen die vorherige
Erledigung aller Förmlichkeiten gerade dem Anstaltsarzte dringend
erwünscht, damit wenigstens ein Theil der Last auf fremden Schultern
ruht, die ihm aus dem unerquicklichen und undankbaren Festhalten
widerstrebender, besonnener Kranker in der Anstalt regelmässig zu
erwachsen pflegt. Wir Irrenärzte würden daher vom Standpunkte
unserer Bequemlichkeit gegen eine Erschwerung der Aufnahmen in
die Anstalten nicht das Geringste einzuwenden haben. Man versuche
aber die Durchführung einer solchen „Reform" auch nur ein einziges
Jahr lang wirklich in irgend einem Landestheile, so würden die
papierenen Verbesserungsvorschläge schneidiger Juristen und ihrer
sachverständigen Halbirrenärzte von einem Sturme der Entrüstung
über die mangelhafte Irrenfürsorge hinweggefegt werden. Es bedarf
nur eines Blickes in unsere Tageszeitungen, um einen klaren Begriff
von der Grösse des Unheils zu gewinnen, welches noch jetzt tagtäglich Geisteskranke in der Freiheit über sich und ihre Umgebung
heraufbeschwören. Rechtzeitige Fürsorge für diese Unglücklichen
könnte ohne Zweifel einen grossen Theil der sich immer wieder-
holenden Selbstmorde, Familientödtungen, Angriffe, Brandstiftungen,
der Geldverschleuderungen und geschlechtlichen Ungeheuerlichkeiten
verhüten, die wir als etwas ganz Selbstverständliches hinzunehmen
pflegen. Wer den traurigen Muth findet, diese unerschöpfliche
Summe menschlichen Elends noch vergrössern zu wollen, der be-

weist dadurch nur, dass er keine Ahnung von dem zerstörenden
Einflusse besitzt, den schon ein einzelner Geisteskranker auf die
Familie ausübt, die für ihn zu sorgen gezwungen ist. Gewiss sind
nicht alle Geisteskranken gefährlich, aber es giebt wenige, die es nicht
einmal werden können. Ich habe daher auch überall die Schwierigkeiten grösser gefunden, unheilbare, halbwegs entlassungsfähige Pfleg-
linge wieder loszuwerden, als gemeingefährliche Kranke gegen ihren
Willen in der Anstalt festzuhalten.

Für die Behandlung des weiteren Verlaufs der geistigen
Störung bedarf die Anstalt aller Hülfsmittel, die irgendwie auf eine
günstige Entwicklung desselben hinzuwirken im Stande sind. Dahin
gehören in erster Linie die in ihrem Fache besonders ausgebildeten
Aerzte, über deren sonstige nothwendige Eigenschaften wir schon
oben gesprochen haben. Wir dürfen nicht verhehlen, dass wir in
diesem Punkte das Erstrebenswerthe noch nicht erreicht haben[*]).
Der Beruf des Irrenarztes, insbesondere des Anstaltsleiters, ist ein
recht schwerer und entsagungsvoller. Die Vereinsamung in den
meist fern vom Verkehr gelegenen Anstalten, die grosse Verantwortlichkeit, der aufreibende, unausgesetzte Verkehr mit Geisteskranken,
die Hoffnungslosigkeit des ärztlichen Thuns in der Mehrzahl der
Fälle, die unbefriedigende wirthschaftliche Lage, endlich die Ueber-
häufung mit reinen Verwaltungsaufgaben stellen sehr bedeutende
Anforderungen an die Berufsfreudigkeit und die geistige Spannkraft.
Neigung und Fähigkeit zu wissenschaftlicher Fortbildung, zur Anregung und Erziehung der jüngeren Aerzte werden dadurch in empfindlicher Weise beeinträchtigt. Dazu kommt, dass fast überall
die Zahl der an den Anstalten vorgesehenen Aerzte viel zu gering
ist, dass ein einziger Arzt nicht selten für 150—200, ja noch mehr
Kranke zu sorgen hat. So ist es denn erklärlich, dass auch die
vorhandenen Stellen vielfach nur ungenügend oder gar nicht besetzt
sind. Ueberlastung des Einzelnen, Ertödtung der Berufsfreudigkeit
und rascher Verbrauch der Kräfte sind die unausbleiblichen Folgen.

Fast noch wichtiger, als die Frage einer genügenden ärztlichen
Fürsorge für unsere Kranken ist die Beschaffung eines geeigneten
Pflegepersonals. Alle Irrenärzte sind darin einig, dass die Lösung
dieser Aufgabe zur Zeit ebenso dringend wie schwierig ist. Dem

---

[*]) Hoppe, Allgem. Zeitschr. f. Psychiatrie LIV, 429.

Pflegepersonal müssen wir unsere Kranken dauernd anvertrauen, ohne dasselbe doch mehr als immer nur vorübergehend überwachen zu können. Mit Recht hat daher Westphal es als das grösste Uebel im Berufe des Irrenarztes bezeichnet, dass er niemals sicher weiss, was mit seinen Kranken geschieht, sobald er den Rücken wendet. Der Beruf des Irrenpflegepersonals erfordert nicht nur ein hohes Maass geistiger und körperlicher Gesundheit, sondern auch ausserordentlich viel Geduld, Opferwilligkeit, Selbstbeherrschung und Verstand. Es ist sicher, dass nur ein sehr kleiner Theil des vorhandenen Personals diesen Anforderungen wenigstens annähernd entspricht, zumal die äussere Entschädigung, die man zu bieten pflegt, in gar keinem Verhältnisse zu der Schwierigkeit der auferlegten Pflichten steht. Aber auch die wirklich tüchtigen und dienstwilligen Kräfte sehen wir regelmässig nach kürzerer oder längerer Dienstzeit erlahmen und sich in der überaus aufreibenden Thätigkeit verbrauchen. Einzelne erfahrene Irrenärzte halten es daher für unzweckmässig, die Irrenpflege überhaupt zu einem Lebensberufe zu gestalten, sondern verlangen die Heranziehung immer neuer Kräfte an Stelle der nach einer Anzahl von Jahren abgenutzten Personen. Ausserdem aber muss jedenfalls die gesammte Lebensstellung des Pflegepersonals erheblich günstiger gestaltet werden, als heute, damit eine weitergehende Auswahl nur der geeignetsten Kräfte möglich ist. Sodann wird die grösste und unausgesetzteste Sorgfalt auf die berufliche Einübung*) und die sittliche Erziehung des Einzelnen zu verwenden sein, wenn wir allmählich auch beim Durchschnitte dasjenige Maass von Tüchtigkeit und Zuverlässigkeit erreichen wollen, welches die Pflege unserer Kranken durchaus erfordert.

Jede Irrenanstalt gliedert sich naturgemäss in eine grössere oder kleinere Zahl verschieden ausgestatteter Abtheilungen für die einzelnen Gruppen der Kranken (Unruhige, Halbruhige, Ruhige, Gebrechliche, Ueberwachungsbedürftige u. s. f.); sie enthält ausserdem die allgemeinen Einrichtungen sonstiger Krankenhäuser. Im übrigen aber drängt die Verschiedenartigkeit der Aufgaben, welche die Irrenanstalt je nach der Eigenart ihrer Bewohner zu erfüllen hat, mit Nothwendigkeit auf eine Arbeitstheilung hin, auf eine verschiedene Aus-

---

*) Mercklin, Centralbl. für Nervenheilk. u. Psychiatrie. 1896, 457.

bildung der Anstalten nach ihren besonderen Zwecken. Freilich ist
die früher meist aufrecht erhaltene Trennung derselben in Heil-
und Pflegeanstalten als unzweckmässig und undurchführbar fast
überall verlassen worden. Anstatt dessen beginnt sich immer mehr
die Scheidung zwischen kleineren, leicht erreichbaren, für rasch verlaufende Fälle, vorläufige Unterbringung und nach Umständen auch
für den Unterricht geeigneten Stadtasylen und den grösseren, auf
längere Pflege oder dauernde Versorgung eingerichteten, mehr ab-
seits gelegenen Irrenanstalten herauszubilden. Den Stadtasylen
fällt dabei die Aufgabe zu, aus dem ganzen fortwährend zufliessen-
den Krankenmateriale die für die Anstalten passenden Fälle auszu-
wählen und sie denselben zu überweisen.

Den wichtigsten Theil jedes Stadtasyls bildet die Wachabtheilung, wie sie zuerst von Parchappe eingerichtet worden ist.
In ihr werden alle Kranken untergebracht, die aus irgend einem
Grunde (Selbstmordneigung, Nahrungsverweigerung, Unreinlichkeit,
körperliche Erkrankung) Tag und Nacht der unausgesetzten Beobachtung bedürfen. Hierher werden auch die frisch eintretenden sowie jene unruhigen Kranken versetzt, bei denen die Bettbehandlung
durchführbar ist. Bei der Verschiedenartigkeit dieser Kranken besteht die Wachabtheilung am zweckmässigsten aus einer Reihe
grösserer und kleinerer, in freier Verbindung stehender und leicht
übersehbarer Säle. Noch besser, aber in kleinen Verhältnissen
schwer durchführbar, ist die Einrichtung von zwei oder mehreren
Wachabtheilungen je nach der Art der Kranken. Besonders die unruhigen Kranken einerseits, die Unreinen andererseits sollten nach
Möglichkeit von den ruhigen, selbstmordverdächtigen Kranken ab-
getrennt werden. Allerdings hat auch die Anhäufung unruhiger
Kranker in demselben Raume wegen der unvermeidlichen gegenseitigen Störungen ihre grossen Nachtheile. Im ganzen habe ich
jedoch die Erfahrung gemacht, dass alle wirklich überwachungs-
bedürftigen Kranken unter der Belästigung durch ihre Nachbarn
weit weniger leiden, als man vermuthen sollte. Selbst besonnene
Melancholiker haben mir öfters die Versetzung aus der Wachabtheilung unter ruhige Kranke abgelehnt, weil sie sich trotz der weit
grösseren Unruhe dort wohler fühlten.

Zu jeder Wachabtheilung gehören weiter noch 1 oder 2 von der
Abtheilung aus überblickbare Isolirzimmer für besonders schwierige

Kranke. Die Wachabtheilung hat in einem Stadtasyle nach meiner Erfahrung etwa ein Drittel bis die Hälfe aller Kranken aufzunehmen. Sie sollte reichlich mit Bädern versehen sein, wo möglich in mehreren aneinanderstossenden Räumen, die eine gemeinsame Ueberwachung der Kranken gestatten. Unter dieser Voraussetzung kann die Abtheilung für Unruhige sehr klein, die Zahl der Isolirzimmer recht gering sein, und die ganze Anstalt nähert sich dann in allen wesentlichen Zügen einem beliebigen anderen Krankenhause. Dem gegenüber tritt in den grossen Irrenanstalten die Sorge für die Beschäftigung und Unterhaltung der zumeist ruhigen und arbeitsfähigen Kranken in den Vordergrund. Freilich wird auch hier eine Wachabtheilung nothwendig, aber sie kann verhältnissmässig viel kleiner sein. Dafür nehmen die Abtheilungen das Gepräge grosser gemeinschaftlicher Wohnhäuser an; wir finden Spiel- und Gesellschaftsräume, Bibliothek, Werkstätten aller Art, grosse Gärten, Viehwirthschaft, Ländereien.

Je grösser in einer Anstalt die Zahl der chronisch Kranken ist, desto mehr Freiheit der Bewegung wird man ihren Insassen zu gewähren im Stande sein. Mit der Dauer des Irreseins treten meist die heftigeren Erregungen mehr und mehr zurück; die Kranken werden ruhiger, gleichmässiger in ihrem Verhalten, freilich auch schwachsinniger. Gegen die nunmehr drohende Gefahr weiteren geistigen Verfalles giebt es kein besseres Mittel, als die Freiheit, da der eintönige Anstaltsaufenthalt mit seinen abstumpfenden Einflüssen den Fortschritt der Verblödung entschieden begünstigt. Leider ist es nicht immer möglich, die ungeheilten Kranken in ihre früheren Verhältnisse zurückkehren zu lassen. Man wird ihnen daher wenigstens im Rahmen der Anstalt, so weit wie irgend angängig, freie Bewegung und Beschäftigung zu verschaffen suchen. Dieser Wunsch hat allmählich dahin geführt, dass die Mehrzahl wenigstens der neueren Irrenanstalten grundsätzlich auf die früher durchgeführte strenge Absperrung der Kranken verzichtet hat. Ueberall sucht man schon dem Aeusseren der Anstalten in der Umgrenzung durch einfache Hecken, in der Vertheilung der Kranken auf einzelne, als freundliche Villen erbaute Häuser mehr den Anschein etwa einer Arbeiterniederlassung, als eines Irrengefängnisses zu geben. Vielfach hat man auch grosse Abtheilungen der Kranken, bis zur Hälfte oder gar zwei Drittheilen, ganz frei, bei offenen Thüren wohnen und nach ihrem Belieben auf dem Anstaltsgebiete sich bewegen lassen (Offen-Thür-System). Die günstige Wirkung solcher Einrichtungen auf das Wohlbefinden, die Arbeitsfähigkeit und das gesammte Benehmen der Kranken ist eine ganz ausserordentliche.

Einen überaus bedeutsamen Fortschritt hat die Ausbildung der grossen Anstalten in der neueren Zeit erfahren durch die Entwicklung der sog. Colonien*), in welchen man, soweit wie irgend möglich, die Kranken zu einer freien Beschäftigung mit ländlichen Arbeiten heranzuziehen sucht. In dieser besten und verhältnissmässig billigsten Verpflegungsart dürfte die ganze Frage der Irrenfürsorge auf lange Zeit hinaus ihre endgültige Lösung gefunden haben. Den ersten von Köppe in grösserem Massstabe durchgeführten, überraschend günstig ausgefallenen und bereits vielfach nachgeahmten Versuch einer derartigen Anstalt bietet das Rittergut Alt-Scherbitz in der Provinz Sachsen dar, welches gänzlich durch geisteskranke Arbeiter bewirthschaftet wird. Selbstverständlich ist hier zur Behandlung der frischen Fälle und der vorübergehenden Aufregungszustände noch eine kleinere Centralanstalt mit den für diese Zwecke geeigneten Einrichtungen nothwendig. Werthvoll vor allem ist die coloniale Verpflegungsart für die Unterbringung jener zahlreichen geistigen Krüppel, denen die Krankheit die Möglichkeit einer selbständigen Lebensführung genommen hat. Sie können durch die stete Anregung, welche die Arbeit giebt, lange Jahre hindurch in einem Zustande leidlichen Wohlseins erhalten werden, während sie ohne dieselbe vielleicht rettungslos einer raschen Verblödung anheimgefallen wären. Ich selbst habe Gelegenheit gehabt, Kranke, die Jahre lang in einer grossen geschlossenen Anstalt gelebt hatten, unter dem Einflusse der freieren Bewegung und selbständigeren Beschäftigung in der Colonie auf geradezu überraschende Weise geistig aufleben zu sehen.

Auch noch nach einer anderen Richtung hin haben die Besserungsbestrebungen der letzten Jahrzehnte die praktische Lösung der Irrenfrage wesentlich gefördert. Indem man ausging von dem Muster der belgischen Ortschaft Gheel, deren Bewohner sich seit alter Zeit aus ursprünglich religiösem Anlasse (Cultus der heiligen Dymphna)

---

*) Pätz, Die Colonisirung der Geisteskranken in Verbindung mit dem Offen-Thür-System. 1893.

mit der häuslichen Pflege Geisteskranker beschäftigen, hat man
auch in Deutschland (Ilten bei Hannover, Bremen, Berlin) den
glücklichen Versuch gemacht, eine familiare Verpflegung*) von
Irren unter ärztlicher Aufsicht in ausgedehnterem Maasse einzu-
richten. Freilich wird sich nicht jede Bevölkerung, und vor allem
wird sich immer nur ein kleiner Bruchtheil von Kranken für diese
an sich bestechendste Form der Fürsorge eignen. Ohne Zweifel
aber ist die familiare Verpflegung als ein werthvolles und in vieler
Beziehung unersetzliches Glied in der ganzen Kette von Einrichtungen
anzusehen, die das schwere Schicksal unserer Kranken zu erleichtern
berufen sind.

Die Aufgabe des Irrenarztes schliesst ab mit der Entlassung
des Kranken aus der Anstalt. In der Regel soll dieselbe nur
nach erfolgter Genesung geschehen, aber es giebt nicht so gar selten
Fälle, in denen der langsame Gang der Genesung und ein sehr lebhaftes, allerdings noch krankhaftes Heimweh oder das Drängen der
Angehörigen zu einer etwas vorzeitigen Entlassung zwingen, wenn
man nicht die Gefahr einer Verschlechterung oder gar eines unver-
mutheten Selbstmordes auf sich nehmen will. Bei vorsichtiger Auswahl der Kranken und unter günstigen häuslichen Verhältnissen
pflegt sich dann die weitere Heilung meist ungestört zu vollziehen.
Bisweilen jedoch kommen baldige Rückfälle vor, besonders wenn des
Genesenden zu Hause wieder Noth und Sorge, lieblose, rohe Behandlung oder die Gelegenheit zu Ausschweifungen wartet. Gerade für
ihn ist aber Schonung, Vermeidung jeder Ueberanstrengung
und eine nur ganz allmähliche Einführung in die alltägliche
Berufslast dringend nothwendig. Wohlhabendere schieben daher
zweckmässig zwischen die Genesungszeit und den vollen Eintritt in
ihre früheren Pflichten einen kurzen Badeaufenthalt, Besuch in be-
freundeter Familie u. dergl. ein.

Jede Entlassung aus der Irrenanstalt ist zunächst eine ver-
suchsweise und wird erst nach einigen Monaten eine endgültige,
um die Rückversetzung im Falle einer Verschlimmerung zu erleichtern. Auch ungeheilte und sogar unheilbare Kranke werden
aus der Anstaltsbehandlung entlassen, wenn sie keine Angriffspunkte

*) Bothe, Die familiare Verpflegung Geisteskranker. 1893; Falkenberg,
Allgem. Zeitschr. f. Psychiatrie, LIV, 553.

für die Behandlung mehr darbieten und sich für die Familienpflege eignen oder sich psychische Selbständigkeit genug bewahrt haben, um in günstigen äusseren Verhältnissen kürzere oder längere Zeit ohne besondere ärztliche Aufsicht leben zu können. Es giebt sogar gewisse Gruppen von Kranken, denen an sich der Anstaltsaufenthalt geradezu schadet, wenn auch andererseits mit Rücksicht auf die Umgebung ihre Einschliessung unumgänglich erscheint. Namentlich in solchen Fällen wird jede Wendung zum Bessern, soweit das ohne Gefahr geschehen kann, dazu ausgenutzt werden, dem Kranken die Wohlthaten des Lebens in der Freiheit für längere oder kürzere Zeit wieder zugänglich zu machen.

Register.

www.ingramcontent.com/pod-product-compliance
Lightning Source LLC
Chambersburg PA
CBHW020910210326
41598CB00018B/1827